U0302743

中文翻译版

小儿心脏病学
——症状、诊断与治疗
Pediatric Cardiology
Symptoms-Diagnosis-Treatment

编　著　〔德〕尼古劳斯·A. 哈斯（Nikolaus A.Haas）
　　　　〔德〕乌尔里克·克莱戴特（Ulrich Kleideiter）
主　译　董念国　陈　思　曾　珠

科学出版社

北　京

图字：01-2019-2142

内 容 简 介

  小儿心脏病学是心脏病学领域最为精细、复杂的学科，本书详细阐述了小儿心脏病的临床症状、诊断、治疗方法（流行病学、发病机制、疾病分类、血流动力学改变、症状、并发症、药物治疗、介入治疗及手术治疗）及诊断学检查（听诊、胸部X线片、心脏超声、心导管、MRI）。本书论述了近年来小儿心血管病研究的新理论、新技术共78个专题，这些专题涉及诊治新技术的应用、先天性心脏病的介入治疗、产前诊断与处理、心肌病病因诊断、川崎病诊断与处理，个体化医学在儿科心脏病临床处理中应用及儿童心血管疾病分子遗传学研究等方面，反映了当前小儿心血管疾病研究的热点及前沿课题。

  本书适用于临床小儿心血管内科、心血管外科医师参考阅读，对临床工作有很好的指导意义。

图书在版编目（CIP）数据

小儿心脏病学：症状、诊断与治疗 /（德）尼古劳斯·A. 哈斯（Nikolaus A. Haas），（德）乌尔里克·克莱戴特（Ulrich Kleideiter）编著；董念国，陈思，曾珠主译. —北京：科学出版社，2021.5
书名原文：Pediatric Cardiology: Symptoms-Diagnosis-Treatment
ISBN 978-7-03-068748-7

Ⅰ.①小… Ⅱ.①尼… ②乌… ③董… ④陈… ⑤曾… Ⅲ.①小儿疾病－心脏病－诊疗 Ⅳ.①R725.4

中国版本图书馆CIP数据核字（2021）第083938号

责任编辑：郭 颖 马 莉 / 责任校对：郭瑞芝
责任印制：赵 博 / 封面设计：龙 岩

科 学 出 版 社 出版
北京东黄城根北街 16 号
邮政编码：100717
http://www.sciencep.com

三河市春园印刷有限公司 印刷
科学出版社发行 各地新华书店经销

*

2021 年 5 月第 一 版 开本：787×1092 1/16
2021 年 5 月第一次印刷 印张：29 3/4
字数：650 000

定价：298.00 元
（如有印装质量问题，我社负责调换）

译者名单

主　译　董念国　陈　思　曾　珠

副主译　史　峰　李　庚　张　超

译　者（按姓氏笔画排序）

王　晨	王　寅	王　晶	王改利	王国华
王勇军	尹　倩	邓永鸿	田　军	史　峰
史河水	兰晓莉	乔鹏鑫	乔韡华	刘　帆
刘　名	刘义华	刘兴红	刘春耕	刘保庆
孙永丰	严金辉	李　飞	李　庚	李千秋
李飞飞	李华东	李燕君	肖　苗	吴　杰
张　巧	张　超	陈　思	岳明叶	胡行健
姜烨凡	耿冰川	夏晓天	董念国	程　芬
曾　珠	谢明星			

译者前言

先天性心脏病是常见的出生缺陷和造成婴儿死亡的主要原因之一。目前，在我国约有200万先天性心脏病患者，不同地区先天性心脏病的检出率为 2.4‰ ~ 10.4‰。这是一个全球性的公共卫生问题。随着现代心脏外科技术水平的不断进步，亚专业化程度的加深，我国小儿心脏病学已经发展成为一个高度专业的领域。

《小儿心脏病学》是一本经典教科书，原版由德国著名的科学和医学出版社 Thieme 出版，全面地介绍了小儿心脏病的基础、影像学检查、诊断和症状，小儿先天性和获得性心脏病、心肌病、心律失常、心力衰竭以及介入治疗和术后监护等。内容全面、详实，图像清晰、美观，以简洁的方式表达复杂的病理生理和手术步骤，深入浅出，易于理解，一经面世即获得了广大先心病医务工作者的青睐。

《小儿心脏病学》有德文和英文两种版本，我们通过科学出版社与原著者取得联系，获得了该书的中文翻译授权，并以英文版为蓝本翻译成中文版书籍。我们的翻译团队成员以严谨、认真、求实的工作态度翻译此书，反复校对，力求在精准表达原著观点的同时，提供贴近中文的叙述方式，若仍有疏忽及错误之处，恳请读者不吝指正！

董念国　陈　思　曾　珠

2021 年 5 月

原著前言

　　这是一本小儿心脏病学的教科书。

　　基于来自广大医师同仁、医学生、护师的需求，以及来自各国际会议的接触和评价，我们充满信心地推出这本小儿心脏病学及先天性心脏病教材的英文版（原书为德文版）。在这本教材中，我们立足临床实践，系统回顾了小儿心脏病学的全貌，以求为广大医疗工作者在诊断和治疗决策上提供帮助。我们的目标是能够在这个令人兴奋的领域中，提供丰富的科学信息和明确直观的临床建议，使读者在面对特定情况下明白该做什么以及如何去做。我们希望能成功实现这一目标。

　　目前，小儿心脏病学不仅包括先天性和获得性心脏病的诊断和治疗。它已经发展成为一个高度专业化的学科，同时也包括对所有年龄段儿童（以及越来越多的青少年和成年患者）先天性和获得性心脏病的跨学科护理。由于复杂心脏病治疗方法的不断改进，目前越来越多的心脏病儿童进入成年期。这类患者不仅对儿科心脏病学专家提出了新的挑战，而且对其他学科的专家，如重症医学、心脏外科、心脏内科和全科医学等领域，也提出了越来越多的挑战。这些特殊的问题导致了一个新的亚专业的发展，称为"成人先天性心脏病"（GUCH）。

　　心脏缺损和术后残余缺损现在通常可通过导管介入技术得到根治。目前，外科手术还是治疗这些心脏缺陷的唯一选择。此外，杂交手术，即将外科手术和导管技术结合起来的同期手术（如在体外循环支持下的介入手术）已经为这类疾病的治疗带来了全新的选择。所有这些医学的进展要求医师和相关领域的专业人员必须跟上医学技术发展的步伐，尤其是当他们没有经验处理儿科心脏病的专科问题，或只是刚刚开始接受儿科心脏病专科培训时更需要学习掌握这些技能。

　　第 1 版德语版是在各种培训教材的基础上编写而成的，在培训期间和后来，这些培训教材用于初级（和高级）医师、学生和护士。显然，一本由两位作者编写的教科书并不能为这一具有挑战性的专业提供完整、科学的专业知识。基于临床实践的挑战，我们仍然有信心将专业的科学理论与具体实践相结合，以解答临床诊疗过程中所面临的重要问题。

　　我们要特别感谢在编写本书的初始德语版和后续英语版期间所有支持我们的人。首先，感谢我们的家人，他们接受和容忍我们所做的大量额外工作，并鼓励我们坚持继续；然后是 Georg Thieme Verlag 的团队，特别是 Christian Urbanowicz 博士和 Tom Böttcher 编辑，感谢他们在德文版的支持；最后感谢 Angelika Marie Findgott 女士和 Joanne Stead 女士，感谢他们在英文版编辑过程中的支持；感谢 Melanie Nassar 女士出色的翻译，更重要的是，感谢在最后的修改过程中耐心地等待我们修改的编辑和制作人员。此外，我们还要衷心感谢德国耶拿 Occlutech 公司在翻译过程中提供的资金支持，使这本英文版书得以完成。

最后，我们要特别感谢从事临床和科学研究的导师及教师，他们将对这个领域的热情转化为日常工作的临床实践。他们的精神和激情，培养年轻医生所面临的挑战，基于临床实践提出的问题，克服理解上的困难，以及他们对学习的不断渴望促成了这本教科书的诞生。

我们希望这本教材能为那些致力于先天性心脏病的同仁和希望学习提高者提供足够的临床实践知识。我们很乐意得到任何反馈，并期待根据您的意见改进下一版本。

Nikolaus A.Haas，医学博士

Ulrich Kleideiter，医学博士

目　录

第 1 章　儿童心脏病病史及临床检查 ··· 1

一、概述 ·· 1

二、病史 ·· 1

三、临床检查 ·· 3

第 2 章　心电图 ··· 11

一、概述 ·· 11

二、儿童心电图的特殊表现 ··· 11

三、评估 ·· 12

第 3 章　超声心动图 ··· 21

一、经胸超声心动图 ·· 21

二、经食管超声心动图 ·· 33

三、胎儿超声心动图 ·· 33

第 4 章　胸部 X 线 ··· 34

一、概述 ·· 34

二、心脏大小 ·· 34

三、心脏形状 ·· 34

四、心房、心室以及大血管的评估 ··· 34

五、肺血管纹理 ··· 36

六、腹部位置 ·· 38

七、胸部的骨性结构 ·· 39

第 5 章　心脏 MRI 与 CT ··· 40

一、心脏 MRI ··· 40

二、心脏 CT ··· 44

第 6 章　小儿心脏核医学 ··· 45

一、概述 ·· 45

二、心肌灌注显像 ··· 45

三、正电子发射型断层显像 ··· 45

第 7 章　儿童运动试验 ·· 46

一、运动试验 ·· 46

二、呼吸量测量法 ··· 49

三、6min 步行试验 ·· 52

第 8 章　心导管检查术 ··· 53

一、概述 ·· 53

二、血管通路 ·· 53

三、导管检查 ·· 53

四、导管的种类 ··· 54

五、血流动力学监测 ··· 56

第 9 章　电生理学 ··· 67

一、概述 ·· 67

二、适应证 ··· 67

三、步骤 ·· 67

第 10 章　紫绀 ·· 72

一、定义 ·· 72

二、分类 ·· 72

三、诊断 ·· 72

四、并发症 ··· 73

第 11 章　心脏杂音 ··· 75

一、分类 ·· 75

二、新生儿和婴幼儿心脏杂音的特点 ·· 76

三、诊断措施 ·· 77

第 12 章　胸痛 ·· 79

一、概述 ·· 79

二、诊断 ·· 81

三、治疗 ·· 82

四、预后及病程 ··· 82

第 13 章　心悸 ·· 83

一、概述 ·· 83

二、诊断 ·· 83

三、治疗 ·· 85

第 14 章　晕厥 ·· 86

一、概述 ·· 86

二、诊断措施 ·· 86

第 15 章　先天性心脏病 ·· 91

一、房间隔缺损 ··· 91

二、室间隔缺损 ··· 96

三、房室间隔缺损 ··· 101

四、动脉导管未闭 ··· 107

五、早产儿动脉导管未闭 ·· 111

六、部分性肺静脉异位连接（PAPVR） …………………………………………………… 112

七、完全性肺静脉异位连接 …………………………………………………………………… 116

八、主肺动脉窗 ………………………………………………………………………………… 119

九、动静脉瘘 …………………………………………………………………………………… 122

十、完全性大动脉转位 ………………………………………………………………………… 123

十一、先天性矫正型大动脉转位 ……………………………………………………………… 130

十二、右室双出口 ……………………………………………………………………………… 135

十三、共同动脉干 ……………………………………………………………………………… 141

十四、法洛四联症 ……………………………………………………………………………… 146

十五、肺动脉闭锁伴室间隔缺损 ……………………………………………………………… 151

十六、室间隔完整的肺动脉闭锁 ……………………………………………………………… 155

十七、Ebstein 畸形 …………………………………………………………………………… 159

十八、三尖瓣闭锁 ……………………………………………………………………………… 163

十九、单心室 …………………………………………………………………………………… 171

二十、左心发育不良综合征 …………………………………………………………………… 176

二十一、肺动脉狭窄 …………………………………………………………………………… 181

二十二、主动脉狭窄 …………………………………………………………………………… 186

二十三、主动脉瓣关闭不全 …………………………………………………………………… 192

二十四、主动脉缩窄 …………………………………………………………………………… 195

二十五、主动脉弓离断 ………………………………………………………………………… 201

二十六、先天性血管环 ………………………………………………………………………… 204

二十七、二尖瓣狭窄 …………………………………………………………………………… 208

二十八、二尖瓣关闭不全 ……………………………………………………………………… 212

二十九、二尖瓣脱垂 …………………………………………………………………………… 215

三十、冠状动脉畸形 …………………………………………………………………………… 217

三十一、Bland-White-Garland 综合征 ………………………………………………………… 222

三十二、腔静脉异常 …………………………………………………………………………… 225

三十三、右位心 ………………………………………………………………………………… 226

三十四、内脏异位综合征 ……………………………………………………………………… 227

第 16 章　获得性心脏疾病 …………………………………………………………………… 232

一、心肌炎 ……………………………………………………………………………………… 232

二、心内膜炎 …………………………………………………………………………………… 236

三、心包炎 ……………………………………………………………………………………… 242

四、风湿热 ……………………………………………………………………………………… 246

五、川崎病 ……………………………………………………………………………………… 249

六、心脏肿瘤 …………………………………………………………………………………… 254

第 17 章　心肌病 ··· 256

　一、扩张型心肌病 ·· 256

　二、梗阻性肥厚型心肌病 ·· 259

　三、限制型心肌病 ·· 264

　四、致心律失常性右心室心肌病 ······································ 266

　五、心内膜弹力纤维增生症 ·· 269

　六、孤立性左心室心肌致密化不全 ···································· 270

第 18 章　心律失常 ··· 272

　一、抗心律失常药物 ··· 272

　二、窦性心律失常 ·· 286

　三、窦性心动过缓 ·· 286

　四、窦性心动过速 ·· 288

　五、窦房结功能不全 ··· 289

　六、房室交界区逸搏心律 ·· 291

　七、游走心律 ··· 292

　八、加速性室性自主心律 ·· 292

　九、室上性期前收缩（SVES） ·· 293

　十、室性期前收缩 ·· 295

　十一、房室结折返性心动过速 ··· 298

　十二、房室旁路并折返性心动过速 ···································· 301

　十三、异位房性心动过速 ·· 306

　十四、交界性异位心动过速 ·· 308

　十五、多源性房性心动过速 ·· 309

　十六、心房扑动和心房内折返性心动过速 ···························· 310

　十七、心房颤动 ··· 312

　十八、室性心动过速 ··· 314

　十九、心室扑动和心室颤动 ·· 316

　二十、窦房传导阻滞 ··· 318

　二十一、房室传导阻滞 ··· 320

　二十二、束支传导阻滞 ··· 325

　二十三、长 QT 综合征 ··· 329

　二十四、短 QT 综合征 ··· 334

　二十五、Brugada 综合征 ··· 334

第 19 章　心力衰竭 ··· 337

第 20 章　动脉高血压 ·· 345

　一、概述 ··· 345

　二、诊断措施 ··· 347

三、治疗 ··· 348

四、预后 ··· 350

第21章　肺高压 ··· 352

一、概述 ··· 352

二、诊断 ··· 353

三、治疗 ··· 355

四、预后 ··· 357

第22章　艾森门格综合征 ··· 358

一、概述 ··· 358

二、诊断措施 ··· 358

三、治疗 ··· 360

四、预后 ··· 361

第23章　累及心脏的疾病综合征 ··· 362

一、概述 ··· 362

二、马方综合征 ··· 362

第24章　介入导管术 ··· 369

一、概述 ··· 369

二、特殊心导管介入术 ··· 371

第25章　小儿心脏术后治疗 ··· 401

一、血流动力学监测 ·· 401

二、术后重症监护 ··· 405

三、心包切开术后综合征 ··· 412

四、乳糜胸 ·· 413

第26章　体外循环手术 ··· 415

体外循环机的原理 ··· 415

第27章　机械循环支持系统 ··· 418

一、体外膜肺氧合 ··· 418

二、循环支持系统 ··· 420

第28章　危重先天性心脏病新生儿的早期治疗 ····························· 422

概述 ··· 422

第29章　心脏移植 ··· 432

概述 ··· 432

第30章　心脏病患儿的疫苗接种 ··· 438

一、呼吸道合胞病毒的预防 ·· 438

二、流感疫苗 ··· 438

三、口服抗凝剂 ··· 438

四、先天性无脾症 ··· 438

五、DiGeorge 综合征 ……………………………………………………… 438

六、心脏手术前后 ………………………………………………………… 439

七、心脏移植 ……………………………………………………………… 439

第 31 章　药物治疗 ……………………………………………………… 440

第 32 章　常用表格 ……………………………………………………… 455

一、M 型超声心动图正常值 ……………………………………………… 455

二、二维超声心动图中主动脉根部直径 ………………………………… 457

三、二尖瓣和三尖瓣环直径 ……………………………………………… 458

四、儿童和青少年的正常心电图参数 …………………………………… 459

五、校正的 QT 间期正常值 ……………………………………………… 460

六、各种运动项目的强度 ………………………………………………… 460

参考文献 …………………………………………………………………… 461

索引 ………………………………………………………………………… 463

第1章　儿童心脏病病史及临床检查

一、概述

儿童心血管疾病评估第一步是详尽询问病史和查体。由于可供使用的诊断技术越来越多，对于病史和查体的重视程度反而在逐渐减少。然而，全面的病史及查体相当重要，可以确定潜在的鉴别诊断，并通过技术手段安排进一步的检查。

二、病史

在儿童心脏病学中，病史包括当前的主诉、妊娠和围产期病史、家族病史和儿童体格发育情况。当然也必须包括目前的用药情况。

（一）妊娠史

妊娠史包括下列具体问题。

1. 胎儿超声检查可判断胎儿是否有先天性心脏病　绝大部分先天性心脏病可以通过胎儿心脏超声在产前诊断出来。

2. 产前评估可判断胎儿是否有染色体异常或遗传疾病　一些遗传综合征与先天性心脏病有关（第23章，一）。其中最重要的遗传综合征如下。

（1）唐氏综合征（21三体综合征）（房室管缺损、室间隔缺损和法洛四联症）。

（2）13三体综合征（室间隔缺损）。

（3）18三体综合征（室间隔缺损）。

（4）VACTERL综合征（室间隔缺损）。

（5）染色体22q11微缺失综合征（圆锥动脉干缺损，如法洛四联症、肺动脉瓣闭锁和永存动脉干）。

（6）Noonan综合征（肺动脉瓣狭窄、肥厚型心肌病）。

（7）Turner综合征（主动脉缩窄、主动脉瓣狭窄和心肌病）。

（8）威廉斯-贝伦综合征（主动脉瓣上狭窄、周围性肺动脉狭窄和主动脉缩窄）。

（9）马方综合征（主动脉根部扩张、主动脉瓣关闭不全、二尖瓣脱垂和二尖瓣关闭不全）。

3. 妊娠期间母亲是否服用药物或者饮酒　许多药物有致畸性。妊娠期间服用下列药物可能引起先天性心脏病。

（1）苯妥英（肺动脉狭窄、主动脉瓣狭窄、主动脉缩窄和动脉导管未闭）。

（2）丙戊酸钠（房间隔缺损、室间隔缺损、主动脉瓣缩窄、室间隔完整的肺动脉闭锁和主动脉缩窄）。

（3）锂（三尖瓣下移畸形）。

（4）视黄酸（圆锥动脉干缺损，如法洛四联症、共同动脉干）。

（5）安非他明（室间隔缺损、动脉导管未闭、房间隔缺损和大动脉转位）。

（6）孕酮/雌激素（室间隔缺损、大动脉转位和法洛四联症）。

（7）酒精（室间隔缺损、动脉导管未闭、房间隔缺损和法洛四联症）。

4. 母亲是否有糖尿病或曾经患过妊娠期糖尿病　如果母亲患有糖尿病，儿童患肥厚型心肌病、大动脉转位、室间隔缺损和主动脉缩窄的风险增加。

5. 母亲是否患有系统性红斑狼疮　如果母亲患有系统性红斑狼疮，孩子患有先天性房室传导阻滞的风险增加。母亲的抗体经胎盘传播会破坏儿童的心脏传导系统。有时并不知道母亲已患病，直到在孩子发现有房室传导阻滞时，母亲才被诊断出来。

6.母亲在妊娠期间是否感染病毒 母亲在妊娠前 3 个月感染风疹病毒会导致胎儿外周肺动脉狭窄、动脉导管未闭和（或）室间隔缺损。

感染巨细胞病毒、单纯疱疹病毒或柯萨奇 B 病毒可能有潜在的致畸性。在妊娠晚期，病毒感染会引起先天性心肌炎。

（二）围产史

围产史必须包括以下内容。

1.新生儿出生体重、孕龄 新生儿出生体重是监测进展的基础。低出生体重（胎龄过小，SGA）可以作为判断宫内感染的指标。

母亲患有糖尿病时，新生儿显著异常，过大且过重。

很多患有大动脉转位的新生儿出生时体重较重，具体原因尚不清楚。

2.产后适应性评估（Apgar 评分、pH） 紫绀型心脏病是新生儿围产期窒息的一个危险因素。

3.新生儿如果发生紫绀，吸氧后是否改善？ 高氧试验——新生儿给氧后动脉血氧饱和度增加，表明是肺部问题的可能性多于心脏的问题。

4.新生儿出生后很快就能发现心脏杂音吗？ 心脏缺陷导致的阻塞（如主动脉瓣狭窄、肺动脉瓣狭窄）通常会在早期就引起心脏杂音。另一方面，心脏缺陷导致分流（室间隔缺损、动脉导管未闭）的杂音通常听不见，直到肺血管阻力降低、分流量增多时才能听见。

（三）家族史

家族史可以判定是否有先天性心脏病的家族倾向。

1.近亲之间是否患有先天性心脏缺陷？ 约1%的新生儿患有先天性心脏病。如果有近亲患有先天性心脏病，则发病率会更高。总体来说，如果兄弟姐妹患有先天性心脏病，则患病风险约为3%。然而，发病率会随着病种的不同而变化（表1.1）。如果母亲患有先天性心脏病，则发病率会明显高于父亲患有先天性心脏病时的概率（表1.2）。

表 1.1 如果兄弟姐妹出现心脏缺陷，儿童再次发生该病的风险（Nora JJ，Nora AH，1978 年）

心脏缺陷	再次发生的风险
室间隔缺损	3%
动脉导管未闭	3%
房间隔缺损	2.5%
法洛四联症	2.5%
肺动脉瓣狭窄	2%
主动脉缩窄	2%
主动脉瓣狭窄	2%
大动脉转位	1.5%
房室间隔缺损	2%
心内膜弹性纤维增生症	4%
三尖瓣闭锁	1%
三尖瓣下移畸形	1%
共同动脉干	1%
肺动脉闭锁	1%
左心发育不全综合征	1%

表 1.2 父母患有先天性心脏病时，孩子患有特定心脏病的风险（Nora JJ、Nora AH，1978 年）

心脏缺陷	母亲患病	父亲患病
主动脉瓣狭窄	13%～18%	3%
房间隔缺损	4%～4.5%	1.5%
房室间隔缺损	14%	1%
主动脉缩窄	4%	2%
动脉导管未闭	3.5%～4%	2%
肺动脉瓣狭窄	4%～6.5%	2%
法洛四联症	6%～10%	1.5%
室间隔缺损	6%	2%

2. 是否有与心脏缺陷或心律失常相关的遗传疾病家族史？ 最常见的与心脏缺陷相关的遗传疾病如前文表中所示（如马方综合征）。家族性心律失常的例子如长QT综合征、布鲁加达综合征或家族性房颤。

3. 家族中是否经常发生不明原因的死亡或者晕厥？ 一旦家族史中有这样的信息，就必须考虑对室性心律失常、长QT综合征、布鲁加达综合征和肥厚型心肌病的鉴别诊断。

4. 家庭成员在年轻的时候是否有心脏病发作史？ 在这种情况下，必须查明可能出现的冠状动脉异常和冠心病的危险因素，如遗传性易栓症或高血压。

（四）儿童生长发育情况

在这部分病史中，对于可能是心力衰竭或紫绀的症状，要询问一些具体的问题。

1. 体重增加 体重增加不足是心力衰竭的典型表现。在心力衰竭的儿童中，体重的增加比身高的增长所受到的影响更多。

2. 喂养行为 儿童喂养困难提示可能有心力衰竭，尤其是在喂养时出现易疲劳或出汗的情况时。

3. 身体状况与同年龄组相比较 患儿运动能力下降提示可能有心力衰竭，这也是所有与心脏疾病相关的症状——例如，心脏分流型缺陷、紫绀型心脏病、相关的瓣膜阻塞、瓣膜关闭不全或严重的心律失常。

4. 喂食情况 在新生儿和婴儿中，观察喂食可以很好地评估体能。

5. 呼吸急促、呼吸困难 呼吸急促和（或）呼吸困难是心力衰竭的典型表现。在心脏泵血加强下症状通常会加重。

6. 频繁呼吸道感染 心脏缺损伴随左向右的分流，流向肺部的血液增多（如大室间隔缺损、房室间隔缺损）是肺部的易感因素。慢性呼吸系统疾病应警惕血管环压迫气管（如双主动脉弓或右位主动脉弓

伴左位动脉导管未闭/动脉韧带）。

7. 水肿 是心力衰竭的典型表现之一。在新生儿和婴儿中，水肿首先发生在眼睑。

（五）当前症状

下列症状是患儿求医的主要原因。第10章和第12～14章详细介绍了对这些症状的鉴别诊断。

1. 胸痛 大多数儿童和青少年的胸痛与心脏病无关。最常见的原因是肋软骨炎、肌肉问题、呼吸系统疾病或创伤。胃食管反流或胃炎同样也会导致胸痛。

导致胸痛的心脏疾病主要有心肌炎和心包炎；其他可能包括主动脉瓣狭窄、梗阻性肥厚型心肌病、肺动脉高压、二尖瓣脱垂、心肌炎或心包炎。

2. 晕厥 当处在压力下和（或）胸痛时发生晕厥，要排除心脏的原因。可能的心脏原因是心律失常（如文中提到的长QT综合征）、相关的主动脉瓣狭窄或梗阻性肥厚型心肌病。另外，先天性的或接受过外科治疗的心脏缺损患儿有晕厥情况时必须随时警惕心源性的可能。最重要的鉴别诊断是血管迷走神经性晕厥和脑性癫痫。

3. 心悸 可由阵发性心动过速、永久性心动过速或期前收缩引起。应排除二尖瓣脱垂或甲状腺功能亢进症的可能。

4. 紫绀 父母常担心婴儿发生紫绀。如果只是手和足发生紫绀，通常是无害的周围性紫绀。但是，在黏膜和甲床发生的紫绀是中心性紫绀的标志。无论是持续性的还是阵发性的，以及它在心脏泵血加强下是否加重（如在喂食期间），紫绀的首发时间需要明确（出生时、出生后几天）。除紫绀型心脏缺陷外，"屏气发作"（即婴儿屏气后出现紫绀）也应该重视，尤其是在用力后。

三、临床检查

临床儿科心脏病检查包括生命体征检查（脉搏、呼吸频率、氧饱和度、血压）和

视诊、触诊和听诊。

（一）视诊

临床检查的第一步就是视诊。检查者在采集病史时能观察到对儿童的初步印象。视诊应该注意以下几个方面。

1. 营养情况　心脏缺损合并大量左向右分流、肺水肿或心室功能下降会导致体重增加缓慢。心力衰竭是抗充血治疗的一个指标（地高辛、利尿剂、血管紧张素转换酶抑制剂或β受体阻滞剂），如果需要的话，也是补充热量的一个指标。

2. 心外畸形　约20%的先天性心脏病患儿合并心外畸形。它们常与综合征性疾病同时发生。最常见的与心脏缺损相关的综合征性疾病在第23章中有讲解。

3. 皮肤颜色　如果血红素水平正常，当血氧饱和度低于85%，就会引起紫绀。中心性紫绀和周围性紫绀必须区分清楚。中心性紫绀发生时，动脉血氧饱和度降低。相应的，黏膜、舌和甲床也发生紫绀。然而当发生周围性紫绀时，动脉血氧饱和度是正常的。在这种情况下，紫绀是由周围组织耗氧增加引起的——例如，由于寒冷或心输出量减少而导致血管收缩（心力衰竭）。单纯的口唇紫绀，尤其是新生儿和苍白皮肤的婴儿，通常没有病理学意义。

例如，当与心力衰竭或休克相关时，明显的苍白可能是血管收缩的征兆。

4. 杵状指（趾）　弯曲的指甲和杵状指（趾）是慢性紫绀的典型症状。现在，几乎只有在成人艾森门格综合征患者身上才能看到。

5. 水肿　在新生儿和婴儿中，水肿主要发生在眼睑和两侧。胫骨前水肿和足背水肿通常在稍大的儿童中发生。

6. 出汗　心力衰竭儿童因交感神经系统激活而出冷汗。儿童的前额特别容易出冷汗。

7. 胸廓　在评估胸部时，应注意胸部畸形。漏斗胸和鸡胸常伴随马方综合征出现。脊柱侧弯可能是开胸手术所致。胸部突出（心前区膨隆）的发生与心脏扩大有关。心尖冲动过度是容量负荷过重的体征（尤其是伴随明显的左向右分流或严重的瓣膜关闭不全时）。

8. 呼吸　呼吸急促不仅是肺实质疾病的特征，也是合并肺动脉高压、肺水肿或代谢性酸中毒的分流缺陷的典型体征。呼吸急促常伴有肋下、肋间或胸骨下凹陷，表明肺顺应性降低。肋膈沟（膈肌附着处的肋骨受到牵拉而内陷形成一道横沟）表明慢性肺顺应性降低或慢性呼吸困难。

端坐呼吸是左心室功能降低或肺静脉压增高的标志。

9. 颈静脉　在45°半坐位时应该是看不到的。颈静脉充盈和搏动可见是静脉压力升高（心力衰竭）的体征。

（二）触诊

触诊部位包括脉搏、心前区和腹部。

1. 脉搏　四肢均可触及脉搏。在新生儿和婴儿中，也可触诊囟门的搏动。每次脉搏搏动（强、弱、缺失）都应该进行评估。

四肢脉搏微弱与左心室射血分数严重减少（如严重的主动脉瓣狭窄、左心发育不良综合征）或是明显的心力衰竭体征。

上肢脉搏强劲和下肢脉搏微弱或缺失是主动脉缩窄或主动脉弓离断的典型体征。

水冲脉（跳跃的、快速增加的脉搏）是主动脉瓣漏的特征性表现，同时也明显伴随严重的主动脉瓣关闭不全、动脉导管未闭、主-肺动脉窗或动静脉瘘而出现。

奇脉是指吸气时血压下降幅度超过10mmHg。奇脉常伴随心脏压塞、缩窄性心包炎、胸膜腔积液或呼吸系统问题（如哮喘）发生。

2. 心前区　左锁骨中线第4、5肋间可扪及心尖冲动。当伴随左心室容量负荷过重（如左向右的分流、主动脉瓣或二尖瓣反流）时心尖冲动向左移位；右位心时，心尖冲动向右移位。

震颤是由于血液湍流引起的一种可触及的振动。震颤的位置取决于心脏缺损的部位——胸骨左上缘（如肺动脉瓣狭窄），胸骨右上缘（如主动脉瓣狭窄），胸骨左下缘（如室间隔缺损），胸骨上窝（如主动脉瓣狭窄、肺动脉瓣狭窄）或心底部（如左心室梗阻）。胸骨左上缘持续震颤很少见，常伴随大的动脉导管未闭出现。

> **注**
> 肺动脉瓣或主动脉瓣狭窄患儿的震颤表明有相关的梗阻存在。

3. 腹部　如果在右侧腹触诊到肝脏，则其处于正常的内脏位置；如果在左侧腹触诊到肝脏，则肝脏位于反向位；如果在中间触诊到肝脏，则表明内脏异位。在婴儿和幼儿中，肝脏通常可以在肋弓下 2cm 处触诊到，而在较大的儿童中，可在肋弓下 1cm 处触诊到。肝脏扩大是中心静脉压升高和静脉淤血的征兆。肝大是心力衰竭的典型表现。肝脏触诊过程中的搏动是右心房压力升高的征兆，常伴有三尖瓣的反流。

幼儿脾大通常不是因为中心静脉压升高或静脉淤血。儿童脾大常是因为感染。

（三）血压测量

每次儿童心脏检查都应包括无创血压测量。测量双上肢和双下肢的血压，以排除主动脉缩窄和主动脉弓离断。在筛查时，通常可以测量右臂和任一下肢的血压。测量右臂更好，因为如主动脉缩窄，左锁骨下动脉也可能存在缩窄。通常四肢的血压都要测量。其优点是，即使右锁骨下动脉有罕见的异常起源，也可以测量血压梯度，而左锁骨下动脉远端的最后一段主动脉弓，与主动脉缩窄有关。如果只把右臂的血压

和下肢的血压进行比较，就不可能测出血压梯度，因为右臂同样也由狭窄远端的血管供血。

血压计的袖带必须要有适当的宽度，约是上臂的 2/3。袖带太紧测出的血压偏高，袖带太松测出的血压偏低。

下肢的收缩压通常比上肢的收缩压高出 5～10mmHg。上肢的收缩压比下肢高出 10mmHg 提示有主动脉缩窄。

（四）听诊

心脏听诊包括评估心音以及排除或评估心脏周期中不同阶段的心脏杂音。心音听诊时患儿通常采取坐位或仰卧位，不仅要听诊心前区和胸部，颈部和背部也需要听诊。主动脉缩窄的杂音在肩胛间区听诊最清楚。听诊器的膜面和金属面都可以用来听诊。高频的声音最好用膜面听，低频的声音用金属面听较好。

听诊包括对心音的描述，对于心脏杂音则包括其强度、在心动周期中的时相、音调、定位以及辐射范围。

【心音】

1. 第一心音　第一心音（S_1）频率低，音调低钝。它与二尖瓣和三尖瓣的关闭时间一致，因此第一心音标志着心脏收缩的开始。通常来讲，在听诊时第一心音是单音律，因为两个房室瓣几乎同时关闭。在右束支传导阻滞或三尖瓣下移畸形出现三尖瓣延迟关闭时可能出现第一心音分裂。在鉴别诊断上，第一心音分裂必须要和主动脉瓣或肺动脉瓣狭窄时心脏收缩期闭合音相鉴别。

心输出量高时，第一心音音调变高；心输出量低时，第一心音音调变低。

2. 第二心音　第二心音（S_2）比第一心音频率高。第二心音的两个部分通常都可以听见——主动脉瓣音和肺动脉瓣音（A_2 和 P_2）。第二心音在左侧胸骨上缘听诊最清楚。主动脉瓣通常先于肺动脉瓣关闭，因

此主动脉瓣闭合音出现早于肺动脉瓣。与呼吸相关的第二心音分裂具有重要意义。在吸气过程中，回流到右心的静脉血增加，右心室收缩时间延长。因此在吸气过程中第二心音分裂会相应增加。在呼气过程中，此现象正好相反，第二心音分裂减少。

当右心室射血持续时间延长或左心室射血时间缩短时，出现第二心音大分裂，这也被称为第二心音固定的或不依赖于呼吸的分裂。第二心音固定分裂最典型的例子就是房间隔缺损时右心室容量负荷过重所致。

当肺动脉瓣提前关闭或主动脉瓣延迟关闭时，第二心音出现反常分裂，可能原因是肺动脉高压或主动脉瓣狭窄。

当只有一个半月瓣（主动脉瓣或肺动脉闭锁，共同动脉干）或无法听到肺动脉瓣关闭声（如在大动脉转位中，由于肺动脉瓣相对靠后的位置，无法听到肺动脉瓣关闭的声音）时，就会出现单一的第二心音。

当肺动脉瓣在主动脉瓣之前关闭，也就是说，如果左心室收缩延迟（如严重的主动脉瓣狭窄、左束支传导阻滞），就会出现第二心音反常分裂。

第二心音的强度主要取决于半月瓣关闭时所受的压力。第二心音响亮最常见的原因就是肺动脉高压。当主动脉位于相对靠前的位置，例如，在大动脉转位、法洛四联症或肺动脉闭锁时，第二心音也会听起来更响亮。

3. 第三心音　第三心音 (S_3) 频率较低，在心尖部听得最清楚。它产生于心室舒张早期的快速充盈期。在儿童和青少年时期，第三心音是一种正常现象，但由于频率低，不易听到。当心室扩张和心室顺应性降低时（如显著的心力衰竭或心脏容量负荷过重时）会出现反常的高音调的第三心音。在这种情况下，听诊心音像"Ken-tuc-ky"一样的奔马律。这个词的第三个音节代表了第三心音。

4. 第四心音　第四心音 (S_4) 频率低，在心尖部听得最清楚。最有可能是由于舒张末期心房收缩压增加而产生的。第四心音是病理性的。当心室顺应性降低，心房收缩压增加并泵血时（如心力衰竭、心室肥厚），就会产生第四心音。当奔马律有类似"Ten-nes-see"这样的发音时，这个词的第一音节代表了第四心音。

5. 重叠奔马律　重叠奔马律是一种四音律，当第三和第四心音都能被听到时，就会出现四重奔马律。

6. 收缩期喀喇音　收缩期喀喇音短促、高频、有时类似金属的声音。它由异常的半月瓣开放引起，主要与主动脉瓣或肺动脉瓣的狭窄有关。主动脉瓣狭窄或二叶主动脉瓣的开瓣音在心尖部听诊最清楚，肺动脉瓣狭窄的关闭音在胸骨左缘听诊最清楚。

与主动脉或肺动脉扩张相关的喀喇音发生频率较低。

7. 收缩中期喀喇音　收缩中期喀喇音伴随二尖瓣脱垂出现。

8. 二尖瓣开瓣音　二尖瓣开瓣音（MOS）是与二尖瓣狭窄相关的高频舒张期杂音。听诊时 MOS 出现越早，则二尖瓣狭窄越严重。

（五）心脏杂音

心脏杂音根据其在心动周期中的时间、强度、频率、音质、最大强度和心音的辐射范围来进行分级。它们反映了血液湍流的状态（详见第 11 章）。

1. 心脏杂音类型　对无害性、功能性和器质性心脏杂音进行区分。

无害性心脏杂音出现在没有心脏疾病的儿童中，且无任何心血管系统的病理学异常。杂音响度不会超过 3/6 级，对身体无影响。主要的无害性心脏杂音见表 1.3。

表 1.3　无害性心脏杂音（Hofbeck M，Apitz C，2007 年）

心脏杂音	年龄	最强点	所在的心动周期，特征	描　述
静止性杂音	幼童	胸骨左缘第 3～5 肋间	收缩期、乐音样	患儿仰卧位时杂音最响，站立位时杂音明显柔和。可能来源于左心室肌纤维的振动，也可能来自于正常肺动脉瓣的振动
肺动脉分支处湍流	新生儿、小婴儿	胸骨左侧及右侧第 2 肋间，延伸至后背	收缩期、音调粗糙	胎儿肺动脉干较粗，肺动脉分支相对较细，因为它们接受很少的宫内血流。动脉导管关闭后，整个心输血量突然流过发育相对较差的肺动脉分支
肺动脉湍流	幼童、学龄儿童、青少年	胸骨左缘第 2 肋间	收缩期、音调粗糙	
锁骨上动脉杂音（颈动脉杂音）	学龄儿童、青少年	胸骨左缘第 2 肋间	收缩期、音调粗糙	
静脉嗡鸣音	幼童	锁骨上，在右侧更明显，向下至肩部方向延伸	持续收缩 - 舒张期杂音（舒张期音调更高）柔和的嗡鸣声	转头时，静脉湍流明显消失

功能性心脏杂音是指当心输出量以较高的流速流过瓣膜时发生的现象。儿童时期最常见的原因是发热、贫血或甲状腺功能亢进症。

器质性心脏杂音是心血管系统的病理改变所致。包括瓣膜或血管狭窄，瓣膜反流或病理分流等。

2. 强度　心脏杂音根据其强度分为六级。

（1）1/6：微弱的杂音，呼吸时较难听清。

（2）2/6：轻柔，较容易听见。

（3）3/6：中度响亮的杂音，不伴震颤。

（4）4/6：杂音响亮伴震颤。

（5）5/6：杂音响亮，手指能触摸到震颤。

（6）6/6：杂音响亮，不用听诊器都可听到。

3. 频率　杂音的频率取决于引起血液湍流的压力梯度。压力梯度越大，杂音频率越高。因此，主动脉瓣或二尖瓣反流的杂音，因其压力梯度高，频率最高。另一方面，二尖瓣狭窄引起低频的杂音，因为二尖瓣狭窄时左心房和左心室间的压力梯度只有 5～15mmHg。

4. 时相　根据杂音在心动周期中出现的时相，我们将其分为收缩期、舒张期和连续性 (收缩期 - 舒张期) 心脏杂音 (图1.1)。

（1）收缩期杂音：收缩期杂音发生在心脏收缩期，因此，可以在第一和第二心音之间听到。收缩期喷射样杂音与收缩期反流杂音的区别如下。

①收缩期喷射样杂音：器质性收缩期杂音源于心室和大血管之间存在障碍。在

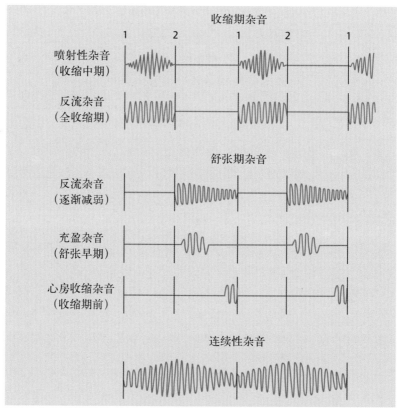

图 1.1　心音图中心脏杂音的分类和典型听诊结果

收缩中期时，流经障碍物的血流量最大，杂音强度也最大。杂音在第一心音之后开始，在第二心音之前结束。喷射音也被描述为梭形、递增递减型或收缩中期杂音。

②收缩期反流杂音：房室瓣关闭不全时，收缩期血液反流回心房产生收缩期反流杂音。室间隔缺损产生的收缩期杂音也是反流性杂音，尽管在这种情况下，"反流"一词在病理生理学上是不准确的。

反流性杂音随第一心音开始，音调平稳，伴随整个收缩期。

（2）舒张期杂音：舒张期心脏杂音分为舒张期反流杂音、舒张期充盈杂音和心房收缩杂音。

注
舒张期心脏杂音绝大多数是病理性的。

①舒张期反流杂音：舒张期反流杂音是半月瓣关闭不全所致。杂音随第二心音开始，强度逐渐减低，几乎持续到第一心音开始。由于存在更大的压力梯度，主动脉反流杂音比肺动脉反流杂音音调更强、频率更高。

②舒张期充盈杂音：当较多血流量通过房室瓣时（如分流缺陷时容量负荷过重）就会产生舒张期杂音。这种情况下通常会伴有相对的房室瓣狭窄。真正意义上的房室瓣狭窄反而较少见。因为在心室舒张期心房和心室间的压力梯度较低，杂音频率会较低，也会相对更加柔和。杂音主要发生在心室舒张早期。

③心房收缩杂音：心房收缩杂音与房室瓣狭窄有关。当存在房室瓣狭窄时，心房收缩压逐渐增加，使心室充盈的血流速度会在舒张末期达到最大值。因此在心室

舒张末期或收缩前期才能听到心房收缩杂音。由于在心室舒张期心房和心室间压力梯度较低，故杂音频率较低也较轻柔。心房收缩杂音在儿童中较为少见。

（3）连续性心脏杂音：连续性心脏杂音在收缩期和舒张期都可听见。杂音也被描述为机械性杂音，通常在第二心音时强度达到最大。病理性连续性心脏杂音是由血管短路所致，此时无论在收缩期还是舒张期，血管间都存在明显的压力差。典型的例子是动脉导管未闭和主肺动脉窗，但也包括主动脉窦瘤破裂、冠状动脉瘘或动静脉瘘。

无害性心脏杂音其中的一个例子就是"静脉嗡鸣"。

①音质：喷射样杂音和典型的室间隔缺损杂音常被描述为音质粗糙。房室瓣反流杂音较柔和，为典型的吹风样或哗哗样杂音。房室瓣狭窄时舒张期有隆隆样杂音。无害性连续性杂音如乐音样，听起来如弦乐器的振动一般。

②定位和传播范围：心脏杂音的定位详见图 1.2 和表 1.4。

（六）额外心音

当炎性的心包脏层和壁层摩擦时，例如，心包炎或开放心包手术后，会产生心包摩擦音。当存在心包积液时，心包膜的两层不能摩擦，心包摩擦音也就不存在。

定位	收缩期杂音	舒张期杂音	收缩期 / 舒张期杂音
（1）胸骨右缘第 2 肋间	主动脉瓣狭窄	主动脉瓣关闭不全	主动脉瓣狭窄 + 关闭不全
（2）胸骨左缘第 2 肋间	肺动脉瓣狭窄	肺动脉瓣关闭不全	肺动脉瓣狭窄 + 关闭不全，动脉导管未闭
（3）胸骨左缘第 3 ～ 4 肋间	室间隔缺损		室间隔缺损 + 主动脉瓣关闭不全，冠状动脉瘤
（4）心尖 后背	二尖瓣关闭不全 主动脉缩窄	二尖瓣狭窄	二尖瓣关闭不全 + 二尖瓣狭窄

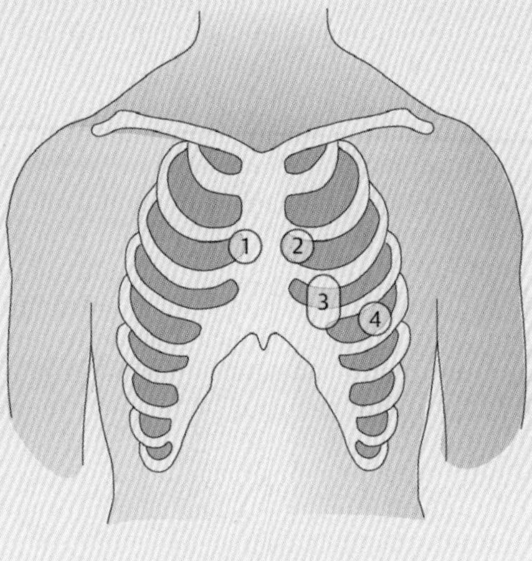

图 1.2　主要心脏病的典型听诊位置

表 1.4　大龄儿童常见先天性心脏病的典型听诊及其他特征性表现（Hofbeck M 和 Apitz C，2007 年）

诊断	心脏杂音	杂音最强点 / 辐射点	特点
小室间隔缺损	2/6 ～ 3/6 级高频收缩期杂音	胸骨左缘第 3 ～ 4 肋间	儿童无临床症状（绝大多数如正常人一般）
中度室间隔缺损，不伴肺动脉高压	3/6 ～ 4/6 级粗糙的收缩期杂音	胸骨左缘第 3 ～ 4 肋间	轻度心力衰竭的迹象，肺血管纹理正常或轻度改变
大室间隔缺损伴肺动脉高压	1/6 ～ 3/6 级收缩期杂音伴显著的第二心音	胸骨左缘第 3 肋间	显著心力衰竭的迹象，胸部 X 线示肺血管纹理增粗及心脏扩大
大房室间隔缺损	2/6 ～ 3/6 级收缩期杂音伴显著的第二心音	胸骨左缘第 3 肋间	心电图电轴左偏，常伴 21 三体综合征
小动脉导管未闭	2/6 ～ 3/6 级收缩期杂音	胸骨左缘第 2 肋间	常见于早产儿
中度动脉导管未闭	2/6 ～ 4/6 级机器样连续性杂音	胸骨左缘第 2 肋间	脉搏强劲，常见于早产儿，胸部 X 线示肺血管纹理增粗（如动静脉瘘）
房间隔缺损，左向右分流	2/6 ～ 3/6 级收缩期喷射样杂音（相比肺动脉瓣狭窄杂音），第二心音固定分裂	胸骨左缘第 2 肋间	通常无临床症状，但常伴呼吸道感染
肺动脉瓣狭窄	2/6 ～ 4/6 级粗糙的收缩期喷射样杂音，可能伴有瓣膜狭窄	胸骨左缘第 2 肋间，杂音放射至背部	通常无临床症状
主动脉瓣狭窄	2/6 ～ 5/6 级粗糙的收缩期喷射样杂音，可能伴有瓣膜狭窄	胸骨右缘第 2 肋间，杂音放射至颈动脉	通常无临床症状，如果瓣膜狭窄明显，在压力下可能出现胸痛或晕厥
主动脉瓣关闭不全	2/6 ～ 3/6 级高频舒张期杂音	胸骨左缘第 3 ～ 4 肋间	脉搏强劲，常伴主动脉瓣狭窄
主动脉缩窄	1/6 ～ 3/6 级收缩期喷射样杂音	肩胛间区	上下肢血压不同
法洛四联症	2/6 ～ 3/6 级收缩期喷射样杂音	胸骨左缘第 2 ～ 3 肋间，杂音放射至背部	胸部 X 线示心界正常，肺血管纹理模糊

当病人取坐位前倾，吸气过程中听诊心包摩擦音最清楚。在心脏收缩期和舒张期皆可闻及杂音，且可闻及多种声音。杂音刺耳、表浅，有时听起来就像在雪中走路或皮鞋吱吱的声音。

（吴 杰 译）

第2章 心 电 图

一、概述

心电图是儿童心脏病的一项基本检查项目，标准的儿童12导联心电图包括：

1. 双极肢体导联（Einthoven 三角）（Ⅰ、Ⅱ、Ⅲ导联）。

2. 单极肢体导联（Goldberger 增强导联）（aVR、aVL、aVF 导联）。

3. 心前导联（Wilson 导联）（$V_1 \sim V_6$，图 2.1）。在儿童心脏病中，Wilson 导联 $V_1 \sim V_6$ 通常需要右心前导联 V_3R 和 V_4R 作为补充，为诊断肥厚提供更多的信息。

（1）V_1：胸骨右缘第 4 肋间。

（2）V_2：胸骨左缘第 4 肋间。

（3）V_3：V_2 和 V_4 的中间位置。

（4）V_4：左锁骨中线和第 5 肋交点。

（5）V_5：左腋前线和第 5 肋交点。

（6）V_6：左腋中线和第 5 肋交点。

额外的右心前导联用"R"表示，在右侧胸壁上与左心前导联相对应的位置（如 V_4R 在右锁骨中线和第 5 肋交点）。

Ⅰ、aVL 导联 和 $V_4 \sim V_6$ 导联（左心前导联）通常代表左心室；V_1 到 V_3 和 V_3R 和 V_4R 导联（右心前区导联）代表右心室。

心电记录时标准进纸速度为50mm/s。用于长时间记录时，进纸速度可以降低到25mm/s。

通常来说，纸张上 1cm 的振幅相当于1mV。对于非常高的幅度（如具有心室肥厚）扩增可以修改成 0.5cm 的幅度相当于 1mV。

二、儿童心电图的特殊表现

与成人心电图相比，儿童心电图有如下特点（图 2.2）。

1. 心率较快。

2. 各间隔时间较短（如 PQ 间期、QRS 持续时间和 QT 间期）。

3. 右心室优势

（1）QRS 波的心电轴右偏。

（2）右心前导联的 R 波高耸（V_4R、V_3R、V_1、V_2 和 aVR）。

（3）左心前导联深 S 波（V_5、V_6 和 Ⅰ）。

4. V_1 中 T 波倒置。出生后的 4 ～ 8d，T 波在所有的心前导联前都是直立的。在此之后，可发现右心前导联（$V_4R \sim V_1$）T 波倒置和左心前导联中的正立的 T 波。这种现象会持续到青春期，直到在心前导联中只发现直立的 T 波（正常成人）。

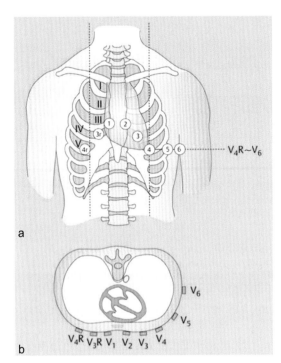

图 2.1　各导联在胸壁上的位置

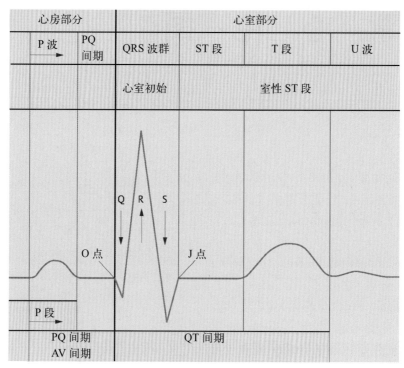

心房部分		心室部分			
P 波	PQ 间期	QRS 波群	ST 段	T 段	U 波
		心室初始	室性 ST 段		

图 2.2　心电图中波形、切迹和间期

由于右心室肌肉质量主要在妊娠的最后几周增加,因此早产儿的右心室优势不太明显。另外,QRS 波群和 T 波的振幅更低。

束支传导阻滞时 QRS 波群呈 M 型。指定 R 波的第二向下的波为 R'或 r'波,第二个 S 波为 S'或 s'。大写或者小写根据波形幅度使用大小写字母。大写字母用于表示振幅较大的波,小写字母表示振幅较小的波。

完全倒置的 QRS 波群称为 QS。如图 2.3 所示。

心电图检查结果与先天性心脏病的相关性如表 2.1。

三、评估

心电图的常规评估应包括以下几点。

1. 心律(如窦性心律、异位起搏心律及漏搏)。

2. 心率。

3. 心电轴或 QRS 轴、T 轴。

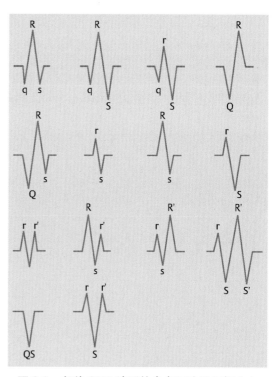

图 2.3　各种 QRS 波群的命名取决于振幅大小

4. 传导间期:PQ、QRS、QT 和 QTc 间期。

5. P 波的评估:波幅、波宽和形状。

表 2.1　某些先天性心脏病的特征性心电图表现

房室间隔缺损	电轴左偏，一度房室传导阻滞
房室间隔缺损	电轴左偏，一度房室传导阻滞
继发孔型房间隔缺损（ASD II 型）	容量超负荷型不完全右束支传导阻滞（rsR'）
原发孔型房间隔缺损（ASD I 型）	电轴左偏（房室通道会轻度变异）
Bland–White–Garland 综合征（左冠状动脉异常起源于肺动脉）	前外侧心肌梗死（I，aVL，V_5，V_6）
三尖瓣闭锁	电轴左偏
先天性矫正型大动脉转位	V_1 出现病理性 Q 波，左前导联 V_5 和 V_6 无 Q 波，AV 阻滞 I～III 度频发，有时伴有旁路预激的通路和室上性心动过速
单心室	心前区导联单一形态的 QRS 波群，异常 Q 波
二尖瓣脱垂	通常没有显著的心电图改变，有时在 II、III、aVF 导联出现异常的复极化：非特异性 ST 段变化、明显的 T 波以及 T 波倒置等

6. QRS 波群的评估：波幅、波宽和形状，评估心前导联的 R/S 比值。

7. ST 段的评估：起点位置及基线与 PQ 段的关系。

8. T 波的评估：波幅、波宽及方向与 QRS 波群的关系（一致，不一致）。

9. U 波的可能证据及评估。

10. 期前收缩的证据或排除证据。

11. 总体评估：心电图是否与心脏缺陷是否一致？与以前的心电图相比是否有变化？

（一）心律

在解剖学上，正常心脏的电信号从位于右心房的窦房结传到左下方的房室结，这导致 P 波矢量在 0°～ 90°。相应的，P 波在 I 和 aVF 导联中的波形是直立的。如果 P 波有一个异常的电轴，在心房区域通常存在一个异常的起搏点。

通常来说，P 波之后跟随着一个 QRS 波群，否则可能有房室传导阻滞或者逸搏心律或者折返性心动过速。如果 P 波消失，QRS 波变窄，则通常是因为在房室结区存在交接逸搏心律。室性逸搏伴随宽大室性波较为少见。

（二）心率

1. 静息时的心率与年龄有关。儿童的年龄越小，正常心率越快。

（1）新生儿：90 ～ 160 次 / 分。

（2）1 ～ 5 岁：70 ～ 150 次 / 分。

（3）6 ～ 10 岁：60 ～ 140 次 / 分。

（4）10 ～ 15 岁：60 ～ 130 次 / 分。

（5）15 岁以上：60 ～ 100 次 / 分。

2. 心率可用心电图尺来测定，或使用 R-R 间期计算。

$$心率 = \frac{60}{R\text{-}R \text{ 间期}}$$

当送纸速度为 50mm/s 时，1cm 为等于 0.2s。

（三）QRS 波群、T 波和心电轴测定

QRS 波群的轴线与心室内电传播方向一致且与年龄有关。与年龄较大的儿童和成人相比，新生儿明显心电轴右偏。到 3 岁时其心电轴与成人相比有 + 50°的偏移（图 2.4）。

1. 心电轴　可以在常规肢体导联的基础上使用 Cabrera 圈来判断 QRS 波群的矢量轴（图 2.5）。

肢体导联电轴偏转的方向如图 2.6。

在确定 QRS 波群的电轴时，需要考虑以下因素。

（1）如果 QRS 波群的矢量轴完全和某个肢体导联相同，则心电图中 QRS 波在该

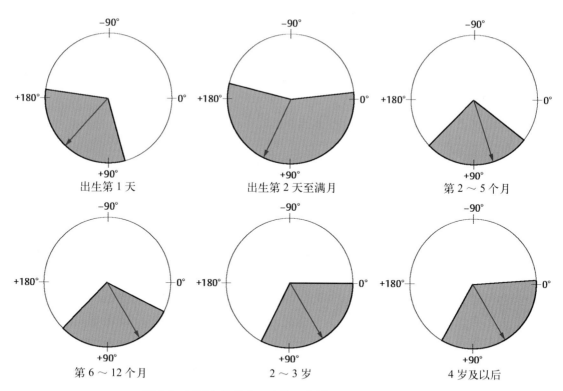

图 2.4　不同年龄儿童正常的心电轴（Ziegler，1951）

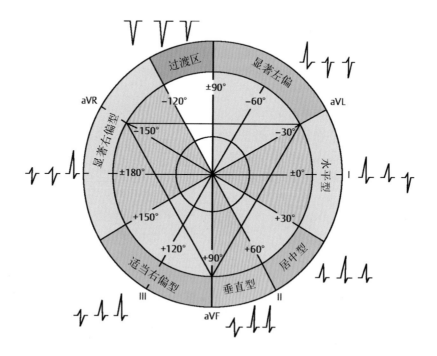

图 2.5　Cabrera 圈用于辅助判断心电轴方向。在大多数临床案例中，它足以表明心电轴的类型。各种电轴的典型心电图模式

导联是完全直立的。

（2）如果 QRS 波的矢量轴在某个肢体导联方向完全相反，则 QRS 波在该心电图中倒置。

（3）如果 QRS 波群的矢量轴是垂直某个肢体导联，则心电图中的 QRS 波可能倒置也可能直立。

（4）如果 QRS 波群的矢量轴与某肢体导联偏离小于 90°，则该心电图中的 QRS 波群多数是直立的。

（5）如果 QRS 波群的矢量轴与某肢体导联矢量偏离超过 90°，则心电图中的 QRS 波群多为倒置。

这意味着 QRS 波群的主矢量是在具有最大的 R 偏转的肢体导联附近。

通过观测与引线成直角且 R 偏差最大的引线，可以更精确地定义主矢量。如果 QRS 波群主要是直立的，QRS 波群矢量大致与该肢体导联方向相同。若 QRS 波主要是倒置的，则其方向大致相反（图 2.7）。

P 波和 T 波的矢量是可以用相同的方式来确定。

除了上述所说的心电轴之外，还有两种无法用 QRS 矢量及上述方法来判断的类型。在这些电轴中，主矢量不是在垂直平面上用肢体导联来测量，而是在水平面上测量。在矢状轴（SⅠ、SⅡ 和 SⅢ型）上，QRS 波群在所有肢体导联倒置和直立的概率大致相同。

在 SI-QⅢ型中，Ⅲ导联有显著的 Q 波，Ⅰ导联有显著的深 S 波。

这些轴型与右心劳损，异常胸廓有关。也可以是不具有结构上的病理意义。

与正常年龄儿童相比，QRS 轴偏移可发生在以下情况。

① QRS 波群矢量右偏：右心肥厚。

② QRS 波群矢量左偏：左心肥厚（左心肥厚心电图的敏感性要低于右心肥厚）。

几乎所有的电轴左偏都是病理性的，如房室间隔缺损（房室间隔缺损）或三尖

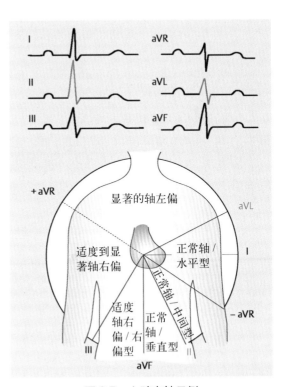

图 2.7 心脏电轴示例

注：QRS 矢量在Ⅱ导联偏移最大，在 60° 左右，aVL 导联垂直于Ⅱ导联。QRS 波群在 aVL 导联多为直立。因此，QRS 矢量稍偏离 aVL，QRS 矢量的角度约为 50°（正常轴）

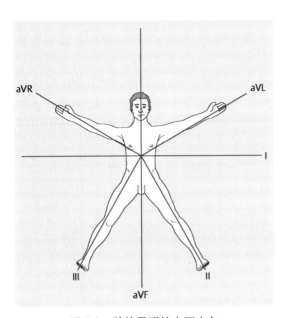

图 2.6 肢体导联的主要方向

瓣闭锁。

电轴左偏也可以是左前分支传导阻滞。在这种情况下，V$_6$ 导联可以检测到 S 波。

2. T 波的矢量　T 波的矢量通常紧邻 QRS 波群的矢量。T 波轴从 QRS 轴偏移超过 60°（最多 90°）是病理性的，提示心肌肥厚、心脏功能障碍、缺血或炎性心脏病等。因此，心电图中 T 波的偏转方向与 QRS 波群不同。这被称为负向 T 波或不一致模式。

（四）传导间期

1. PQ 间期　PQ 间期对应房室传导时间，与年龄或心率无关。

（1）PQ 间期延长的原因

①一度房室传导阻滞。

②迷走神经兴奋性高，明显的窦性心动过缓。

③药物（地高辛、β 受体阻滞剂和抗心律失常药，如维拉帕米）。

④低钾血症。

（2）PQ 间期缩短的原因

①预激，例如预激综合征（WPW 综合征）。

②房室交界区心室逸搏心律（房室结附近的异位起搏点激活心房肌；II 和 III 导联中 P 波往往是倒置的）。

2. QRS 波群的宽度　QRS 波群代表心室肌的兴奋。QRS 波的宽度随着年龄的增长而增加。如果心室内有异常传导束，QRS 波型异常且变宽。

QRS 波群增宽的可能原因如下。

（1）束支阻滞。

（2）预激，例如预激综合征。

（3）明显的高钾血症。

室性期前收缩、室性心律或心室起搏的起搏器也能使 QRS 波群增宽。

3. QT 间期　QT 间期长短主要取决于心率。用心率计算 QT 间期，通常使用 Ba-

zett 公式计算校正后的 QT 间期（QTc）：

$$校正后的 QT 间期（QTc）= \frac{QT\ 间期}{\sqrt{R-R\ 间期}}$$

QTc 不应超过 0.44s。超过 0.49 s 只在 6 个月以下的儿童中是正常的。QT 间期在 II 导联中测量最为准确。

（1）QTc 延长的常见原因：

①长 QT 综合征（第 18 章，二十三）。

②低钙血症、低钾血症。

③炎性心脏病。

④心肌疾病。

⑤创伤性脑损伤。

⑥药物（如 IA、IC、III 类抗心律失常药物，抗抑郁药或抗组胺药）。

⑦束支传导阻滞（QT 间期增宽是因为 QRS 波群增宽了）。

（2）QTc 缩短的原因

①短 QT 综合征（第 18 章，二十四）。

②地高辛。

③高钙血症、高钾血症。

（五）P 波的评估

P 波代表着兴奋在心房传导。因为正常窦性心律的电刺激通常先到达右心房，P 波起始段代表右心房的兴奋，末段代表左心房的兴奋。

P 波的振幅大于 3mm 提示右心房超负荷（肺型 P 波）。

如果婴儿 P 波大于 0.07 s 或儿童大于 0.09 s，预示左心房超负荷（二尖瓣型 P 波）。这些病例中 P 波在 I、II 导联中常可见两个波峰。

（六）QRS 波群的评估

QRS 波群代表着兴奋在心室传导。Q 波反映兴奋在形态学上的左心室室间隔的传导，其形态可以提示心室位置。Q 波通常在左胸前导联 V$_5$ 和 V$_6$ 上最为明显。如果这些导联上无 Q 波，则需在右胸前导联 V$_1$、V$_2$ 上寻找 Q 波，此时多伴有心室转位，即形态学上的左心室位于右侧，右心室位于左侧。

异常的深 Q 波多因为右心室的超负荷导致的右心肥厚。宽大且深的 Q 波多见于心肌梗死，Q 波持续时间应不超过 0.03s。

QRS 波群的振幅尤其是 R/S 比值对诊断心室肥厚具有重要意义。

高 R 波多见于心室肥厚，根据对应的导联判断肥厚部位。其相反的导联呈镜像波，可见深 S 波（图 2.8）。

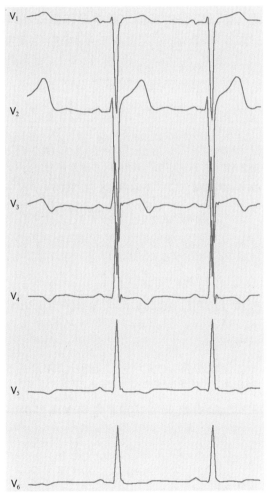

图 2.8　主动脉狭窄合并左心肥厚，左心前导联高大 R 波，右心前导联镜像深大 S 波，左心室导联也会有轻微改变

（七）ST 段的评估

ST 段提示心室复极开始。正常 ST 段沿着等电位线（参考点为 PQ 段）。

QRS 波群 ST 段的交点为 J 点。ST 段上升或下降不超过 1mm。ST 段下降多见于心内膜下损伤，ST 段抬高多见于心外膜损伤或心肌梗死（潜在的损伤）。

1. ST 段抬高　ST 段抬高并连接 R 波的下降段多见于心肌梗死（图 2.9）。可通过对应的心前导联判断受累的冠状动脉和心肌。在心包炎中，ST 段抬高多紧跟上升的 S 波。心包炎不累及冠状动脉，对应的导联也无明显改变。

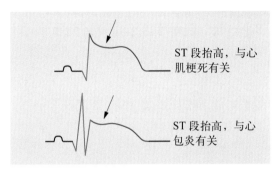

图 2.9　心肌梗死与心包炎的 ST 段形态学改变

心前中部导联或下导联 II、III 和 aVF 的轻度 ST 段抬高常见于青少年，通常是无害的。这常与高 T 波有关，导致"早期复极化"。

2. ST 段降低　见于心内膜缺血（严重的主动脉狭窄），ST 段多平直和降低。

ST 段降低也见于心肌肥厚，这种情况下，ST 段下降方向与 QRS 波群主波方向相反（图 2.10）。左心室肥厚的心电图中，特征性改变多在 I、aVL、V_5 和 V_6 导联；

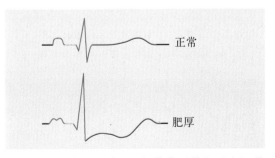

图 2.10　心室肥厚中 ST 段的典型特征"心肌劳损模式"

右心室肥厚改变见于 V_1、V_2 导联。

ST 段凹陷型下降多见于服用地高辛时（图 2.11），Ⅱ、Ⅲ 和 aVF 导联中下降的 ST 段和倒置的 T 波是二尖瓣脱垂的典型表现。

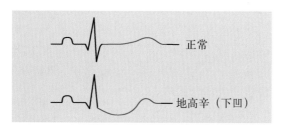

图 2.11 典型的与地高辛相关的 ST 段下凹

此外，异常复极化伴束支传导阻滞和预激综合征发生。在这些情况下，ST 段降低无明显诊断意义。

（八）T 波评估

T 波的幅度通常为前一个 R 波的 $1/6 \sim 1/3$。肢体导联中的 T 波通常与相应的 QRS 波群一致。若 QRS 波群直立，则 T 波也是直立。QRS 波群倒置，紧接的 T 波也是倒置的。此外，不一致的倒置 T 波，可见于心包炎后或与"心肌劳损模式"相关的心肌肥厚（图 2.10）。

T 波高耸见于迷走神经兴奋性高（如身体健康的青少年）、窦性心动过缓或高钾血症（T 波高尖）。

T 波交替（同一导联中 T 波直立与倒置交替出现）是长 QT 综合征的典型特征。

> **注**
> V_1 导联中 T 波倒置在出生后第 $4 \sim 8$ 天直到青春期是正常的。QRS 波群与 T 波在肢体导联（Ⅰ、Ⅱ、Ⅲ、aVL、aVR 和 aVF）中方向一致。

（九）U 波评估

U 波不常被检测到，可能与浦肯野系统的复极化有关。与其他波不同，U 波位于心动周期的舒张期。U 波的极性通常与 T 波一致。异常高的 U 波存在于：

1. 低钾血症。

2. 左心室肥厚（R 波振幅越高，U 波正向或反向的振幅也越大）。

异形的 U 波常见于长 QT 综合征。

（十）心肌肥厚的 ECG 标准

1. **心房肥厚**　P 波振幅和持续时间的改变是心房肥厚的标志（图 2.12）。

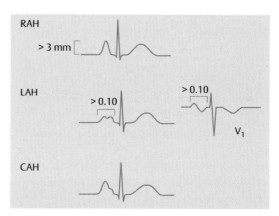

图 2.12 右心房肥厚（RAH）、左心房肥厚（LAH）和双心房肥厚（CAH）的典型心电图表现

P 波振幅 >3mm（肺型 P 波，通常在 Ⅱ 导联或右侧心前导联 V_1/V_2）是右心房肥厚的标志。

P 波持续时间超过 0.1s，或 1 岁以下儿童超过 0.08s，是左心房肥厚的体征。在这些情况下，V_1 导联的 P 波常为双峰波或双相波。

在双心房肥厚可见 P 波振幅增加，宽度增加。

2. **心室肥厚**　心室肥厚可见典型的心电图改变。根据不同导联可知是否有右心室肥厚、左心室肥厚或双心室肥厚。

（1）典型的心室肥厚改变（图 2.13）

① QRS 轴偏移。

② QRS 波幅和 R／S 比变大。

③异常 Q 波。

④复极化阶段改变（心肌劳损模式、ST 段压低）。

⑤ QRS 间期增宽（心室内传导障碍）。

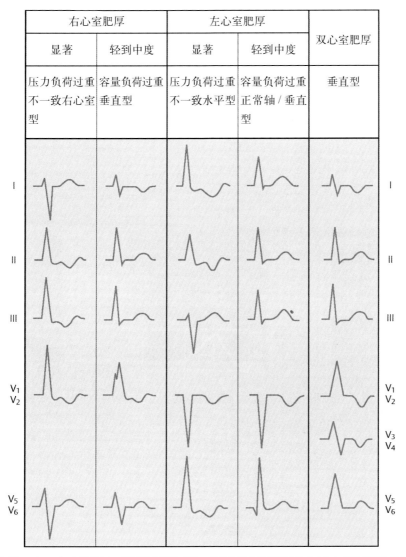

右心室肥厚		左心室肥厚		双心室肥厚
显著	轻到中度	显著	轻到中度	垂直型
压力负荷过重不一致右心室型	容量负荷过重垂直型	压力负荷过重不一致水平型	容量负荷过重正常轴 / 垂直型	

图 2.13　左、右心室压力或容量负荷过重，以及双心室肥厚的典型心电图变化总结

（2）右心室肥厚：包括压力超负荷和容量负荷，两者心电图特征有所区别。

1）右心室压力负荷过大（如伴有严重的肺动脉狭窄）的体征如下。

①心电轴右偏（QRS 矢量）。

②右心前区导联（V_1 / V_2）高窄的 R 波；R 波的高度与右心室压力负荷密切相关。

③右心前区导联 ST 段压低、T 波倒置。

2）右心室容量负荷过大的体征（如血流动力学相关的 ASD）

①心电轴稍右偏（QRS 矢量）。

② QRS 波群略微增宽，包括碎裂 QRS波群，不完全右束支传导阻滞（典型的波形：rsR' 或 rR's，R' > r）。

③ R 波的振幅明显小于收缩期超负荷时的振幅。

④右心前导联 ST 段压低、T 波倒置。

（3）左心室肥厚：与右心室肥厚的标准比较，左心室肥厚心电图的敏感性较低。

1）左心室压力负荷过大的表现

①心电轴左偏（不常见）。

②左心前导联（V_5 或 V_6）见高 R 波。

③左心前导联见 ST 段压低或 T 波倒置。

④右心前导联（V_1/V_2）可见深 S 波。

2）左心室容量负荷过大的体征

①右心前导联深 S 波。

②左心前导联显著的 Q 波。

③左心前导联 R 波稍高（可能轻度碎裂 QRS 波群）。

（4）双心室肥厚：双心室肥厚同时有左心室肥厚和右心室肥厚的体征。$V_1 \sim V_6$ 心前区导联中有典型的连续一致性的 rS 或 RS 的 QRS 波群。

（王国华　译）

第3章 超声心动图

一、经胸超声心动图

(一)概述

小儿心脏病学中,二维超声心动图是最重要的非侵入性成像技术,其可显示心脏和大血管的横切面图像。二维超声心动图通过运用标准切面来进行检查。诊断过程中,二维超声心动图是结合 M 型、频谱多普勒与彩色多普勒等成像方式来进行检查。部分病例中,可运用三维超声心动图及组织多普勒成像获取更多诊断信息。

1. **M 型超声心动图** M 型超声心动图是一维超声成像技术(图 3.1),常用来观察心脏某一节段在一定时间间期内的运动轨迹。其具有良好的时相分辨力,特别适合观察心脏结构的运动,如心脏瓣膜与测量径线大小,如心室收缩期与舒张期直径测量等。

2. **多普勒超声心动图** 多普勒超声心动图利用多普勒效应进行成像。移动超声波发射器,靠近或远离接收器,则接收器接收到的超声波频率发生改变,即超声波的多普勒效应。多普勒效应可用来测量运动反射声源的方向和速度。日常生活中,行人通过汽车警报声的音调变化,可感知救护车行驶方向,警报声调增高,表明救护车驶近自己,警报声调降低,则驶离自己,并可通过警报声调增高或降低的程度,估测救护车行驶速度的快慢。

发射声波在体内传播过程中,遇到血液内运动的血细胞时,其反射波的频率发生改变,即形成频移。多普勒超声心动图通过检测频移信号,可对血液的运动方向

与速度快慢进行成像。(表 3.1,表 3.2)声束方向与血流方向近乎平行时,即血流方向直接朝向或背离声束的情况下,测量结

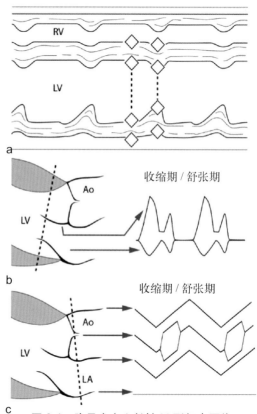

a

收缩期/舒张期

b

收缩期/舒张期

c

图 3.1 胸骨旁左心长轴 M 型超声图像

注:a. 胸骨旁左心室水平 M 型超声心动图,是 M 型超声最常见图形,用于测量收缩期与舒张期右心室(RV)内径、室间隔(IVS)厚度、左心室(LV)内径及左心室后壁(LVPW)厚度。主动脉(Ao)等。同时,通过测量左心室收缩期和舒张末期内径,可计算左心室短轴缩短率。左心室舒张充盈期内径达到最大,收缩期内径减小。正常情况下,收缩期室间隔与左心室后壁呈相向运动。b. 左心长轴方位上,经二尖瓣取样,可显示舒张期二尖瓣开放时前叶 M 型曲线和后叶 W 型镜像曲线。c. 声束经主动脉瓣取样时,收缩期瓣叶开放呈平行六边形曲线,舒张期瓣叶关闭呈单一曲线

表 3.1　标准多普勒超声心动图测量
（引自 Lai WW 等，2006 年）

解剖结构	测量参数
三尖瓣	E 波与 A 波速度，平均压差，IVRT，反流速度（如存在三尖瓣关闭不全）
右室流出道	峰值压差，平均压差
肺动脉瓣	峰值压差，平均压差，反流速度（如存在肺动脉瓣关闭不全）
肺动脉分支	峰值压差，平均压差
二尖瓣	E 波与 A 波速度，平均压差，IVRT，压力减半时间（如存在二尖瓣狭窄）
左室流出道	峰值压差，平均压差
主动脉瓣	峰值压差，平均压差
主动脉弓，主动脉	峰值压差，平均压差

IVRT. 等容舒张期时间

表 3.2　儿童多普勒超声心动图正常测值（引自 Goldberg SJ 等，1985 年）

结构	均值（m/s）	正常范围（m/s）
主动脉	1.5	1.2～1.8
二尖瓣流入	1.0	0.8～1.3
三尖瓣流入	0.6	0.5～0.8
肺动脉	0.9	0.7～1.1

果才真实、可靠。因此，多普勒测量结果准确性依赖于声束方向与血流方向之间的角度大小。

超声多普勒最常用的有脉冲（pulsed wave，PW）多普勒、连续（continuous wave，CW）多普勒以及彩色多普勒显像方式。

（1）脉冲多普勒：换能器以脉冲形式快速发出并接收声波，即在接收到前一次脉冲信号的回声后，再发出下一次脉冲信号。这种成像方式可检测取样容积内的血流速度。在实际工作中，可在取样线声束

上选择特定深度测量血流速度。例如，当声束通过右室流出道、肺动脉瓣和主肺动脉时，可分别对漏斗部、肺动脉瓣或主肺动脉处的血流速度进行测量。

脉冲多普勒的局限性是无法测量高速血流。多普勒频谱图上，朝向探头方向的血流显示于零位基线之上，背离探头方向的血流显示于基线之下。当血流速度超过脉冲多普勒测量上限，即频移尼奎斯特极限时，图像上频谱会出现翻转，超过上限的血流频谱将会被截断，并显示在基线的另一侧，此时所显示的血流方向与测量的血流速度均不可信。

（2）连续多普勒：换能器连续发射并接收超声波信号，其局限性是无法确定高速血流信号来自取样线声束方向上何处部位，无法判定所测血流速度的准确位置。在前面的例子中，连续多普勒可测量经过右室流出道、肺动脉瓣及肺动脉声束上的最大血流速度，但无法确定最大流速的准确位置。连续多普勒可以测量高速血流，不会发生频谱翻转。

（3）彩色多普勒：彩色多普勒成像可很好地显示心脏及大血管内的血流信号。朝向探头方向的血流通常显示为红色，背离探头方向的血流则为蓝色，湍流则为绿色或呈五彩镶嵌状。彩色多普勒成像是以脉冲多普勒技术为基础的显像技术，故血流速度过快时亦会发生色彩翻转。

（4）三维超声心动图：现代化超声成像设备具有三维成像功能，目前尚未在临床工作中常规应用，有时用来显示心脏瓣膜立体形态或测量心腔容积。

（5）组织多普勒：组织多普勒成像是一种评价组织运动的显像技术。相对血流速度而言，组织运动速度较低，故需设置特定的速度和振幅滤波器，以显示组织的低速运动。组织运动主要是指房室壁的心肌运动。临床实践中，组织多普勒成像最

常用于评估心脏的舒张功能（本章，一）。

局部心肌形变可用"应变"或"应变率"进行量化评估。目前在诸多临床试验中，对这些相对较新的参数意义，正在进一步研究中。

（二）标准检查与标准切面

各种标准切面如表 3.3 所示。二维超声心动图切面上，列出了相应的多普勒与 M 型测量。

表 3.3　心脏结构超声心动图标准测量
（引自 Lai WW 等，2006 年）

解剖结构	测量时相	标准切面
三尖瓣环	舒张期	心尖四腔心切面
二尖瓣环	舒张期	心尖四腔心切面，左胸骨旁长轴切面
左心房内径	舒张期	左胸骨旁长轴切面
肺动脉瓣环	收缩期	左胸骨旁长轴切面，倾斜的左胸骨旁长轴切面
主肺动脉	收缩期	左胸骨旁短轴切面，倾斜的左胸骨旁短轴切面
肺动脉分支	收缩期	左胸骨旁短轴观切面，倾斜的左胸骨旁长轴切面
主动脉瓣环	收缩期	左胸骨旁长轴切面
主动脉根部	收缩期	左胸骨旁长轴切面
升主动脉	收缩期	左胸骨旁长轴切面
主动脉弓	收缩期	胸骨上窝观（长轴）
主动脉峡部	收缩期	胸骨上窝观（长轴）

1. 标准平面概览（表 3.3）

（1）心尖观

①四腔心切面。

②五腔心切面。

③两腔心或三腔心切面。

（2）胸骨旁观

①胸骨旁左心长轴切面（长轴）。

②胸骨旁左心短轴切面（短轴）。

（3）剑突下观

①剑突下长轴切面。

②剑突下短轴切面。

（4）胸骨上窝观

①胸骨上窝长轴切面。

②胸骨上窝短轴切面。

（5）腹部观。

各切面探头位置如图 3.2。

新生儿及婴儿检查时通常采用平卧位，大龄儿童检查时以左侧卧位为佳，以避免肺气干扰产生伪像。

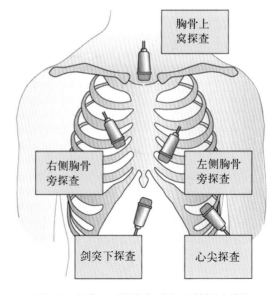

图 3.2　超声心动图各标准切面的探头位置

2. 心尖平面　探头置于心尖处，探头标点指向患儿左侧，患儿身体右侧结构显示在屏幕左侧。

（1）心尖四腔心切面

①二维超声心动图：应首先观察心尖四腔切面，因此切面可对心室、心房的大小与功能进行初步评价。此外，该切面能很好地显示肌性室间隔缺损（ventricular septal defect，VSD）。

心尖四腔心切面能观察全部四个心腔。

在显示屏上，必要时可将图像方位反转，以显示"正确解剖学方位"观或外科视野观，即心房位于显示屏上部，心室位于显示屏底部。心尖四腔心观上，室间隔应尽量呈垂直位。三尖瓣相对二尖瓣稍靠近心尖，据此可准确识别解剖右心室。此外，心尖部的粗大肌束（调节束）也是右心室的解剖标志。

②多普勒：心尖四腔心切面上，频谱多普勒与彩色多普勒成像可显示舒张期二尖瓣口及三尖瓣口血流。

脉冲频谱多普勒图像上，二尖瓣口及三尖瓣口舒张期血流频谱呈典型的"M"形。"M"曲线两个峰分别为E波与A波，E波代表舒张早期充盈血流，A波代表心房收缩期血流。目前超声心动图设备可描画血流频谱的轮廓，利用M型曲线下面积可计算平均跨瓣压差，进而对房室瓣的狭窄程度进行量化分析。

彩色多普勒能显示房室瓣关闭不全的血流信号，在这类病例中，舒张期心室血流经关闭不全的瓣膜反流入心房，彩色多普勒显示反流束呈蓝色。利用伯努利方程，通过测量反流束的最大流速，可计算跨瓣压差与心腔内的压力。例如，反流束最大

流速为3m/s，根据伯努利方程（$P = 4 \times V_2$）跨瓣压差为36mmHg，右心房压力（约等于中心静脉压）约为4mmHg，则右心室压力约为40mmHg。

（2）心尖五腔心切面

①二维超声心动图：在心尖四腔心切面的基础上，偏转探头，使声束更加平行于胸骨，则可显示心尖五腔心切面。此切面上除显示四个心腔外，还可观察至第五腔，即左室流出道、主动脉瓣以及升主动脉。该切面可评估主动脉瓣及左室流出道的任何功能性梗阻，亦可清楚显示扩张的升主动脉。

②多普勒超声：心尖五腔心观上，探头声束方向几乎与左室流出道及主动脉瓣跨瓣血流方向平行，特别适合对主动脉瓣狭窄及左室流出道梗阻进行定量评价。多普勒超声亦可显示主动脉瓣关闭不全的舒张期反流。

（3）心尖四腔心切面（探头后偏）：二维超声心动图在心尖四腔心切面基础上，探头向后偏转,可显示冠状静脉窦（图3.3），其收集冠状静脉回流的静脉血，沿左心房下壁走行，最终汇入右心房。冠状静脉窦有助于清楚辨别左、右心房。存在左位上

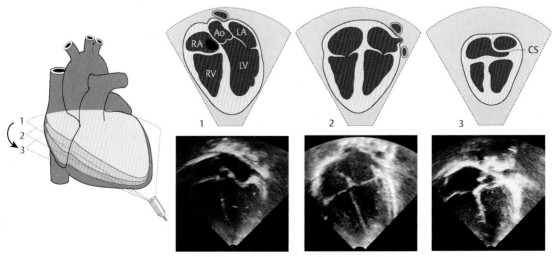

图 3.3 心尖四腔心切面及五腔心切面（反转）标准分区

注：RA. 右心房；LA. 左心房；RV. 右心室；LV. 左心室；Ao. 主动脉；CS. 冠状静脉窦

腔静脉的标志之一是冠状静脉窦扩张，左位上腔静脉血流通常汇入冠状静脉窦。

（4）心尖二腔心或三腔心切面

①二维超声心动图：在心尖四腔心切面基础上顺时针旋转探头 90°，则可显示心尖二腔心切面（图 3.4），该切面显示左心室、左心房。若显示出了主动脉瓣及升主动脉，则称之为心尖三腔心切面。

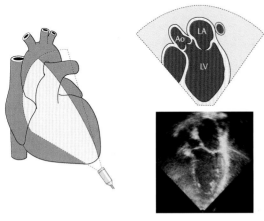

图 3.4　心尖二腔心切面
注：LA. 左心房；LV. 左心室；Ao. 主动脉

②多普勒超声：在此切面上，彩色多普勒能观察二尖瓣及主动脉瓣关闭不全，可测量经二尖瓣口、左室流出道及主动脉瓣口的血流速度。

3. 左胸骨旁平面

（1）左胸骨旁心脏长轴切面

①二维超声心动图：胸骨旁左心室长轴平行于室间隔。检查时将探头标记指向患儿右肩，图像由上至下依次显示右心室、室间隔、左心室以及左心室后壁。此切面还可显示室间隔主动脉前壁相连接以及升主动脉，并适合评估主动脉瓣的形态与功能。

左心房位于升主动脉后方，二尖瓣前叶与主动脉瓣环直接延续，无肌性组织分隔，此称为"主动脉瓣 - 二尖瓣延续"，是左心室与主动脉相连的独有解剖结构特征。该切面亦便于评估二尖瓣的解剖结构与功能。

此外，在该切面上，需注意观察任何室间隔的整体与节段运动异常，须识别诸如马方综合征所致的升主动脉扩张。该切面二维图像对血管骑跨伴对合不良的室间隔缺损（法洛四联症或共同动脉干）易于显示。

②多普勒超声：彩色多普勒成像可清楚显示主动脉瓣和二尖瓣关闭不全。亦可显示膜周部室间隔缺损与某些肌部室间隔缺损的分流信号。

③M 型超声：左胸骨旁心脏长轴切面是 M 型超声多项参数测量的标准切面。此切面上室间隔及左心室后壁几乎垂直于声束方向。将 M 型取样线同时通过两个心室，可准确测量收缩期及舒张期室间隔厚度、左心室大小以及左心室后壁厚度（图 3.1），可计算左心室功能的参数如缩短分数（本章，一）。

使 M 型取样线经过二尖瓣瓣尖，可显示二尖瓣前叶的"M"形运动曲线以及二尖瓣后叶的镜像运动。如存在左室流出道梗阻，收缩期二尖瓣前叶将被"吸入"左室流出道侧，称为"收缩期前向运动"，即 SAM 征。二尖瓣脱垂病变时，收缩期可见二尖瓣一个瓣叶或二叶均呈"吊床"样运动。将 M 型取样线向心底方向移动，可显示主动脉、主动脉瓣及左心房。正常情况下，升主动脉与左心房前后径比例约为 1∶1。如存在动脉导管未闭，心房则不成比例增大，升主动脉与心房前后径比超过 1∶（1.3～1.5）。应在收缩末期左心房内径达到最大时进行测量。

左胸骨旁长轴切面上，可显示主动脉瓣开放与关闭。主动脉瓣开放时，"M"形曲线呈平行四边形，瓣叶关闭时，其于主动脉腔中间呈一条闭合线。如主动脉瓣为二叶瓣，则该闭合线呈偏心位置。

（2）左胸骨旁心脏长轴切面（探头左转）

①二维超声心动图：在左胸骨旁心脏长轴切面基础上，稍向左偏转探头，探头标志朝向患儿左肩，则可显示右室流出道、肺动脉瓣以及主肺动脉，适合评价右室流出道漏斗部狭窄、肺动脉瓣及主肺动脉。

②多普勒超声：应用多普勒成像，可测量右室流出道、跨肺动脉瓣以及主肺动脉血流速度与压力阶差，彩色多普勒成像可显示肺动脉瓣关闭不全。

（3）左胸骨旁心脏长轴切面（探头右旋）

①二维超声心动图：在左胸骨旁心脏长轴切面的基础上，稍向右偏转探头，探头标志指向患儿右臀部，可显示右心房、三尖瓣以及右心室（图 3.5）。

②多普勒超声：该切面上，彩色多普勒成像能清晰显示三尖瓣关闭不全。利用三尖瓣反流速度及伯努利方程，可估测右心室压力。

（4）左胸骨旁短轴切面（主动脉瓣水平）

①二维超声心动图：在左胸骨旁长轴切面基础上，探头顺时针旋转 90°，可显示左胸骨旁短轴切面，该切面中心为主动脉瓣的横截面及其三个瓣尖，形似奔驰车的三角星徽标。稍转动探头，常可显示左、右冠窦壁上冠状动脉起始部位。主动脉瓣正后方为左心房，右后方为右心房，二者由房间隔分隔。右心房通过三尖瓣与右心室相连。主动脉瓣左方可见部分肺动脉瓣，该切面上可准确测量肺动脉瓣环。肺动脉瓣下为右室流出道，此处易于显示漏斗部狭窄。肺动脉瓣远端为肺动脉主干、"Y"字形肺动脉分叉以及左、右肺动脉，该切面可清晰显示左、右肺动脉开口狭窄。

②多普勒超声：该切面上彩色多普勒可显示肺动脉关闭不全，此外，右室流出道、肺动脉瓣的梗阻或狭窄，或是肺动脉异常起源可表现为湍流。

（5）左胸骨旁短轴切面（二尖瓣水平）

①二维超声心动图：将探头向心尖部移动，可清晰显示左心室二尖瓣水平横断面，二尖瓣呈特征性的"鱼口状"开放运动。此切面可准确评估二尖瓣病变（如二尖瓣裂），亦可显示室间隔肌部与肌部室间隔缺损。流入道型室间隔缺损部位相对靠后，可延伸至主动脉瓣水平。

②多普勒超声：彩色多普勒成像可清晰显示二尖瓣关闭不全。应在此切面探查肌部及流入道室间隔是否存在缺损。

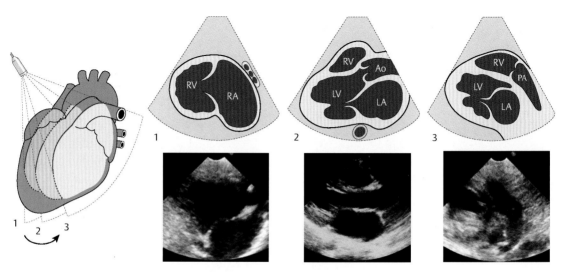

图 3.5　左胸骨旁心脏长轴切面

注：RA. 右心房；LA. 左心房；RV. 右心室；LV. 左心室；Ao. 主动脉；PA. 肺动脉

（6）左胸骨旁短轴切面（乳头肌水平）

①二维超声心动图：将探头进一步指向心尖方向，可显示乳头肌及附着部位（图3.6），约位于5点钟及7点钟方向。左心室腔呈圆形。此切面便于评估室间隔心尖段。

②多普勒超声：彩色多普勒成像可显示心尖肌部室间隔缺损分流信号。

4. 剑突下平面　初学者较难掌握剑突下方位的各种切面，但剑突下的各种切面能提供大量的信息和近乎完整的心脏解剖图像，特别是对新生儿和幼儿，其剑下声窗良好，特别适合通过剑下声窗的切面进行观察。大龄儿童和成年人，其剑下声窗不佳。

为了便于理解心脏结构的复杂空间关系，有必要在显示器上将图像倒转，使其与解剖学方位一致。图像倒转后，心脏足侧方向位于显示器底部，其方位看起来有如患儿站在检查者对面。

（1）剑突下长轴切面：在该切面中，探头标记指向左侧，探头"对向"胸骨，探头柄尽可能放平，可显示右心房、右室流入道、流出道包括含肺动脉瓣等心脏的前方结构（图3.7）。

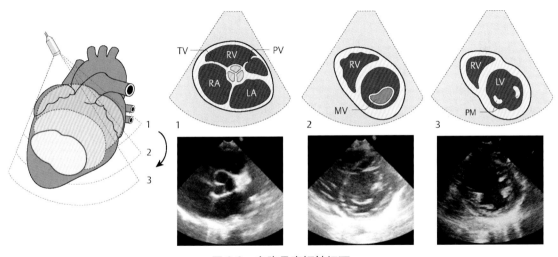

图 3.6　左胸骨旁短轴切面

注：RA. 右心房；LA. 左心房；RV. 右心室；LV. 左心室；PV. 肺动脉瓣；TV. 三尖瓣；MV. 二尖瓣；PM. 乳头肌

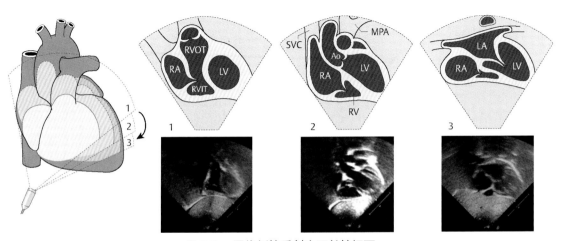

图 3.7　图像倒转后剑突下长轴切面

注：RA. 右心房；LA. 左心房；RV. 右心室；LV. 左心室；Ao. 主动脉；MPA. 主肺动脉；SVC. 上腔静脉；RVOT. 右室流出道；RVIT. 右室流入道

将探头向背侧偏转，可显示剑突下五腔心切面，显示右心房与腔静脉开口，部分右心室以及从左心室发出的主动脉。

探头进一步向背侧偏转，则可显示剑突下四腔心切面，包括两个心房及两个心室。在此切面上房间隔几乎垂直于声束，便于显示房间隔缺损或卵圆孔未闭。

多普勒超声：剑突下长轴切面多普勒超声成像时，右室流出道及跨肺动脉瓣血流显示良好。当向背侧方向平移探头时，左室流出道及主动脉瓣口的血流显示清晰。进一步向背侧方向偏转探头，可显示腔静脉血流。此外，在剑突下四腔心切面上，彩色多普勒显像尤其适合探查心房水平的分流信号。

（2）剑突下短轴切面

①二维超声心动图：在剑突下长轴切面基础上，顺时针旋转探头90°即可获取短轴切面。扫查时探头标记朝下，一般自右侧开始，对右心房成像，以便观察上、下腔静脉交界处（双腔视图），右心房左侧可见左心房，在该切面上容易评价整个房间隔（图3.8）。

其后，探头声束逐渐向左偏转，可显示两个心室的基底段、房室瓣及主动脉瓣。

当探头进一步向左平移时，可显示右心室、右室流出道及肺动脉瓣，右心室及其流出道部分环绕左心室。将探头进一步向左移动，则观察到两个心室的心尖段。

②多普勒超声：剑突下短轴切面多普勒成像，特别适合测量右室流出道和肺动脉瓣口血流。双腔切面上可显示上、下腔静脉的血流，特别有助于观察Fontan手术后上腔静脉肺动脉分流。彩色多普勒可探及房间隔过隔分流信号。

5. 胸骨上窝位切面　胸骨上窝方位检查时患儿有不适感，通常最后检查此部位。检查时，患儿须过度向后伸展颈部，以便探头置于胸骨上窝处。新生儿或幼儿肩下放置衬垫有助于显露胸骨上窝。患儿头部应尽可能偏向左侧。当显示大动脉长轴切面时，探头标记应大致朝向患儿左耳方向。显示大动脉短轴切面时，探头标记大致朝向患儿左肩。

（1）胸骨上窝长轴切面

①二维超声心动图：该切面可显示主动脉弓的全部及其峡部（图3.9）。主动脉弓形似拐杖把手，头臂干、左颈总动脉以及左锁骨上动脉发自主动脉弓。主动脉峡部位于左锁骨下动脉远端。主动脉后方可

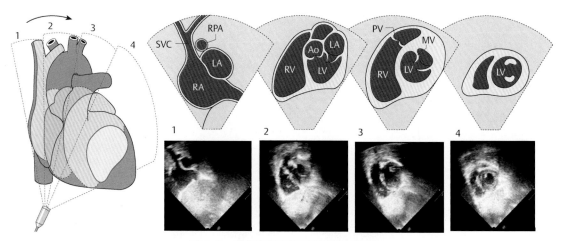

图 3.8　图像倒转后剑突下短轴切面

注：RA. 右心房；LA. 左心房；RV. 右心室；LV. 左心室；Ao. 主动脉；PV. 肺动脉瓣；MV. 二尖瓣；SVC. 上腔静脉；RPA. 右肺动脉

见右肺动脉横断面。头臂干前方可见头臂静脉横断面。新生儿与小婴儿胸腺较大,声窗较好,将探头置于右胸骨旁第 2 肋间可获取相似图像。

器如肝、胃和脾的位置。内脏正位时,肝脏位于右侧,脾与胃位于左侧;内脏异位时,几乎都伴有心脏结构异常,此时肝脏可能位于中间,而脾可能缺如。

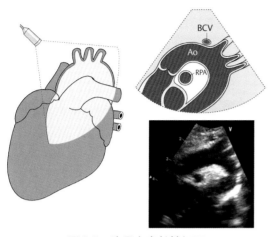

图 3.9　胸骨上窝长轴切面

注:Ao. 主动脉;RPA. 右肺动脉;BCV. 头臂静脉

②多普勒超声:胸骨上长轴切面上,彩色多普勒超声能良好显示主动脉峡部,多普勒血流加速频谱及锯齿样外观,是主动脉缩窄的典型表现。多普勒超声在胸骨上窝切面有时可探及主动脉瓣血流。

(2)胸骨上窝短轴切面

①二维超声心动图:胸骨上短轴切面能很好地显示左心房及肺静脉交界处,左心房与肺静脉多被比喻为"螃蟹""乌龟"或"熊皮"征,图像上肺静脉则对应上述动物的腿部。左心房上方为右肺动脉长轴切面,再上方为主动脉横断面(图 3.10)。如声窗良好,主动脉之上可显示出头臂静脉与上腔静脉连接处。

②多普勒超声:彩色多普勒可显示肺静脉与左心房交界的血流,来自上、下、左、右的血流束显示为彩色血流束,四支肺静脉的彩色血流束常在左心房中心相汇。

6. 腹部平面　腹部探查是完整超声心动图检查的一部分。超声心动图检查须特别关注下腔静脉、主动脉以及大型腹部脏

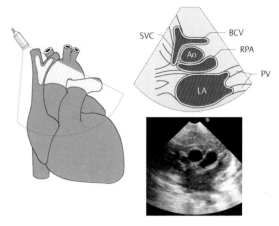

图 3.10　胸骨上窝位(短轴切面)

注:SVC. 上腔静脉;BCV. 头臂静脉;Ao. 主动脉;LA. 左心房;RPA. 右肺动脉;PV. 肺静脉

(1)二维超声心动图:腹部横断面显示主动脉位于脊柱左侧,下腔静脉位于脊柱右侧(图 3.11)。长轴切面显示下腔静脉与右心房毗邻(图 3.12),下腔静脉增宽提示可能有右心功能不全。将探头稍向左偏转,显示腹腔干与肠系膜上动脉分支起自腹主动脉(图 3.13)。

(2)多普勒超声:多普勒超声可对腹腔干血流进行常规测量,血流信号暗淡提

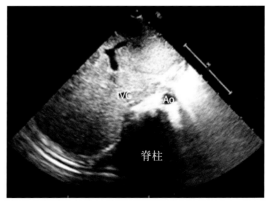

图 3.11　腹部横断面,下腔静脉(IVC)位于脊柱右侧,主动脉(Ao)位于脊柱左侧

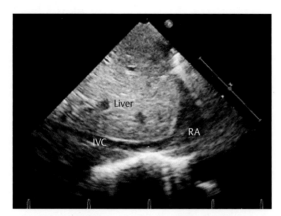

图3.12 下腔静脉（IVC）方位腹部纵切面，下腔静脉进入右心房（RA），肝脏（Liver）

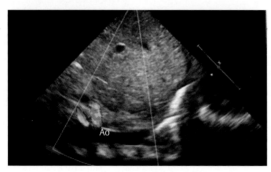

图3.13 腹主动脉纵切面
注：Ao. 主动脉

示可能存在主动脉缩窄。若存在大血管的相关分流，如大的动脉导管未闭，则舒张期腹主动脉可观察到反向血流。

（三）定量分析

1. 收缩功能

（1）缩短分数：左心室收缩功能可用缩短分数简易评估，通过测量左心室舒张末期内径（LVEDd）与左心室收缩末期内径（LVEDs）可计算得到缩短分数（FS）：

$$FS（\%）= \frac{LVEDd - LVEDs}{LVEDd \times 100}$$

左胸骨旁长轴切面上，二尖瓣下腱索水平M型超声容易测量这两个内径值，亦可选择在左胸骨旁短轴切面测量。

> **注**
>
> 缩短分数的正常范围为28%～44%（平均值为36%）。

左心室功能受损时缩短分数降低。若心室容量负荷或压力负荷过大，如室间隔缺损、二尖瓣关闭不全、主动脉狭窄、梗阻性肥厚型心肌病等病变情况下，缩短分数可代偿性增高。但当室间隔运动平直或呈矛盾运动时（与右心室扩大相关），缩短分数难以反映心室功能，且FS值偏低。如存在室壁局部运动异常，缩短分数也不能反映心室整体收缩功能。

右心室缩短分数也可通过上述方法计算。

（2）射血分数：为了方便计算左心室容积，需假设左心室容积为一近似立方体，而不是左心室在各个方向的真空内径，据此计算射血分数。

$$EF（\%）= \frac{LVEDd^3 - LVEDs^3}{LVEDd^3 \times 100}$$

> **注**
>
> 射血分数正常范围为56%～78%（平均值为66%）。

上述公式中，仅用短轴切面所测内径即可计算左心室容积，较之真实的心腔容积，计算的数学模型上存在缺陷，故所计算结果也仅为近似值。

现代超声心动图设备可以更加准确地测量心室容积。最常用方法为辛普森分段求和法。此法需描绘心室收缩末期与舒张末期的心内膜轮廓，随后系统软件计算出心室容积与射血分数。

2. 舒张功能 舒张功能受多种复杂因素的影响。舒张期由几个不同的时相组成。

①等容舒张期。

②快速充盈期。

③慢速充盈期。

④心房收缩期。

较之收缩功能，超声心动图评估舒张功能更困难。目前，房室瓣口多普勒血流频谱参数、左心室充盈指数（E/E'），等容舒张时间（IVRT）等指标，被认为是评价心室舒张功能的合适参数。

（1）房室瓣口多普勒血流频谱：房室瓣口多普勒血流频谱呈"M"形（图3.14），由心室被动充盈产生的最大血流速度（E波）以及心房收缩产生最大血流速度（A波）组成。正常情况下，E波应大于A波。对于1岁以下及1岁以上儿童，正常的二尖瓣口血流E/A比值范围分别为1.2 ± 0.3、1.9 ± 0.5（Reynolds，2002）。

如心室松弛功能异常，则通过房室瓣的血流充盈频谱发生改变，E峰降低，而A峰升高；如心室充盈明显受限，则E峰呈显著增高，而A峰降低；然而在临床上，尽管存在心室舒张功能异常，但房室瓣口血流表现为完全正常频谱，病程中处于早期与晚期两个阶段之间，这种现象被称为假性正常化。

二尖瓣环组织多普勒检查可鉴别假性正常化。组织多普勒E波变化对舒张功能改变更加灵敏（图3.14）。如存在舒张功能异常，则二尖瓣环的E'波低于A'波，二尖瓣口血流频谱假性正常化阶段亦如此。

（2）左心室充盈指数：舒张早期二尖瓣口血流频谱E波与二尖瓣环组织多普勒E'波比值（E/E'），已被证实是一个简易准确的舒张功能指标。测量E波及E'波的峰值并计算E/E'比值，该比值与左心房压力或左心室舒张末期压力（LVEDP）相关，故与左心室前负荷亦相关。

注
E/E'比值小于8为正常值，8～15为临界值，大于15则偏高。

（3）等容舒张时间：等容舒张时间（IVRT）为主动脉瓣关闭至舒张期二尖瓣开放的时间间期。测量时，将脉冲多普勒取样容积置于左室流出道近二尖瓣前叶处（图3.15），便可同时显示收缩期左室流出道（经过主动脉瓣）血流与舒张期经过二尖瓣口的血流频谱，测定左心室射血频谱曲线终点至二尖瓣充盈血流频谱曲线起始点之间的时间间期，即为IVRT。

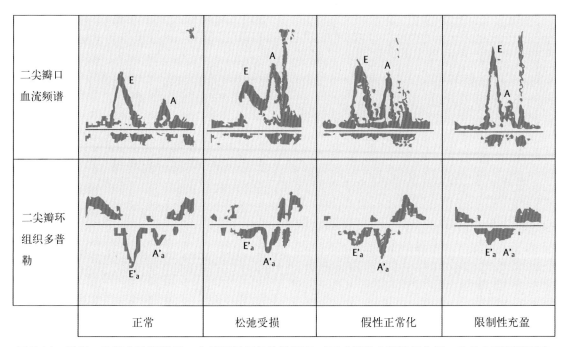

图 3.14　根据二尖瓣血流频谱及二尖瓣环组织多普勒超声，可对舒张功能进行分级，此为典型频谱形态

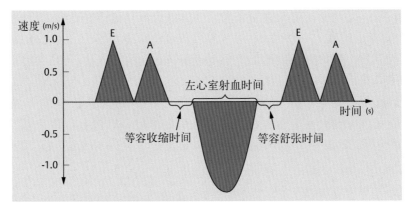

图 3.15 利用多普勒超声心动图测定等容舒张时间

注
儿童 IVRT 正常值为 30～50ms。心肌松弛异常时 IVRT 延长，当存在明显限制性充盈障碍时，IVRT 缩短。

3. 压差 当液体流经一段管道时，狭窄处液体加速，狭窄越重，流速越快。基于液体流速，可测量该处压差，从而评价狭窄程度。该原理适用于简化的伯努利方程：

$$\Delta p\ (mmHg) = 4 \times v^2\ (m/s)$$

狭窄处的压差（Δp）（单位 mmHg）等于此处流速（单位 m/s）平方的 4 倍。如肺动脉狭窄处测得最大流速为 4m/s，则该处压差约为 64mmHg。

注
简化的伯努利方程只适用于短段狭窄。

如果狭窄上游血流已加速，测量时则须考虑狭窄前血流的加速度，并将其计入伯努利方程中。在临床工作中评价主动脉缩窄时，如狭窄上游血流已加速，考虑这个因素尤为重要。评价主动脉瓣狭窄时，如存在主动脉瓣下狭窄即如此。上述情形适用如下公式：

$$\Delta p(mmHg) = 4 \times [V_2^{\ 2}(m/s) - V_1^{\ 2}(m/s)]$$

V_1 为狭窄上游的流速，V_2 为狭窄处的流速。

多普勒测量中，应使声束尽可能平行于血流方向。实际操作中，应以多个角度使声束通过狭窄处，这样有利于准确测量，然后用所测得最大流速计算压差。

伯努利方程计算的收缩期压差通常高于心导管测值，部分原因为多普勒原理与伯努利方程计算的是瞬时压差即最大压差，而心导管是测量峰间压差。心导管测值常与平均压差相关性更好。此外，还须计算多普勒曲线下的面积积分，实际操作中是用光标勾画血流频谱曲线，仪器软件据此可自动计算出平均压差。

4. 心腔及血管内压力 利用简化的伯努利方程可估算心腔与肺动脉压力，临床上常用于测量右心室压力。

（1）右心室压力与三尖瓣关闭不全程度相关：三尖瓣关闭不全时，测量收缩期反流速度，再通过伯努利方程即可计算右心房与右心室间的压力差。该压差加上右心房压，其通常相当于中心静脉压，即可获得右心室收缩压。例如三尖瓣反流速度为 3m/s，通过伯努利方程计算得到右心房与右心室间压差为 36mmHg，假设右心房压为 5～10mmHg，则右心室压为 41～46mmHg。

（2）VSD 时，右心室压力亦可通过

上述方法评估：先计算左心室收缩压，其约等于体循环收缩压，右心室收缩压＝左心室收缩压－跨隔压差。计算的前提是左心室收缩压约等于体循环收缩压，需除外主动脉瓣狭窄或主动脉缩窄等情况。例如体循环收缩压为 120mmHg，室间隔缺损过隔分流速度为 5m/s，则过隔分流压差为 100mmHg，计算右心室收缩压约为 20mmHg。

同理，存在动脉导管未闭时，通过体循环血压也可估算肺动脉压。

二、经食管超声心动图

经食管超声心动图（TEE）检查需通过食管插入超声探头，过程与内镜插入相似。左心房位于食管前方，检查时不受肋骨或肺气的干扰。缺点是儿童仅能在深度麻醉镇静下耐受该检查，有时需在全身麻醉下对婴儿进行该项检查。

TEE 多用于患儿先天性心脏病矫治的术中监测，并不会妨碍外科医生的手术操作。另一个经典指征是作为经导管房间隔 / 室间隔缺损封堵术中引导与监测。TEE 可准确测量缺损大小并监测封堵器位置是否正确。

经胸超声心动图声窗欠佳的青少年及成年患者，TEE 能更好地显示心脏结构。TEE 能清晰显示心房、房间隔、主动脉瓣及二尖瓣，室间隔与升主动脉也显示良好。由于距离食管探头较远，故肺动脉瓣与三尖瓣仅选择性应用 TEE 进行评估。

TEE 的典型指征还包括显示心房血栓、肺静脉连接、二尖瓣和主动脉瓣心内膜炎赘生物、卵圆孔未闭或房间隔缺损以及重症监护病房的术后监测等。

三、胎儿超声心动图

在国外，胎儿超声心动图检查通常由产前诊断医师与儿科心脏病专家进行操作。同其他大多检查一样，该检查的可靠性很大程度上依赖于检查者的经验与资质。本书仅对胎儿超声心动图做简要介绍。

妊娠第 20 ～ 22 周是胎儿超声心动图检查的最佳时间，此时通常可以准确诊断或除外心脏异常，并有充足时间进行其他诊断或采取治疗措施。

特殊情况下，胎儿超声心动图检查也可提前至妊娠第 12 ～ 15 周进行。有时会在妊娠早期采用经阴道进行胎儿超声心动图检查，但后期仍需进行跟踪监测。

胎儿超声心动图典型适应证如下。

（1）先天性心脏家族史。

（2）胎儿常存在与心脏异常相关的病变，如食管闭锁、裂孔疝、内脏心房反位或不定位、脐膨出、肾积水、肢体畸形、中枢神经系统异常、永存左位上腔静脉、单脐动脉、静脉导管发育不良等。

（3）已被证实的染色体异常胎儿。

（4）胎儿颈项透明层增厚。

（5）非免疫性胎儿水肿，颈水肿，颈部水囊瘤。

（6）胎儿心律失常。

（7）孕妇患有与胎儿先天性心脏病风险增高相关的疾病或感染，如糖尿病、苯丙酮尿症、胶原病、TORCH 感染等。

（8）孕妇使用了与先天性心脏病风险增高相关的药物，如抗惊厥药、锂、酒精、维生素 A 或毒品等。

（9）妊娠期高剂量电离辐射。

（谢明星　译）

第4章 胸部X线

一、概述

尽管目前已有许多更现代的成像方法，但胸部X线依旧是小儿心脏病学诊断方法中必不可少的组成部分。一幅X线图像可以提供如下信息：心脏的大小和形状，心脏任何部位的增大，胸腔中心脏的位置，肺灌注情况，肺实质征象，腹部位置，以及可能与心脏缺陷相关的任何骨骼异常。

儿童的常规摄影是前 - 后位(AP)或后 - 前位（PA）和侧位图像。对于新生儿和婴儿，首选前后位摄影；对于年龄较大的儿童，可选择后前位摄影，它同样适用于成年人。

二、心脏大小

根据临床经验，心脏的横径是胸廓横径的一半。使用心胸比率可以更加准确地描述心脏大小，心胸比率是通过将心脏的最大横径除以胸廓的最大内径来计算（图4.1）。除了新生儿以外，心胸比率超过0.5是心脏增大的标志。

三、心脏形状

心脏边界的结构如图 4.2。在前后位摄影中，心脏的右缘由上腔静脉和右心房构成，左缘从上到下依次由主动脉结，肺动脉和左心室构成。新生儿心脏的左缘可能由右心室构成，但如果在较大的年龄出现这种情况，属于病理性改变。

在侧位摄影中，右心室位于胸骨后，其后缘由上方的左心房和底部的左心室构成。左心室和下腔静脉在横膈上方重叠（图4.2）。

新生儿心脏的轮廓经常被较大的胸腺所遮盖。胸腺位于前上纵隔，通常表现为心脏的异常宽基底。此外，新生儿的心脏在横膈上很宽，使其胸廓看起来更宽更深；肋骨是水平的。只有当心脏继续生长时，它才会呈现出在成年人中典型的、几乎垂直位置，才能更好地确定心脏外形的轮廓。而新生儿心脏的轮廓看起来更加圆润。由于在新生儿中右心室仍然构成心脏的左缘，因此心尖显得更高。在新生儿及幼儿中，心胸比率超过 0.5 可能仍然是正常的。

四、心房、心室以及大血管的评估

增大的心房和心室对于心脏的形状有不同的影响。因此，心脏形状的变化可以

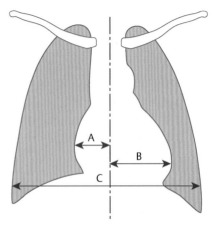

图 4.1 后前位图像测定心胸比率。心胸比率 = (A+B) /C

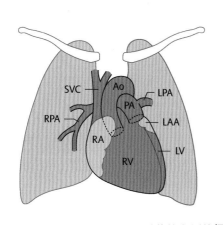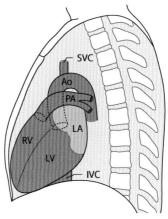

图 4.2　后前位和侧位摄影的正常心脏轮廓

注：RA. 右心房；RV. 右心室；LA. 左心房；LV. 左心室；Ao. 主动脉；PA. 主肺动脉；RPA. 右肺动脉；LPA. 左肺动脉；SVC. 上腔静脉；IVC. 下腔静脉；LAA. 左心耳

提供关于心脏某些部分增大的信息。大多数心脏缺陷不仅涉及一个心房或一个心室，通常是涉及一个组合。

1. *左心房增大*　左心房直接与气管分叉相邻。因此，增大的左心房可增加气管分叉的角度（图 4.3），且通常会使主支气管向上移位。此外，前后位摄影时，增大的左心房可以在心脏轮廓中表现为致密影。左心耳也可以构成心脏的左缘。侧位摄影时，由于左心房增大而造成心脏轮廓后上方的凸起，这一改变十分明显。

2. *左心室增大*　由于左心室通常构成心脏的左缘，因此，如果左心室增大，则心脏左缘会更加突出。同时使心尖向下移位，心尖似乎"浸入"横膈。

侧位摄影时，心脏轮廓的后下缘进一步向后方和下方移位。心脏的下缘（由左心室构成）和下腔静脉直到横膈下方才交汇（图 4.4）。

3. *右心房增大*　当右心房扩大时，心脏轮廓的右心缘下段变得更加突出（图 4.5）。在侧位摄影中，除非右心房明显扩大，否则下方的心后间隙不会被压缩。

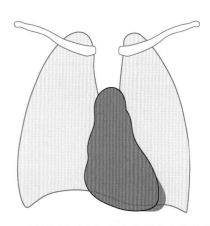

图 4.3　后前位摄影中左心房增大的典型影像学表现。左主支气管抬高，气管分叉的角度增加

注：SVC. 上腔静脉；RPA. 右肺动脉；Ao. 主动脉；LAA. 左心耳；LV. 左心室；RV. 右心室

图 4.4　后前位摄影中与左心室增大相关的典型影像学表现

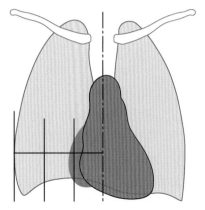

图 4.5　后前位拍摄中与右心房增大相关的典型影像学表现

4. **右心室增大**　当右心室增大时，心尖会抬高。增大的右心室可使左心室向左移位、使右心房向右移位，从而使心脏轮廓增宽。右心室通常不构成心脏右缘，但如果右心室明显增大，则右心室可构成心脏右缘。

通常使用侧位摄影观测右心室增大最好，此时胸骨后间隙被压缩（图 4.6）。

5. **肺动脉扩张**　肺动脉扩张在 X 线中表现为突出的肺动脉段（图 4.7）。这可能是肺动脉狭窄所导致的狭窄后扩张，血流量增加与分流缺损或肺动脉压升高相关。

6. **肺动脉段"缺如"**　肺动脉的发育不良或闭锁导致肺动脉的凹陷。这种影像被称为肺动脉段"缺如"（图 4.8），表现为心腰部突出。这种心脏轮廓的外形也称为"靴形"心。

7. **升主动脉和主动脉弓的扩张**　升主动脉通常不构成心脏右缘，它不会越过上腔静脉。如果升主动脉扩张，它可以构成心脏右边界，或整个主动脉弓表现为增宽（图 4.9）。原因可能与主动脉瓣关闭不全(反流的血液引起容量负荷过重)，或主动脉狭窄相关的升主动脉狭窄后扩张，或导致主动脉灌注增加的分流缺损有关。

8. **左、右主动脉弓**　通常左主动脉弓跨越左主支气管在脊柱左侧下行，因此可以在 X 线图像上沿着脊柱左缘追踪主动脉的全程。此外，由于左主动脉弓形态位置，食管和气管稍向中线的右侧移位。

如果右主动脉弓在右侧下降，则可在脊柱右侧检测到主动脉轮廓。右主动脉弓也构成心脏右边界，通常使气管和食管向左移位。

右主动脉弓常见于法洛四联症，肺动脉闭锁伴室间隔缺损（VSD）或伴肺动脉干栓塞。如果不存在以上这些先天性心脏病，如有右主动脉弓，则必须要考虑右位主动脉弓（第 15 章，二十六）。

9. **先天性心脏病**　表 4.1 总结了某些先天性心脏病相关的特征性影像学表现。

五、肺血管纹理

从肺门开始，肺血管逐渐变细。在 X

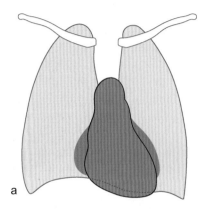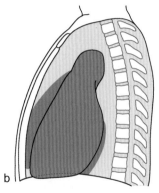

图 4.6　后前位（a）和侧位（b）摄影中与右心室增大相关的典型表现

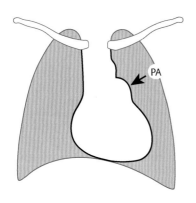

图 4.7　后前位摄影中突出的肺动脉 (PA) 段 (箭头)

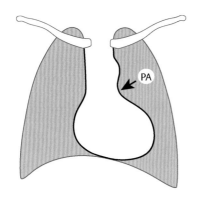

图 4.8　后前位摄影中"缺如"的肺动脉 (PA) 段 (箭头)

线图像中，通常在肺野的外 1/3 和肺尖区域看不到肺血管。基于肺血管的变化，X 线图像中可以检测到病理性肺灌注（与分流缺损相关的肺循环增加，肺灌注减少，肺

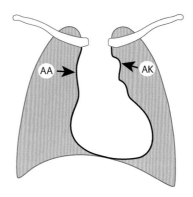

图 4.9　后前位摄影中整个主动脉弓的扩大（箭头）
注：AA. 升主动脉；AK. 主动脉结

动脉高压，肺淤血等）。

1. 肺灌注增加　在涉及左向右分流的心脏缺损 [如相关的室间隔缺损，动脉导管未闭（PDA），部分性肺静脉异位引流，房间隔缺损] 中，肺灌注是增加的。肺灌注增加的典型影像学征象是肺血管扩张，可以延伸至肺野的外侧 1/3。而且还可以在肺尖区域看到肺血管。中央肺血管可见扩张。流向肺部的过量血液与肺门中的右肺动脉直径大于气管内径有关。

2. 肺灌注减少　法洛四联症或极其严重的肺动脉狭窄，或肺动脉闭锁都可能出现肺灌注减少。肺血管纹理减少，影像学表现为肺野呈明显半透明，如果左肺动脉

表 4.1　与某些先天性心脏病相关的特征性影像学表现

心脏缺陷	特征性影像学表现	图 / 图解
完全性大动脉转位 (d-TGA)	"鸡蛋在一边"的表现。心尖抬高，心环狭窄	
法洛四联症，肺动脉闭锁伴室间隔缺损	"靴形"心。心尖增高，心腰部突出	

续表

心脏缺陷	特征性影像学表现	图 / 图解
完全肺静脉异位连接，心上型	"雪人"或"8字"形。8字的上段或雪人由左侧垂直扩张的静脉形成，肺静脉窦通过该静脉汇入头臂静脉。8字的下半部分是由增大的心脏轮廓引起的	
大龄儿童的主动脉缩窄	肋骨切迹。肋骨下缘的凹陷来自于侧支血流通过肋间动脉	
Ebstein 畸形	"球形"轮廓，心腰部变窄。增大的右心房通常使心脏轮廓向右延伸	

或右肺动脉有相关性狭窄，则可以出现单侧肺灌注减少。

3. 肺淤血　肺静脉回流阻塞导致扩张的肺静脉淤血，这在儿童中相当罕见。它可能由左心衰竭，二尖瓣狭窄或完全性肺静脉异位引流伴有肺静脉阻塞引起。间质性肺水肿表现为 X 线图像上的斑块状肺纹理网络。Kerley B 线是在肋膈角中最容易识别的横行线影。它们是小叶间隔中间质水肿的征象。肺泡性肺水肿导致心脏轮廓弥漫性浑浊。

4. 肺高压　肺高压导致外周肺动脉收缩增加和肺血管阻力增加，中心肺动脉增粗。X 线图像表现为肺动脉口径和血流不连续性的突然变化。虽然肺门有浑浊，但周围肺段明显具有射线穿透性。外周和中心肺动脉大小的差异被称为"修剪征"（图 4.10）。

六、腹部位置

正常情况下，正位相心脏和胃位于左

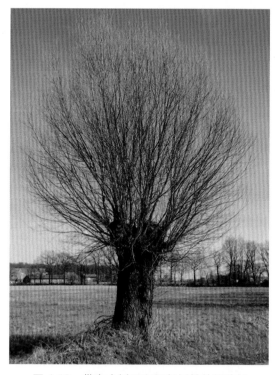

图 4.10　带有大树干和细长树枝的修剪树

侧，肝脏位于颈部胸膜下方的右侧。在完全性内脏转位中，胃和心脏位于右侧，肝脏位于左侧。

在内脏异位综合征（第 15 章，三十四）中，胃和心脏可能位于不同侧。这也可能与肝脏在中间位置模糊不清和胃肠道旋转不良有关。内脏异位综合征几乎总是与复杂的紫绀型心脏病有关。

七、胸部的骨性结构

最常见的骨畸形包括脊柱侧弯，其常在已经进行过心脏手术的患儿中发现（如在左侧开胸手术后）。椎骨的畸形也伴有心脏畸形相关的综合征。这方面的例子是常与蝴蝶椎相关的 VACTERL 联（综）合征或 Alagille 综合征。

肋骨切迹是大龄儿童未经治疗的主动脉缩窄的典型表现。在肋骨的下缘处出现的凹陷或切迹是侧支血流通过肋间动脉导致其直径大幅增粗的结果。如今很少见到这些变化，因为在切迹出现之前，主动脉缩窄通常已被诊断和手术矫正。

（兰晓莉　乔鹏鑫　夏晓天　译）

第 5 章 心脏 MRI 与 CT

一、心脏 MRI

磁共振成像（magnetic resonance imaging, MRI）是一种现代无创性获取断面图像的检查技术，它在诊断先天性心脏病中具有重要价值。

1. 优缺点　MRI 的主要优点是没有电离辐射，也无须注入含碘对比剂。其缺点是检查耗时较长，针对儿科典型心脏病的检查可能超过 1h。因此，不能配合检查的幼儿往往需要在麻醉状态下进行。良好的图像质量一般要求在患儿屏气时采集数据，对于不能配合的患儿，常选择气管内麻醉。

2. 工作原理　MRI 的工作原理可以简单概括如下：原子核里的质子本身固有一定的角动量（即"自旋"）并产生磁场，在 MRI 设备中强大的外磁场影响下，所有原子核会在某一特定的方向上到达定向均衡的稳定状态（此时质子的自旋轴方向平行或反平行于外加磁场），施加射频脉冲可以让原子核从定向稳定状态发生偏转，停止射频脉冲后，这些原子核逐渐恢复至原来的稳定状态。原子核因其周围化学结构的不同而呈现不同的运动状态，在这个过程中，它们会发出微弱的磁信号，MRI 设备的接收装置可以检测并处理这种信号，从而形成断面图像。

梯度磁场快速的开、关切换产生的电磁场作用于 MRI 设备的梯度线圈，形成了磁共振检查过程中患儿可以听到的一种典型的"咚咚"声，即梯度噪声。

钆（Gd）作为一种顺磁性物质，是心脏 MRI 检查的常用对比剂。但钆是有毒性的，作为对比剂时，必须利用一种稳定的螯合物微小颗粒将其限制在其中（如以 Gd-DTPA 的形式）。

如今，采集的三维数据在后期可以通过不同的方式重建所需图像。

3. 图像处理　最初的 MRI 检查主要使用自旋回波序列。现在，快速回波序列的运用更加普遍。如需了解更多的技术细节请参考具体文献。

4. 禁忌证　因为强磁场环境，患儿在进入 MRI 检查室前必须取出身上所有的金属物品（手表、钱包和耳环等）。须注意，带磁条的芯片卡进入磁场后会被永久地消磁。体内带有铁磁性置入物（心脏起搏器、复律除颤器和电子耳蜗）或有大面积文身（文身染料含金属成分）的患儿，只有采取特殊的处理措施后，才能进行 MRI 检查。对于以下患儿属于 MRI 检查的相对禁忌证：在手术中通过导管置入体内的封堵器，如房间隔缺损封堵器、弹簧圈或人工心脏瓣膜，MRI 检查都不受限。胸骨切开术后内固定的金属线在胸骨周围形成伪影会影响图像质量，但患儿检查不受限制。

5. 适应证　MRI 尤其适合显示非骨性结构，如软组织、脑、内脏器官和软骨。只有肺和骨骼的评价受限。与心导管检查相比，MRI 的最大缺点是不能直接测量心腔与大血管的腔内压力。

心脏 MRI 尤其适用于下列检查。

（1）明确心脏的解剖结构（作为其他影像学方法的补充）。

（2）评价心脏整体或局部功能。

（3）不同心腔的容积分析。

（4）测量和分析血流动力学（如测定体循环或肺循环的血流）。

（5）量化分流。

（6）描绘组织特征（如更精确地对心脏肿瘤进行分级）。

（7）评估心肌灌注能力。

（8）评估心肌活性（运用 MRI 延迟增强技术）。

（9）运用 MRA 技术显示大血管。

儿童时期最常见适用于心脏 MRI 检查的临床问题已列出，见表 5.1。

6. 心脏解剖 MRI 检查的处理过程是基于标准平面的，这一点与超声心动图相

表 5.1 儿童 MRI 检查的适应证及其所需解决的常见临床问题

心脏缺陷 / 疾病	临床问题
房间隔缺损（ASD）	排除或检测肺静脉异位连接（尤其是静脉窦缺损） 定量分流
部分型肺静脉异位连接	显示异常连接 定量分流
室间隔缺损（VSD）	定量分流 准确定位缺损区
动脉导管未闭（PDA）	定量分流
主动脉缩窄	详细显示全主动脉，包括头颈部血管与肾动脉（包括三维血管重建） 检测或排除侧支循环血管 评估左心室大小与功能
主动脉瘤	随访复查（尤其适用于因超声心动图声窗受影响使检查受限的青少年和成年患者） 排除主动脉夹层
血管环	具体显示血管环以及其与气管、支气管的空间结构关系（包括血管环的三维重建）
法洛四联症	术前： 明确肺的血供来源（肺动脉、主肺动脉侧支、动脉导管未闭） 显示冠状动脉（排除横跨右室流出道的冠状动脉） 术后： 评价肺动脉瓣关闭不全 定量右心室功能并准确测量扩张的右心室 排除或评估右室流出道动脉瘤 评估左心室功能 排除或显示外周肺动脉狭窄
大动脉转位（TGA）	心房调转术后（Mustard/Senning 术式） 评价（体循环）右心室大小及功能 排除体循环或肺循环静脉流入通道狭窄 排除"隔板漏" 评价三尖瓣关闭不全（体循环房室瓣） 大动脉转位术后： 排除或评估术后瓣膜上肺动脉狭窄与主动脉根部扩张 评价冠状动脉及其分支

续表

心脏缺陷/疾病	临床问题
Fontan 手术患者	Fontan 术前： 显示体循环和肺循环的静脉 显示肺动脉分支 排除主动脉弓梗阻 评价半月瓣与房室瓣的功能 评估体循环心室的功能 排除侧支循环血管 Fontan 术后： 排除腔静脉肺动脉吻合术后的局部狭窄 排除 Fontan 术后通道内血栓 显示或排除 Fontan 术后通道穿孔或渗漏 评价全心室功能及大小 评价房室瓣和半月瓣 显示主动脉并排除主动脉狭窄与主动脉瘤 排除侧支循环
冠状动脉畸形	显示冠状动脉的起源及走行 评估心肌灌注及心肌活性
川崎病	检测并随访冠状动脉及其他血管的动脉瘤
肥厚型心肌病	心肌肥厚的类型 评估左心室功能 评估左室流出道梗阻
致心律失常性右心室心肌病	检测右心室壁脂肪与发育异常的结缔组织（尤其是心室侧壁和流出道壁）
限制性心肌病	当临床疑诊继发性心肌病时，不同表现形式的延迟强化可能提示心肌淀粉样变、结节病或血色素沉着病等
心肌炎	定量心室功能 注入对比剂后心肌延迟强化（非特异性）
心脏肿瘤	根据信号特征和强化表现鉴别肿瘤 精确定位并评价肿瘤大小

似，根据临床要求可以自由地获取所需平面图像，从而更好地观察解剖结构。可以在整个心脏立体空间中定位选择任一截面，最常用的几个标准平面见图5.1。

7. 整体或局部心肌功能的评价　整体或局部心肌功能一般通过心脏电影序列显示。应用心电门控，在患儿屏气状态下采集连续几个心动周期的数据，并以短电影格式播放，即可评价心肌功能。

8. 心室容积分析　从心脏基底部到心尖的一系列完整的短轴切面图像被用来量化心室的容积。测量心室短轴面的室腔面积，结合扫描层厚和间距（依据单平面Simpson公式）即可获得心室容积。而心搏量、射血分数和心输出量则通过心室容积数据来计算。

9. 血流量测定与分析　血管内血流量常通过相位对比法进行测量。该方法与多

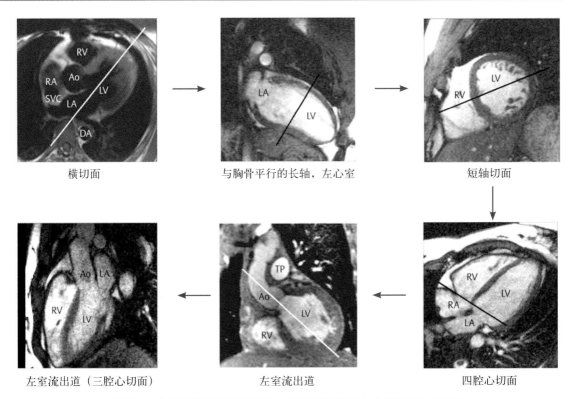

横切面　　　　　　　　与胸骨平行的长轴，左心室　　　　　　短轴切面

左室流出道（三腔心切面）　　　　　左室流出道　　　　　　四腔心切面

图 5.1 心脏标准切面的定位图，图中已标记每个成像平面的定位线

注：在心脏诊断中，常采集多个标准切面的图像进行评价。图示心脏 MRI 检查的几个重要标准切面，是基于临床问题而设置的，检查过程通过前一个平面确定后续图像采集所需的成像角度，获得心脏平面图形。从胸部轴位图像开始，如图中所示穿过左心房与左心室的定位线，相当于穿过左心室和左心房的纵向切面（平行于房室间隔的长轴）。然后，进一步定位下一个成像平面为垂直于心室长轴，可以得到穿过左心室和右心室的短轴切面。之后，再将下一个切面定位于左右心室中央层面，得到一个标准的四腔心图像。其后的两个成像平面主要用于显示左心室流出道

LA. 左心房；LV. 左心室；RA. 右心房；RV. 右心室；Ao. 升主动脉；DA. 降主动脉；TP. 肺动脉干；SVC. 上腔静脉

普勒超声定量血流相似，需预先设置一个预估的血流流速，才可能得出最佳的测量结果。此外，最理想的测量切面是与血管互相垂直的方向。

10. 定量分流　心内分流可以简单地使用肺血流量（Qp）与体循环血流量（Qs）的比值来测量，常通过定量肺动脉和主动脉的血流量，计算其比值（Qp/Qs）。与心导管检查定量方法一样，当 Qp/Qs > 1 时，说明存在由左向右的分流，当 Qp/Qs < 1 时，表示存在由右向左的分流，若 Qp/Qs=1，则无分流。

11. 心肌灌注　心肌的灌注情况需要通过注射对比剂（通常为 Gd-DTPA）来评估。根据对比剂在心脏血管内流动的情况，可以对心肌灌注分别进行定性和定量评估。

12. 心肌活性分析　延迟强化技术可以评估心肌组织的活性。静脉注射对比剂后，在延迟成像时，坏死心肌组织常表现为明显延迟强化。该技术用于观察心肌梗死后的瘢痕，或因冠状动脉狭窄及其他原因（心肌炎、心肌病）造成心肌细胞损伤后出现的心肌瘢痕。与评价心肌活性的金

标准 PET 检查相比，通过这种方法来检测坏死心肌组织的灵敏度和特异度都非常高。

13. MRA 技术　在磁共振血管成像中，注射对比剂后，在患儿屏气状态下采集数据，胸腔内的血管可以很容易地清晰显示。现代设备在 30s 内即可采集一个完整的三维数据库。MRA 的适应证主要是胸主动脉狭窄（如主动脉缩窄）、周围性肺动脉狭窄和肺静脉异常连接。

二、心脏 CT

计算机断层扫描（computed tomography，CT）是指利用 X 射线对人体进行横断面成像的技术。CT 检查的优点是耗时短、图像空间分辨率高。与 MRI 检查不同，在 CT 扫描过程中可同时评估肺实质。此外，静脉注入碘对比剂后可进行 CT 血管成像检查。

然而，常规 CT 扫描在儿科心脏中的应用价值有限。主要因为儿童接受辐射剂量较大，以及 CT 检查能提供的心脏功能信息相对较少。先进的双源 CT 扫描仪能够很大程度降低辐射剂量，已被更广泛地应用于临床。另外，与 MRI 比较，CT 的软组织分辨率较低。

在临床工作中，当需要获取患儿的心脏横断面图像，但无法运用 MRI 技术时，心脏 CT 扫描则是首选的检查手段。例如，患儿装有心脏起搏器、复律除颤器、金属置入物（如线圈等），以及其他可能对评估区域局部产生较大伪影的物体。

（史河水　译）

第6章 小儿心脏核医学

一、概述

在核医学检查中，放射性核素被引入体内参与人体代谢。放射性核素标记的核苷酸能够发射出放射性能量，并自发转化为另一种元素。放射性核素也称为示踪剂，它们发出的射线可以应用特殊的探测器探测。心脏不同区域都可以通过摄取的示踪剂产生图像。

主要用于心脏病学中的两种核医学技术如下。

1. SPECT（单光子发射型计算机断层显像），用于心肌灌注成像。

2. PET（正电子发射型断层显像），评估心肌活力的金标准。

二、心肌灌注显像

心肌灌注显像，示踪剂为静脉注射。在心肌灌注的正常区域，该示踪剂累积；对于没有灌注的心肌区域，则没有示踪剂的摄取。这使得心肌血流灌注可视化，主要用于评估和可视化心肌缺血的程度。

通常使用的示踪剂是铊-201氯化物或锝-99m甲氧基异丁基异腈（MIBI）。铊-201氯化物是一种钾类似物，与钾一样，通过Na，K-ATP酶进入心肌细胞（其进入的量与局部血流量成正比）。在延迟显像时，铊-201氯化物被从心肌组织中清除，而在灌注不良的区域示踪剂的清除更慢而产生滞留。然而，由于其辐射剂量几乎是锝-99m MIBI的2倍，因此在儿童中不推荐使用铊-201氯化物。

锝-99m MIBI是一种通过细胞膜扩散到心肌细胞中的亲脂性物质，但如果灌注不充分，则它不会在心脏的受累区域聚集。与铊-201氯化物不同，使用锝-99m MIBI

的检查原理不是基于洗脱，而是基于测量示踪剂的摄取量。

由于即使存在严重的冠状动脉狭窄，静息时也可以使心脏得到充分的灌注（冠状动脉储备功能），在静息和运动试验后都需要进行扫描。可将踏车或药物（如多巴酚丁胺或腺苷）用于运动试验。

三、正电子发射型断层显像

正电子发射型断层显像（PET）通过测量葡萄糖代谢，成为诊断心肌活力的金标准。18-氟脱氧葡萄糖（^{18}F-FDG）作为示踪剂，可以像葡萄糖一样被转运到细胞中并磷酸化。由于心肌细胞摄取葡萄糖必须被胰岛素所刺激，因此除了注射示踪剂之外，还必须口服葡萄糖或给予胰岛素。

在存活的心肌细胞中，^{18}F-FDG累积，但在"梗死"、发生不可逆性损伤的组织中则没有^{18}F-FDG的摄取。

通过将心肌活力诊断与心肌灌注显像相结合，来区分没有灌注的心肌组织是否仍然存活。对于无灌注或灌注不良而仍然存活的心肌组织，它们的灌注和活力诊断之间存在差异（灌注-代谢不匹配）。在这种情况下,患儿将从血运重建（如旁路移植）中获益。然而，如果灌注减少且没有检测到有活力的心肌细胞（灌注-代谢匹配），则患儿将不会从血运重建中获益。

心肌灌注情况可以通过心肌SPECT显像或再次通过PET扫描确定。两种检查使用不同的示踪剂，PET最常应用的显像剂是^{13}N-NH$_3$。

（兰晓莉 乔鹏鑫 夏晓天 译）

第7章 儿童运动试验

一、运动试验

(一) 适应证与禁忌证

1. **适应证** 儿童运动试验，主要用于检测和评估心律失常与心肌缺血，也用于具体化评估运动体能。同时，可通过动态监测来观察血压变化。运动试验的另一个目的是研究与压力有关的症状（如呼吸急促），并验证某些疾病（高血压、心律失常、循环调节异常）的治疗效果。在某些情况下，运动试验需要通过脉搏血氧仪监测氧饱和度。某些特定疾病的运动试验价值与注意事项见表7.1。

2. **禁忌证** 运动试验绝对禁忌证如下。
(1) 急性心肌梗死或不稳定型心绞痛。
(2) 失代偿性心力衰竭。
(3) 急性炎症性心脏病。
(4) 急性肺栓塞。

表 7.1 儿童及青少年运动试验典型指征

疾病	问题 / 发现
主动脉瓣狭窄	发现心内膜下缺血（ST 段压低），运动时心律失常 注意：运动期间主动脉瓣狭窄的压差增加，因此可能出现升压不足
主动脉缩窄	运动期间高血压加剧，运动期间压差增高
动脉性高血压	运动期间观察血压反应，核查药物疗效
期前收缩	判断无显著心脏结构损害的经验法则——良性期前收缩在运动时消失，恶性期前收缩在运动时增加。须排除心肌病如肥厚型心肌病，致心律失常性右心室心肌病或儿茶酚胺诱发的室性心动过速
房室传导阻滞	确定最快心率。迷走神经张力过高所致房室传导阻滞在运动期间消失
长 QT 综合征	运动期间观察到长 QT 综合征患儿延长的 QTc 间期。还应注意 T 波变化和室性期前收缩 注意：运动可以诱发心动过速
预激综合征	运动期间 δ 波消失是旁路不应期相对较长的一个标志（预后良好）
Fontan 术患儿	体能评估。运动期间紫绀加重提示存在静脉侧支或存在经心房隧道窗口或隧道瘘的右向左分流
冠状动脉术后（动脉转位矫治术，Ross 术，升主动脉置换术，Bland-White-Garland 综合征矫治术），川崎病后	应特别注意心肌缺血证据（ST 段压低，房室传导阻滞，室性期前收缩）
晕厥	除外心律失常；心脏抑制性晕厥可能发生血压突然下降
体能下降	客观评估体能，排除潜在诱因
起搏器	监测起搏器的心率适配（R 功能），应在运动期间使心率充分加快

（5）充血性肺病。

（6）重度主动脉瓣狭窄（瓣下、瓣膜、瓣上），主动脉缩窄和主动脉弓离断。

（7）严重梗阻性肥厚型心肌病(HOCM)。

（8）无法控制的症状性心律失常。

（9）主动脉夹层 / 动脉瘤。

如存在心源性心律失常、高血压、肺动脉高压或某些先天性心脏病，运动试验则需特别谨慎。由于运动期间血流速度会显著加速，当存在轻至中度主动脉瓣狭窄、主动脉缩窄、HOCM 或其他左室流出道狭窄等，即使运动试验非绝对禁忌证，也应特别注意。

（二）运动试验检查方法

运动试验通常采用平板或脚踏车进行。平板运动更接近于自然诱导负荷，但使用平板过程中可能形成大量的运动伪像。踏车运动试验对儿童是首选，5 岁以上身高不低于 110cm 的儿童，踏车运动是可行的。年龄更小的儿童，其大腿肌肉在踏车试验中会迅速疲劳，因此无法达到最大运动功率。

1. 运动试验准备　配备完善的急救设备，如除颤仪和氧气供应等。将心电图的肢体导联连至躯干，以减少运动伪像。必须使用心前导联来监测缺血性改变。运动持续时间通常要小于 15min，测试前禁食不超过 3 ～ 4h。

2. 运动试验的方案　假设达到最大心率时为最大心脏负荷量。

（1）踏车运动试验：最大心率 =200 − 年龄（年）。

（2）平板运动试验：最大心率 =220 − 年龄（年）。

在台阶运动或斜坡运动热身一段时间后，开始运动测试。台阶运动热身方案是保持负荷量 2 ～ 3min 不变，然后逐渐增加。斜坡运动热身方案是持续性增加功率，运动试验后为恢复期。根据经验，健康男孩的平均最大功率为 3 ～ 3.5W/kg，健康女孩

的平均最大功率为 2.5 ～ 3W/kg。

以下为德国儿科心脏病学会推荐的踏车及平板运动试验方案。

（1）踏车运动试验

①热身期：2min 无负荷踏车。

②运动期：0.5W/kg 开始，每 2min 增加 0.5W/kg。

③恢复期：2min 无负荷踏车。

所有阶段保持 50 ～ 60 次 / 分的常规踏车速率。

（2）平板运动试验

①休息期：90s。

②运动期：以 2.5km/h 开始，0% 倾斜，以 0.5km/h 的速率增加速度，每 1.5min 倾斜 3%（最大 21%）。

③恢复期：0% 倾斜，速度 2km/h。

3. 试验终止标准　最晚应在达到最大功率（即最大心率，见上文）时终止试验。以下是试验终止标准：

（1）试验终止绝对标准

①心脏缺血征象（ECG 示 ST 段改变 ±3mm）。

②室性心动过速持续时间＞ 30s。

③主观疲劳及出现症状如头晕，共济失调，呼吸困难等。

④严重心绞痛。

⑤监测设备故障。

（2）试验终止相对标准

①存在灌注不足的征象，如紫绀。

②心率和（或）血压进行性下降。

③收缩压＞ 220mmHg 和（或）舒张压＞ 110mmHg。

④无心肌缺血征象的血压下降＞ 10mmHg。

⑤传导阻滞如二度或三度房室传导阻滞，束支阻滞。

⑥室上性心动过速。

⑦复杂心律失常＞ 30s。

⑧缓慢性心律失常。

⑨心绞痛加重。

（三）评估

1. 评估报告应包含以下信息

（1）患儿配合情况。

（2）运动试验持续时间，最大功率及最大功率评价。

（3）终止试验的原因。

（4）静息状态与最大功率的心率和血压。

（5）运动试验中的心律变化（运动期或恢复期是否出现期前收缩、短阵室性心动过速等）。

（6）评估缺血征象。

（7）运动期间出现的症状。

2. 心率　心率随运动功率增加而增加。利用前面公式估算可达到最大心率。健康运动员静息心率较低，服用β受体阻滞剂患儿静息心率也较低，但与训练有素的运动员不同，这些患儿不能达到最大心率。

心率增加不正常或心律异常，可能为病窦综合征患儿（Fontan 术后或心房调转术后）窦房结功能不全的一种表现。心率突然加快更可能是异位起搏点或折返性心动过速的征象，而非窦性心动过速。运动试验中极少触发折返性心动过速。

配有频率应答式起搏器（R 功能）的患儿，运动 ECG 可监测其心率的正常增加。

3. 血压　儿童和青少年运动时，收缩压通常不会超过 200mmHg，幼儿通常不超过 150mmHg，运动时收缩压应至少上升 25%。

压力依赖性高血压可提示高血压病的发生发展。主动脉缩窄（有时甚至在矫治术后）患儿以及肾动脉狭窄，原发性高血压或血管炎患儿，通常也发现臂部血压过度升高。

左室流出道狭窄（主动脉瓣狭窄、肥厚型心肌病），严重的主动脉瓣或肺动脉瓣关闭不全，肺动脉高压，心肌病及冠状动脉异常等患儿，可能出现血压升高不足。

如果患儿血压突然下降，必须立即终止运动试验。心脏抑制性晕厥患儿可能突然出现血压急剧下降。

4. 心电图　随着心率增加，PQ 和 QT 间期缩短，但 QTc 时间保持不变。在未见明显结构异常的心脏中，异位起搏点所致心律失常如在运动时可被抑制，则通常为良性。

> **注**
> 如运动期间心律失常频率或发生率增加，则必须除外潜在的心脏病，特别是心肌缺血、心肌炎、心肌病、QT 综合征及儿茶酚胺敏感的室性心动过速。

运动 ECG 亦可识别房室传导阻滞。高迷走神经张力导致的房室传导阻滞在运动期间会消失，房室结病变导致的房室传导阻滞可在运动期间加重。

长 QT 综合征患儿中，不出现伴心率增加的生理性 QT 间期缩短。此外，可能会出现 T 波改变。

> **注**
> 长 QT 综合征患儿中，生理性压力可能触发室性心动过速甚至尖端扭转型室性心动过速。

预激综合征患儿，运动期间 δ 波消失为有益征象。一般认为这些患儿的旁路不应期相对较长，当心率增加时，旁路不再传导信号，从而降低因房颤所致室颤的风险。

与成人相比，儿童运动 ECG 较少用于检测心肌缺血。ST 段抬高或下降超过 2～3mm，对儿童具有病理性意义。若存在心肌缺血，ST 段通常呈水平状，也常出现 T 波倒置。心肌缺血原因，可为先天性或获得性冠状动脉病变，如大动脉转位冠状动脉调转术后或川崎病所致冠状动脉狭窄。主动脉瓣狭窄或肥厚型心肌病时，心肌需氧量增加，可导致心肌缺血。

二、呼吸量测量法

在呼吸量测量试验中，运动试验除了评估心血管系统外，还需测量呼吸与能量代谢参数。原则上，其适用条件同运动试验，包括禁忌证与终止标准。

肌肉做功需要消耗能量。机体运动燃烧脂肪及糖类并消耗氧气，从而生成能量（有氧呼吸）。如机体缺氧（无氧酵解），仍可从糖类获取能量，但其利用能量效率较低，有氧呼吸时，一分子葡萄糖生成 37 分子 ATP，而无氧酵解时仅生成 3 个。且无氧酵解能量生成过程中会产生乳酸，乳酸可导致代谢性酸中毒并抑制能量代谢，碳酸氢盐可以缓冲和中和这种代谢性酸中毒，并且生成 CO_2 后经肺呼出。因此，机体能量供给与代谢产物清除都与心血管系统直接相关。

（一）参数

在呼吸量测量试验中，除了监测 ECG 与血压变化，还需用带有鼻夹的面罩或口罩器，测量呼出的氧气与二氧化碳含量，并记录潮气量与每分钟呼气量。除了呼气末（潮气末）氧气及二氧化碳分压，还需计算耗氧量及二氧化碳生成量。此外，在检查期间还应进行毛细血管和动脉血气分析。

1. 呼吸频率（RR）　随运动时间延长，呼吸频率呈缓慢增加并逐渐稳定。运动强度越大，呼吸频率增加越快，最大功率时可达基础频率的 3 倍。

2. 潮气量（V_T）　随着运动量增加，潮气量迅速升高并达到平台期，约为运动早期阶段基础值的 3 倍。

3. 通气无氧阈值（A_T）　通气阈值描述了相对缺氧导致无氧代谢的负荷范围，血气分析显示乳酸生成增加。此外，由于血液自身的中和作用，CO_2 累积，并通过增强呼吸运动而排出。乳酸中和不增加耗氧量。CO_2 耗氧量相关曲线可显示在通气无氧阈值——拐点处，突然出现 CO_2 不成比例增加。当过量的 CO_2 增强呼吸运动并出现过度通气时，则会出现另一个拐点，该点为"呼吸补偿点"（图 7.1）。

4. 最大耗氧量（$V'O_2 max$）　通过测量平均吸入氧浓度及呼出氧浓度，可计算吸气及呼气量，并计算耗氧量。

在无氧阈值以下，随着运动功率增加，耗氧量几乎呈线性增加，在功率达到一定高度的平台，称为最大耗氧量。达到平台后，即使功率进一步增加，耗氧量也不再增加。

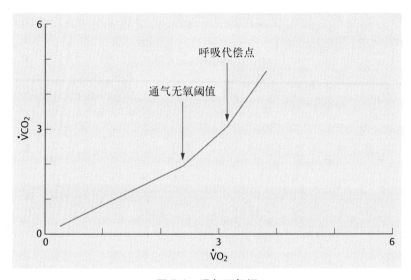

图 7.1　通气无氧阈

儿童在踏车运动试验时，通常不能达到最大耗氧量，此时使用峰值耗氧量（peak $V'O_2$），即在平均 30s 内达到的最大值。青春期前，标准峰值耗氧量为 (40 ± 7) ml/ (kg • min)。

5. 氧脉搏（$V'O_2/HR$） 即心脏每搏量能运输的氧量。通常运动期间氧脉搏会不断增加，直至到达平台量（常在最大运动功率时达到）。高氧脉搏提示良好的运动能力，而低氧脉搏预示运动能力不足。

6. 氧通气当量（$V'E/V'O_2$） 即摄入 1L 氧气所需的每分钟通气量，为评价呼吸效率的一项指标。该参数无单位，无氧阈的正常范围为 25 ~ 30。通气当量越大，则通气能力越差，病理性高通气当量也可能提示通气 - 灌注不匹配。

7. CO_2 通气当量（$V'E/V'CO_2$） 与氧通气当量类似，CO_2 通气当量为呼出 1L CO_2 所需的每分钟通气量，无氧阈的正常范围为 25 ~ 30。

8. 呼吸商（CO_2 呼出量 /O_2 消耗量） 呼吸商为主要能量来源的种类提供信息，呼吸商为 1 提示为碳水化合物的代谢产能，脂肪酸代谢的呼吸商为 0.71。静息状态下，供给肌肉的能量约 40% 来源于碳水化合物，60% 来源于脂肪，呼吸商约为 0.8。在运动状态下，碳水化合物供能增加，但体能良好者脂肪供能也会增加，呼吸商则可用于估算运动期间碳水化合物或脂肪供能的比例。

呼吸商增高 >1 提示达到完全代谢功率，CO_2 呼出量 > 氧气摄入量。该比值升高是由于代谢性酸中毒时乳酸盐被缓冲，CO_2 累积并被呼出。

9. CO_2 排出量（$V'CO_2$） 随着运动功率增加，CO_2 排出量最初呈线性增加，但处于有氧供能与无氧供能之间的过渡期 CO_2 排出量呈不成比例地增加。乳酸缓冲导致 CO_2 累积并被呼出，可以解释 CO_2 的不成比例增加，CO_2 排出量可用于确定通气无氧阈值（见上文）。

10. 呼吸阈值（最大通气量，MVV） 呼吸阈值是指 1min 内可吸入和呼出的最大空气量，可用呼吸量测定法来确定（第一秒的用力呼气量 FEV_1）并计算呼吸阈值（$FEV_1 \times 40 = MVV$）。在呼吸量测定运动试验中，通常无法达到呼吸阈值（训练有素的运动员除外），运动期间达到呼吸阈值提示肺活量受损。

11. 呼气末氧气及二氧化碳分压（$PETO_2$，$PETCO_2$） 安静状态下，健康人动脉血与呼气末的 O_2 及 CO_2 分压测值几乎一致，如果运动时动脉血与呼气末 CO_2 测值出现相关差异，则提示存在通气 - 灌注不匹配，这意味着 CO_2 未被完全呼出并在血液中累积。在心脏血液右向左分流时亦是如此，富含 CO_2 的静脉血没有进入肺组织直接流入体循环，故患儿呼出气体之 CO_2 含量比血中 CO_2 含量低。

12. 乳酸 当乳酸水平超过 4mmol/L 时，被认为达到无氧阈值，短时间后，乳酸盐被碳酸氢盐缓冲，导致标准碳酸氢盐水平下降。

（二）评估

Wasserman 等提出的九版块曲线阵列图（Wasserman 等，2005）常被用来评估呼吸量测定试验的结果，在试验结束后，使用合适的软件即可应用现代设备生成并打印该图（图 7.2）。

该试验的评估内容，除了运动及恢复期的脉搏、血压变化与 ECG 外，还应包括最大功率（根据最大或峰值耗氧量）、无氧阈值、呼吸机制以及气体交换的情况（图 7.3）。

版块 1 每分钟通气量 vs. 功率	版块 2 心率及氧脉搏 vs. 功率	版块 3 耗氧量及二氧化碳生成量 vs. 功率
版块 4 每分钟通气量 vs. 二氧化碳生成量	版块 5 二氧化碳生成量及心率 vs. 耗氧量	版块 6 氧气与二氧化碳通气当量 vs. 功率
版块 7 潮气量 vs. 通气当量	版块 8 呼吸商 vs. 功率	版块 9 呼气末氧气及二氧化碳分压 vs. 功率

图 7.2　Wasserman 等提出的九版块曲线阵列图

注：2、3、5 和 8 四个红色图主要反映心脏功能。1、4 和 7 三个蓝色图描述呼吸机制。6 和 9 评估气体交换

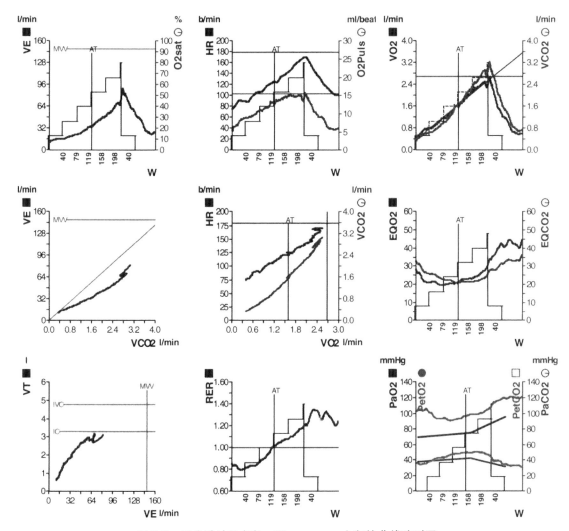

图 7.3　正常肺计量参数。Wasserman 九版块曲线阵列图

注：VE. 分钟通气量；W. 瓦；VO2. 耗氧量；VCO2. 二氧化碳生成量；HR. 心率；EQO2. 氧气通气量；EQCO2. 二氧化碳通气容量；VT. 潮气量；RER. 呼吸商；PaO2. 呼气末氧分压；PaCO2. 呼气末二氧化碳分压

三、6min 步行试验

对于不能承受高强度运动或呼吸量测定试验的患儿，如未经矫治的紫绀型心脏病或肺高压患儿，可通过 6min 步行试验来评估其体能。

该试验要求患儿尽可能快地在平地行走 6min，通过测量患儿行走距离评价其运动能力。试验期间需对患儿 ECG 及氧饱和度进行监测，试验前后需对呼吸速率及血压进行测量。试验终止标准同其他运动试验。

（谢明星　译）

第8章 心导管检查术

一、概述

目前，只有极少数的单纯以诊断为目的的心导管检查，因为大多数心脏缺陷的解剖情况可以通过超声心动图或 MRI 观察得到，特别是在较大的患儿和成年人中。

然而，对于某些特殊的临床问题，如精确的血压测量、血流阻力的计算、分流的量化或在无创诊断结果不明确或相互矛盾的情况下，有时需要行诊断性心导管检查。使用某个心腔或血管段中的氧含量、压力值以及其他指标来评估血流动力学状况（如计算心排血量或明确分流量）。

另一个不能忽视的是外科医生需要获得更多术前的形态学信息，以便手术能更快、更安全地进行。此外，有一些患儿只有通过心导管检查才能准确诊断，例如，如果超声心动图的诊断窗口不清晰，或者由于安装了起搏器而无法进行 MRI 检查。

下面讨论典型心脏缺陷的诊断性心导管检查术的特点。

二、血管通路

通常，大多数儿童和成人的心导管检查都是通过腹股沟血管通路（股动脉和股静脉，图 8.1）。使用塞丁格技术穿刺血管，并将鞘管通过导丝导入血管。这些鞘管包括一个止血阀（橡胶塞），通过它可以插入适合的导管。鞘管旁有侧孔，通过侧孔可以用生理盐水冲洗鞘管并抽取血样。标准鞘管有各种尺寸，内腔从 4～16F（1F=1/3mm）。

由于血管闭塞，可能需要其他血管通路（图 8.1）。在这种情况下，最常用的通路是臂或腋窝血管、颈静脉、颈动脉和锁骨下静脉。例如，新生儿也可以通过脐带血管进行 Rashkind 手术或治疗严重的主动脉瓣狭窄。

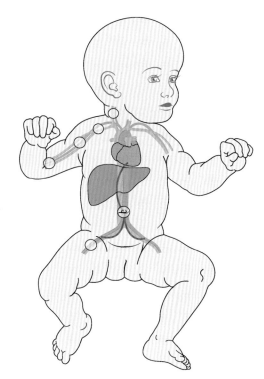

图 8.1 小儿心导管术的常用血管通路
注：包括股动静脉、肱动静脉、腋动静脉、颈动脉、颈静脉、脐动静脉和锁骨下静脉

经肝通路很少使用，但如果周围静脉通路完全闭塞，可在超声或透视引导下经皮穿刺肝静脉，然后进入右心房。

三、导管检查

心脏导管检查程序按标准进行，以便

进行精确的血流动力学检查，并获得确实的结果。步骤如下。

1. 记录基线情况　监测和记录生命体征如脉搏、心电图、经皮血氧饱和度和无创血压。

2. 充分稳定时的初始血流动力学　患儿应保持冷静和休息，没有明显的兴奋。目前在大多数医疗中心，这种检查甚至可在深昏迷和自主呼吸的儿童身上进行。一般不需要全身麻醉。行血气分析以充分了解通气情况。

3. 测量血压和分流指数　造影剂会导致容量增加，可能造成假性高血压（如舒张末期压力增高），因此测量血压和分流指数最好在使用造影剂之前完成。记录心脏特定位置的压力曲线。此外，应沿血管或解剖结构的走行记录压力曲线（压力回撤曲线）。第一次血气分析应在正常呼吸，或在 $FiO_2 < 0.3$ 时进行。根据基线记录的结果，随后在增加氧气供应的情况下进行分析，例如，测试肺血管系统的反应性。

4. 血管造影　在确定血流动力学情况后，通过血管造影显示待检查的血管段或心腔。使用高压注射泵通过心导管注射足量造影剂，并将图像连续记录在胶片上或以数字形式记录。

5. 干预措施　如果进行了干预，应记录主要和重要步骤（如瓣膜狭窄的球囊扩张或在狭窄血管段放置支架），另外，也必须记录干预的结果和可能发生的任何并发症（如造成新的瓣膜关闭不全或造影剂外渗）。

6. 记录　心导管检查完成后，必须对患儿的病情进行评估和记录，然后才能将患儿转移到病房进行监护和护理。除了生命体征外，也应记录检查血管的状态和穿刺部位肢体的灌注情况等。

四、导管的种类

心导管检查术的一个重要部分是精确地选择心导管。各种不同的导管可用于不同种类的检查，也可用于进入不同的心腔和血管段。

1. 可弯曲球囊导管　这些导管的尖端有一个小球囊，可以充满空气或 CO_2（图8.2）。球囊可以让导管尖端随血流漂浮或随血液流动。这些导管的典型用途包括，从右心房和心室进入肺动脉，或从左心室顺行进入主动脉（图8.3 和图8.4）等。球囊导管柔软、灵活，可以暂时用导丝固定和成形，并沿着导丝进入某些血管段，甚至在血流中逆行。球囊导管尖端有开口或也可以是闭合，主要用于精确测量血压（包括肺毛细血管楔压），以及进行血管造影或通过热稀释法确定心排血量（Swan-Ganz 导管）。

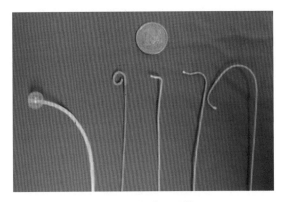

图8.2　各种心导管

注：从左至右：球囊导管、猪尾导管和特殊冠状动脉导管

2. 预成型的塑料导管　这些导管尖端开放并预制成特定的形状，并以形状各自命名。如猪尾导管、左右冠状动脉导管或多用途导管（图8.2）。有些导管在尖端只有一个孔，但许多导管的末端有几个侧孔，通过这些侧孔，可以用高压泵注入造影剂。预制的形状可以通过导丝改变或临时修正（图8.5 和图8.6）。由于这些导管比球囊导管更坚硬，所以可以用来检查难以触及的心脏部分或血管段，但受伤的风险更高。因此，通常使用尖端柔软、灵活的导线进

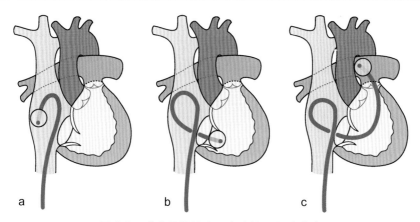

图 8.3 球囊导管从右心房直接置入肺动脉

注：a. 球囊导管经下腔静脉进入右心房，然后充气；b. 膨胀的球囊随着血流经三尖瓣进入右心室；c. 充气后的球囊随血流通过肺动脉瓣，沿正常血流方向进入肺动脉

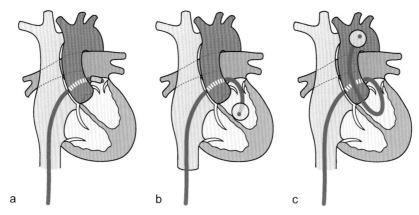

图 8.4 球囊导管经左心室置入主动脉

注：a. 放气的球囊导管通过下腔静脉进入右心房；然后通过心房的一个孔（卵圆孔未闭或房间隔缺损）进一步进入左心房；b. 球囊在左心房充气，由血流经二尖瓣进入左心室；c. 从左心室开始，导管随血流经主动脉瓣进入升主动脉

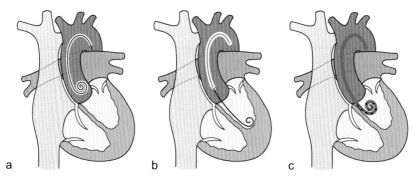

图 8.5 猪尾导管通过主动脉瓣用金属丝进入左心室

注：a. 猪尾导管通过动脉逆行进入升主动脉，接着一根金属线被送入，这样可以拉直导管的猪尾形远端并延长导管；b. 金属丝带着细而软的导管小心地向前推进，逆行穿过主动脉瓣；c. 导管进入左心室，最后收回金属丝，猪尾导管留在左心室

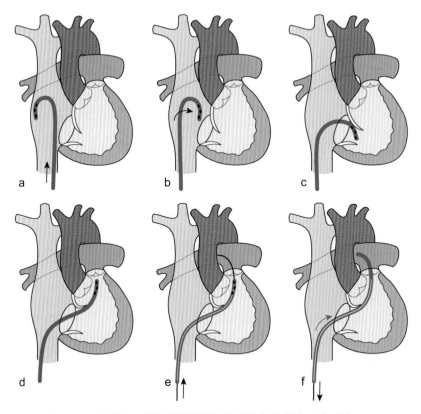

图 8.6 预成型多功能导管通过金属丝从右心房进入肺动脉

多功能导管通过下腔静脉进入右心房（a）；旋转导管尖端并推动（b）使其穿过三尖瓣（c），使导管远端位于肺动脉瓣（d）下方；细金属丝通过多功能导管，经肺动脉瓣到达肺动脉（e）；再沿金属丝将多功能导管推进肺动脉；最后，撤回金属丝（f）

行精确定位。

（王勇军　译）

五、血流动力学监测

血流动力学监测是儿童心导管术和先天性心脏病的重要组成部分。心脏或血管的各个部分的血压通过中空导管经连续的血液或液体柱传递到压力传感器，然后传递到测量系统进行分析。当导管通过心脏和血管的节段时，典型的回撤压力曲线被记录下来。

此外，还可在心脏或血管的个别部位采集血样来测定血红蛋白和氧浓度。通过这些值可以确定心排血量和分流比（见本章，五）。

1. 压力曲线　标准检查包括测量心脏和血管所有部分的血压，记录导管从瓣膜、间隔或狭窄部分拔出时跨瓣膜的压力曲线。由于曲线会随呼吸有一定程度的变化，所以至少要记录 10 条压力曲线，计算平均值，消除误差。

（1）心房压力曲线：这些曲线主要由 A 波和 V 波组成，心房收缩（A 波）和心房充盈（V 波）相对应。V 波是由静脉回流引起的心房内压力增高或房室瓣关闭后心房充盈导致压力升高引起的。在左、右心房，A 波通常比 V 波高。左心房的压力通常高于右心房。然而，如果房间隔缺损较大，两心房之间的压力一般是相等的。除了压力曲线外，平均压力也很重要（图 8.7 和图

8.8)。

（2）楔压（肺毛细血管闭合压）：这个压力是通过将一个开口球囊导管沿血流方向推进到肺动脉，并在动脉的远端充气来测量的。这样可以防止肺动脉压力通过血流传递。以这种方式测量的压力与位于导管后方（相对于血流方向）的血管段的压力一致，即肺组织、肺静脉或左心房的压力（图 8.9）。左心房的 E 波和 A 波也可以在这里看到。如果肺静脉无狭窄，楔压与左心房压力相当（连通管原理），然而，

如果肺静脉有狭窄，楔压将高于左心房的压力。

（3）心室压力曲线：在心室收缩期，心室压力迅速增加，超过血管舒张压，心室排出血液。接着是一个高峰期，在这期间血液继续流入血管。心脏舒张期由于心室的舒张，压力接近 0mmHg，此时有更多的血液从心房流入心室。舒张末期后，在新的射血期开始之前，心室出现等容收缩（图 8.10 和图 8.11），心室压力曲线上升段的倾斜对应于舒张末压。不计算心室的平

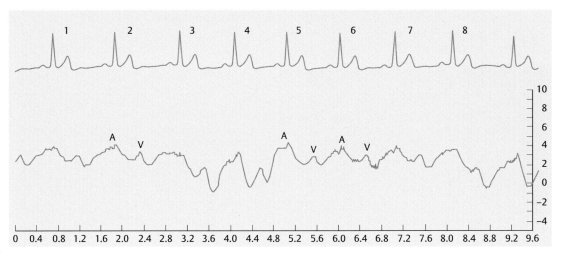

图 8.7 典型的右心房压力曲线

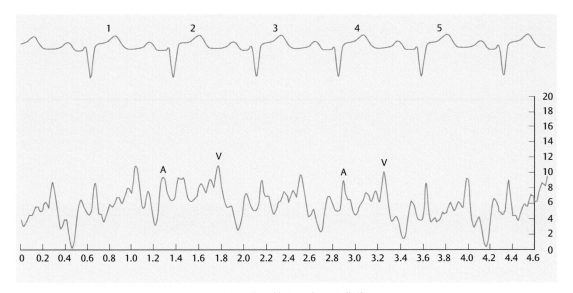

图 8.8 典型的左心房压力曲线

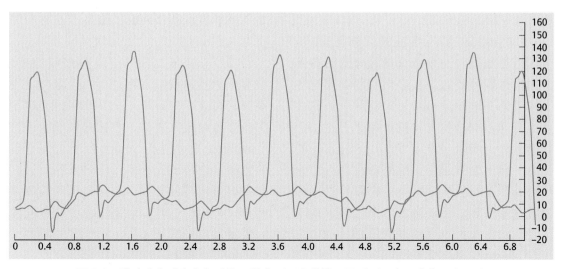

图 8.9 肺动脉内球囊充气后楔压的典型压力曲线。同时测量左心室楔压和压力

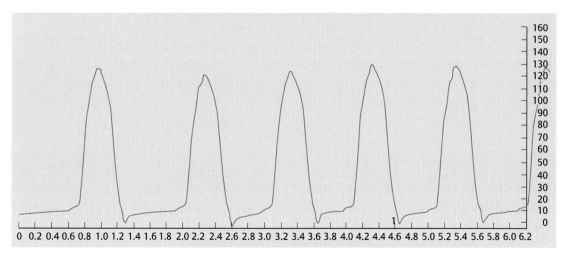

图 8.10 左心室典型的压力曲线

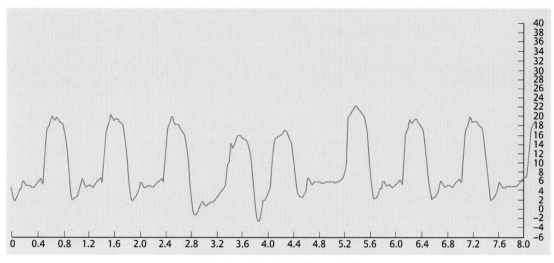

图 8.11 右心室典型的压力曲线

均压力，因为舒张压始终为 0mmHg（除了心肌病或心脏压塞）。心室的舒张末压通常相当于上游心房的平均压力。如果不是这样，则二尖瓣或三尖瓣存在狭窄。

（4）血管压力曲线：由血管壁张力、收缩压、血管阻力和血管弹性功能引起的典型收缩舒张压曲线（图 8.12）并被记录。正常的动脉血压因年龄和体重而异。除了出生后的生理性肺高压外，所有年龄和体重组的肺动脉内的血压都是相同的。

僵硬血管的收缩压和舒张压会升高（如由于动脉粥样硬化瘢痕的形成）。如果血容量大，但主动脉在舒张期的第二泵功能差（如存在主动脉瓣关闭不全、动脉导管未闭），就会出现非常高的振幅和低的舒张（水冲脉）。如果瓣膜关闭不全，舒张压通常很低，或者只有 0 ～ 1mmHg（如肺动脉瓣关闭不全），并可能出现类似心室压力曲线的情况。

（5）压力回拉曲线：对于回拉曲线，当导管通过心脏或血管的一段回拉时，连续测量血压。这样就可以确定解剖结构（如瓣膜）或狭窄前后的血压曲线（图 8.13 ～图 8.16）。压力回拉曲线可证实是否存在压力

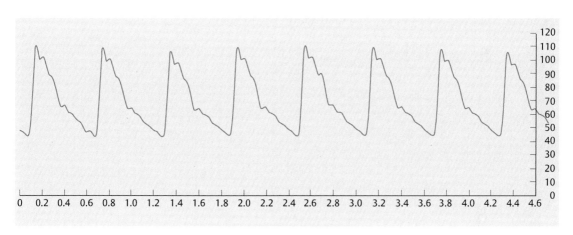

图 8.12　主动脉典型的压力曲线

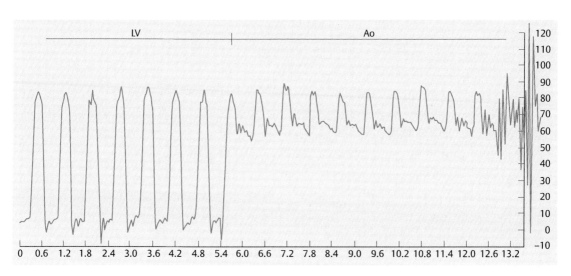

图 8.13　从左心室到主动脉的典型压力回撤曲线

注：LV. 左心室；Ao. 主动脉

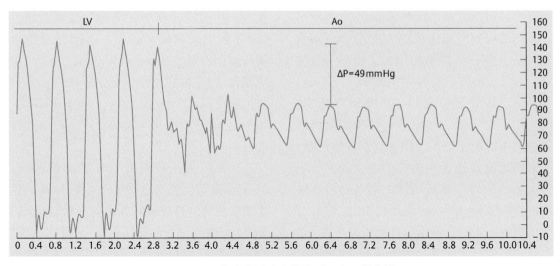

图 8.14　主动脉瓣狭窄的典型压力回撤曲线

注：LV. 左心室；Ao. 主动脉

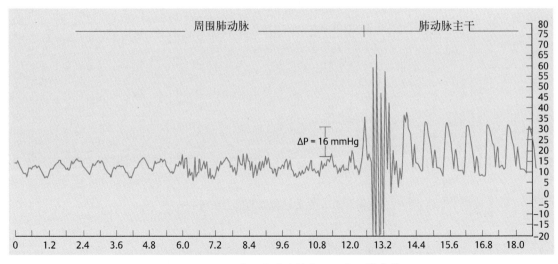

图 8.15　周围肺动脉狭窄的典型压力回撤曲线

梯度。

收缩期和中间压梯度可以在有压差的血管中测量。对于瓣膜狭窄，通常测量心室收缩压和下游血管收缩压之间的收缩压差。

（6）同步测量。在同步测量中，可以同时记录心脏和血管不同部位的压力（图8.17和图8.18）。同步测量用于回撤压力曲线技术上难以达到或相当困难的情况（如二尖瓣狭窄的楔压、左心房压力和左心室舒张末压），或需要直接比较不同血管段和心脏部位时（肺动脉压和主动脉压用于检测肺血管反应）。图 8.19 为成人心脏正常压力和血氧饱和度参考值。

2. 测定血流量和心排血量　心导管术测量心排血量可靠、可重复。虽然心排血量在一定程度上受到呼吸和心动周期的影响，但这些影响小，可以忽略不计。心排血量取决于单位时间的血流量。心排血量的测定方法有两种：直接 Fick 原理和指示

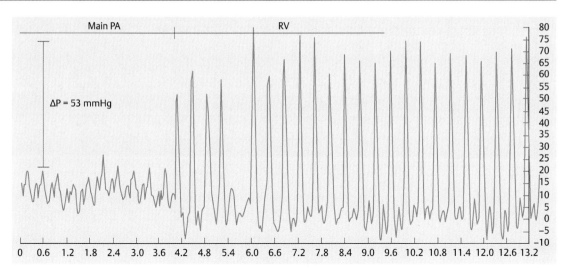

图 8.16　肺动脉瓣狭窄的典型压力回撤曲线
注：Main PA. 主肺动脉；RV. 右心室

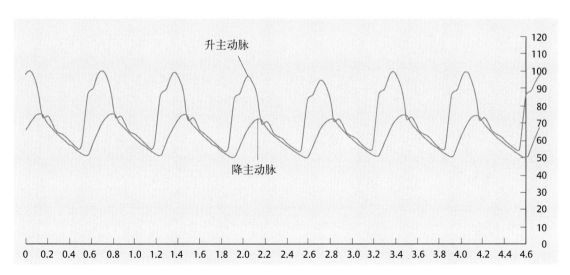

图 8.17　主动脉缩窄的典型压力回撤曲线。同时测量升主动脉、降主动脉压力

剂稀释法。这两种方法都可以测量肺血流量，如果没有肺内或心内分流，肺血流量等于体循环血流量。来自支气管动脉的额外血流量可以忽略不计。

如果已知原始浓度和最终浓度，则通常可以用指示剂在一个单位时间内测量通过特定血管床的流量。

$$流量（Q）= \frac{指示剂数量变化}{平均浓度差（原始浓度-最终浓度）}$$

单位时间从血液中去除或稀释的指示剂越多，血流量就越高。为了测定的准确性，指示剂必须与血液充分混合，并且不存在漏检的流入或流出指示剂。通常人体的心排血量是约每平方米体表面积（3.5±0.7）L/min。

（1）直接 Fick 原理

①肺血流量（Qp）：这种方法用氧气消耗计算心排血量。吸气时肺消耗氧气（这是测量曲线，相当于肺血流量）。吸气时，

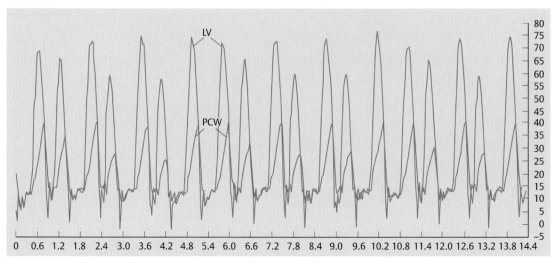

图 8.18　严重二尖瓣关闭不全典型压力曲线。同时测量左心室（LV）压力和肺毛细血管楔压（PCW）

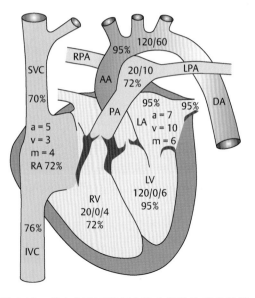

图 8.19　成人心脏正常压力和血氧饱和度参考值

注：SVC. 上腔静脉；IVC. 下腔静脉；RA. 右心房；LA. 左心房；RV. 右心室；LV. 左心室；PA. 肺动脉；AA. 升主动脉；DA. 降主动脉；RPA. 右肺动脉；LPA. 左肺动脉；a. 心房收缩压；v. 心室充盈波压；m. 平均压

吸入的一部分氧气供给肺静脉，这个过程叫作吸氧或氧耗（V·O$_2$）。静脉血中的氧含量称为混合静脉血氧含量（MVO$_2$），以 ml O$_2$/100ml 血液表示。流经肺部后肺静脉中较高的氧含量被称为肺静脉血氧含量（PVO$_2$），也以 ml O$_2$/100ml 血液表示。这

清楚地表明，每100ml的血流经肺部，在通过肺部时，通常每升血液的氧含量在 PVO$_2$ 和 MVO$_2$ 之间会出现 25 ～ 50ml 的差异。如果在吸气时肺部消耗的氧气量是已知的（V·O$_2$），就可以计算出肺血流量（Qp）。

$$Q_p(L/min/m^2) = \frac{V \cdot O_2(ml/min)}{PVO_2 \cdot MVO_2/100ml\ 血液} \times 10$$

将 100ml 乘以 10，将其转换成 1L，这样心排血量就可以用 L/min 来表示。

②体循环血流量（Qs）：由于血流是连续的，肺血流量（Qp）等于体循环血流量（Qs）。如果没有体循环静脉血加入，那么肺静脉血氧含量（PVO$_2$）则等于动脉血氧含量（SAO$_2$），不应与氧饱和度 SaO$_2$ 相混淆。因此，下面的公式可用于计算体循环血流量 Qs。

$$Q_s(L/min/m^2) = \frac{V \cdot O_2(ml/min)}{SAO_2 \cdot MVO_2/100ml\ 血液} \times 10$$

③耗氧量（V·O$_2$）：然而，计算耗氧量（V·O$_2$）在技术上是困难的。以前，呼吸气囊便用于此目的。也可在呼吸机中使用测量仪器，但需要插管和麻醉。在常规检查中，使用标准表格显示耗氧量（V·O$_2$）

与身高和体重的关系，成人的耗氧量通常在 200 ～ 250ml/min。下面的公式也可以用来估算耗氧量：耗氧量（$V \cdot O_2$）= BSA（m^2）× 150ml/min，其中 BSA 是体表面积。

④混合静脉血氧含量（MVO_2）：混合静脉血氧含量（MVO_2）也很难测量。根据定义，肺动脉中的氧含量称为混合静脉血氧含量（MVO_2）。要测量它，必须用导管探测肺动脉并在那里采血。使用靠近心脏的其他大静脉——如上腔静脉（$SVCO_2$）或下腔静脉（$IVCO_2$）——血中的含氧量存在误差，因为来自不同支流的各个血流具有不同的饱和度。然而，上腔静脉血氧含量接近混合静脉血氧含量。因此，一些中心使用这种含氧量作为 MVO_2。以下公式通常用于计算混合静脉血氧含量。

$$MVO_2 = \frac{3 \times SVCO_2 + 1 \times IVCO_2}{4}$$

（2）指示剂稀释方法

①经典的指示剂稀释方法：将已知浓度的指示剂注入血流来检测的方法在 100 多年前已被熟知。按规定时间间隔，沿血流方向定时测量指示剂（C）的浓度。

$$Q\ (L/min) = \frac{注入的指示剂的量}{平均指示剂浓度（mg/L）\times t\ (min)} \times 60$$

附记

2006 年，Driscoll 用一列满载着煤块通过肺部的货运列车打比方，对 Fick 原理做了简单的解释。煤块代表氧气，火车代表血液流动，每节车厢代表一定量的血红蛋白。为了计算列车 [心排血量（L/min）] 的速度（车厢 / 分钟），我们应该知道每分钟可装载在列车上的煤块总数（摄氧量），一节车厢可运载的煤块数（携氧能力），列车通过肺部前的煤块数量（混合静脉血氧含量），以及列车通过肺部后的煤块数量（动脉血氧含量）。还必须知道是否有任何煤块在肺部卸下。示例计算如图 8.20。

$$或 \frac{注入指示剂的量}{平均指示剂浓度（mg/L）\times t\ (s)}$$

心排血量越大，指示剂浓度下降的速度就越快。常用指示剂有美蓝和伊文氏蓝，以及吲哚氰绿和锂。指示剂法的优点是测量速度快、可半自动生成测量值以及与机械通气参数无关。缺点是当有分流或有显著的右心瓣膜关闭不全时测量不准确。

②热稀释法：该方法也是一种指示剂稀释法，以注入物质的温度和体积作为指示剂。经典的例子是全球常规使用的 Swan-Ganz 导管。一定量的冷物质（5ml 或 10ml

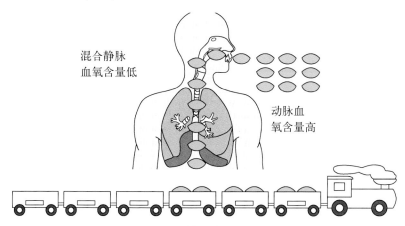

混合静脉血氧含量低

动脉血氧含量高

图 8.20　Fick 原理的示意图（Driscoll，2006）

注：每分钟将 10 块煤装上火车（煤耗 = 耗氧量）。每节车厢装载 2 块煤（载煤量 = 载氧量）。在通过肺部之前，每辆车没有煤块（混合静脉氧含量）；通过肺部之后，它们有 2 块（动脉氧含量）。因此，列车以每分钟 5 节车厢的速度行驶（心输出量单位为 L/min）

0.9% NaCl 或 5% 葡萄糖，温度 4℃）通过导管快速注入右心房，并随时间的变化测量肺动脉内的温度分布。心排血量计算如下。

$$Q = CO（心排血量）$$
$$= \frac{(Tb - Ti) \times V \times 60 \times 1.08 \times 0.825}{D6\,(t)\,dt}$$

在这个公式中，"$D6\,(t)\,dt$"表示随时间而变化的温度曲线下的面积，而 Tb 是体温，Ti 是注射剂的温度。V 代表注射的容量，乘以 60 从秒转换为分钟。1.08 是热系数的修正系数，0.825 是注射瞬间热损失的修正系数。这个公式通常是由计算机自动生成的。心排血量高时，温度快速发生大的变化，但很快下降。心排血量低时，温度变化缓慢，且仅有轻微变化。

3. 分流计算　最常见测量分流的方法是血氧测定法。在这种方法中，测量从心脏或血管的某一段采集血样的氧含量。一段血管的氧含量不恒定，有 1%~5% 的变化。应用 Fick 原理，利用混合静脉血氧含量（MVO$_2$）、肺静脉氧含量（PVO$_2$）、肺动脉氧含量（PAO$_2$）、全身动脉血氧含量（SAO$_2$），用以下公式计算分流量。

$$血流量\,Q\,(L/min/m^2) = \frac{氧耗量\,V \cdot O_2\,(L/min)}{D6\,(t)\,dt}$$

$$肺循环血流量 = \frac{氧耗量}{PVO_2 - PAO_2/ml\,O_2/L\,血液}$$

$$体循环血流量 = \frac{氧耗量}{SAO_2 - MVO_2/ml\,O_2/L\,血液}$$

$$有效肺循环血流量 = \frac{氧耗量}{PVO_2 - MVO_2/ml\,O_2/L\,血液}$$

有效的肺血流（Q$_{ep}$）相当于静脉未氧合的血，在流经肺部时吸收氧气，然后回流到心脏。如果没有循环分流，3 种血流量都相同，即 Q$_p$ = Q$_s$ = Q$_{ep}$。在从左向右分流中，Q$_s$ 等于 Q$_{ep}$，但 Q$_p$ 升高。在从右向左分流中，Q$_p$ 等于 Q$_{ep}$，但 Q$_s$ 升高，实际上，通常测

量的是氧饱和度而不是氧含量。

然而，为了获得准确的数值，应该使用氧含量来代替氧饱和度。氧含量包括饱和度，即与血红蛋白结合的氧的量，以及物理溶解的氧。由于 1g 血红蛋白（Hb）可结合 1.34 ml 氧，因此氧含量（ml/L）= 氧饱和度（%）× 血红蛋白（g/dl）× 1.34 × 10。

血红蛋白浓度乘以 10 再转换为 g/L。在室内自主呼吸的患儿或在 0.3 以下的 FiO$_2$ 中，氧含量可以忽略，在这种情况下，确定氧饱和度就足够进行计算了。如果患儿有机械通气或吸氧，应考虑氧含量，以得到更准确的计算。

（1）右向左分流（R-L 分流）：右向左分流以低饱和度为标志。病因可以是肺前（如法洛四联症）、肺内（静脉畸形）或肺后（无顶冠状静脉窦）。饱和度越低，右向左分流越大。分流量计算如下：

Q$_p$（L/min）= Qe$_p$（L/min）+ 右向左分流量

或：右向左分流量 = Q$_p$（L/min）- Qe$_p$（L/min）

（2）左向右分流（R-L 分流）：在从左向右分流中，额外的氧合血液到达肺循环，饱和度增加（如房间隔缺损、室间隔缺损和动脉导管未闭）。分流越大，肺动脉内的饱和度（或饱和度增加）就越高，因此，左向右分流量的准确计算也可以采用同样的方法。

Q$_p$（L/min）= Q$_{ep}$（L/min）+ 左向右分流量

或：左向右分流量 = Q$_p$（L/min）- Qe$_p$（L/min）

这种额外的分流量通常以体循环分流的百分比表示，因此左向右分流量：

$$分流量（\%）= \frac{Q_p（L/min）- Qe_p（L/min）}{Q_p（L/min）} \times 100$$

4. 流量状态　在小儿心脏病学中，绝对值可以通过心导管实验室的许多程序来计算，但是这些值在临床实践中的意义不

大。根据正常心排血量可以确定相对流量状态（无论这意味着什么）。对于左向右分流量，通过肺的额外血流量与体循环心输出量相比可以测量。这表示为再循环的程度，为 2 : 1 或 3 : 1。对于右向左分流，与体循环血流量相比肺血流量减少，例如 0.7 : 1。这些计算可以在精确测量耗氧量或含氧量的情况下进行。为了计算肺血流量（Q_p）和体循环血流量（Q_s）之间的比率，必须计算 Q_p 和 Q_s 的流量比：

$$流量比 = \frac{Q_p}{Q_s}$$

如果我们现在用上述方程来代替 Q_p 和 Q_s，我们得到：

$$分流量\ Q_p/Q_s\ (L/min) = \frac{SAO_2 - MVO_2}{PVO_2 - PAO_2}$$

大部分的心脏缺损都可以用这种方式充分描述，因此分流比通常表示为 Q_p/Q_s。分流比大于 1.5 : 1 是手术指征。

然而，为了更准确地计算长期分流缺陷导致的肺动脉高压相关肺血管阻力的血流量和阻力，必须使用氧含量进行计算（参见第 21 章）。

5. 阻力计算　血管阻力可以根据先前测量确定的压力和流量值计算。为此，根据欧姆定律：

$$阻力\ [mmHg/(L \cdot min)] = \frac{平均压力损失(mmHg)}{血流量(L/min)}$$

在这种情况下，可根据平均动脉压（MAP）、中心静脉压（CVP）和体循环血流量（Q_s）计算体循环血管阻力（R_s）：

$$体循环血管阻力\ R_s\ [mmHg/(L \cdot min)] = \frac{MAD - CVP\ (mmHg)}{Q_s\ (L/min)}$$

以此类推，可以根据肺动脉压（PAP）、肺静脉压（PVP）和肺血流量（Q_p）来确定肺血管阻力（R_p）。也可以用楔压（PCW）或左房压（LAP）代替肺静脉压（PVP）。

$$肺血管阻力\ R_p\ [mmHg/(L \cdot min)] = \frac{PAP - PVP\ (mmHg)}{Q_p\ (L/min)}$$

阻力单位为 mmHg/（L·min）。该单位通常也称为 Wood 单位。在儿童中，阻力通常与体表有关而与体表面积相乘 [Wood 单位 × 体表面积（m^2）]。肺血管阻力约为体循环血管阻力的 1/10。

在分流计算中，阻力值通常表示为相对阻力，即肺阻力（R_p）与体循环阻力（R_s）的比值。正常肺血管阻力最多为体循环血管阻力的 0.2 倍（R_p/R_s=0.2 : 1）。为了计算相对阻力，确定了 R_p 和 R_s 的比值：

$$相对阻力 = \frac{R_p}{R_s}$$

如果我们现在用以上方程代替 R_p 和 R_s，我们得到：

$$相对阻力\ R_p/R_s = \frac{PAP - LAP}{MAD - CVP} \times \frac{Q_s}{Q_p}$$

在此公式中，楔压也可用来代替左房压。

6. 心导管检查的适应证　表 8.1 列出了

表 8.1　诊断性心导管检查术评估最常见的心脏缺陷

心脏缺陷	诊断问题
房间隔缺损	肺动脉压、分流比、肺静脉异位连接的排除
静脉窦缺陷	肺动脉压、分流比、肺静脉异位连接的排除
室间隔缺损	肺动脉压、分流比
房室间隔缺损	肺动脉压、分流比、房室瓣关闭不全、伴发育不良
动脉导管未闭	肺动脉压

续表

心脏缺陷	诊断问题
肺静脉异位连接	分流比、肺动脉压
腔静脉畸形	术前探明解剖结构
法洛四联症	冠状动脉的解剖、肺动脉瓣的直径、肺动脉环的 Nakata 和 McGoon 指数、右室流出道解剖结构
无 VSD 的肺动脉闭锁	心肌窦、肺血管床
伴 VSD 的肺动脉闭锁	肺血管、大的主 - 肺动脉侧支动脉
右室双出口	冠状动脉畸形
大血管转位	冠状动脉解剖
switch 术后错位	冠状动脉狭窄
Mustard/Senning 术后大动脉转位	血流动力学、肺动脉压、心房或静脉狭窄
Bland–White–Garland 综合征（左冠状动脉起源于肺动脉）	冠状动脉畸形的检测和排除
二尖瓣狭窄	肺动脉压、心排血量、压力试验
二尖瓣关闭不全	肺动脉压、血流动力学
主动脉瓣狭窄	压力梯度、冠心病的可能性
主动脉瓣关闭不全	左心室功能、冠心病的可能性
肺动脉瓣狭窄	压力梯度、周围血管解剖
肺动脉瓣关闭不全	右心室以及周围肺血管的功能
主动脉缩窄	主动脉弓解剖、压力梯度
先天性单心室	非常罕见，解剖不明
上腔静脉 - 肺动脉吻合术前的单心室	肺血管解剖、肺动脉压
上腔静脉 - 肺动脉吻合术后的单心室	肺血管解剖、瘘
Fontan 术后的单心室	压力比、瘘、血管解剖（狭窄）
成人冠心病，如 40 岁以上	冠状动脉的解剖 / 病理学
川崎综合征	冠状动脉的解剖，其他血管的状态
Willams-Buren 综合征	肺血管、动脉
21 三体综合征	肺高压
Alagille 综合征	肺灌注
心肌炎，心肌病	心排血量、肺动脉压、活检
心脏移植	心排血量、冠状动脉、活检

最常见的心脏缺损和可能的心导管检查适应证。然而，在大多数情况下，主要在新生儿和婴儿中，治疗可以在诊断性心导管检查术前开始。手术前应与外科医生密切协商以确定适应证。

（王 晶 严金辉 译）

第9章 电生理学

一、概述

电生理检查（EPS）是一种有创性检测方法，通过导管电极记录心内电位。它与心导管技术类似，需通过塞丁格技术将电极插入心脏。EPS可记录心脏电兴奋扩散的详细图像，并精确测量心脏内电信号传导速度及不应期时间。另外，检查期间通过诱发心律失常可研究心律紊乱（如辅助传导通路）的潜在病理机制。

EPS除了诊断作用外，还可通过消融导管破坏或纠正心律失常发生相关的形态学改变，有效治疗心律失常。

二、适应证

EPS的适应证根据个体情况而定，主要取决于原发心律失常类型，儿童年龄、症状、治疗方式，以及结构性心脏病种类等。

对于儿童而言，EPS最常被用来评估室上性心动过速，通常使用导管消融。其他应用指征包括侵入性诊断试验，无法明确诊断的原因不明的心搏骤停。

> **注**
>
> 在确定儿童EPS适应证时，必须注意，对于体重小于15kg的儿童，检查和消融的并发症发生率要比大龄儿童高得多。

三、步骤

EPS一般在完全镇静下进行，若需进行消融，因操作时间较长，通常需行全身麻醉。经电生理学医生会诊确保患儿可耐受的情况下检查，检查前应停用抗心律失常药物，停用时间一般为药物的5个半衰期。

检查时，首选股静脉为电极导管主要入径，但此入径一般较难到达冠状静脉窦，因此在评估室上性心动过速时，必须选择上身静脉进入（左侧贵要静脉、右侧颈内静脉或左锁骨下静脉）。如需进一步检查左心室或二尖瓣环区域（如左侧异常通路），则需行股动脉穿刺，将导管逆行置入左心室。检查左心房时，若卵圆孔闭合且无房间隔缺损，导丝须穿过房间隔从右心房进入左心房（房间隔穿刺）。

导管电极通常在荧光透视引导下定位，一般使用多极导管，且导管尖端电极间隔2～5mm。

（一）导管位置

对于EPS，通常有4个标准电极位置（图9.1）。

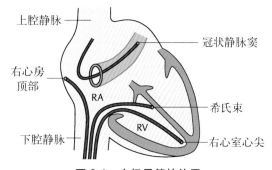

图9.1　电极导管的位置
注：RA. 右心房；RV. 右心室

- 右心房顶部（HRA）
- 希氏束（HB）
- 右心室心尖（RVA）
- 冠状静脉窦（CS）

1. 右心房顶部（HRA）　将电极导管

定位在上腔静脉和右心房交界处，测量窦房结区域电位。有时导管会进入右心耳。HRA 电位是心内导联中最早被记录的电位。也可通过导管对右心房进行刺激。

2. 希氏束（HB） 先将导管送入右心室，然后向右心房撤回，直到同时出现心室及心房信号，表明导管已定位于希氏束区域。通过略微旋转导管，希氏束电位可出现在心房和心室信号之间。

希氏束的心电图对于诊断房室传导阻滞和心律失常十分重要。早于希氏束前出现的信号起源于室上，晚于它的信号则来自心室。

3. 右心室心尖（RVA） 右心室导管一般置于右心室底部，较少置于右室流出道区域，一般只用于特殊的临床诊断。

4. 冠状静脉窦（CS） 冠状窦导管记录来自左心房以及左心室的信号，主要用于评估室上性心动过速，尤其对于异常通路型心律失常的具有重要诊断价值。

（二）心腔内 ECG 评估

1. 心房信号 通常情况下心腔内第一个出现的 ECG 信号来自右心房顶部导管，信号位于窦房结附近（图 9.2）。接着是希氏束导管记录的右下心房的信号，最后一个心房信号是从冠状静脉窦记录的左侧心房信号。如果有异位心房病灶或室上性心动过速，信号的顺序将会出现变化，主要取决于心律失常的起源和兴奋传导的速度。

2. 房室及希氏束传导 房室传导由 AH 间期决定。AH 间期从心房去极化开始（A）延伸到希氏束电位（H）初始。儿童的 AH 间期通常为 50～120ms（表 9.1）。

在希氏-浦肯野系统中，传导通过从希氏束导管记录的 HV 间期反映出来。儿童的正常值为 25～50ms（表 9.1）。例如，HV 间期缩短可导致异常传导路径发生。

3. 心室信号 基于 3 个导管位置可描述了到心室的信号传导。

（1）右心室心尖（RVA 导管）。

（2）右室流入道（希氏束导管的心室信号）。

（3）左心室底部（冠状静脉窦的心室信号）。

通常情况下，右心室导管信号在 ECG 的 QRS 波群后不久出现。右束支传导阻滞

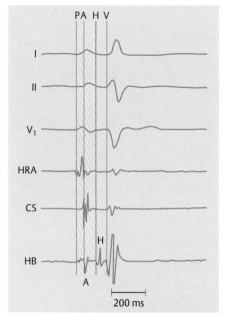

PA：体表心电图（ECG）上 P 波起始到希氏束电图心房去极化起始点 (A) 的时间间隔

AH：心房去极化（A）到希氏电位起始的时间间隔

HV：希氏电位起始到体表或心内心电图最早心室兴奋的时间间隔

图 9.2 体表心电图（I，II，V₁）和心内心电图（HRA、CS、HB）

表 9.1 儿童期主要电生理参数正常值
（来自 Pass RH 和 Walsh EP 2001）

参数	正常时间
AH 间隔	50 ～ 120ms
HV 间隔	25 ～ 50ms
RVA 激活	5 ～ 35ms
矫正窦房结恢复期	< 275ms
窦房结恢复期百分率	< 166%
文氏点	< 380ms
窦房结传导时间	< 200ms
心房有效不应期	170 ～ 250ms
房室结有效不应期	220 ～ 350ms
心室有效不应期	200 ～ 300ms

可延迟右心室导管的信号出现。如果存在异常传导通路，根据通路的不同，出现的第一个信号可能是来自希氏束导管或冠状静脉窦导管的心室电位。

4. 窦房结功能　通常通过测量窦房结恢复期来评估窦房结功能，HRA 导管以高于患儿静息心率的速率刺激右心房 30 ～ 60s。当刺激突然结束时，窦房结自身恢复工作前会有短暂停顿。停顿过长是窦房结功能障碍的征兆。窦房结恢复期通常以校正后的窦房结恢复期表示。计算方法为：校正的窦房结恢复期 = 最后一次刺激到第一个窦房活动之间的间隔 – 休息时两个正常窦性心律间期。

换句话说，窦房结恢复期也可以表示为静息时两次窦性搏动之间的正常间隔的百分比。

5. 房室结功能　通过文氏点评估房室结功能。当超过文氏点时，并非每个心房动作都传递到心室。先以固定频率刺激心房，然后减少两个刺激之间的时间 10ms，即连续增加刺激速度来确定文氏点。通常在文氏症状出现之前，青少年和成人两次刺激之间的间隔应该小于 380ms，频率超过 185 次 / 分。

房室结有效不应期通过刺激心房来测定，通常有 8 个刺激。施加超过患儿自身心率的刺激确保"电生理稳定性"。随后，提前 10ms 给一个额外的刺激，并以 10ms 的增量逐步递送。由于房室结的递减（延迟）传导，心房刺激和心室反应（AH 间期）之间的间隔延长。当耦合间隔足够短时，房室结传导停止。最后一次刺激和第一次无传导的刺激间的间隔被定义为房室结的有效不应期。儿童的有效不应期在 220 ～ 350ms。

心房肌的有效不应期可以通过同样的方法来确定。

6. 双房室结的生理　通过预定的心房刺激可以检测不同的 AH 传导间期。不同的传导间期是具有不同不应期的两个或更多个房室结通路的表现（双房室结）。

具有双房室结的患儿易发房室结折返性心动过速。如果可以在心内 ECG 中检测到"AH 间期跳跃性延长"，则表明存在双房室结。在额外刺激被缩短 10ms 之后，AH 间期（或 VA 间期）增加超过 50ms，证明存在双房室结。

7. 心室有效不应期　心室有效不应期的测定方法类似于心房心肌和房室结。通过右心室心尖导管以基本周期长度发送多个（通常为 8 个）心室刺激，再以 10ms 为增量缩短周期，当周期过短时，不再触发心室反应，此时即为心室有效不应期。此外，此方法也可用于检测是否存在从心室到心房的折返传导。

8. 程序化心房刺激　心房刺激不仅可以确定前文讨论的传导速度和不应期时长，而且还可通过药物触发等特定刺激诱发室上性心动过速（如使用间羟异丙肾上腺素）。当诱发室上性心律失常时，可以更准确地确定心律失常的类型、病理机制以及治疗方法。此外，可通过消融导管消除心律失常发生相关的形态学原因。

9. 程序化心室刺激 可以刺激心室的不同部位,通常是右心室底部,特殊情况下,也可在右室流出道或左心室中传递。除了确定心室不应期,并检测从心室到心房的折返传导之外,还可以尝试在不同位置使用不同周期长度的刺激诱导室性心律失常。通过此方式检测自发性室性心律失常的起源,还可以了解并消除心律失常发生相关的形态学原因。

10. 起搏标测 起搏标测的原理是通过在心房或心室不同的部位给予刺激,诱发心律失常与自发性心动过速进行比较,确定异位起搏点及病灶的解剖定位,需记录自发性心动过速期间的 12 导联心电图,以比较诱发的心律和它的区别。

11. 导管标测 在导管标测中,记录心内心电图以查看心动过速期间最早的激发位置,为此必须使用电生理检查诱发心动过速。计算机辅助导航系统和可视方法(如 LocaLisa、CARTO 图)通常用于精确描记。这些方法减少了透视时间并提高了患儿的安全性。

(三)消融治疗

原则上,可以通过介入导管消融术消除心律失常。有两种方法可供选择。

- 射频消融。
- 冷冻消融。

1. 射频消融 射频消融是这两种方法中较老的一种。在定位致心律失常的起源后,从消融导管的尖端发射高频电流,热量在心脏组织中传导,导致凝固性坏死,从而消除心律失常。

2. 冷冻消融 冷冻消融是一种较新的方法,通过冷冻技术导致组织坏死。该方法的优点在于它是一种"试验消融",该试验可预测消融效果,然后在 $-80℃\sim-75℃$ 的温度下进行不可逆的冷冻消融。该方法降低了医源性房室传导阻滞的风险,但复发率略高。

3. 并发症 消融、调节异常传导通路或双房室结传导最重要并发症是诱导房室传导阻滞。操作风险是心肌穿孔(心脏压塞),血栓栓塞和诱发致死性心律失常等。

各章节讨论了不同心律失常导管消融成功的适应证和前景,见表 9.2。

表 9.2 导管消融治疗儿童部分心律失常概述

心律失常	治疗原则	评价
异位房性心动过速(EAT)	异位心房病灶消融	复发率 20%～30%
多源性房性心动过速(MAT)	异位心房病灶消融	由于有多个病灶,比 EAT 成功率更低,手术更困难
典型的心房扑动	典型的心房扑动是由于电冲动在三尖瓣周围的逆时针旋转引起的。治疗原则是通过使用射频或冷冻消融在三尖瓣和下腔静脉之间(腔静脉窦峡部)切开一条线,中断冲动的传导	如果腔静脉窦峡部完全中断,则复发率＜10%
心房术后的心房内折返性心动过速(IART)(如 Mustard/ Senning 心房调转术、Fontan 术或其他造成心房瘢痕的手术)	折返电路由瘢痕、斑块或房室瓣的瓣环等引起。治疗原则是通过使用射频或冷冻消融做线性切开,中断电冲动的回路	使用先进的绘图方法,将复杂的电冲动的排列可视化,并行消融术,提高了成功的概率

续表

心律失常	治疗原则	评价
异常传导通路	使用体表心电图判断异常传导通路的部位，在电生理检查时精确描记，并行消融	
房室结折返性心动过速	由双房室结引起的心动过速伴有一条快通路和一条慢通路。治疗包括调节慢通路的传导	调节慢通路诱导房室传导阻滞的风险低于调节快通路的风险。与消融不同，在调节通路之后，仍然可以检测到房室结双重传导的特性。然而，复发的风险小于消融，因此调节通路通常是儿童的首选方法
室性心动过速	异位病灶消融	成功率取决于异位病灶的部位以及有无结构性心脏病

（王　寅　译）

第10章 紫　　绀

一、定义

紫绀是指皮肤及黏膜呈现青紫色改变的异常，发生于血红蛋白氧合不充分时。当皮肤静脉血中不饱和血红蛋白含量超过 4～5g/100ml，即可出现临床可见的紫绀症状。

紫绀程度与血液中不饱和（还原）血红蛋白的绝对含量相关。因此，贫血患儿纵使氧饱和度低，也可能由于血中血红蛋白含量不足而不发生肉眼可见的紫绀。而对于红细胞增多症患儿，由于其血红蛋白含量高，即使氧合不足的程度相对较轻，也容易出现明显紫绀。

二、分类

应区分中央型紫绀和外周型紫绀。

（一）中央型紫绀

中央型紫绀是动脉血氧饱和度低引起的紫绀，可能原因包括：心内右向左分流，肺内血液氧合不足等。极少情况下由血红蛋白结合氧能力降低导致（如高铁血红蛋白血症相关性紫绀）。

（二）外周型紫绀

外周型紫绀是指动脉血氧饱和度正常情况下，由于血氧摄取增加导致的紫绀。外周型紫绀多见于心力衰竭导致心输出量显著减少的患儿，常伴有皮温明显降低的表现。局部外周型紫绀的另一个原因是局部灌注不足或静脉回流受阻，如血栓形成，静脉充血，或外周血流量受限时出现的紫绀。低温导致血管收缩加剧也可引起氧摄取增加引发外周型紫绀（如寒冷时出现青紫色嘴唇）。

三、诊断

（一）症状

主要症状为皮肤和黏膜青紫色改变，以指甲、嘴唇、耳垂和口腔黏膜最为明显。临床上，中央型和外周型紫绀症状区别如下。

1. **中央型紫绀**　舌发绀，黏膜呈深红色，患儿皮肤温暖。

2. **外周型紫绀**　舌不发绀。由心排血量减少引起的外周型紫绀，患儿皮肤温度降低。

3. **静脉回流障碍**（血栓形成或静脉充血）导致局部组织肿胀。

（二）氧饱和度

中央型紫绀，动脉血氧饱和度降低。外周型紫绀，动脉血氧饱和度正常，但由于氧摄取增加，混合静脉血氧饱和度降低。

（三）吸氧试验

吸氧试验可用于区分心源性和肺源性紫绀。紫绀患儿吸入纯氧数分钟后，肺源性紫绀者症状可明显减轻或消失，氧饱和度相应升高。心源性紫绀者由于心内右向左分流不会因给氧而缓解，其氧饱和度不变。

（四）超声心动图

紫绀型心脏畸形一般都可经由超声心动图确诊，因此超声心动图是紫绀患儿必需的检查。

（五）鉴别诊断

最常见的紫绀型心脏畸形：
1. 大动脉转位。

2. 法洛四联症类畸形

(1) 法洛四联症。

(2) 肺动脉闭锁伴室间隔缺损。

(3) 室间隔完整型肺动脉闭锁。

(4) "右室双出口"。

3. 单心室类

(1) 三尖瓣闭锁。

(2) 单心室。

(3) 左心发育不良综合征。

4. 三尖瓣下移畸形。

5. 完全性肺静脉异位连接。

6. 共同动脉干。

紫绀最常见的鉴别诊断总结见表 10.1。

四、并发症

慢性紫绀长期作用下患儿会出现典型

> **注**
>
> 口周紫绀或肢端紫绀是儿科心脏病诊所患儿就诊最常见的原因之一。如果可以排除心输出量减少（心力衰竭，休克），紫绀可能是无害症状，是由血管收缩或暂时性低血压导致毛细血管床血流缓慢、氧摄取量增加而发生的。口周紫绀在肤色较浅的儿童尤为明显。

并发症。

(一) 红细胞增多症

动脉氧含量降低可导致肾脏释放更多的促红细胞生成素，刺激骨髓增加红细胞生成。这可提高血液氧结合能力，使更多的氧气被肺内血液携带以供身体组织使用。然而，当血细胞比容超过 65% 时，血液黏稠度明显增加，会对外周血流产生不利影

表 10.1 儿童紫绀常见原因

中央型紫绀
肺泡通气减少：
● 呼吸暂停（早产、窒息、惊厥和中枢神经系统损害）
● 呼吸动力不足
● 气道阻塞（后鼻孔闭锁、气管狭窄、Pierre Robin 序列征、支气管哮喘、喉气管支气管炎和异物吸入）
● 肺实质性疾病（肺炎、急性呼吸综合征、胎粪吸入和肺畸形）
● 限制性肺病（气胸、胸腔积液、膈疝和严重胸廓畸形）
● 通气/灌注不匹配
● 呼吸肌无力，呼吸调节障碍（肌病 Ondine 综合征）
右向左分流：
● 心内右向左分流（紫绀型心脏畸形）
● 肺内分流
● 肺高压导致右向左分流（新生儿持续性肺高压，艾森门格综合征）
外周型紫绀
● 休克，脓毒血症
● 心脏衰竭
● 低温
● 孤立性口周紫绀和肢端紫绀
● 低心排血量
高铁血红蛋白血症
● 先天性高铁血红蛋白血
● 毒素（如硝酸盐、亚硝酸盐、胺）

响。由于红细胞增多，紫绀病人的铁需求量增加，此时患儿发生的贫血则为小红细胞性贫血，其流变性能不利于外周血流。因此，补铁治疗对多数慢性紫绀患儿有益。

> **注**
>
> 具有正常和年龄相当血红蛋白水平的紫绀患儿属于相对性贫血。

（二）杵状指（槌状指和玻璃样指甲）

慢性中央型紫绀导致手指和足趾远端趾骨、指（趾）甲发生特征性的营养变化。手指和足趾远侧指骨像鼓槌一样变宽变厚，指甲凸起（图 10.1）。

（三）出血倾向

慢性紫绀患儿常有出血倾向，多由于其伴发的血小板减少症和血小板聚集异常，偶尔可由于纤维蛋白原或凝血因子 V，凝血因子Ⅷ水平降低。

（四）脑脓肿

慢性紫绀患儿容易发生脑脓肿。血液黏稠度降低可能导致腔隙性脑梗死，继发细菌定植。静脉血通过心内右向左分流，避开了肺毛细血管床的过滤直接进入脑组

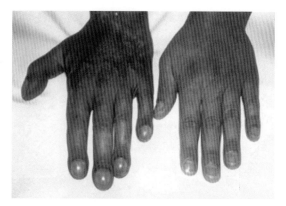

图 10.1　慢性紫绀患儿杵状指改变（槌状指及表玻璃样指甲，左），与正常人对比（右）。

织，可能促进了细菌的定植。

> **注**
>
> 在紫绀症患儿中，"发热、头痛和局灶性神经系统症状"症候群常提示脑脓肿可能。发绀患儿中窦静脉血栓形成也较为常见。

（五）高尿酸血症

慢性紫绀患儿由于红细胞增多导致细胞更替增加，常出现高尿酸血症或痛风。

（胡行健　译）

第 11 章 心 脏 杂 音

心脏杂音通常是先天性或获得性心脏病最有意义的症状，但在约 50% 的儿童中，心脏杂音是一种生理现象。

一、分类

心脏杂音分为器质性、功能性和生理性杂音。在儿童中听到的大多数心脏杂音是无害的功能性杂音或生理性杂音。然而，在闻及心脏杂音后必须全面评估器质性原因。

（一）器质性杂音

器质性心脏杂音是由先天性或获得性心脏畸形引起的，如瓣膜狭窄或关闭不全，或者是病理分流。

（二）功能性杂音

功能性心脏杂音是由心外疾病导致血液流动或黏度变化引起的。例如，发热、严重贫血或甲状腺功能亢进等。

（三）生理性杂音

生理性心脏杂音是无害的，经常发生在儿童（特别是年幼的儿童），并不是病理性的。最重要的生理性杂音见表 11.1 和图 11.1。

表 11.1　闻及心脏杂音后应进行的问诊

问　题	意　义
家族史	
家族成员是否有先天性心脏病患儿？	增加遗传的风险
妊娠及围产期病史	
在妊娠期是否感染？（如风疹病毒）	增加先天性心脏畸形（如肺动脉狭窄、PDA）的风险
母亲在妊娠期间是否服用药物或过量饮酒？	增加先天性心脏畸形的风险（如服用锂盐会导致三尖瓣下移畸形）
母亲在妊娠期间是否患有糖尿病且血糖控制不佳？	增加先天性心脏畸形的风险（如梗阻性肥厚型心肌病、VSD 或 TGA 等）
是早产吗？	增加 PDA 的风险
个人史	
有无发育不良、进食困难、出汗增多、呼吸急促、体力下降或脸色苍白的体征？	心力衰竭的体征（如大的 VSD 或左心梗阻等与分流相关的心脏畸形）
是否有紫绀？	伴有从右向左分流，或引起肺灌注减少，或主肺动脉并行循环的先天性心脏畸形；例如，肺动脉闭锁、法洛四联症、三尖瓣闭锁或 TGA
是否经常有呼吸道感染？	先天性心脏畸形引起肺灌注增加的体征（ASD、VSD 或 PDA）
患者是否有晕厥或晕厥先兆（特别是与用力有关）	较大儿童或青少年左心梗阻的典型体征（如主动脉狭窄、梗阻性肥厚型心肌病）

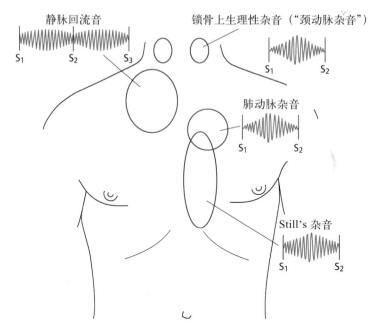

图 11.1　常见的生理性心脏杂音的位置和特点（Driscoll DJ，2006 年）

二、新生儿和婴幼儿心脏杂音的特点

生理性杂音和功能性杂音在较大的儿童中最常见，但器质性杂音提示先天性心脏畸形在新生儿和婴幼儿中更常见。因此，如果新生儿或婴幼儿出现杂音，应立即由儿科心脏病专家进行检查。

（一）伴随症状

除杂音外的其他症状对鉴别诊断尤为重要。

1. 紫绀　肺灌注减少、从右向左分流或体 - 肺并行循环的主要症状。

2. 心力衰竭　过多的肺血流量（如由左向右分流）或严重的左心阻塞可导致心力衰竭（主要症状为呼吸急促、心动过速、肝大、苍白、发育不良、喂养困难和出汗增多）。

（二）典型的听诊表现

表 11.2 和表 11.3 列出了在新生儿和小婴儿典型的心脏畸形中可能引起的心脏杂音和伴随症状。为了鉴别诊断，先天性心脏畸形分紫绀型和心力衰竭型。

在较大的患儿中常见的先天性心脏病的典型杂音和特征性体征被列在表 11.2 和表 11.3 中。

（三）无杂音的先天性心脏病

值得注意的是，部分先心病患儿在出生后几天里，肺动脉压力仍然较高，此时无明显杂音。例如，室间隔缺损直到肺阻力血管压力下降，左心室和右心室出现压力梯度并产生分流后才出现杂音。

再举一个复杂先心病的例子，没有伴随其他心脏畸形或左心发育不良综合征的孤立型右侧大动脉转位也不一定有典型的杂音。在严重心力衰竭的先心病中，可能也没有典型的杂音。因为这些病例中，心排血量不足以产生心脏杂音。

一般情况下，新生儿动脉导管未闭（PDA）仅伴收缩期杂音，典型的连续性机械样心脏全期杂音直到肺动脉血管压力下降后才出现，此时主动脉的收缩压和舒张压均大于肺动脉的压力。

表 11.2　在新生儿及小婴儿中大多数紫绀型心脏畸形最常见的典型听诊表现及其他特征性表现

诊断	心脏杂音	杂音听诊最强点 / 辐射范围	其他特征性表现
单纯右旋大动脉转位	无心脏杂音，可能有 1/6 ～ 2/6 级收缩期杂音	胸骨左缘第 2 肋间隙	正常心脏大小，胸部 X 线显示上纵隔狭窄（蛋形心影）
重度肺动脉狭窄	2/6 ～ 3/6 级收缩期杂音	胸骨左缘第 2 肋间隙，辐射到背部	有肺血管纹理减少
肺动脉闭锁伴 / 不伴 VSD	2/6 ～ 3/6 级收缩期杂音	胸骨左缘第 2 肋间隙	肺血管纹理减少
法洛四联症	2/6 ～ 3/6 级收缩期杂音	胸骨左缘第 2 肋间隙，辐射到背部	肺血管纹理减少，通常只在婴儿期的早期出现青紫发作
完全性肺静脉异位引流	1/6 ～ 2/6 级收缩期杂音或无指示性心脏杂音	胸骨左缘第 2 肋间隙	明显的心力衰竭体征；无肺静脉阻塞时，仅有轻度紫绀，肺血管纹理明显增多，心脏增大；伴肺静脉阻塞时，出现肺充血和紫绀
共同动脉干	2/6 ～ 3/6 级收缩期杂音，附加（弱）舒张期杂音伴动脉干瓣关闭不全	胸骨左缘第 3 肋间隙	心力衰竭体征，因为肺再循环通常只有轻微的紫绀

注意

器质性心脏杂音多见于新生儿和小婴儿，而功能性和生理性心脏杂音多见于较大的儿童。然而，可能在患有严重先天性心脏病的新生儿中，也听不到典型的杂音。

三、诊断措施

（一）病史

在检查心脏杂音时需要注意的重要病史见表 11.1。

（二）查体

应注意心力衰竭的临床体征（呼吸急促、肝大、面色苍白等）以及综合征的体征和症状。与先天性心脏畸形相关的最常见的综合征包括 21、13、18 三体综合征和先天性卵巢发育不良综合征（主要症状为女婴手足后侧水肿）或 Noonan 综合征。

为了排除主动脉缩窄，所有出现心脏杂音的儿童都应触诊双下肢足背动脉搏动，并测量上、下肢血压，同时测量血氧饱和度以避免漏诊差异性紫绀。在触诊过程中，应注意胸腔的震颤，确定心脏杂音的强度 ≥ 4/6。

（三）听诊

心脏听诊在第 1 章有详细描述。心音的评估为心脏杂音的鉴别诊断提供了重要的信息。例如，明显响亮的第二心音是肺动脉高压的信号。与呼吸相关的第二心音分裂在儿童中是生理现象。因肺血容量增多（如大的房间隔缺损）造成肺动脉瓣一直在主动脉瓣关闭后才关闭，产生第二心音固定分裂。典型的听诊结果见表 11.2 和表 11.3。

注意

生理性或功能性心脏杂音几乎从未超过 3/6 级。如果能触诊到心前区震颤，心脏杂音就是病理性的。心脏舒张期杂音通常是病理性的。

表 11.3　在新生儿及小婴儿中导致心力衰竭的先天性心脏畸形的典型听诊表现及其他特征性表现

诊断	心脏杂音	杂音听诊最强点 / 范围	其他特征性表现
左心发育不良综合征 / 重度主动脉瓣狭窄	可能产生 1/6 ～ 3/6 级收缩期杂音	胸骨左缘第 2、3 肋间和（或）胸骨右缘第 2、3 肋间隙	胸部 X 线提示心脏增大、肺充血，脓毒样症状，脉搏弱
重度主动脉缩窄 / 主动脉弓离断	1/6 ～ 2/6 级收缩期杂音	胸骨左缘第 2 肋间	下肢脉搏减弱，心功能失代偿后出现心力衰竭
三尖瓣闭锁	2/6 ～ 3/6 级收缩期杂音	胸骨左缘第 3 肋间（室间隔缺损）胸骨左缘第 2 肋间（肺动脉狭窄）	轻度发绀，肺血流量过多，心肌梗死，心电图明显的电轴左偏
大的室间隔缺损	1/6 ～ 3/6 级收缩期杂音，肺动脉高压者伴第二心音亢进	胸骨左缘第 3 肋间	心力衰竭伴肺阻力下降
完全性房室间隔缺损	2/6 ～ 3/6 级收缩期杂音伴第二心音亢进	胸骨左缘第 3 肋间	心电图中有明显的电轴左偏，与 21 三体综合征有关
粗大的动脉导管未闭	2/6 ～ 4/6 级收缩期杂音，新生儿一般无典型的收缩、舒张期机械样杂音	胸骨左缘第 2 肋间	水冲脉，早产儿常出现肺血流量过多
共同动脉干	2/6 ～ 3/6 级收缩期杂音，额外的（弱的）舒张期杂音伴动脉干瓣膜关闭不全	胸骨左缘第 3 肋间	肺血流量过多，轻度紫绀
完全性肺静脉异位引流	1/6 ～ 2/6 级收缩期杂音或无指示性心脏杂音	胸骨左缘第 2 肋间	无肺静脉阻塞时，仅有轻微紫绀，肺血管纹理明显增多，心脏增大；伴有肺静脉阻塞时，出现肺充血和紫绀
三尖瓣下移畸形 / 三尖瓣重度关闭不全	3/6 ～ 4/6 级收缩期杂音	胸骨左缘第 3、4 肋间	紫绀，肺灌注减少，肝大明显

（四）心音图

直到几年前，一般都是通过心音来记录心脏杂音，这有助于区分杂音在心脏周期所处的阶段。然而，随着超声心动图变得越来越重要，在常规检查中很少用到心音图。

（五）心电图

心电图可以发现一些心脏畸形。例如，与房室间隔缺损相关的电轴左偏。如果电轴左偏明显，需与三尖瓣闭锁相鉴别。

（六）胸部 X 线

胸部 X 线主要用于评估心脏的大小、特定心腔或血管的扩张，以及肺血管纹理。也可以用于鉴别，特别是当出现复杂的内脏异位时，应注意胃内气泡的位置。

（七）超声心动图

超声心动图是心脏杂音的首选诊断方法。有经验的医务人员通过超声心动图几乎可以诊断或排除所有的先天性或获得性心脏畸形。

（史　峰　译）

第12章 胸　　痛

一、概述

（一）流行病学

胸痛常见于 12 ～ 14 岁的儿童及青少年，男孩与女孩的发生率相同。胸痛在成年人中是一些严重疾病（如心肌梗死、肺栓塞等）的典型症状，因此儿童的胸痛也常被认为有生命危险，从而加重大家的焦虑。事实上儿童和青少年的胸痛极少是心源性胸痛。

（二）病因

大部分儿童及青少年的胸痛为特发性胸痛。常见的病因为肌肉、骨骼系统或肺部疾病，其中仅 1% ～ 3% 为心源性胸痛。功能性胸痛多见于 12 岁以上的儿童。

胸痛也可来源于食管、胃和胆囊。儿童及青少年中最常见的胸痛病因见表12.1。

心源性胸痛在儿童及青少年中少见。当胸痛发作伴随其他心脏疾病症状，如晕厥或心悸时，诊断心源性胸痛的可能性增高。

儿童及青少年中重要的心源性胸痛病因见表12.2。

表 12.1　儿童及青少年胸痛常见原因

病因	特征性表现
肌肉、骨骼系统	
胸廓肌肉过度牵拉（肌肉强直，如负重运动或咳嗽）、创伤或肌肉拉伤	病史，局部触痛
肋软骨炎	单侧肋胸骨关节、肋软骨关节反复压痛，深呼吸及用力可加重疼痛，可持续数月；无害性疾病，无须特殊治疗
Tietze 综合征	肋胸骨关节肿胀，常累及上部肋骨
肺部疾病	
支气管哮喘	呼吸困难，胸骨后疼痛；听诊呼气期延长，喘鸣
肺炎	咳嗽、发热、呼吸痛；肺部细湿啰音；胸部 X 线有肺炎特征
胸腔积液	呼吸痛（深呼吸加重疼痛），胸部 X 线及超声可发现胸腔积液
气胸	突发性疼痛，呼吸困难，患侧呼吸音减弱
胸膜痛	病毒感染后胸痛，柯萨奇病毒检测阳性
肺栓塞	突发性疼痛、低碳酸血症、呼吸增快、凝血功能紊乱、血栓形成和发热
呼吸道异物	病史，突发呼吸困难及胸痛，患侧呼吸音减弱，胸部 X 线，支气管镜确诊并移除异物

续表

病因	特征性表现
胃肠道疾病	
胃食管反流病	与进食相关，夜间咳嗽，生长缓慢，胃 pH 监测
食管炎	胸骨后疼痛，向背部放射，吞咽困难，食管内镜检查可确诊
胃炎，胃溃疡	与进食相关的胃痛，食管内镜检查可确诊
胆囊炎	右上腹和胸部出现餐后痛，超声心动图检查可见胆结石
胰腺炎	上腹部疼痛，向胸部放射，脂肪酶及淀粉酶增高
其他病因	
心理因素	精神压力，心脏及慢性疼痛家族史，常见于女孩，> 12 岁，心理或精神咨询
镰状细胞危象	非裔，血红蛋白电泳
带状疱疹	胸部刺痛，局部疱疹，水痘病史

表 12.2　儿童及青少年胸痛原因

心脏疾病	特征	特征性临床表现
心肌缺血		
重度主动脉瓣狭窄	由于肥厚心肌的需氧量增加和左心室的压力升高，造成心肌缺血，尤其发生在劳累后	响亮的收缩期杂音，最强点在胸骨右侧第 2 肋间，向颈动脉放射，心电图有左心肥厚的表现，超声心动图可确诊
梗阻性肥厚型心肌病		可能有家族史，心电图可能有肥厚的表现，可能有收缩期杂音，杂音通常在吸气和呼气时改变，超声心动图可确诊
重度肺动脉瓣狭窄	较主动脉瓣狭窄所致的心肌缺血少见	响亮的收缩期杂音，最强点在胸骨左侧第 2 肋间，心电图有右心肥厚的表现，超声心动图可确诊
二尖瓣脱垂	与胸痛的关系存在争议，可能是乳头肌缺血	收缩中期咔嚓声，有时为收缩期杂音，在 Ⅱ、Ⅲ 和 aVF 导联中可能出现 T 波倒置，经常乏力，可能有胸骨异常，超声心动图可确诊
艾森门格综合征		分流缺损，紫绀，杵状指，圆甲，显著的第二心音，心电图显示右心肥厚
Bland-White-Garland 综合征	肺阻力下降后所致的心肌缺血，通常见于 2 ~ 6 个月的婴儿	心电图：I、aVL 及 $V_4 \sim V_6$ 导联可见 Q 波（前外侧心肌梗死），超声心动图可见冠状动脉起源，必要时进行冠状动脉造影
冠状动脉起源异常（左冠状动脉起源于右主动脉窦）	位于主动脉及肺动脉间的冠脉受压，心肌缺血多见于劳累时	超声探查冠状动脉起源是否异常，如必要，可行冠状动脉造影
川崎病	冠状动脉瘤发生后，可形成冠脉狭窄，大动脉瘤的风险最大	川崎病病史，心电图可见心肌缺血表现，冠状动脉造影可确诊

续表

心脏疾病	特征	特征性临床表现
炎症性心脏疾病		
心包炎	感染性或免疫性原因多见，创伤或肿瘤也可导致	剧烈疼痛，定位清楚，平躺时疼痛加重，前倾坐位时疼痛明显减轻；心包摩擦音阳性，心音减弱，心电图可见低电压及 ST 段改变，超声心动图可确诊
心包切开术后综合征	心脏开放性手术后，免疫原因所致的心包积液	与心包炎临床表现相似，发热，明显不适感
心肌炎	通常为感染性病因	之前有病毒感染，无力，心律失常，心脏增大，心功能受损
其他病因		
主动脉夹层动脉瘤	多见于青少年的马方综合征，先天性卵巢发育不良综合征患者较少见	危及生命的急诊，剧烈胸痛，超声心动图可诊断，也可行胸部 CT 或 MRI 确诊
心律失常	儿童经常将心悸描述为"心痛"。另一方面，长时间持续的心动过速可能导致心肌缺血	心动过速，心悸，通过心电图、24h 动态心电图或事件记录来确诊
吸食可卡因	可能症状：胸痛（冠状动脉收缩，心肌氧耗量增加），气胸，心律失常和高血压	病史，毒品筛查

二、诊断

（一）病史

病史经常能为诊断提供有效线索。在询问病史时应清楚以下几点。

1. 第一次胸痛发作是什么时候？

2. 疼痛发作（急性还是慢性发作）？

3. 什么样的疼痛（如烧灼样、压榨样、钝痛）？

4. 疼痛的部位？

5. 运动是否加重胸痛？

6. 休息能否改善胸痛？

7. 最近是否有创伤或肌肉拉伤？

8. 是否有血栓栓塞高危因素（如近期心脏手术或介入手术、易栓症、血栓形成、口服避孕药、航空旅行或肥胖）？

9. 是否有精神压力因素（如学校问题、家庭成员重病或去世、抑郁）？

10. 相关症状（如心悸、头晕、晕厥、恶心、呕吐、呼吸困难、发热、咳嗽或关节肿胀）？

11. 相关性疾病：如镰状细胞性贫血、川崎病、马方综合征、先天性卵巢发育不良综合征或风湿性疾病？

12. 是否有药物及毒品使用（如可卡因、尼古丁或 β 受体兴奋剂等）？

13. 家族史：肥厚型心肌病、结缔组织性疾病（马方综合征）或家族性心源性猝死？

（二）体检

体检第一步需确诊胸痛患儿是否真实患有疾病及需要治疗，如气胸或主动脉夹层动脉瘤。大多数胸痛无须临床处理。

视诊时需注意有无创伤、异常呼吸或不对称胸廓活动。肺部听诊要注意是否有一侧呼吸音减弱（气胸、胸腔积液）、细湿啰音（肺炎）或呼吸道阻塞（支气管哮喘）。

典型的触诊阳性体征有肋软骨关节或肋胸骨关节疼痛（肋软骨炎）、肌肉紧张或上腹疼痛（胃炎）。

胸部听诊时要注意有无心律失常或心动过速、病理性杂音、心音减弱（心脏压塞）或心包摩擦音（心包渗出）。

（三）心电图

胸痛患儿的心电图中经常有启发性的发现。以下几点需特别注意。

1. δ波和短 QT 间期　预激（WPW）综合征。

2. 左心室肥厚　肥厚型心肌病，严重的主动脉狭窄。

3. 长 QT 间期　长 QT 间期综合征。

4. 弥漫性 ST 段及 T 波异常　心包渗出。

5. 心肌梗死征　Bland-White-Garland 综合征（左冠起源于肺动脉，前外侧导联深 Q 波）；川崎病并发冠状动脉狭窄少见。

（四）超声心动图

除心电图外，超声心动图是另一种小儿心脏病专科用于诊断胸痛的标准检查。超声心动图可用于确诊或排除先天性或获得性心脏病，如心肌病、瓣膜狭窄、心包渗出、主动脉扩张或主动脉瘤。冠状动脉异常如异位起源或冠状动脉瘤需进一步检查。

（五）胸部 X 线

胸部 X 线主要用于排查导致胸痛的肺部疾病（如气胸、胸膜渗出或肺炎）。

（六）运动检查

运动检查可诊断出发生在运动过程中的胸痛。如患儿有心肌缺血的病史，运动负荷心电图可为诊断提供更多的信息。

（七）实验室检查

如果有心肌缺血指征，实验室检查可有效检测心肌酶谱水平（CK-MB、肌钙蛋白 I）。心肌酶谱水平增高也可见于心肌炎患儿。

注

胸痛患儿如病史中含有以下信息，则警示有器质性病变可能：

- 突发剧烈胸痛伴随一般情况变差。
- 劳累后或心肌缺血时疼痛加重。
- 伴随心悸、头晕或晕厥等心脏症状。
- 基础疾病为马方综合征、川崎病、镰状细胞贫血、易栓症或风湿性疾病。
- 有心肌病、长 QT 间期综合征、马方综合征或猝死家族史。

三、治疗

当可排除器质性心脏疾病时，应及时告知患儿和父母，许多情况下可有效改善、缓解症状。

其他情况则需要治疗。肌肉、骨骼系统疾病通常需限制活动，必要时使用非甾体消炎镇痛药。抑酸药物可有效用于诊断或治疗由食管炎或胃炎所引起的胸痛。如患儿有长期的肢体活动异常，应进行小儿精神专科的评估。

四、预后及病程

如能排除器质性疾病，总体预后甚佳。几乎所有该类疼痛都具有自限性。当怀疑精神性胸痛长期不能改善时，应及时接受精神专科治疗，避免发展为慢性胸痛。少数胸痛为器质性疾病所致，其预后决定于基础病因。

（李飞飞　译）

第 13 章　心　　悸

一、概述

（一）定义

心悸是一种自觉心脏跳动的不适感。患儿经常将心悸描述为心脏猛跳或漏跳了一下。当心跳加快或不规律时，或个别心跳特别强烈时，令人感觉不适。然而，不同人对心悸的感受差异显著。

（二）病因

导致心悸的器质性原因不明，但心悸可能是潜在节律紊乱的表现。通常与心律失常相关的心脏疾病有：

1. 先天性心脏病的术后矫正状态（特别是在 Fontan 手术或 Mustard / Senning 心房调转术后）。

2. 梗阻性肥厚型心肌病。

3. 扩张型心肌病。

4. 主动脉瓣狭窄。

5. 心力衰竭。

6. 心脏肿瘤。

7. 心肌炎。

8. 二尖瓣脱垂。

除心脏疾病可导致心律失常外，其他非心脏原因也可导致心悸，如甲状腺功能亢进或贫血。其他原因有兴奋剂（咖啡因，尼古丁）、毒品或药物。诊断过程中也应排除精神疾病如恐慌发作或焦虑等。心悸可以是劳累、激动或发热的生理反应。

造成心悸的常见原因见表 13.1。

二、诊断

（一）病史

在许多情况下，病史可能提供线索。

咨询儿科心脏病专家的最常见原因是室上性或室性期前收缩。尤其是患儿在期前收缩后代偿性暂停时感到不舒服（"我的心跳停了一下"）。

心悸的突发、突止可能提示阵发性室上性心动过速，如房室结折返性心动过速或预激综合征。儿童在心动过速期间常出现明显面色苍白或大汗。

心悸发生于劳累时，可能是正常的窦性心动过速（特别是在不经常锻炼的儿童中）。然而，这必须与一些病理性运动相关的心律失常区别开来（如主动脉瓣狭窄或梗阻性肥厚型心肌病）。

当患者突然站立或长时间站立后出现心悸，可能是体位性心动过速综合征的征兆。

在询问家族史时，要特别询问有关晕厥、心源性猝死和心律失常的情况，还应调查药物、毒品和兴奋剂（包括咖啡和能量饮料）的使用情况。

表 13.2 总结了心悸的特征性表现和最常见原因。

（二）体格检查

心悸患儿体检通常是正常的，但应注意甲状腺功能减退或亢进的体征。在心脏检查中，应特别注意有无先天性或后天性的心脏疾病（如主动脉狭窄、心肌病或二尖瓣脱垂）。

（三）实验室检查

如果患儿有相关的临床体征，应排除如贫血、电解质失衡、低血糖和甲状腺功能紊乱等情况。

（四）心电图

如果出现心悸时心电图能记录下来，

表 13.1　心悸的常见病因

生理因素

- 身体或心理的压力、激动
- 发热

心脏因素

- 期前收缩（室上性，室性）
- 阵发性心动过速，如房室结折返性心动过速或预激综合征
- 其他心动过速（窦性心动过速，体位性心动过速综合征）
- 心动过缓（窦房结功能障碍，房室传导阻滞）
- 心房颤动（心律绝对不齐）

心理因素和精神疾病

- 焦虑，惊恐发作
- 过度通气

药物和毒品

- 兴奋剂：咖啡因、尼古丁和能量饮料
- 可导致心动过速的药物（儿茶酚胺、β 受体激动剂、茶碱、甲状腺激素以及 β 受体阻滞剂的突然停药）
- 可导致心动过缓的药物（β 受体阻滞剂、钙拮抗剂）
- 潜在致心律失常药物（抗心律失常药、抗抑郁药）

代谢紊乱

- 甲状腺功能亢进
- 低血糖

其他原因

- 贫血
- 身体状况不佳

表 13.2　病史中的特征性表现以及心悸可能的原因

特征性的表现	可能原因
孤立的不规则脉搏	期前收缩（室性或室上性）
快速、规律的脉搏	窦性心动过速、阵发性室上性心动过速、房颤、缓慢型室性心动过速以及永久性交界性折返性心动过速
突发、突止的心跳加速，可能伴面色苍白	房室折返性心动过速，预激综合征
逐渐发作并逐渐停止的心动过速	窦性心动过速
缓慢、规律的脉搏	窦性心动过缓、二度 2 型房室传导阻滞（文氏型）或三度房室传导阻滞
缓慢、不规律的脉搏	二度 1 型房室传导阻滞（莫氏型）
脉搏完全不规律	心律失常与房颤，频繁期前收缩（室上性，室性）有关
脉搏加快，起立或长时间站立可能出现晕厥先兆	体位性心动过速

可为诊断提供线索。即使是正常的静息心电图也可为心悸的起源提供重要信息。应特别注意有无房室传导阻滞，QT间期延长（长QT综合征），δ波（预激综合征），右胸前导联提示非典型右束支传导阻滞伴ST段抬高（布鲁加达综合征），ε波（右心室发育不良）和心室肥厚的体征（如肥厚型心肌病）。

（五）24h 动态心电图

如果心悸频繁发作，应选择24h动态心电图进行检查，并注意症状与异常心电图的相关性。

（六）超声心动图

超声心动图有助于排除结构性心脏病。

（七）事件记录器

如果心悸偶尔发生，甚至在一次长程心电图中也不能记录到，可以使用事件记录器。

（八）运动心电图

运动试验有助于研究患儿在活动中发生的心悸。

（九）电生理检查

电生理检查（EPS）一般应用于有典型房室结折返性心动过速或预激综合征病史的患儿。可以尝试在检查过程中对导致心动过速的区域进行消融术。并且EPS也可用于诱发室上性或室性心动过速，以便于确定心悸的具体来源。

三、治疗

许多出现心悸的患儿并没有潜在的疾病，也无须治疗（如运动时的生理性窦性心动过速）。偶发的室上性和室性心动过速一般也不需要治疗，如果患儿发作时感到非常不适，可服用β受体阻滞剂。另外，应避免使用容易导致期前收缩的物质，如咖啡和能量饮料。具体的心律失常治疗将在第18章中进行讨论。

（孙永丰　译）

第 14 章 晕　　厥

一、概述

（一）定义

晕厥是指一过性广泛脑供血不足所致短暂的意识丧失状态。发作时患儿因肌张力消失不能保持正常姿势而倒地，一般为突然发作，自主恢复，意识丧失时间持续 30～60s，最长不超过 5min。

先兆晕厥不伴意识丧失，主要取决于晕厥的发病原因和持续时间，并且晕厥也可能在癫痫发作之后出现。

（二）流行病学

约 15% 的儿童一生中至少遭受一次晕厥发作，发作高峰为青春期。晕厥在学龄前儿童中很少见。

（三）病因

儿童和青少年的晕厥是最常见的（70%～80%）神经系统症状。既往血管迷走性晕厥与神经心源性晕厥的含义相同，而如今晕厥主要分为血管抑制性、心脏抑制性和混合性。

晕厥最常见的原因和鉴别诊断见表14.1 和表 14.2。

晕厥必须与表 14.2 列出的疾病诊断相鉴别。幼儿经常因愤怒、恐惧而屏住呼吸导致脑缺氧而失去知觉，另外，癫痫发作是晕厥最常见的鉴别诊断。

二、诊断措施

（一）病史

病史是诊断晕厥的重要组成部分，结合体格检查可以区别不同原因的晕厥。病史的询问应包括以下几点（表 14.3）。

表 14.1　晕厥的常见病因

神经介导性晕厥
● 反射性晕厥（血管抑制性、心脏抑制性和混合性）
● 体位性心动过速综合征
● 自主神经功能异常（如与神经病变有关）
● 情景晕厥（咳嗽、打喷嚏、压迫颈动脉窦、排便及疼痛）

心源性晕厥
● 心律失常
○ 心动过速：室上性心动过速、房扑/房颤、室性心动过速、室扑/室颤（常见疾病：长 QT 综合征、短 QT 综合征、布鲁加达综合征、右心室发育不良、心肌炎、儿茶酚胺诱发的室性心动过速和右室流出道心动过速）
○ 窦性心动过缓：窦性心动过缓、窦房结功能障碍、房室传导阻滞和起搏器故障
○ 心脏停搏
● 心脏梗阻性疾病
○ 流出道梗阻：主动脉狭窄、梗阻性肥厚型心肌病
○ 流入道梗阻：二尖瓣狭窄、心脏压塞及缩窄性心包炎
● 心肌功能障碍：扩张型心肌病、肥厚型心肌病、冠状动脉异常及心肌缺血
● 紫绀型心脏病缺氧发作（特别是法洛四联症）
● 肺动脉高压
● 二尖瓣脱垂综合征（罕见）

1. 个人史

（1）上次晕厥发作的次数和间隔时间。

（2）既往疾病（特别是心脏病、癫痫、偏头痛、糖尿病或甲状腺疾病）。

（3）是否妊娠。

表 14.2　晕厥的鉴别诊断

神经系统疾病

- 癫痫发作
- 偏头痛
- 颅内压、肿瘤
- 脑出血、脑缺血
- 脑炎

精神障碍

- 惊恐发作
- 角色转化障碍综合征
- 过度通气
- 屏气发作

代谢性疾病

- 低血糖
- 电解质失衡（包括尿崩症、抗利尿激素分泌不足综合征及肾上腺功能不全）
- 神经性厌食症
- 毒素
- 贫血

（4）药物史。

（5）酒精。

（6）睡眠习惯。

（7）疲劳、力竭、体重减轻。

（8）饮食习惯。

（9）运动。

2. 家族史

（1）30 岁以前的猝死。

（2）先天性心脏病或心律失常。

（3）癫痫或偏头痛。

（4）晕厥。

3. 晕厥前的情况

（1）身体姿势（坐、卧或站立时）。

（2）劳累。

（3）恐惧、惊吓或尖叫。

（4）小便、大便、咳嗽、按压或吞咽。

（5）转头，衣领窄小。

（6）进食。

表 14.3　晕厥的常见原因、鉴别诊断及特征性病史

病因	病史特征
神经介导性晕厥	<ul><li>长期站立</li><li>前驱期（头晕、出汗、飞蚊症及恶心）</li><li>肌张力减退，倒地；很少抽搐但可能发生</li><li>无意识期持续 0.5 ～ 5min</li></ul>
屏气发作	<ul><li>幼年（学步儿童）</li><li>诱因：因恐惧、愤怒或害怕</li><li>呼吸暂停前常有尖叫</li><li>意识可能丧失，有时可能为癫痫</li></ul>
心源性晕厥	<ul><li>意识突然丧失无前驱症状</li><li>运动中或运动后马上发生晕厥</li><li>心跳加速、胸痛</li><li>有猝死家庭史</li></ul>
长 QT 综合征（LQTS）	<ul><li>LQTS 1：体力消耗时触发，如游泳</li><li>LQTS 2：声信号、情绪应激触发</li><li>LQTS 3：休息、睡眠中触发</li><li>Jervell-Lange-Nielsen 综合征：内耳听力丧失</li><li>Anderson 或 Timothy 综合征：肌肉骨骼异常</li></ul>
偏头痛	<ul><li>头痛</li><li>视力受损</li><li>恶心</li><li>有时有先兆或不安</li></ul>
癫痫	<ul><li>无意识持续时间通常长于神经介导性晕厥</li><li>大小便失禁</li><li>咬舌</li><li>发作后疲劳</li><li>不同年龄段癫痫有不同表现形式</li></ul>

（7）拥挤、闷热的房间。

（8）月经期。

4. 晕厥发作

（1）恶心、呕吐。

（2）出汗。

（3）眩晕。

（4）模糊 / 复视。

（5）言语障碍。

（6）听觉障碍。

（7）心悸，心跳加快。

（8）面部或颈部疼痛。

（9）偏头痛先兆。

（10）跌倒、晕倒、倒地。

5.晕厥的描述

（1）无意识持续时间。

（2）皮肤颜色：苍白、发绀和潮红。

（3）呼吸：呼吸暂停、过度通气、喘鸣和打鼾。

（4）肌肉张力：松弛或增高。

（5）运动：肌肉痉挛、癫痫大发作和不对称性运动。

（6）斜视。

（7）咬舌、流涎和不自主运动。

6.晕厥后

（1）遗忘（顺行、逆行）。

（2）受伤。

（3）头痛。

（4）疲劳。

（5）迷糊。

（6）言语障碍。

（7）肌肉疼痛。

（8）胸痛。

（9）心悸，心跳加快。

（10）排尿或排便。

> **注**
>
> 下列任一情况都须警惕，因为它们可能是严重的潜在性疾病的征兆。
>
> （McLeod KA，2003 年）：
>
> ● 晕厥出现在运动中或运动后不久。
>
> ● 晕厥发生在病人躺着的时候。
>
> ● 晕厥出现在噪声、恐惧、寒冷、水或心理压力刺激后。
>
> ● 有 30 岁以前心源性猝死的家族史。
>
> ● 晕厥持续时间超过 5min。

（二）体格检查

体格检查包括脉搏、心脏杂音及神经系统综合评估。另外，病人躺下至少 5min 测量血压，站起来后再立即测量血压。收缩压相差 20mmHg 提示可能存在体位性低血压。

（三）心电图

静息心电图是研究晕厥的基本诊断之一。应特别注意心律失常、传导障碍、心室肥厚、缺血体征（如，Q 波）、复极障碍、预激（δ 波）和（校正）QT 间期。此外，心电图应该可以检查出 ε 波，提示右心室发育不良；右胸前导联显示非典型右束支传导阻滞伴 ST 段抬高，提示布鲁加达综合征。

但是，也应该考虑到心电图不足以排除肥厚型心肌病。此外，大多数冠状动脉畸形没有心电图的典型改变。QT 间期的延长则可能提示布鲁加达综合征，父母和兄弟姐妹的心电图可以提供辅助信息。阿义马林激发试验可以在父母是布鲁加达综合征的患儿中显示出典型的心电图改变（见第 18 章，二十五）。

> **注**
>
> 晕厥的基本诊断方法包括病史、体格检查和静息心电图。

（四）超声心动图

当患儿病史或体检中存在结构性心脏病时，可以行超声心动图，但不是常规检查。除了一般的先天性心脏病（特别是左心梗阻）、心肌病与炎症性心脏病（心肌炎、川崎病）需要排除外，还应特别注意排除冠状动脉的起源和走行异常。

（五）24h 动态心电图监测

如果病史中提示有节律性晕厥或静息心电图是病理性的，哪怕晕厥只是偶尔出现，一个 24h 动态心电图可能并未捕捉到，那也应该进行 Holter 监测。在任何情况下，分析 24h 动态心电图时应该注意心律失常与临床症状的相关性，否则就可能存在"过度治疗"。

（六）事件记录器

对于经常晕厥的患儿，其他诊断措施未能发现阳性结果时，可考虑使用事件记录器。外部事件记录器可由患儿佩戴数周，然而其依从性随时间的持续增加而降低。当患儿发生晕厥时，心电图被患儿或者其他人激活。根据设定的程序，记录也可以由心动过缓或心动过速触发。激活后，装置记录并保存此次事件前后一段时间的心电图。

在特殊情况下，其他诊断措施失效时，甚至可以将事件记录器置入皮下，类似于起搏器，这对那些严重的病人是有帮助的。

（七）倾斜试验

倾斜试验的目的是通过直立应激再现患儿的症状和客观化评估。因倾斜试验存在一定风险性，需排除患儿的症状是否由神经心源性晕厥引起。对于心脏病的患儿，倾斜试验也用于分辨晕厥是神经心源性的还是心脏病本身引起来的。如果患儿具有典型的神经心源性病史和临床症状，则一般不需要进行该试验。

倾斜试验的可靠性不大，其灵敏度相对较低，对于先前无症状的患儿，该试验也可诱发晕厥。

倾斜试验：患儿安静平卧，建立静脉通道，检查时输注普通生理盐水，持续每 $1 \sim 2\min$ 监测心率与血压。平卧数分钟后，床板头部抬高 $60° \sim 80°$，患儿双足支撑身体。保持姿势 $20 \sim 45\min$，或直至出现阳性反应再终止试验。最多 $45\min$ 后或出现症状时，床板恢复到初始位置。大多数晕厥事件发生在测试开始后约 $20\min$。

如果结果为阴性，则建议使用药物诱发（如异丙肾上腺素）重复试验。然而，这种方法存在争议，因为激发降低了试验的特异性。

倾斜试验的评价：受试者在倾斜过程中出现晕厥或晕厥前兆，则倾斜试验为阳性。如果患儿在倾斜测试中的症状与之前发作时的症状一致，倾斜测试可作为诊断工具。试验期间血压和脉搏的无症状波动与此无关。不同的反应取决于晕厥时的血压和脉搏（表 14.4）。

表 14.4　倾斜试验中病理反应类型
（Brignole M 等，2004 年）

晕厥类型	病理反应
心脏抑制性晕厥	
无心脏停搏	● 心率下降 < 40 次 / 分，持续 10s ● 无心搏持续时间 > 3s
心脏停搏	● 停搏时间 > 3s
血管抑制性晕厥	● 心率下降至最大心率的 10% 以下 ● 血压下降导致晕厥
混合性晕厥	● 心率下降，但未低于 40 次 / 分 ● 有 / 无心脏停搏，< 3s
体位性心动过速综合征	● 在试验开始阶段心率增加 > 30 次 / 分，或心率 > 120 次 / 分 ● 通常只有晕厥先兆

（八）运动试验

运动测试一般应用于劳累后发生不明原因晕厥的患儿，试验之前应尽量排除相关左心梗阻疾病（如主动脉狭窄、梗阻性肥厚型心肌病）和室性心动过速。必须遵守相关的预防措施（急救药物、除颤器）。运动试验也有助于发现心肌缺血。

（九）电生理检查（EPS）

EPS 不能诊断结构性心脏病，但心脏病者发生的晕厥，特别是有心悸史或相关的心律失常（如室性心动过速），EPS 是非常有必要的。检查过程中还可通过 EPS 对心房和心室进行刺激，以诱发相应的心律失常。

附录 1　神经介导的晕厥

流行病学

约有 75% 的晕厥是神经介导的晕厥。

发病机制

神经介导的晕厥涉及反射弧。所有发作期都伴有显著地急性血管舒张，伴或不伴有心动过缓或心搏停止，从而导致大脑的低灌注和意识丧失。

神经介导晕厥的病理生理过程尚不完全清楚，可能存在复杂的潜在反射模式——Bezold-Jarisch 反射。站立时假设血液汇集在身体的下半部分（静脉汇集），静脉回心血量减少，循环系统通过增加心率和心肌收缩力来进行补偿。同时心室壁压力刺激感受器通过迷走神经通路将信号传递到脑干。如果信号超过一定的阈值（个体差异大），引起反射性血管扩张和心动过缓。类似的反射弧也可以由焦虑、咳嗽、吞咽及小便等来激活。

症状

神经介导的晕厥典型的前驱症状包括虚弱、疲劳、头晕、恶心、打哈欠、冷汗、视物模糊或苍白。典型特征是患儿站立时戏剧性地晕厥倒地，无意识的持续时间很少超过 60s，极少数超过 5min。如果晕厥持续时间较长，肢体可能会出现强直 - 阵挛性发作，这不一定是癫痫。患儿通常很快恢复意识和方向感。定向力失调超过 15min 意味着可能存在其他原因，但乏力、疲劳和恶心可能会持续更长时间。

治疗

治疗神经介导的晕厥综合征的一般措施包括：

避免触发因素，如长时间站立、容量丢失、拥挤及温暖的环境。

识别先兆症状并制订策略以避免即将发生的晕厥，例如，等长运动（交叉双腿、双手紧握并向外拉、勾足背及下蹲）。

耐力训练。

站立训练——患儿可以通过贴墙站立来锻炼耐力，最初可能坚持几分钟，之后可以增加到 30min。

盐摄入量增加（扩张容量）。

如果一般措施无效，可以使用药物。但值得注意的是，神经介导的心源性晕厥药物治疗方面的资料很少。目前没有针对各种晕厥的有效建议。

以下方法用于儿童和青少年：

β 受体阻滞剂通过反射弧阻断神经系统的过度激活，如美托洛尔 0.5 ~ 1mg/kg，每天 2 次。

盐皮质激素可增加血容量。最常使用氟氢可的松。剂量：例如，0.1mg 口服，每天 2 次。

α_1 受体激动剂引起血管收缩。试验中显示依替福林无效，米多君有效。缺点是米多君必须以三个单剂量给予，有效剂量因人而异。剂量：例如，2.5mg 口服，一天 3 次。

可以应用 5- 羟色胺拮抗剂，因为中枢 5- 羟色胺参与晕厥发生。例如，氟西汀。剂量：5mg 口服，一天 4 次。

起搏器：置入心脏起搏器应用于严重心脏抑制性晕厥合并心率明显下降甚至心搏停止的患儿是非常有争议的话题。例如，起搏器无法阻止晕厥期间的血管舒张引起的血压下降，许多患儿直到血压下降后才出现心动过缓。

预后

神经心源性晕厥的预后非常好，没有增加死亡率。在青少年患儿的大量病例中，晕厥一般会在几年内消失。然而，需要区分神经心源性晕厥和心脏晕厥，如果心脏晕厥未行处理，死亡率较高。

（十）实验室检查

实验室检查可以排除贫血、低血糖、电解质紊乱和毒素。另外，对育龄妇女进行妊娠试验。

实验室检查的可靠性有限，在晕厥期间血液样本通常不能立即获得。因此，急性低血糖在晕厥发生以后很难检测到。

（十一）其他诊断措施

如果有神经源性晕厥的可能，可以通过儿科神经病学试验（如脑电图和影像学检查）来补充检查。如果怀疑有潜在的精神疾病，必须进行精神病咨询。

（孙永丰　译）

第15章　先天性心脏病

一、房间隔缺损

（一）概论

1. **定义**　房间隔缺损（ASD）是左心房和右心房之间的一种病理性连通。缺损可以发生在房间隔不同部位并导致心房水平左向右分流，增加肺血流量。最常见的ASD类型是继发孔型房间隔缺损（ASD Ⅱ），通常发生在房间隔中心部位。

2. **流行病学**　ASD约占所有先天性心脏病的10%，男女发病比例约为1:2。而人群中卵圆孔未闭的发生率则可高达1/3。

3. **发病机制**　在胚胎发育期间，两个心房（原发孔）之间有一个很宽的开口。原发孔会随着原发隔自头向足方向的发育而变窄。当它在房室（AV）瓣水平融合之前，原发隔基底部吸收穿孔，导致了继发孔的形成。随后继发隔自心房顶向足侧方向发育生长至原发隔右侧的房室瓣。在继发孔处重叠的地方，形成房间隔之间新月形缝隙，即卵圆孔。卵圆孔功能类似于止回阀，当右心压力高于左心时开放，当左心压力高时则处于关闭状态。原发隔和继发隔的融合使得心房完全分隔开，卵圆孔未闭则是融合不完全的结果。如果房间隔发育受到抑制，则会导致继发孔房间隔缺损（ASD Ⅱ）。

4. **分类**　ASD根据发生部位不同而分类（图15.1）：

（1）继发孔型房间隔缺损（ASD Ⅱ，占70%）：ASD Ⅱ是最常见的类型，通常位于卵圆孔中心位置，四面由房间隔的残余组织环绕而成。ASD Ⅱ很少合并有部分肺静脉异位连接。

（2）原发孔型房间隔缺损（ASD Ⅰ，占20%）ASD Ⅰ缺损实际上是房室间隔缺损的一部分（见本章，三）。缺损多位于房间隔中下部靠近房室瓣的位置，通常会合并房室瓣的畸形，最常见的是二尖瓣前叶裂所导致的二尖瓣反流。

（3）静脉窦型缺损（占10%）：静脉窦型缺损位于右心房与腔静脉连接处，被分类为上腔静脉窦型或下腔静脉窦型缺损。常合并部分型肺静脉异位连接。

①上腔静脉窦型缺损：上腔静脉窦型缺损位于上腔静脉与右心房的连接处。固有的房间隔是完整的，但右肺静脉和上腔静脉内壁缺失，导致肺静脉血流通过上腔静脉进入右心房。两个心房之间的开放连

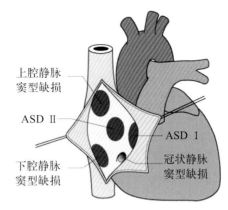

图15.1　房间隔缺损的位置

注：右心房是开放的，从右心房可以看到房间隔。典型的ASD Ⅱ位于房间隔中央。ASD Ⅰ位于房间隔下部，紧邻房室瓣。上、下腔静脉窦型房缺位于右心房上、下腔静脉的汇合处。在冠状静脉窦型缺损中，左心房血通过左心房的无顶冠状静脉窦到达右心房

接位于靠近肺静脉直接汇合点（图 15.2）。

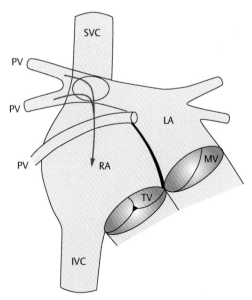

图 15.2 上腔静脉窦型缺损

注：发生上腔静脉窦型缺损时，右上腔静脉与右上肺静脉之间的部分血管壁缺失，使肺静脉的血到达右心房。两个心房之间的连接处位于右上肺静脉和左心房相连处

SVC. 上腔静脉；IVC. 下腔静脉；PV. 肺静脉；RA. 右心房；LA. 左心房；TV. 三尖瓣；MV. 二尖瓣

②下腔静脉窦型缺损（罕见）：下腔静脉窦型缺损位于下腔静脉和右下肺静脉连接处。这一缺损导致功能性的部分型肺静脉异位连接。

（4）冠状静脉窦型缺损（占 1%）：这种缺损在 ASD 中最罕见。在这种情况下，冠状静脉窦不仅连接到右心房，也连接到左心房。它也被称为"无顶冠状静脉窦"，因为冠状静脉窦本来应该在左心房的"屋顶"消失了。这使得血液从左心房进入冠状静脉窦，并经冠状静脉窦进入右心房。随着血流的增加，冠状静脉窦口扩张。冠状静脉窦缺损几乎均合并有永存左上腔静脉，常合并完全型肺静脉异位连接或内脏异位综合征。

（5）卵圆孔未闭（PFO）：近 1/3 的人存在 PFO。当原发孔与继发孔融合不完全时即可发生 PFO。PFO 中不存在左向右分流。当右心房的压力超过了左心房压力，卵圆孔可能像阀门一样打开（如在 Valsalva 动作时，潜水，或有肺动脉高压合并右心房压力高者）。这种情况下，右心房的静脉血栓可以通过 PFO 到达左心房并引起全身栓塞（反常栓塞）。当卵圆窝处的房间隔因为瘤样扩张增大（房间隔膨胀瘤）时，上述风险会更高。PFO 和偏头痛之间的联系也早有讨论，但其中确切的病理机制仍然不明。

5. 血流动力学 心房水平有一个从左到右的分流。分流方向是由心房压力差决定的，也取决于心室的顺应性及肺循环和体循环系统的阻力。右心室通常比肌肉发达的左心室有更好的舒张弹性，因此，左心房的压力高于右心房。这导致心房水平左向右分流，将增加右心室和肺循环的容量负荷。

新生儿后期肺血管阻力下降后，左向右分流增加。当存在较大分流时，则肺动脉相对狭窄（压差通常是比主动脉跨瓣压差高 15 ～ 20mmHg），因为流经肺动脉的血量比流经主动脉瓣的多。同样，由于右心室容积扩张，也可引起三尖瓣关闭不全。

6. 伴发的畸形 ASD 可以独立发生，也可以合并几乎所有的先天性心脏缺损。尤其是以下：

（1）部分肺静脉异位连接，几乎总是合并静脉窦缺损，很少伴有继发孔型房间隔缺损。

（2）永存左上腔静脉。

（3）瓣膜或肺动脉漏斗部狭窄。

（4）动脉导管未闭（PDA）。

（5）二尖瓣畸形——例如，与原发孔型房间隔缺损相关的二尖瓣瓣裂，或与继发孔型房间隔缺损相关的二尖瓣脱垂。

7.相关症状

（1）Lutembacher 综合征（极其罕见）：在 Lutembacher 综合征中，有一种是继发孔型房间隔缺损合并后天的或先天性二尖瓣狭窄。由于二尖瓣狭窄，心房水平的左向右分流比独立的 ASD 更为明显。

（2）Holt-Oram 综合征　Holt-Oram 综合征是心脏缺损（通常是 ASD）的一种并发症，通常存在单侧前臂或手部的畸形（桡骨先天萎缩 / 发育不良或拇指缺失）。

（二）诊断

1.症状　大多数患有 ASD 的儿童是无症状的。通常情况下，这种疾病是偶然发现的，或者唯一的症状是心脏杂音。症状取决于分流的大小。如果有大的分流，典型的症状是：

（1）反复出现的肺部感染（通常是儿童期的唯一症状）。

（2）身体瘦小和皮肤苍白。

（3）当存在大的左向右分流时会出现充血性心力衰竭的症状，如发育停滞、喂养困难、呼吸急促或运动功能受损合并劳累后呼吸困难，且在孩子学步期前较少出现。

2.并发症　取决于分流的大小，从长期来看，右心房和右心室的扩张会导致房性心律失常、右心衰竭、肺淤血和肺动脉高压。也可能发生反常栓塞。

3.听诊　典型的听诊发现是与呼吸无关的第二次心音的固定分裂（不要与生理性的，呼吸依赖性的第二心音分裂相混淆）与肺动脉瓣狭窄相关的杂音（2/6 ～ 3/6 级收缩期杂音，最强点位于胸骨左缘 2 ～ 3 肋间）。

当分流很大时，则有一个隆隆的、低频率的舒张期杂音，最强点在胸骨左缘第 4 肋间，是三尖瓣狭窄的体征。

在原发孔型房间隔缺损中，通常也有收缩期二尖瓣反流杂音。

4.心电图　典型的心电图表现：

（1）电轴右偏。但在原发孔型房间隔缺损中，由于传导系统的移位，通常出现电轴左偏。

（2）右心室容积增大导致不完全右束支传导阻滞（V_1 导联中 rsR' 波，见图 15.3），但这与婴儿时期 V_1 导联的生理性 Rsr' 不同。

（3）与右心室肥厚容积相关的体征（右心前区导联略抬高的 R 波，左心前区导联深宽的 S 波），右心导联可能存在异常复极化（T 波平坦，T 波倒置，ST 段压低）。

（4）一度房室传导阻滞（原发孔型房间隔缺损中很典型，其余罕见）。

（5）P 轴小于 30°的心房节律是静脉窦缺损的典型表现。

（6）患儿成年后可能会出现房扑或房颤等房性心律失常。

5.胸部 X 线　根据分流的大小，心脏中度肥厚，肺血管纹理增多，右心房扩大，右心室形成心脏左缘，心尖圆而高，右心轮廓突出。

6.超声心动图　超声心动图是重要的诊断方法，其中许多患儿还需要通过经食管超声确诊。

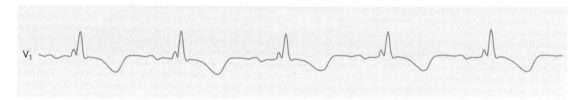

图 15.3　与继发孔型房间隔缺损相关的典型心电图

注：在继发孔型房间隔缺损中，通常存在典型的不完全右束支传导阻滞的 rsR' 波

（1）超声心动图检测用于发现或者排除

①房间隔缺损的位置和类型（图15.4）。

②通过彩色多普勒发现分流。

③明确右心房、右心室和肺动脉的增大程度。

④ M型超声下室间隔运动平坦或呈反常运动是容量超负荷的标志。在收缩期，当室间隔远离左心室壁朝向右心室方向收缩时，便会出现室间隔的反常运动。这种室间隔运动"帮助"扩大的右心室进行排空。

⑤伴发的畸形——例如在原发孔型房间隔缺损中的二尖瓣瓣裂，静脉窦型缺损中的部分型肺静脉异位连接，或与冠状静脉窦型缺损相关的永存左上腔静脉。

（2）以下情况也应用超声心动图

①观察缺损边界与相邻结构的距离。（尾侧：房室瓣；头侧：上腔静脉；前侧：主动脉；后侧：肺静脉）。在介入封堵术中，观察缺损边缘与邻近结构的空间关系尤为重要。

②注意：上腔静脉窦型缺损通常只能从肋下区域观察。静脉窦型缺损的间接指征是右心室增大无其他显著原因。如果右心室增大，还应考虑部分型肺静脉异位连接的鉴别诊断。

7. 心脏导管检查

（1）心导管检查不是常规检查，有下列需要时可进行检查

①分流量的定量。

②排除或者发现伴发的畸形（在部分型肺静脉异位连接中常见）。

③测量肺循环压力、肺血管的反应性。

（2）心脏导管检查现在几乎只在典型的继发孔型房间隔缺损的介入治疗时应用。

8. 磁共振　在不明确的情况下（如静脉窦缺损），磁共振扫描可以帮助定位缺损，发现或排除相关异常。同时可以定量分流量。

（三）治疗

1. 非手术治疗　很少需要非手术治疗。特殊情况可能需要药物治疗心力衰竭。

2. 房间隔缺损手术适应证和禁忌证

（1）适应证

①右心室扩大的任何征象（超声心动图提示右心室扩张或室间隔反常运动）。

②左向右分流量超过肺循环血流量的30%，或 Q_P ： Q_S 值 > 1.5 ： 1（Q_P：肺循环血流量；Q_S：体循环血流量）。

③存在充血性心力衰竭的症状，如容量减少或身体发育迟缓。

④有反常栓塞。房间隔缺损手术适合在学龄前实施，通常在3～5岁，如果有症状，建议提前手术时间。成人确诊房间隔缺损，可根据情况选择性地实施手术。

（2）禁忌证：肺阻力大幅增加是房间隔缺损手术的禁忌。为确保足够的血液供应循环系统，右向左的分流是必要的。由于肺阻力增加，没有足够的血液由肺输送

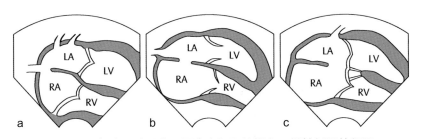

图 15.4　超声心动图中不同房室间隔缺损在下纵轴倒置的视图

注：a. 上静脉窦缺损；b. ASD Ⅱ；c. ASD Ⅰ。LA. 左心房；LV. 左心室；RA. 右心房；RV. 右心室

到左心房，充盈左心房和左心室依赖于通过 ASD 的右向左分流。由于右向左分流，这类患者紫绀明显。

3. 介入导管治疗　介入导管治疗适合大多数 ASD Ⅱ型或卵圆孔未闭患儿。通常将双层封堵伞置入到缺损位置。其他的房间隔缺损（ASD Ⅰ 型、静脉窦型和冠状静脉窦型）由于没有固定封堵伞系统所需的边界，不能使用介入导管治疗。

> **注**
>
> 经验：如果有足够的边缘区域，当最大缺损直径（mm）不超过体重（kg）时，ASD Ⅱ 适合于介入导管治疗。例如，大多数直径达 15mm 的缺陷，患儿重量为 15kg，可以通过介入导管治疗（图 15.5）。

4. 外科手术　如果介入导管无法实施，

则采用直接缝合法缝闭缺损（大部分采用自体心包）（图 15.6）。胸骨正中切口是常用的入路，还有一些其他入路的美容切口（右前胸乳下）或者胸骨下段入路。选择这些入路会增加并发症的发生率。但在一些中心，已经普遍开展微创手术。

（四）预后和结果

1. 远期效果　ASD Ⅱ型的自然闭合较常见，尤其是 3 ～ 5mm 的中央型缺损。但直径超过 6mm 的缺损很少自发闭合。而静脉窦型、ASD Ⅰ 和冠脉静脉窦型缺损永远不会自然闭合。

如不治疗，患儿的平均预期寿命为 37 ～ 40 岁。如果在成年早期之前得到矫正，那么患儿的预期寿命将是正常的。如果手术时间较晚，则预期寿命较正常低。心律失常和进行性肺动脉高压都是导致寿命减

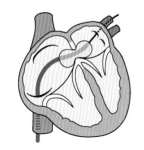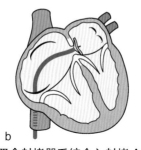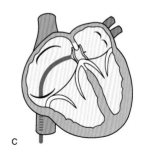

图 15.5　双伞封堵器系统介入封堵 ASD Ⅱ

注：a. 首先用气球测量缺损的大小；b. 然后用双伞导管穿过缺损进入左心房。伞在左心房部分展开并向上拉抵房间隔；c. 最后，打开右心房侧的伞部，并将伞从导管上取下

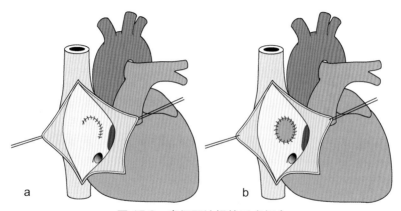

图 15.6　房间隔缺损的手术闭合

注：a. 用直接缝合法闭合房间隔缺损；b. 用补片封闭房间隔缺损

少的原因。所有没有禁忌证的患儿都会从 ASD 闭合手术中受益。

儿童手术治疗或介入导管死亡率远低于 1%；成人简单型病例的死亡率约 2%。术后可能出现的并发症是心律失常（如窦房结功能障碍、房颤），在某些情况下可能在手术后数年发生。

小的房间隔缺损或者卵圆孔未闭，都有发生反常栓塞的风险。

2. 门诊随访　在手术之前，无症状患儿需要定期复查（如每年 1 次）。手术后早期复查应频繁一些，然后通常每年 1 次。复查同时应关注房性心律失常。

术后前 6 个月内要重点预防心内膜炎，尤其是介入导管或手术置入外来材料时。如果有异物的残留缺陷，需要终身复查。

3. 运动能力和生活方式　一个不复杂的 ASD 及时封堵后，运动能力可以是正常的。

4. 青少年和成年人的特殊方面　如果缺陷没有及时修复，患儿就会出现临床症状，通常是由于右心衰竭、房性心律失常（病窦综合征，房扑/房颤），肺动脉高压，或反常栓塞。成年人围术期风险较高，尤其是伴（通常是短暂的）左心室顺应性损伤的患儿。在成年人中，尽管获得成功的矫正，但心律失常仍时常发生。

（李　庚　译）

二、室间隔缺损

（一）概论

别称：心室间的异常开口。

1. 定义　室间隔缺损（VSD）是指心室间存在连接。VSD 可单独发生，也可伴发于复杂先天性心脏病。

2. 流行病学　VSD 是最常见的先天性心脏病，占所有先天性心脏病的 40%。其中约有 50% 的病例合并其他异常，女性发病率略高于男性。

3. 发病机制　VSD 是由妊娠前 7 周室间隔畸形引起的，病因不明。VSD 也可能与染色体异常（如 13、18 和 21 三体）或其他遗传病（霍尔特-奥兰综合征）有关。心脏挫伤、枪弹或刀伤或心肌梗死后出现的 VSD 临床罕见。

4. 分类　室间隔由小而高的膜性隔和较大的肌性隔组成。肌性隔分为三段：

● 入口间隔膜。

● 小梁间隔。

● 出口间隔（漏斗隔、圆锥隔）。

根据心室中隔缺损的位置，描述了不同的 VSD（图 15.7）。但是，命名法并不统一，而且由于许多命名有时被用作同义词而变得复杂。在临床实践中，常使用下列分类。

（1）膜周部 VSD：又称为主动脉下嵴下型、膜部 VSD。膜周部 VSD 影响膜部间隔。它们通常在一定程度上在膜性隔外延伸至室间隔的邻近区域，因此称为膜周部。它们约占所有 VSD 的 70%。

罕见的 Gerbode 缺损是一种特殊的膜周部 VSD，是在左心室和右心房之间存在分流（图 15.8）。这种分流是可能存在的，因为由于房室瓣膜的水平高度的不同，膜隔部分位于左心室与右心房之间。

（2）肌部 VSD：又称为小梁型，心尖 VSD。肌部 VSD 位于肌间隔的小梁段。这些缺陷经常多发（一个极端的例子是 VSD 如同瑞士奶酪一般多孔）。随着诊断方法的改进，检测到的肌部 VSD 数量有所增加，其中一些 VSD 非常小，而且它们经常自然关闭。

（3）漏斗部 VSD：又称为流出道，肺动脉瓣下、嵴上型、双侧型、动脉干下型 VSD。在漏斗部 VSD 中，主动脉瓣和肺动脉瓣下方的流出道间隔有一个间隙。主动脉瓣尖部可能脱垂到 VSD，导致主动脉瓣关闭不全。在西方国家，漏斗型 VSD 的发病率只有 5%～8%，而在亚洲则高达 30%。

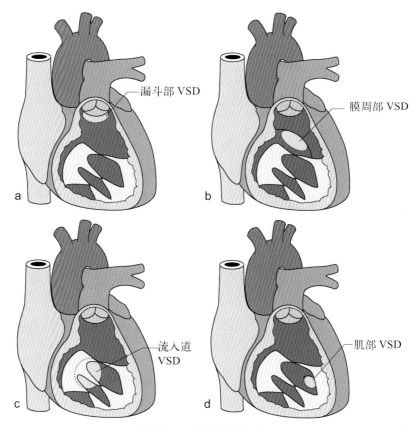

图 15.7　室间隔缺损的部位

注：从右心室开口看室间隔不同节段；a. 漏斗部室间隔缺损位于肺动脉瓣正下方的出口隔附近，距主动脉瓣很近；b. 膜周室间隔缺损位于膜间隔内，常延伸至间隔的邻近节段，位于主动脉瓣下，三尖瓣间隔小叶附近；c. 典型的流入道室间隔缺损位于相对较远的入口间隔后部，并向上延伸至三尖瓣环；d. 肌部室间隔四面环绕。它们有时成倍数出现

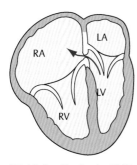

图 15.8　Gerbode 缺损

注：三尖瓣比二尖瓣距离心室的顶端方向更远。左心室的一部分因此与右心房接壤。这个区域的缺损导致从左心室到右心房的分流，称为 Gerbode 缺损。LA. 左心房；LV. 左心室；RA. 右心房；RV. 右心室

（4）流入道 VSD：又称为房室间隔缺

损型 VSD。流入道型 VSD 位于室间隔流入道，即相对较后的位置。它从上方受到三尖瓣瓣环的限制。典型的流入道 VSD 伴随房室间隔缺损发生，也可以孤立地发生。流入道型 VSD 占 VSD 的 5%～8%。

（5）不对称型 VSD：在此 VSD 中，流出道间隔位移，导致半月瓣骑跨在 VSD 上。不对称型 VSD 从未孤立发生，通常合并其他畸形。典型例子是法洛四联症（主动脉骑跨 VSD）或者共同动脉干（动脉干骑跨 VSD）。

5. 血流动力学　VSD 中的血流动力学取决于 VSD 的大小以及全身和肺循环的阻力。如果压力正常，VSD 会导致心室水平左向右分流。结果导致肺血流过多，且左

心室容量超负荷。VSD 的大小通常与主动脉根部的直径有关：

（1）小 VSD（限制性）直径 < 主动脉根部的 50%。

（2）中等 VSD 直径为主动脉根的 50%～100%。

（3）大的 VSD 直径等于主动脉根的 100% 或以上。

在中等缺损中，左心室的容量超负荷最为显著；随着缺损的增大，肺循环压力过大，右心室增大。如果 VSD 直径超过主动脉根直径的 50%～75%，则两个心室之间的压力近乎相等（压力均衡）。此时，分流只能由肺阻力来确定，肺循环容量超负荷，导致肺循环阻力则稳步增加。最终会导致艾森门格综合征，即 VSD 反向分流，出现右向左分流并伴有紫绀。

在主动脉瓣附近的 VSD 中，缺乏阻力可能导致主动脉瓣叶向 VSD 脱垂，导致主动脉瓣关闭不全。

6. 合并的畸形　VSD 通常会在几乎所有复杂缺陷中发生，例如，d-TGA、ccT-GA、肺动脉闭锁、肺动脉狭窄、主动脉缩窄、房室瓣畸形、PDA、ASD、法洛四联症和共同动脉干。

7. 合并的综合征　VSD 在许多遗传性综合征（如 13、18、21 三体，染色体缺失，Goldenhaar 综合征）中经常出现。它们也与酒精胚胎病有关，但 95% 的 VSD_s 与染色体异常或综合征无关。

（二）诊断

1. 症状　取决于缺陷的大小以及全身和肺循环中的压力。小的、与血流动力学不相关的 VSD 是无症状的。它们通常在听诊杂音时被发现。

血流动力学相关的、较大的 VSD，有充血性心力衰竭的迹象，如呼吸急促、呼吸困难、肋间牵拉、肝大、盗汗、喂养困难和发育不良。在左侧胸骨边界也可以

触诊收缩期震颤。第一种症状通常发生在 6～8 周肺血管阻力下降时。

2. 并发症　如果有一个大的 VSD，在婴儿早期可能发生充血性心力衰竭。大的左向右分流并伴有肺血流异常会导致高血压。由于随后的分流减少，临床症状似乎有所改善。肺动脉高压发生的时间不仅取决于分流的容量，也取决于相关的心脏缺陷。尤其在房室间隔缺损、d-TGA 合并 VSD 或者共同动脉干的患儿，肺动脉高压进展迅速。在 VSD 中，右室流出道内偶尔也会出现狭窄（右室双腔心）。这种狭窄有时直到矫正手术后才发生。这一类右室流出道狭窄也被描述为 Gasul 转换。

> **注**
>
> 在漏斗部或者极少的膜周部 VSD 中，有可能合并主动脉瓣关闭不全，这就是典型的外科手术指征。

尤其在缺损的右心室面（射流损伤），有可能发生细菌感染性心内膜炎。

> **注**
>
> 如果两个心室之间的压力相等，例如，在大的、非限制性的 VSD 或已经存在肺动脉高压的患儿中，可能听不到典型的收缩期杂音。

3. 听诊　可闻及典型的粗糙的、全收缩期杂音，最强听诊在第 3～4 左胸骨旁（通常比 3/6 级杂音更明显）。如果有大的左向右分流，可以在心尖上听到低振幅的舒张中期隆隆样杂音，提示存在二尖瓣狭窄。第二心音增强提示肺动脉高压，是一种警报信号。此外，应该注意到左侧胸骨边界的舒张不全杂音，这可能是主动脉瓣关闭不全的标志。

4. 心电图　当缺损较小时心电图改变不明显。在大的 VSD 缺损中，有左心室容量负荷过重的迹象。同时会有一个窦房部

的 P 波。当右心室压力增加时，出现右心室肥厚的迹象。

5.胸部 X 线　当缺损较小，胸部 X 线改变不显著。在较大的 VSD 缺损中，由于左心房和心室的扩张，心尖侧向下移位。肺动脉段因容量超负荷而显著突出；肺血管显像加深，甚至在肺外周可见。伴有肺动脉突出的右心室肥厚是肺动脉高压的重要指标。

6.超声心动图　超声心动图包括彩色多普勒超声是诊断的首选方法。它通常用来描述缺损数量、大小和位置。相关的心脏缺陷也可能一同发现。

利用连续波多普勒和伯努利方程，可以对缺损的压差进行估测。如果通过 VSD 血流估计的限制性心室压力正常，那么 VSD 被认为是限制性的。

压力也可以通过 VSD 计算（跨 VSD 的 BP_{syst} 压差）或者根据三尖瓣关闭不全程度估计。左心房和心室的大小是分流大小的间接标志。

超声心动图中 VSD 的典型部位列于图 15.9。

（1）膜周部 VSD：这种 VSD 在胸骨旁长轴切面主动脉瓣下方或在胸骨旁短轴切面 9 ~ 12 点最适合观察到，心尖五腔心切面也可提供良好视角。这类 VSD 有时被类似于动脉瘤的结构所掩盖，这是三尖瓣隔瓣叶的组织。尽管从病理角度来说"动脉瘤"一词并不正确，但这有时被称为"动脉瘤

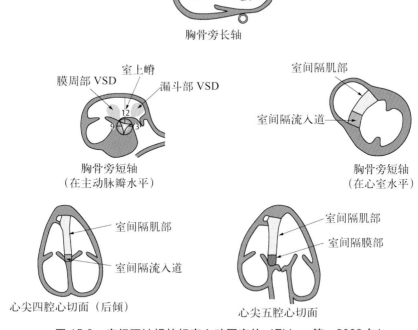

图 15.9　室间隔缺损的超声心动图定位（Eidem 等，2009 年）

注：在主动脉弓下的胸骨旁长轴上可以看到的膜周室间隔缺损。在胸骨旁短轴可以很容易地区分膜周部和漏斗部室间隔缺损。膜周部室间隔缺损位于胸骨旁短轴 9 点和 12 点位置之间，而漏斗部室间隔缺损位于 12 点和 3 点位置之间。在四腔心切面视野中，通过向后倾斜，可以很容易地在 AV 瓣附近看到流入道 VSD。肌部室间隔缺损通常可以在四腔心切面或沿胸骨旁短轴室间隔监测。Ao. 主动脉；LA. 左心房；LV. 左心室；RVOT. 右室流出道

组织（部分）阻碍的 VSD"。

（2）肌部 VSD：这种 VSD 在胸骨旁短轴切面和四腔心切面易被发现。由于是肌性间隔缺损，重要的是要确认是一个还是多个缺损。在彩色多普勒图像中，由于右心室小梁丰富，大的肌部 VSD 可能表现为多个缺损。

（3）漏斗部 VSD：漏斗部 VSD 位于胸骨旁短轴切面 12 点到 3 点钟之间。主动脉瓣瓣叶可脱垂至缺损处，导致主动脉瓣关闭不全。

（4）流入道 VSD：流入道 VSD 位于三尖瓣环后方，可通过后倾四腔心切面观察。

要评估 VSD 的大小，需比较 VSD 与主动脉瓣环直径大小（看上述血流动力学）。

7. 心脏导管 大多数 VSD 可以通过超声心动图快速诊断。只有当 VSD 的确切数目或位置不能确定时，或伴有其他心脏畸形时，或当血流动力学相关性（尤其是肺动脉阻力增加）无法可靠地评估时，可以使用心脏导管。部分 VSD 可以通用心脏导管封堵。

脉搏血氧仪显示，如果有左向右分流，右心室和肺动脉的氧饱和度会增加。利用 FICK 原理，分流和体循环与肺循环血流可以被计算出来。如果有相关的 VSD，左房压力和左心室舒张末期压力会增加。肺动脉压和肺血管阻力同样可以计算出来。

在左心室注射造影剂后，在血管造影中 VSD 可以被检测到并精确定位，重要的是可同时观测所有潜在的主动脉瓣关闭不全。

在肺血管阻力增高的患儿中，可以通过测试血管扩张反应来辅助检查（见第 21 章）。

8. 磁共振 在单纯的 VSD 中，很少用到磁共振来明确解剖细节。

（三）治疗

1. 非手术治疗 在与血流动力学相关的缺损中，充血性心力衰竭经药物治疗直至手术。至于艾森门格综合征的非手术治疗将于第 22 章讨论。

2. 手术的适应证和禁忌证

（1）适应证

① 在有临床症状（肺部感染频发、发育不好、无法控制的充血性心力衰竭）的左向右大分流，这种缺损应该在婴儿时期进行手术干预。

② 对于无症状的儿童来说，如果 Q_p/Q_s 比率超过 1.5，左向右分流就会导致超过心输出量的 40%，或者左心房和心室扩张，都是明确的手术指征。

③ 在有继发性主动脉瓣关闭不全或主动脉瓣脱垂入缺损的 VSD 中，建议立即手术；否则，就有可能必须行瓣膜置换手术。

④ 早期肺动脉高压也是手术干预的指征。

（2）禁忌证：如果存在顽固的肺动脉高压，是手术禁忌证（艾森门格综合征）。

3. 手术 缺损通常是用补丁缝闭的；较小的缺损可以通过直接缝合。为了避免损伤心室，通过右心房和三尖瓣的手术入路（跨越三尖瓣）。

在个别情况下，当存在多个缺陷（瑞士奶酪样 VSD）或复杂的伴有心脏其他畸形，或有体外循环手术的禁忌证，肺动脉环缩术可以作为一个临时措施，以减少过度的肺血流。

如果 VSD 合并主动脉缩窄或大的 PDA，这一过程是有争议的。在婴儿期，主动脉缩窄或 PDA 可能首先被纠正，而不需要体外循环。例如，VSD 手术是在 2～3 个月的时候进行的。如果有一个大的、血流动力学相关的 VSD，一次性根治手术也必须考虑。对于艾森门格综合征，心肺移植是最后的选择。

4. 介入导管 采用双伞封堵器或特殊线圈的介入导管封堵术，只能针对特定部位的缺损，在大多数医院还不是一种常规的方法。

（四）预后

1. 远期预后 自发性闭合率高，特别是对于较小的肌部缺损和膜周部缺损。在两年内，80%～90%的肌部 VSD 和 50%的膜周部 VSD 可以自愈。膜周部 VSD 通常部分被三尖瓣组织的生长所覆盖。

> **注**
> VSD 不会变大，但有时会自动变小或闭合。漏斗部、流入道和骑跨的 VSD 不会自发闭合。

无其他合并症患儿围术期死亡率低于 1%，但危重新生儿和婴儿的死亡率可能增高。

术后有完全性房室传导阻滞的危险，特别是对于膜部和流入道缺损，通常在手术后的第 1～2 周才出现。其中 90% 心室切开术后发生右束支传导阻滞；而经房或者三尖瓣入路的患儿发生率只有 20%～50%。

如果在手术中必须将三尖瓣小叶与缺损分离，则可能出现三尖瓣关闭不全。

少数患儿残余分流可能仍然存在，但通常与血流动力学无关。由于缝线撕脱出现的残余分流可能需要二次手术。这种风险主要发生于漏斗部缺损。

VSD 闭合后，极少数患儿肺血管阻力会增加导致艾森门格反应，多因手术时间过晚导致。

2. 门诊随访 对于在第 1 年内没有充血性心力衰竭，且没有肺动脉高压的小缺损患儿，可以延长随访时间间隔（如每 1～2 年一次）。检查应记录 VSD 的大小，并特别注意主动脉瓣关闭不全或脱垂到缺损内的情况。

必须更密切地监测与血流动力学相关的缺陷，直到外科手术，以便在必要时调

整抗充血性药物，以防止肺动脉高压的发展。

术后需要终身检查。要注意心律失常（如房室传导阻滞）、心室功能、残余分流、主动脉瓣关闭不全和肺动脉高压的进展情况。手术后每年检查 1～2 次。术后 6 个月内应给予心内膜炎的预防，如果使用了移植物且存在残余分流，则要终身预防心内膜炎。

3. 体能和生活方式 小 VSD 成功闭合后，身体功能和发育不受影响。术后 3～6 个月，如果缺损完全闭合或仅有小残余分流，心室功能良好，且无肺动脉高压或相关心律失常的迹象，患儿可在术后 3～6 个月参加体育运动。

肺动脉高压是一种严重的疾病，严重影响其运动能力（见第 21 章）。

4. 青少年和成年人的特殊方面 顽固性肺动脉高压（艾森门格反应）通常在青春期的患儿中合并一种孤立的、未纠正的、血流动力学相关的 VSD，在一些与 VSD 相关的心脏缺陷中，可能发生得更早（如合并 VSD 的 d-TGA，完全型房室间隔缺损）。如果矫治手术时间较晚，在中度或重度肺动脉高压发生后，肺动脉高压就有可能进展。如果关闭时间较晚，室性心律失常和猝死的风险也随之增大。

（李　庚　译）

三、房室间隔缺损

（一）概论

别称：心内膜垫缺损。

1. 定义 房室间隔缺损（AVSD）是一种不同程度的发育障碍，主要累及房室瓣附近的房间隔和室间隔段以及房室瓣本身。这些结构是在胚胎发育过程中由心内膜垫层产生的。

AVSD 的典型特征：

● 房室间隔异常（房室间隔近房室瓣的

节段）。

● 两个心室的普通房室瓣膜，有不同数量的瓣叶和开口。

● 异常位置及伸长的心室流出道（鹅颈样畸形），在 AVSD 中，主动脉位于单个共同房室瓣的前面，而不是夹在二尖瓣和三尖瓣之间。

● 房室结位移与易激惹的传导系统。

2. 流行病学　AVSD 占所有先天性心脏病中的 4%～5%，发病率为每 1000 例活婴中 0.2 例。

> **注**
>
> AVSD 常与唐氏综合征有关（21 三体综合征）。近 50% 的 AVSD 患儿患有唐氏综合征，反过来，约 40% 的唐氏综合征患儿有心脏缺损，其中 50% 涉及 AVSD。唐氏综合征患儿通常有更好的瓣膜形态来进行矫正手术，极少数合并左心缺陷。

3. 发病机制与病理　AVSD 是由胚胎心内膜垫发育障碍引起的，靠近房室瓣的房室间隔发育异常。房室瓣包括瓣叶、腱索和乳头肌。

通常只有单个的房室瓣发育，但是，它可以有一个或两个开口（见下文的分类）。房室瓣通常合五个瓣叶。桥接瓣具有非常重要的意义。有一个前面和后面的桥接瓣。这些桥接瓣桥接心房和心室间隔段并连接左、右心室段（图 15.10）。桥接瓣在 AVSD 分类中起着重要的作用（图 15.11）。

4. 分类

（1）部分型 AVSD：在部分型 AVSD 中，房间隔在房室瓣附近只有一个孔。室间隔缺损是由组织桥关闭的，该桥连接了两个桥接瓣，同时导致了二尖瓣的前叶裂。严格地说"二尖瓣"一词是不正确的，就像在部分型 AVSD 中一样，只有一个房室瓣没有分离成二尖瓣和三尖瓣。然而，这种常见的房室瓣有两个开口，这种"裂缝"导致了血流动力学的"二尖瓣关闭不全"。

（2）中间型 AVSD：在中间型 AVSD 中，普通房室瓣中有两个独立的开口。这两个边缘的瓣叶是毗邻的，类似于部分 AVSD。此外，有 ASD 直接位于房室瓣上方，而 VSD 直接位于房室瓣水平下方。限制性 VSD 通常存在于中间型 AVSD 中。

（3）完全型 AVSD：在完全型房室间隔缺损中，房室间隔缺损位于房室瓣水平正上方，而在房室瓣水平正下方的室间隔内有非狭窄性室间隔缺损。房室瓣有一个共同的开口。房室瓣的左、右心室段由前、后桥瓣连接。

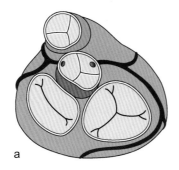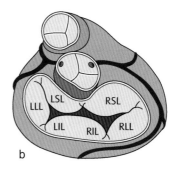

图 15.10　正常心脏（a）和完全型房室间隔缺损（b）的房室瓣和半月瓣

注：从上图可以看出，在正常心脏中可以看到两个独立的房室瓣。主动脉瓣夹在二尖瓣和三尖瓣之间。在 AVSD 中，主动脉瓣位于单个共同房室瓣的前面。前桥叶和后桥叶桥接间隔缺损，从而连接两个心室。LSL，左上叶（前桥叶）；LLL，左侧小叶；RSL，右上叶（前叶）；RLL，右侧小叶；LIL，左下叶；RIL，右下叶。（LIL 和 RIL 合称后桥叶）

根据 Rastelli 分类，完全型 AVSD 也被细分为 A 型到 C 型（图 15.12 和图 15.13）。前桥瓣的定位和附着部位对这一分类很重要。

① A 型（最常见）：前桥瓣在房间隔和室间隔缺损的正下方被分离，并通过腱索与间隔嵴相连。

② B 型（最少见）：前桥瓣由从左心室到右心室横跨中隔缺损的腱索连接。前桥瓣起源稍偏向右心室。这种类型常与左心室发育不良有关（不平衡的 AVSD）。

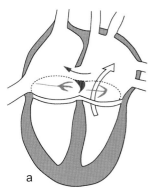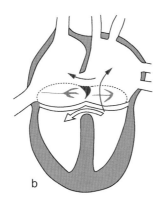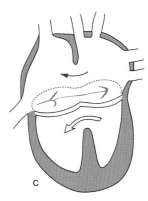

图 15.11　部分型、中间型和完全型 AVSD 的示意图

注：a. 部分型 AVSD。缺损位于房室瓣附近的房间隔段。房室瓣有两个开口。二尖瓣有裂缝。b. 中间型 AVSD，位于房室瓣附近的房室间隔段。室间隔缺损通常是限制性的。有两个功能性瓣环。c. 在完全型房室间隔缺损中，房室瓣附近的房间隔和室间隔有缺损。室间隔缺损一般不受限制。房室瓣有一个共同开口

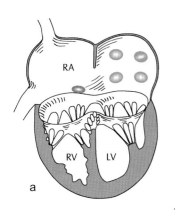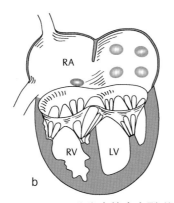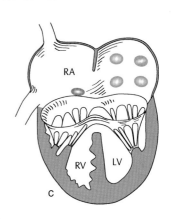

图 15.12　Rastelli 分类中的完全型 AVSD

注：从正面看，前桥瓣的腱索附着不同，在 Rastelli 分类和手术矫正中起重要作用。a.A 型；b.B 型；c.C 型。RA. 右心房；RV. 右心室；LV. 左心室

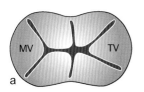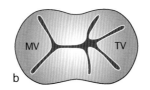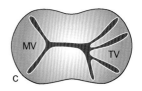

图 15.13　完全型 AVSD 的 Rastelli 分类中的房室瓣瓣叶

注：显示了桥叶的排列。a.A 型，桥叶几乎均匀地排列在两个心室上；b.B 型，桥叶起源偏右。c. 型，桥叶起源远远偏右。TV. 三尖瓣；MV. 二尖瓣

③ C 型：一种可自由移动的前桥瓣，起源偏右，附着在右心室前乳头肌上。

下面是几种特殊的 AVSD。

（4）不平衡的 AVSD：在不平衡的 AVSD 中，两个心室中的一个是发育不良的。根据定义，当左心室不参与形成心尖时，则定义为发育不良。在这种情况下，双心室矫正通常是不可能的。

> **注**
>
> 基于手术矫正的严重后果，术前检查 AVSD 是否不平衡是绝对必要的。

（5）AV 瓣膜裂口：这是心内膜垫缺损中最轻的一类。AV 瓣中只有一个裂隙，没有心房或室间隔缺损。

5. 血流动力学 血流动力学状况取决于心房和心室水平左向右分流的程度，AV 瓣膜功能不全，可能存在肺动脉高压和伴随的其他异常。

（1）不完全型和中间型 AVSD：右心房、右心室和肺循环的容量超负荷（类似于 ASD）。

（2）完全型 AVSD：房、室间隔缺损的大小程度，决定了心房和心室水平的左向右分流大小，导致肺动脉血流过多，增加了婴儿早期充血性心力衰竭的发生。AV 瓣的关闭不全会使情况复杂化。患有唐氏综合征的儿童经常出现阻塞性肺疾病和通气不足，进一步加重症状。伴有肺阻力增加的肺动脉高压在完全性 AVSD 中通常进展很快。艾森门格（Eisenmenger）反应通常在前 6 个月内以阻塞性肺血管改变的形式出现。一旦发生 Eisenmenger 反应，就会出现从右到左的分流，造成患儿紫绀。

6. 伴发的畸形

以下心脏缺陷经常与 AVSD 伴随发生：

（1）动脉导管未闭（10%）。

（2）法洛四联症（10%）。

（3）右室双出口。

（4）主动脉缩窄（通常伴发于不平衡 AVSD，唐氏综合征患儿几乎未见）。

（5）内脏异位综合征。

（6）罕见：完全肺静脉异位连接，永存左上腔静脉。

7. 相关综合征 AVSD 是 21 三体综合征（唐氏综合征）伴发的典型心脏缺陷。它也常见于 22q11 的微缺失或 Ellis-van Creveld 综合征。

（二）诊断措施

1. 症状

（1）部分型和中间型 AVSD 不伴二尖瓣关闭不全：血流动力学和临床情况类似于具有大量左向右分流的大 ASD。这种缺陷通常在儿童期无症状，但后来可发展为充血性心力衰竭和成人肺高压。

当合并左心室和二尖瓣病变时，早期就有明显的左向右分流，肺循环血量过多，体循环灌注不足，从而使充血性心力衰竭的发生更快。

（2）部分型和中间型 AVSD 伴二尖瓣关闭不全：因为二尖瓣关闭不全时反流增加导致左心室容量超负荷，使得患儿的充血性心力衰竭进展得更快。

（3）完全型 AVSD。在出生后第 2 ～ 8 周肺血管阻力下降后，这些患儿迅速进展为充血性心力衰竭。肺血流量显著增加。这是由于肺高压、发育不良和反复肺部感染引起的。活动期和休息期的紫绀是肺高压或早期艾森门格反应的征兆。

2. 听诊

（1）部分型 AVSD：在部分型 AVSD 中，听诊发现与房间隔缺损大致相同，最强搏动音在左侧胸骨旁第 2 肋间，为 2/6 ～ 3/6 级收缩期杂音，是相对肺动脉狭窄的征象。这是因为由于心房水平的左向右分流，大量血液流经正常的肺动脉瓣。由于三尖瓣狭窄，也可能存在舒张期杂音。此外，如果存在二尖瓣关闭不全，可以在心尖区听到清晰的鼓泡杂音。有一个固定的分裂的第二心音。

（2）中间型和完全型 AVSD：由于穿过房室间隔的左向右分流和 AV 瓣膜关闭不全，第 4 肋左胸骨旁可以听到响亮的全心收缩杂音。第二心音变大是肺血流过多或高血压的征兆。随着肺高压的增加，左向右分流和收缩期杂音的强度降低，而第二心音变得越来越响。

3. 并 发 症　不可逆转的肺高压常在 AVSD 患儿和 21 三体综合征患儿中发生，有时在出生后的第 6～12 个月发生。

> **注**
> 在完全型 AVSD 中，在第 2 年内可以发生不可逆转的肺阻力增加。因此，应在出生后的第 1 年（通常在 3～6 个月时）进行手术矫正。

4. 心 电 图　与 AVSD 相关的心电图表现有：

（1）电轴左偏：电轴左偏是由于传导系统的位移引起的。有时电轴右偏，AVSD 中的电轴右偏几乎均与肺高压或肺动脉瓣狭窄有关。

（2）一度房室传导阻滞：PQ 间期常延长。严格来说，这不是房室传导阻滞，因为在房室结中的传导没有延迟，而是心房内传导的延迟使 ECG 中的 PQ 间期延长。

（3）心前区右心肥厚的迹象（$V_1 + V_2$ 中的高 R 波和 $V_5 + V_6$ 中的低 S 波）：右心肥厚的迹象也可以被左心肥厚掩盖，如果存在提示同时合并二尖瓣关闭不全。

（4）不完全性右束支传导阻滞（$V_1 + V_2$ 中的 rsR' 或 rR'）：经常发现不完全性右束支传导阻滞，尤其是部分型 AVSD。

> **注**
> 心电图中的电轴左偏应重点考虑 AVSD。

5. 胸部 X 线检查　典型的 X 线表现为心脏扩大，肺部有明显的肺段，肺血流增多导致肺血管纹理增多。

6. 超声心动图　以下是 AVSD 的典型特征，应予以重点检查：

（1）房室间隔缺损（AV 瓣上方的房间隔下段缺损和 AV 瓣水平以下的流入道 VSD）：在部分型 AVSD 中，室间隔没有发现分流。在中间型 AVSD 中，VSD 通常很小并且是限制性的，完全型 AVSD 中通常存在大的 VSD。

（2）房室瓣的评估：有一个共用的房室瓣，而不是两个交错的瓣口，所有的瓣叶都在一个水平面上。在部分型或中间型 AVSD 中，有两个独立的房室瓣开口。在完全型 AVSD 中，仅有一个瓣开口。此外，必须明确房室瓣关闭不全的程度和位置。还必须确定裂缝的位置和大小。

（3）评估心室大小：有必要明确 AVSD 是平衡还是不平衡的。如果左心室不参与形成心尖，则为左心室发育不良。

（4）瓣膜小叶的桥接瓣和附属结构是否可见：应注意左心室的腱索骑跨和单个乳头肌。

（5）评估心房和心室水平分流的范围、部位和方向。

（6）左室流出道的评估：由于主动脉瓣的前部和上部位移导致典型的"鹅颈"构型。还应该明确是否存在可由二尖瓣瓣叶引起的主动脉瓣下狭窄。

（7）多普勒超声检查评估肺循环压力，以量化肺高压的程度。

（8）排除其他畸形，特别是 PDA、法洛四联症和主动脉缩窄。

7. 心导管　超声心动图通常足以诊断和评估个体解剖结构。心导管主要用于精确评估肺血管阻力，可能包括测试肺血管床的反应性。AVSD 的典型表现如下。

（1）左心室比右心室更易观察。导管

到达左心房，并在通过下腔静脉和右心房后，"落入"左心室。

（2）大量左向右分流，导致肺循环压力升高。

（3）血管造影显示由于主动脉瓣在共同房室瓣前面向前移位引起的"鹅颈"畸形。

8. MRI　通常不需要 MRI。在特殊情况下，它可用于阐明解剖细节和量化分流大小。

（三）治疗

1. 保守治疗　地高辛、利尿药、β 受体阻滞剂和 ACEI 可作为治疗充血性心力衰竭的临时措施。可以通过鼻饲管给予高热量饮食，以促进儿童的生长直至手术。由于肺血流量过多，不需要吸氧。

2. 手术适应证和禁忌证　手术适应证明确。完全型 AVSD 的手术时间通常在第 3～6 个月。阻塞性肺血管变化的早期发作和反复的充血性心力衰竭，患儿需要尽快实施矫正手术。对于无症状的部分型和中间型 AVSD，手术通常在 2～4 岁进行。如果出现充血性心力衰竭，明显分流或相关房室瓣膜关闭不全的临床症状，则手术时间可能提前。在较大的患儿中，手术在确诊后择期进行。

禁忌证：在发生不可逆的肺高压（艾森门格反应）后，禁止手术。

3. 手术　标准程序是使用补片通过单片或双片法修复心房和室间隔缺损并重建房室瓣膜。在不平衡的 AVSD 中，通常可以利用 Fontan 手术对单心室心脏进行姑息性手术。肺动脉环缩术是为防止肺血流过多，在可以行明确地矫正前，仅作为姑息措施或临时措施进行。例如，可在尚不能进行明确手术治疗的难治性充血性心力衰竭早产婴儿中实施该手术。

（四）预后和结果

1. 远期预后　AVSD 无法自发闭合，如果不进行治疗，80% 完全型 AVSD 的患儿会在 2 年内死亡，其他儿童会发生艾森门格反应，无法进行手术矫正。由于尚未了解的原因，即使是及时手术并成功的患儿，在极少数情况下仍可能发生肺动脉高压和艾森门格反应。艾森门格反应的患儿通常在青年期死亡。

完全型 AVSD 的早期矫正围术期死亡率＜ 5%，但如果存在其他复杂畸形则会增高。术后血流动力学相关的房室瓣关闭不全（房室瓣狭窄极少见）会持续。由于左室流出道伸长，也存在术后主动脉瓣下狭窄的风险。

整体再手术率约为 10%。部分患儿需要置换机械瓣膜，有时可能发生依赖起搏器的房室传导阻滞，室上性和室性心律失常，可能在矫正手术后数年发生。

2. 门诊随访　在手术前必须经常进行门诊监测。特别应检查充血性心力衰竭或肺动脉高压的发展。术后需要终身复查。应注意房室间隔附近的残余缺损，房室瓣关闭不全、主动脉瓣下狭窄、肺高压的发展和心律失常（房室传导阻滞、室上性和室性心律失常）。术后给予预防心内膜炎治疗至少 6 个月，如果置入材料附近有残余分流，则需要进行终身预防。

3. 体能和生活方式　孤立存在的 AVSD 儿童的体能，与其他 ASD 患儿类似，通常不会受损。但是如果完全型的 AVSD，心脏衰竭可能会在出生后的几个月内迅速进展。术后，体能主要取决于残存缺陷，如房室瓣关闭不全，主动脉瓣下狭窄，以及肺高压的下降。大部分患儿日常体能很好。如果心房和室间隔没有或只有很小的残留缺陷，没有肺高压、房室瓣关闭不全、心律失常，并且心室功能良好的情况下，患儿通常可以进行自由活动。但艾森门格反应患儿的生活质量和体能明显受损（见第 22 章）。

4. 青少年和成年人的特殊方面　未经

治疗的青少年和完全型 AVSD 的成人，几乎总是发生艾森门格反应。由于患有 21 三体综合征和 AVSD 的患儿以前通常不进行手术，因此他们现在占艾森门格综合征患儿的很大比例。艾森门格反应的特殊问题详见第 22 章。

（李　庚　译）

四、动脉导管未闭

（一）概述

别称：Botalli 动脉导管

1. **定义**　动脉导管未闭（PDA）是先天性肺动脉分叉与降主动脉生理性分流的持续病理性改变（图 15.14）。

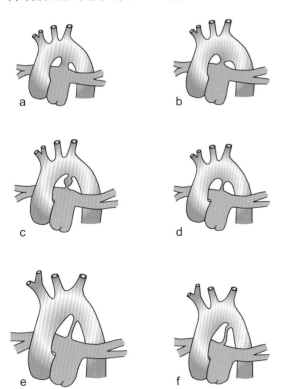

图 15.14　动脉导管未闭（PDA）形态

注：PDA 是降主动脉与肺动脉分支之间的交通。PDA 的形态可以改变。PDA 的长度和宽度决定了体循环和肺循环系统的阻力，以及导管相关的血流动力学改变

2. **流行病学**　所有先天性心脏缺陷中约有 10% 是 PDA。女孩发病率是男孩的

2 倍。在成熟的新生儿中，PDA 的发病率约为 1/ 万例，在早产儿和围产期窒息患儿中发病率更高。几乎一半的出生体重低于 1750g 的早产儿都有 PDA。PDA 在高海拔地区的人群中更常见。这可能是由于高海拔地区氧分压较低。

3. **发病机制**　新生儿在出生前，动脉导管作为肺动脉和降主动脉之间的分流绕过肺循环而存在。血液从右心室流入肺动脉再通过动脉导管流入降主动脉，最后通过脐动脉到达胎盘。宫内合成的内源性前列腺素 E_2 维持了导管的通畅性。如果母亲在妊娠期间服用前列腺素合成抑制剂如阿司匹林或布洛芬，这可能会导致导管在宫腔内早闭合，从而导致患儿右心室压力严重超负荷。

在新生儿出生后最初几小时内，氧分压的增加和血管活性物质的释放可导致导管的功能性闭合。螺旋排列的平滑肌纤维持续收缩和内膜不断增厚，通常需要数天至数周使其发生解剖学闭合。在导管闭合后，剩余的结缔组织称为 Botalli 韧带，不再发生变化。

在新生儿中，所有使产后出现氧分压不足的情况都是 PDA 的危险因素。尤其是围产期窒息和肺部疾病（如胎粪吸入、肺发育不良）。

对于一些心脏缺陷，出生后动脉导管开放是其存活的原因。这种被称为导管依赖性全身循环（如主动脉瓣重度狭窄）或导管依赖性肺循环（如严重的肺动脉瓣狭窄或肺动脉闭锁）。有右室流出道阻塞的患儿（如肺动脉闭锁、法洛四联症），动脉导管通常发育异常。这可能是由于通过动脉导管对肺动脉进行逆行血液供应，而不是正常解剖情况下通过右心室的顺行供血。心脏缺损伴右心梗阻时，导管内血流方向不同，导致导管走行异常。

罕见的变异是双导管，是一种导管动

脉瘤（特别是马方综合征的患者），或右侧 PDA。

4. 血流动力学 当出生后肺血管阻力下降时，PDA 中的分流逆转。在没有其他心脏异常的孤立 PDA 中，胎儿右向左的分流逆转为左向右的分流，来自降主动脉的血液通过动脉导管沿着压力梯度流入肺动脉。血液流经肺血管并最终到达肺循环、左心房和左心室（肺循环、左心房和心室以及升主动脉的容量超负荷）。分流的程度取决于导管的宽度和长度，以及肺循环和体循环的阻力。

5. 分类 单纯 PDA 根据其血流动力学相关性进行分类。

（1）无杂音 PDA：这是一种非常小的，与血流动力学无关的导管，在彩色多普勒检查中被发现为偶然发现，不会导致心脏杂音。

（2）非血流动力学相关的 PDA：PDA 引起典型的连续性杂音，但不会导致左心室或肺循环的容量超负荷，没有肺高压。

（3）血流动力学相关的 PDA：在这些情况下，导管存在中到大量的分流，导致左心室和肺容量超负荷的症状。

6. 伴发的畸形 PDA 这种结构的存在，对于有以下心脏缺陷的患儿非常重要。

（1）肺动脉血流受限或缺失（如严重的肺动脉瓣狭窄、肺动脉闭锁）。

（2）体循环动脉血流受限或缺失（如严重的主动脉瓣狭窄、严重的主动脉缩窄、主动脉弓离断和左心发育不良综合征）。

7. 相关综合征 PDA 经常与以下综合征有关。

（1）先天性风疹综合征。

（2）胎儿酒精综合征。

（二）诊断措施

1. 症状 PDA 的症状主要取决于患儿的分流量和年龄。早产儿的 PDA 是一种特殊的症状和治疗情况，因此在单独的章节

中讨论（见本章，五）。

在婴儿时期，PDA 的巨大分流的影响是十分明显的。心力衰竭（呼吸急促／呼吸困难、喂养问题、发育不良和出汗增加）的症状占主导地位。由于血液从主动脉进入肺动脉的舒张作用，外周脉搏明显增强（洪脉、水冲脉）。婴儿可以看到囟门脉冲，脉冲压力很高。如果分流非常大，则在胸骨旁左侧第 1～3 肋间或胸骨上窝中可以感觉到收缩或持续的震颤。

如果出生后肺阻力持续升高（如窒息引起的持续性胎儿循环），PDA 将出现从右到左的分流，使导管连接处远端的下半身氧饱和度较低（差异性紫绀）。

如果分流较小，患儿直到晚些时候才出现症状，或者不出现症状。通常，这些病例的诊断仅来自无症状的偶然发现。感染的易感性增加可能是唯一的症状。

2. 并发症 肺高压因肺血流量过大而进展，最初是可逆的，但后来变成不可逆（艾森门格反应），这一切都取决于分流量的大小。即使分流与血流动力学无关，但 PDA 周围区域的动脉内膜炎的风险可能略有增加。PDA 的动脉瘤极为罕见，但存在破裂的风险。

3. 听诊 在新生儿中，通常可以在胸骨左侧第 2～3 肋间闻及单纯的收缩期杂音。

在肺阻力下降（出生后第 2～8 周）后，胸骨左侧第 1～2 肋间可闻及典型收缩-舒张连续机械样杂音。心脏收缩期和舒张期均可听到杂音，因为主动脉压力高于收缩期和舒张期的肺动脉压。最大强度的杂音与第二心音同时发生，并且在心脏舒张期再次变柔和（渐强-渐弱杂音）。

如果导管非常小，在吸气和体力活动后，杂音更清晰。无杂音导管，如名称所示，听诊没有明显的杂音。

基于听诊发现 PDA 的鉴别诊断：

（1）"静脉嗡嗡声"是颈静脉中持续的杂音，舒张期早期杂音最大。吸气时杂音变得柔和。当颈静脉受压或头部转动时，杂音会消失。

（2）即使通过超声心动图，有时也很难将主 - 肺动脉窗与 PDA 区分开来。主 - 肺动脉窗口多发生在升主动脉，而 PDA 起源于降主动脉。

（3）肺部发育不良时，会听到一声响亮的收缩期 - 舒张期杂音。超声心动图表现为典型的肺动脉主干扩张。

（4）冠状动脉瘘起源于冠状动脉，通常流入肺动脉或右心室。

（5）使用超声心动图有时很难区分动静脉瘘。起源和走行的准确观测非常重要。

（6）周围性肺动脉狭窄常引起类似PDA 的杂音，使用超声心动图进行诊断。

（7）主动脉窦穿孔进入右心房或心室可闻及类似于 PDA 的听诊杂音。彩色多普勒可显示破裂窦区至右心房或心室的搏动。

（8）在 Bland-White-Garland 综合征（左冠状动脉的异常起源于肺动脉）中，由于明显的逆行流入肺动脉，因此很少能够听到连续的杂音。然而，存在典型缺血性心电图改变。有时可以在超声心动图中观察到冠状动脉的异常起源。

4. 心电图　中等大小的左向右分流将显示出左心肥厚的迹象。如果伴有肺高压的大量分流，心电图将出现双侧肥厚的迹象。当肺动脉高压成为后期的突出症状（艾森门格反应）时，右心将显著肥厚。

5. 胸部 X 线　如果分流很大，则会出现心脏扩大，左心扩大和升主动脉扩张。由于肺部循环血增多，肺血管纹理增加。然而，在肺高压中，仅中央肺血管扩张，外周血管狭窄。

6. 超声心动图　包括彩色多普勒在内的超声心动图是明确诊断和评估 PDA 的血流动力学的首选方法。PDA 通常易在胸骨左侧第 2 肋间水平的胸骨短轴上观察到；在肺动脉分叉处，除了两个肺动脉分支外，PDA 还可以看作第三个血管（"肺三叉"）。通过向后倾斜探头，可以跟随导管的走向到降主动脉。

可以在彩色多普勒扫描中检测肺动脉主干中的彩色射流。在左向右分流中，红色射流指向肺动脉瓣。

使用连续波多普勒，可以估计导管的压力梯度——如果导管上的压力减少超过收缩压的一半，则导管是限制性的。

左心房和左心室扩大是 PDA 血流动力学相关的一个指标。M 型超声心动图中左心房 / 降主动脉比值 > 1.5 是可能与 PDA 血流动力学相关的一个指标。

在早产儿和新生儿中，外周动脉（大脑中动脉，腹腔干）的多普勒检查是评估 PDA 血流动力学的最敏感指标。通常可以在这其中检测到顺行血流量约为收缩期峰值流量的 1/3（舒张期血流由主动脉的 Windkessel 功能引起）。如果存在血流动力学相关的 PDA（即需要治疗），由于 Windkessel 渗漏，周围血管舒张流量为零或负（图 15.15）。

> **注**
>
> 在决定手术闭合早产儿或新生儿的 PDA 之前，必须通过超声心动图排除导管依赖性体循环或肺循环。

7. 心导管　只有当非侵入性检查结果不确定、存在其他心脏畸形或有肺高压的迹象时，才需要进行诊断性心导管检查。通常，血氧测定显示肺动脉的血氧饱和度增加。导管检查可以直接探测动脉导管和降主动脉。导管的位置是特征性的，形状像一个高音谱号。测定肺动脉的压力，并测试肺血管对血管活性物质如 O_2 或 NO 的反应。一般情况下，心导管仅用于 PDA 的

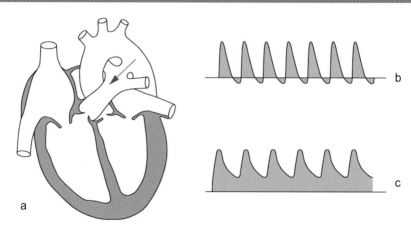

图 15.15 腹腔干中的血流状况，正常解剖结构（a）和血流动力学相关的 PDA（b）；腹腔干的舒张流速通常是收缩流速的 1/3（c）；在血流动力学相关的 PDA 中，舒张期血流速度接近零甚至为负（b）

介入闭合。

8. MRI 很少使用 MRI，但如果存在相关畸形或需要量化分流，则 MRI 有助于提供解剖细节。

（三）治疗

1. 保守治疗 在早产儿和新生儿中，可以尝试通过给予前列腺素合成抑制药（如吲哚美辛、布洛芬）在出生的最初几天闭合与血流动力学相关的 PDA[见本章,五（三）]。

当分流很大时，需对症治疗心脏衰竭，直到确定闭合为止。

2. 适应证 闭合 PDA 的适应证：

（1）伴有心力衰竭体征的大 PDA。

（2）左心房和左心室有超负荷体征。

（3）PDA 伴典型的心脏杂音。

对于无症状的 PDA，闭合指征有时存在争议。理论上存在动脉导管未闭区动脉炎是支持闭合的一个指征；尽管手术风险很小，但存在争议。

3. 禁忌证 PDA 闭合的禁忌证：

（1）大的导管、右向左分流和持续肺高压。

（2）导管依赖性缺损（除非同时进行心脏缺损的矫正）。

4. 介入导管术 使用伞形封堵器或线圈的介入导管术是 PDA 首选治疗方法。体重只有 2 ～ 3kg 的儿童现在可以通过介入导管成功治疗。对于体重低、导管大的患儿，解剖学条件仍然太小。

对于没有心力衰竭的患儿，学龄前是闭合导管的首选时间（在这个年龄段不太可能自发闭合）。诊断确定后，可以选择性地对较大患儿进行治疗。

5. 手术 小的早产儿在药物闭合失败或禁用药物时再进行 PDA 手术。在较大患儿中，如果 PDA 太大，不适合介入导管闭合（如一个大的窗型导管），而通过手术闭合。

通过侧胸切开术，用夹子和结扎进行闭合，有时通过胸腔镜进行手术。值得注意的是，长期使用前列腺素会使导管组织变脆，使手术变得复杂。

（四）结果和预后

1. 远期预后 在出生后第 3 个月，只有 10% 的 PDA 会自动闭合。以前，有分流的患儿，如未经治疗，通常会在青年期死于容量超负荷和艾森门格反应。

未关闭的 PDA 会提高患心内膜炎的风险，如今在工业国家中很少发生这种情况。

介入手术治疗以及 2 岁以上的总死亡率远低于 1%。由于重要结构的毗邻，动脉导管未闭的并发症是可能会导致左膈神经或喉返神经的损伤以及乳糜胸。邻近血管（如左肺动脉）被当成 PDA 意外结扎是罕见并发症。PDA 结扎后可能会出现再通。另外，也可能形成导管憩室。

2. 门诊随访　必须在门诊检查中关注未经治疗 PDA 的心力衰竭症状。用超声心动图重点观察左心房和左心室的大小。另外，通过多普勒超声检查、测量血液流经动脉导管的速度（到肺循环的压力梯度）。

术后的门诊监测应集中在检测残余分流和以上列出的相关并发症上。如果没有残余分流，通常在 2 年后可以停止复查。

PDA 闭合后，需要预防心内膜炎。如果没有残余分流，要预防 6 个月，如果其周围出现残余分流，则需要终身预防感染性心内膜炎。

3. 体能和生活方式　及时、成功地闭合 PDA 之后，患儿的体能和生活与常人几乎没有差异。

4. 青少年和成年人的特殊方面　在罕见的情况下，PDA 直到青春期或成年才被诊断出来，术前必须排除不可逆的肺高压。成人的血管常发生钙化，使手术更复杂。

（李　庚　译）

五、早产儿动脉导管未闭

（一）流行病学

PDA（见本章，四）是早产儿发病率和死亡率的常见原因。对于体重低于 1750g 的早产儿，PDA 的发生率约为 45%，而对于体重低于 1200g 的早产儿，其发生率约为 80%。

除了早产，PDA 的风险因素是：

1. 缺氧，围产期窒息。
2. 输液过量。
3. 低钙血症。
4. 呋塞米（刺激肾脏中的前列腺素合成）。

5. 茶碱药物。

（二）症状

当肺血管阻力下降，心力衰竭（通常在出生后第 5 天开始）和呼吸困难时，肺血流量过多的症状就会出现。

由于 Windkessel 效应，主动脉远端段（特别是腹部器官和肾脏）的舒张期灌注恶化。存在发生坏死性小肠结肠炎和肾衰竭的风险。同时脑灌注受损，增加了脑室周围白质软化的风险。

（三）治疗

1. 保守治疗　在早产儿和新生儿中，可以尝试在出生后的第一天用前列腺素合成抑制药（如吲哚美辛、布洛芬和双氯芬酸）在药理学上关闭 PDA。

（1）适应证：关于药物关闭动脉导管仍有争议。在临床实践中，已经确定了以下适应证。

1）1000g 以下的早产儿：对于 1000g 以下行机械通气的早产儿，建议从出生后第 2 天到第 3 天开始对有症状的 PDA 进行早期治疗。

2）超过 1000g 的早产儿：只应治疗有血流动力学改变或症状显著的 PDA，具体如下：

①有充血性心力衰竭的临床症状。

②严重的呼吸衰竭。

③脑动脉或腹腔干舒张血流减少，为零或逆行。

④阻力指数（RI）在大脑前动脉中 > 0.9（注意：单独 RI 不是一个充分的标准）。

（2）禁忌证：动脉导管闭合的禁忌证是：

①动脉导管依赖性缺损（必须在动脉导管闭合前通过超声心动图排除）。

②新生儿持续肺高压。

③尿少 [最后 8h 尿量 < 1ml/（kg·h）]，肌酐 > 1.7mg/dl。

④血小板减少症 < 60 000/μl，病理性血浆凝固。

⑤新出现的脑、肠或肺出血。

⑥感染性休克。

⑦坏死性小肠结肠炎。

⑧近期手术。

（3）与PDA相关的一般措施：对于患有PDA的早产儿，必须注意以下措施。

①精确的液体平衡：但需要注意的是，液体的轻度限制通常会损害肾脏灌注，增加吲哚美辛治疗的副作用。

②必须避免贫血（目标Hct 0.45）、低氧血症和低碳酸血症。

③应避免使用呋塞米，因为它可能通过促进肾脏合成前列腺素而对动脉导管闭合产生不利影响。

2. 药物闭合　布洛芬和吲哚美辛，有时也用双氯芬酸，可用于药物闭合。布洛芬和吲哚美辛的关闭率相似(65%～80%)。两种物质引起的出血、坏死性小肠结肠炎和支气管肺发育不良等副作用发生率相同。然而，布洛芬对胃肠道、脑和肾灌注的影响不如吲哚美辛。根据试验证据，吲哚美辛的预防性治疗不会改善呼吸系统疾病或神经功能，但会降低脑出血的发生率。布洛芬目前比吲哚美辛昂贵得多。

（1）布洛芬：以3个单剂量给药：

第1次单剂量：10mg/kg，静脉输入时间 > 30min。

第2次单剂量（第1次单剂量后24h）：5mg/kg，静脉输入时间 > 30min。

第3次单剂量（在第2次单剂量后24h）：5mg/kg，静脉输入时间 > 30min。

如果患儿对治疗无效，可以重复布洛芬循环或开始吲哚美辛治疗。

（2）吲哚美辛：吲哚美辛也以3个单剂量给药：

第1次单剂量：0.2mg/kg，静脉输入时间 > 6h。

第2次单剂量（第1次单剂量开始后12h）：0.2mg/kg，静脉输入时间 > 6h。

第3次单剂量（第2次单剂量开始后12h）：6h内静脉注射0.2mg/kg

静脉输入时间 > 6h比静脉输入时间 < 30min对肾脏的副作用小。

第3次单剂量后12h的目标吲哚美辛水平为0.7～1μg/ml。

在用吲哚美辛初步治疗成功后，目前建议维持治疗3～5d：每天1次，0.1～0.2mg/kg持续6h。在最后一次单剂量开始后24h开始维持治疗。

（3）吲哚美辛和布洛芬的副作用：吲哚美辛和布洛芬最重要的不良反应是：

①肾衰竭/少尿（吲哚美辛比布洛芬更常见）。

②微血尿。

③大便隐血、肠穿孔。

④坏死性小肠结肠炎的风险增加（特别是与少尿相关）。

⑤血小板减少症，血小板聚集障碍。

3. 手术治疗　如果药物治疗不成功，则应手术闭合动脉导管。在许多医院，这种手术是通过左侧开胸，在早产儿重症病房的恒温箱中进行的。

（李　庚　译）

六、部分性肺静脉异位连接（PAPVR）

（一）概述

1. 定义　在部分性肺静脉异位连接中，一支或多支肺静脉引流入右心房或与右心房连接的体循环静脉，而非引流入左心房。其血流动力学变化类似于房间隔缺损。

2. 流行病学　部分性肺静脉异位连接在所有先天性心脏病中占比不足1%，常合并其他心内畸形，较少单发。

3. 发病机制　在胚胎发育过程中，肺的血供和引流发生于内脏静脉丛。正常发育时，共同肺静脉从左心房凸起并连接入内脏静脉丛。一旦共同肺静脉发育障碍未能与远端的肺静脉支连接，则内脏静脉丛与体循环静脉系统的交通部分永存，即形成肺静脉异位连接。

4. 分类　部分性肺静脉异位连接根据异位引流的部位进行分类，很多异常的畸形都是可以想象的，临床上最重要的几种如下：

（1）右肺静脉回流至上腔静脉：在此类型中，右肺上叶静脉在奇静脉的下方回流入上腔静脉（图 15.17），右肺中叶静脉通常在右心房 - 上腔静脉连接处异位引流入右心房，右下肺静脉绝大多数都正常回流至左心房。绝大多数上腔静脉窦型房间隔缺损都合并有 PAPVC。上腔静脉由于血流增多而扩张至奇静脉下方。

（2）右肺静脉回流至右心房：在此类型中，所有的右肺静脉基本上都直接回流入右心房，此种类型几乎都伴有房间隔缺损。

（3）右肺静脉回流至下腔静脉：在此类型中，几乎所有的右肺静脉（有时是部分的右肺静脉）都回流入下腔静脉，这种异常也被叫作弯刀综合征（图 15.17），该复杂畸形常合并有其他肺部畸形如右肺发育不良和肺隔离症。主肺动脉侧支（体循环动脉与肺静脉的连接）常出现在弯刀综合征，通常一部分或大部分右肺叶通过侧支血管从降主动脉得到血供。心脏因右肺发育不良而移位至右侧。异常肺静脉与右心房平行向下走行，穿过膈肌最终引流入下腔静脉，极少数有肺静脉直接与右心房连接。超过 1/3 的弯刀综合征会合并其他心脏缺损（如房间隔缺损、动脉导管未闭、室间隔缺损、法洛四联症、肺动脉瓣狭窄及主动脉缩窄）。

弯刀综合征这一名称起源于异常肺静脉在胸部 X 线上表现为心脏边缘不透光的曲线，形似土耳其弯刀（图 15.16）。

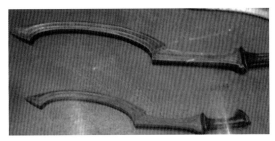

图 15.16　土耳其弯刀

（4）左肺静脉回流至左无名静脉：左肺静脉异位连接通过一段垂直静脉回流入左无名静脉（图 15.17），通常伴有房间隔缺损。左肺静脉极少异常回流到上腔或下

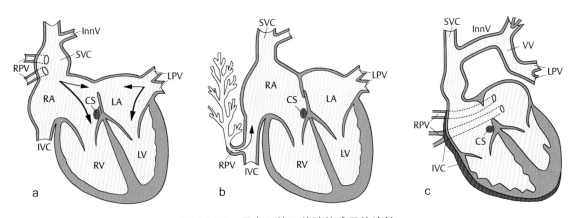

图 15.17　最常见的三种肺静脉异位连接

注：a. 右肺静脉连接上腔静脉；b. 右肺静脉连接下腔静脉；c. 左肺静脉连接左无名静脉
RA. 右心房；LA. 左心房；LV. 左心室；RV. 右心室；SVC. 上腔静脉；IVC. 下腔静脉；CS. 冠状静脉窦；
LPV. 左肺静脉；RPV. 右肺静脉；InnV. 无名静脉；VV. 垂直静脉

腔静脉、冠状静脉窦、左锁骨下静脉或直接引流入右心房。

5. **血流动力学** 部分性肺静脉异位连接的血流动力学与房间隔缺损相类似。从异常肺静脉来源的氧合血流入右心房，到达右心室最终进入肺循环。这导致右心房的负荷过重并扩张，肺循环血流增加。分流量的大小取决于异常肺静脉的数量及肺血管床的阻力，合并房间隔缺损会加重容量负荷、增加肺血流量。

6. **伴发的畸形** 部分性肺静脉异位连接通常合并房间隔缺损，常在解剖上或功能上合并有静脉窦缺损。肺静脉异位连接也常出现在内脏异位的患者中，特别是左侧异位，但这一现象比合并法洛四联症更少见。

> **注**
> 部分性肺静脉异位连接常在解剖上或功能上合并有静脉窦缺损。

7. **相关综合征** 部分性肺静脉异位连接常被描述为 Turner 综合征与 Noonan 综合征的结合。

> **注**
> 作为鉴别诊断，其他同样导致右心室扩张和肺血流增加的心脏畸形必须与部分性肺静脉异位连接区分开——原发性房间隔缺损，但由于房间隔缺损同样能合并部分性肺静脉异位连接，所以在所有的房间隔缺损病例中，必须排除部分性肺静脉异位连接的情况。

（二）诊断措施

1. **症状** 部分性肺静脉异位连接的症状常与单纯的房间隔缺损类似。大部分儿童无临床症状，他们可能在劳累时出现呼吸问题。

患有弯刀综合征的患者通常会由于支气管肺段的畸形出现呼吸困难、紫绀和肺部感染。

2. **听诊** 如果同时存在房间隔缺损，可闻及不受呼吸影响的固定分裂的第二心音。如果房间隔完整（非常少见），第二心音则不显著。由于肺循环血流增加，肺动脉相对狭窄，可在胸骨左缘第2肋间闻及低调收缩期杂音。胸骨右缘的舒张期杂音常提示三尖瓣狭窄。

3. **心电图** 可表现为正常或与单纯的继发孔型房间隔缺损相似——容量负荷型不完全性右束支阻滞（V_1 导联 rsR'）。右心房和右心室肥大的体征常只发生在老年患者。

4. **胸部 X 线** 典型胸部 X 线表现为右心室增大和肺血管纹理增多，上腔静脉或无名静脉是否扩张取决于异位肺静脉的连接部位。

在弯刀综合征中，可在心脏右侧看到典型的弯曲条纹状阴影，右肺发育不良时常伴有心影向右侧移位。

5. **超声心动图** 部分性肺静脉异位连接通常很难成像。任何右心室容量超负荷（扩张的右心房和右心室）都提示部分性肺静脉异位连接，特别是当发现房间隔缺损时，必须仔细检查是否有部分型肺动脉异位引流。在常规的超声心动图检查中，所有肺静脉的连接情况都应成像。如果存在肺静脉异位连接，体循环静脉的末端与异常连接处会扩张，彩色多普勒血流图显示此区域血流量显著增大。

当难以确诊时，可选择经食管超声检查，特别是对于体型大的患者。

6. **磁共振** MRI 可准确诊断肺静脉异位连接，肺静脉的三维重建可显示异常连接处（图 15.18）。

7. **心导管检查** 在诊断部分性肺静脉异位连接时，心导管并非常规检查。在一些病例中，如果肺高压被认为是肺血流增加导致的，可行心导管检查，脉搏血氧饱和度仪提示在异常连接处附近的血氧饱和度会突然上升。对于弯刀综合征，可应用

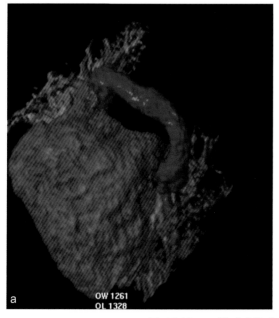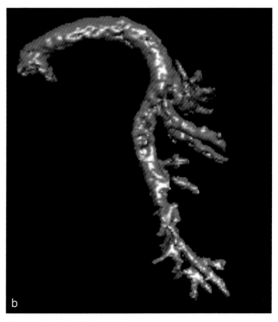

图 15.18　三维重建部分性肺静脉异位连接（MRI）

注：a. 三维重建显示所有的左肺静脉异位连接到垂直静脉，血液流入到无名静脉。从肺静脉流出的血液经无名静脉流入上腔静脉。肺静脉、垂直静脉和无名静脉呈红色。上腔静脉、扩大的右心房和右心室呈蓝色；b. 三维重建左肺静脉、垂直静脉和无名静脉

介入导管进入主肺动脉侧支封堵。

（三）治疗

1. 保守治疗　对于无临床症状的患者不推荐进行药物治疗。对于伴有心力衰竭的患者，抗充血性心力衰竭治疗（利尿药、降后负荷、强心苷类药物和 β 受体阻滞剂），直至可行外科手术为止。

2. 手术适应证　当存在过多肺血流或呼吸功能障碍时应进行手术矫正，有时 Qp/Qs > 1.5 ～ 2 可作为手术的指标，当存在右心房或右心室扩大时必须行手术矫正。

3. 手术禁忌证　与房间隔缺损相似，重度肺高压是手术禁忌证。

4. 手术治疗　部分性肺静脉异位连接的手术矫治主要是将异位连接肺静脉通过补片隧道重新引流入左心房，房间隔缺损可能需要扩大（图 15.19）。在左肺静脉异位连接时，肺静脉可以直接与左心耳相连。择期手术最好能选择在学龄前。

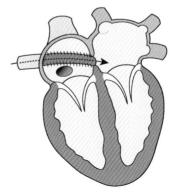

图 15.19　建立隧道矫正部分性肺静脉异位连接

注：在右心房后部建立隧道，将异位的肺静脉通过房间隔缺损引入左心房

（四）预后

1. 远期预后　单支肺静脉异位连接合并完整的房间隔通常没有特殊表现，其自然预后与单纯型房间隔缺损相似。心力衰竭或肺高压等症状在成年前一般不会加重。然而，弯刀综合征的患者常会在早期出现症状（通常在婴儿期），这取决于伴发的支

气管肺疾病。

对于大部分部分性肺静脉异位连接患者，手术期间的死亡率极低（< 0.1%），但弯刀综合征的患者手术期间死亡率较高。在肺阻力进展之前行外科矫治的患者术后的远期效果与正常人群相同。极少数情况下，由于手术操作在窦房结附近，以及补片材料的置入，可能发生术后房性心律失常（病窦综合征、窦性停搏以及心房内折返型心动过速）。

对于弯刀综合征的患者，即使在手术矫治后，慢性支气管肺病仍然会持续存在。有症状的新生儿或出生早期就伴有肺高压者预后较差。

2. 门诊患者随访　术后常规监测很重要，特别是监测肺静脉梗阻和房性心律失常（如病窦综合征）。

术后 6 个月内需预防心内膜炎。如果在人工材料周边仍然存在残余缺损，则应终身预防心内膜炎。

3. 体能和生活方式　及时接受手术矫治的患者体能与一般人无差别，本病的进展与房间隔缺损类似。对于弯刀综合征的患者，由于伴有支气管肺病，术后体质常较差。

4. 青少年和成年人的特殊情况　对于未接受治疗的患者，成年前心力衰竭症状一般不会进展。心房负荷过重会引起房性心律失常。30 岁或 40 岁之前，一般不会发生紫绀。当肺血流量增加导致肺血管阻力增高时，心房水平会发生右向左分流，导致紫绀。如果房间隔缺损的患者合并有部分性肺静脉异位连接，肺高压会较单纯的房间隔缺损患者更早出现。

（耿冰川　译）

七、完全性肺静脉异位连接

（一）概述

别称:完全性肺静脉异位连接（TAPVD）。

1. 定义　完全性肺静脉异位连接

（TAPVC）是所有肺静脉的连接均出现异常，肺静脉引流到右心房或与右心房相连的静脉，而不是引流入左心房。

2. 流行病学　完全性肺静脉异位连接占所有先天性心脏病的 1%。心下型完全性肺静脉异位连接较多发生于男孩，其他类型的发病率无性别差异。

3. 发病机制　在胚胎发育期，形成一根肺静脉主干，所有肺静脉引流入其中。这一肺静脉主干通常融入左心房，在完全性肺静脉异位连接时，肺静脉主干错误地连接入体循环静脉而非左心房。

4. 分类　根据异位连接的部位不同，主要分四种类型（图 15.20），除此之外仍然有很多不同的异位连接。

（1）心上型（55%）：所有的肺静脉在左心房的后方汇合，在汇合的左侧经垂直静脉连接左无名静脉，然后异位回流到上腔静脉进入右心房。

（2）心内型（30%）：肺静脉将血液从右心房或冠状静脉窦经一个共同的主干或单独的开口引流到右心房。

（3）心下型（13%）：肺静脉血经左心房后的一个共同主干，沿尾端方向流经膈肌，然后经门静脉系统或静脉导管进入下腔静脉。在心下型完全性肺静脉异位连接中，几乎总是有肺静脉阻塞，这是血流动力学的决定因素。

（4）混合型：此型有不同的肺静脉异位连接，少见且预后较差。

> **注**
>
> 对于完全性肺静脉异位连接最重要的是要明确是否合并有肺静脉阻塞，肺静脉阻塞常见于心下型。手术矫治后的患者，仍然有接近 10% 的患者会出现肺静脉阻塞，原因是因为手术区域和肺静脉的内膜增生。

5. 血流动力学　氧合的肺静脉血异位回流到右心房后和心房内的腔静脉血混合，

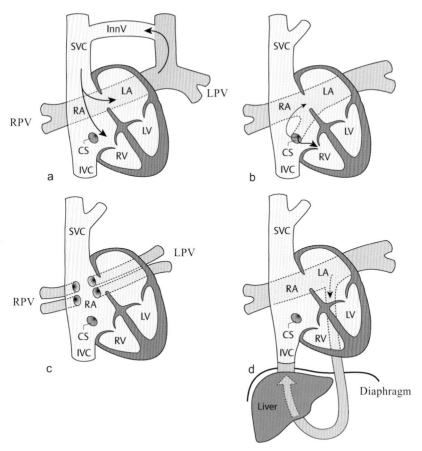

图 15.20　最常见的四种完全性肺静脉异位连接

注：a. 心上型，肺静脉引流至左心房后静脉汇合处，肺静脉血经垂直静脉和无名静脉引流至上腔静脉；b. 心内型，在静脉汇合处连接肺静脉，将肺静脉血引入冠状静脉窦；c. 心内型，肺静脉直接与右心房相连；d. 心下型，在静脉汇合处与肺静脉相连，汇合后的肺静脉流入心脏后沿尾端方向的静脉，通过膈肌，与门静脉相连。肺静脉血最终通过门静脉和肝静脉到达下腔静脉

RA. 右心房；LA. 左心房；LV. 左心室；RV. 右心室；SVC. 上腔静脉；IVC. 下腔静脉；CS. 冠状静脉窦；LPV. 左肺静脉；RPV. 右肺静脉；InnV. 无名静脉；Diaphragm. 膈；Liver. 肝

100% 的左向右分流会导致肺循环系统中的右心房和右心室容量超负荷。因此，右心房和右心室及肺动脉是扩张的；而左心房较小。唯一进入左心室的血流来自于房间隔缺损的右向左分流，这一分流对于存活非常重要。因此，虽然体循环接受的是混合血，由于过度的肺部再循环，紫绀可能并不明显。

　　过度的肺循环血流可能导致肺高压，肺高压也可能由于肺静脉阻塞而加重，导致肺水肿。肺静脉阻塞的可能原因是外部

压迫（当通过膈肌时，或被左主支气管与左肺动脉之间的垂直静脉压迫时）、内膜增生或静脉狭窄。

　　6. 伴发的畸形　完全性肺静脉异位连接常单发不伴其他心脏畸形，有时也会伴有其他复杂心脏畸形——如完全型大动脉转位、法洛四联症、共同动脉干、左心发育不良综合征、三尖瓣闭锁、主动脉缩窄、房室间隔缺损和肺动脉闭锁。

　　7. 相关综合征　完全性肺静脉异位连接常发生于内脏异位综合征，有时猫眼综

合征的患者也会发生。

（二）诊断措施

1. 症状　伴或不伴肺静脉阻塞的是最重要的临床症状。

（1）不伴肺静脉阻塞的完全性肺静脉异位连接。在这一类型初始常无症状，患儿刚出生时常无法在第一眼辨别出是否患病。由于肺部再循环，紫绀不明显。但紫绀可在新生儿常规脉搏血氧饱和度检查中被发现。心力衰竭的体征（呼吸急促、心动过速、肝脾大及生长缓慢）在出生第 1 周内就会出现，肺血流过多会导致频繁的肺部感染。

（2）伴有肺静脉阻塞的完全性肺静脉异位连接。在这类患儿中，显著的紫绀和呼吸困难会出现在刚出生的第 1 小时内，肺水肿（胸部 X 线表现为"大白肺"）继发呼吸衰竭，迅速进展为心力衰竭和代谢性酸中毒。

> **注**
>
> 伴有肺静脉梗阻的完全性肺静脉异位连接是少数几个需要急诊手术的情况之一。

2. 并发症　肺静脉梗阻的最主要特点是迅速进展为肺水肿，如果不进行处理，即使不伴有肺静脉梗阻，患者也会因为肺血流量增加而在出生 1 个月内发展为肺高压，并失去手术机会。

3. 听诊　结果没有特异性，第一心音常较响；由于右心的过度充盈，可闻及固定分裂的第二心音，可能会听到功能性肺动脉狭窄的杂音或三尖瓣反流杂音。

4. 心电图　显示右心房（肺型 P 波）和右心室过度充盈（如 V_1 导联显示容量负荷过重的 rsR' 波，出生第 1 天时 V_1 导联的 T 波正向）。

5. 胸部 X 线　由于右心房和右心室的扩大以及肺血管纹理增多会导致心影增大。

如果有肺静脉阻塞，新生儿已经出现肺充血到肺水肿的体征（双侧磨玻璃或弥漫到肺周围的细网状混浊）。

对于年龄稍大的心上型肺静脉异位连接，可看到扩张的静脉（垂直静脉、上腔静脉）形成典型的雪人样或"8"字形。

6. 超声心动图　超声心动图可诊断完全性肺静脉异位连接，显著的右心房和右心室增大，在心房水平右向左分流，左心房较小。有时可在左心房后方看到肺静脉主干（除腔静脉和主动脉外的第三大血管）。对于心上型的完全性肺静脉异位连接，在增大的上腔静脉上方可看到大量血流。当异位肺静脉连接至静脉窦时，可见静脉窦扩张。心下型可看到扩张的肝静脉。多普勒超声可检查肺静脉阻塞。其他相关的心脏畸形也应排除。

7. 心导管检查　超声心动图可以确诊完全性肺静脉异位连接，心导管检查仅针对个别病例，例如合并复杂心脏畸形时。典型的表现是在右心房水平应用血氧饱和度仪测得血氧饱和度在 80% ～ 95%。右心房、右心室和肺动脉的压力增大，如果存在肺静脉阻塞，则肺毛细血管楔压增加，右心室压力远高于体循环压力。应用肺动脉造影检查可显示异位肺静脉连接。

8. 磁共振　个别病例可应用磁共振来确定不清楚的解剖细节。磁共振对于评估肺静脉狭窄尤其重要，特别是在手术后。

（三）治疗

1. 保守治疗　在接受外科矫治前，对于不伴有肺静脉阻塞的完全性肺静脉异位连接患者，抗心力衰竭药物治疗是最重要的措施。

而伴有肺静脉阻塞的完全性肺静脉异位连接需要立即急诊手术。在手术前，必须严密观察患儿的病情，因为肺水肿会经常发生，需要行气管插管配合呼气末正压通气治疗。为了降低肺阻力，患儿常需要过度通气、吸入 NO 或静脉注射前列环素。及时纠正酸中毒，应用利尿剂来减轻肺水肿。如果心排血量低，可应用儿茶酚胺类药物，但如果存在肺静脉狭窄，则可能会加重肺水肿。

2.介入治疗　如果存在卵圆孔早闭，应用介入治疗进行球囊房隔造口术（Rashkind 手术）作为保守治疗的选择，应用这种方法可以维持或扩大在心房水平的右向左分流。

介入治疗的另外一个适应证是异位连接至上腔静脉的肺静脉狭窄，在这种情况下，可在上腔静脉内放置支架作为临时治疗措施，随后进行手术矫治。

3.手术治疗　手术矫治是唯一的根治方案。对于非梗阻型肺静脉异位连接，应在出生后 3 个月内尽快手术，对于梗阻型完全性肺静脉异位连接，应立即进行手术。

手术操作取决于肺静脉的异位连接类型，最常见的可能吻合是肺静脉汇合处和左心房。应结扎未闭的动脉导管，缝合房间隔缺损。

（四）预后

1.远期预后　未接受治疗的患儿常在 1 岁前死亡。如果存在肺静脉梗阻，患儿出生后常常仅能存活几周，术前的症状越严重，手术的风险也就越高。心下型的肺静脉异位连接是一个危险因素，围术期死亡率为 10% ～ 20%。

如果术后发生新的肺静脉梗阻，即使过了很久仍会进展，这种情况手术难度大、风险高。如果没有新发的肺静脉梗阻，则远期预后通常很好。

2.门诊随访　需终身随诊，术后应特别注意肺静脉梗阻、吻合口狭窄、房间隔缺损的残余分流以及心律失常。术后 6 个月应预防感染性心内膜炎的发生，如果补片附近存在残余分流，则应该终身预防心内膜炎的发生。

3.体能与生活方式　如果不存在其他相关的心脏畸形和肺静脉梗阻，则外科矫治后，患者的体能一般都非常好。

4.青少年和成年人的特殊情况　未接受手术矫治的患儿很难成长到青少年或成年，外科手术后需终身随诊。

（耿冰川　译）

八、主肺动脉窗

（一）概述

别称：主肺动脉瘘、主肺动脉缺损。

1.定义　主肺动脉窗是在升主动脉与肺动脉干之间存在直接交通。其与共同动脉干不同，主肺动脉窗有两个独立的半月瓣（主动脉瓣和肺动脉瓣）（图 15.21）。

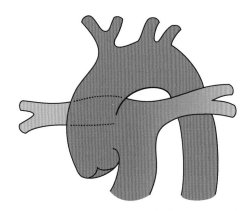

图 15.21　主动脉肺窗
注：正面图显示在主动脉肺窗内，部分升主动脉和肺动脉主干融合

2.流行病学　这是一种罕见病，发病率约占先天性心脏病的 0.2%。

3.发病机制　主肺动脉窗是由胚胎动脉干在发育成升主动脉和肺动脉主干时分离异常引起的。

4.分类　根据升主动脉与主肺动脉之间病理性连接的部位和范围，可分为三种类型（图 15.22）。

（1）Ⅰ型（最常见）：半月瓣和肺动脉分叉之间的一个小缺损。

（2）Ⅱ型：缺损发生在远端，包括肺

动脉分叉处。在这一类型中，右肺动脉常直接起源于主动脉。

（3）Ⅲ型（非常罕见）：包括Ⅰ型和Ⅱ型，大缺损几乎累及整个主、肺动脉间隔。

5. 血流动力学　和 PDA 类似，主动脉与肺动脉之间的连接导致左向右分流，左心超负荷，肺血流增多。如果在 1 岁以内不处理，将导致不可逆的肺高压。

6. 伴发的心脏畸形　约 50% 主肺动脉窗的患者合并其他心脏畸形，常见的包括室间隔缺损、房间隔缺损、动脉导管未闭、主动脉弓畸形（主动脉弓离断或缩窄）、法洛四联症以及右位主动脉弓。

冠状动脉畸形也很常见，有报道冠状动脉起源于主肺动脉窗的位置，有时也会发生从肺动脉起源的单根冠状动脉。

7. 相关综合征　如所有的圆锥动脉干畸形一样，主肺动脉窗常与 22q11 微缺失有关。

（二）诊断措施

1. 症状　在出生后的几周内，由于大量的左向右分流和肺血流增多，患儿会出现呼吸急促，伴肋间凹陷的呼吸困难，发育困难。与动脉导管未闭类似，舒张期异常流入肺动脉的血流会导致强脉和脉压差增宽。心前区的搏动也会随分流量的增加而增加。

2. 并发症　大缺损可很快导致肺高压，如果同时存在主动脉弓离断，动脉导管的闭合可导致心搏骤停，伴随四肢脉搏消失和代谢性酸中毒。

3. 听诊　听诊结果取决于缺损的大小。典型的听诊表现为收缩期至舒张期连续的机器样杂音，与动脉导管未闭相似。对于大缺损，可闻及响亮的收缩期喷射样杂音。在心尖部闻及收缩中期的杂音提示二尖瓣狭窄伴随肺血流量增加，显著的第二心音提示肺高压。

4. 心电图　如果缺损较小，心电图变化不显著。当缺损较大或存在肺高压时，心电图显示双心室肥厚。

5. 胸部 X 线　取决于分流量的大小，胸部 X 线表现为心脏增大，左心房和左心室增大以及肺血管影增多，肺动脉段突出，主动脉结相对狭窄。

6. 超声心动图　应用超声心动图可基本确诊主肺动脉窗，由于左向右分流，左心房和左心室增大，肺动脉及其分支扩张，可通过彩色超声多普勒来显示缺损部位。可在肺动脉内探及舒张期的前向血流，当旋转显示大动脉的交叉处时，二维图像显示血管影中断，除了缺损部位的大小，超声检查结果也应注明缺损部位与肺动脉分叉处的位置关系。与动脉导管未闭的血流动力学类似，在腹主动脉或腹腔干可探及舒张期反流。

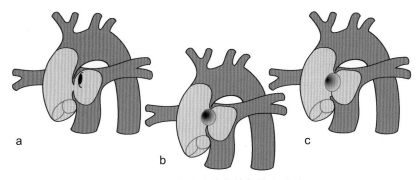

图 15.22　主动脉肺窗的部位和分类

注：a. Ⅰ型：近端缺损；半月瓣的边缘相对较小。b. Ⅱ型：远端缺损。半月瓣下边缘存在，上边缘缺失。右肺动脉有时起源于主动脉。c. Ⅲ型：完全缺损。主、肺间隔完全缺损

需排除伴发的心脏畸形（特别是主动脉弓离断）。

鉴别诊断要考虑动脉导管未闭和共同动脉干。不过动脉导管未闭不会起源于升主动脉。在共同动脉干时，仅存在一个大的半月瓣横跨在排列错乱的室间隔缺损上方。

7. 心导管检查　通常不需要心导管检查，但对于单纯的小主肺动脉窗，有可能通过心导管来闭合。

（三）治疗

1. 保守治疗　手术根治之前，可应用药物进行抗心力衰竭治疗。

2. 外科手术指征　本病一经确诊就应立即手术治疗。

3. 手术禁忌证　不可逆的肺高压应视为手术禁忌证。

4. 手术治疗　可选择经主动脉路径行补片修补，如果存在起源于主动脉的功能性右肺动脉，应在缺损部位缝入一个管道状补片，通过这一管道来实现肺动脉主干至右肺动脉的分流（图 15.23）。

其他伴发心脏畸形也应同时进行矫治，手术治疗通常选择在出生 1 周以内。

5. 导管介入治疗　对于缺损较小的患者，可考虑介入治疗，但应保证缺损部位与半月瓣和肺动脉分叉之间有足够的距离。

（四）预后

1. 远期预后　如果在不可逆的肺动脉高压发生之前及时手术治疗，预后通常很好。

2. 随访　术后复查非常重要，特别应注意补片或狭窄的右肺动脉附近是否存在残余分流。

在术后 6 个月内应预防心内膜炎，如果补片附近有残余分流，则应终身预防心内膜炎。

3. 体能和生活方式　如果缺损部位及时缝合，患者的体能不会受损。

4. 青少年和成年人的特殊情况　由于发达国家的标准医疗，青少年或成年人罕有未被确诊的主肺动脉窗。如果这些患者存在显著的主肺动脉窗分流，这些患者基本上都会发展为艾森门格综合征。然而，也有少数病例报道，有小主肺动脉窗的成年人未出现肺血管阻力增加。这些患者的血流动力学和临床症状与动脉导管未闭的患者相似。

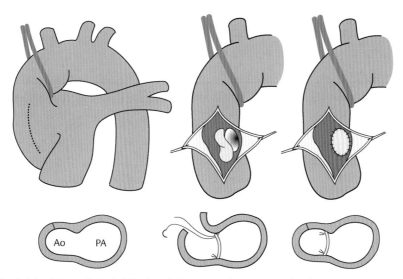

图 15.23　经主动脉入路行主肺动脉窗补片闭合术。主 - 肺动脉之间的缺损经升主动脉切口用补片缝合

注：Ao. 主动脉；PA. 肺动脉

（耿冰川　译）

九、动静脉瘘

（一）概述

1. 定义　动静脉瘘是动脉和静脉之间通过毛细血管床而进行的异常连接，这种异常连接可以是在两个血管之间的直接连接，也可能是通过大的网状血管通道进行的连接，后者的血管阻力较毛细血管床小。动静脉瘘对于儿童可能是先天的，也可能是获得性的（如静脉穿刺的并发症）。

最常见的动静脉瘘发生在大脑、肝脏和肺，其他典型部位位于胸廓（通常起源于乳房动脉）、颈部（通常为颈外动脉或锁骨下动脉）、四肢和肾脏。动静脉瘘可能单发也可多发，多发的动静脉瘘常出现在 Osler-Weber-Rendu 综合征的患者。

冠状动脉瘘详见本章，三十。

2. 流行病学　动静脉瘘很少见。

3. 病理学　动静脉瘘可表现为动脉和静脉之间的直接连接，也可表现为一团由一根或多根动静脉组成的不同大小的血管团。减少的血管阻力可导致心排血量增多、脉压增大、心动过速以及心脏超负荷，如果分流量大，则导致充血性心力衰竭。在瘘管远端，血流供应会减少。新生儿如果体循环血管阻力较肺循环血管阻力低，或者仍然存在通过未闭的卵圆孔或动脉导管的右向左分流，则新生儿会发生紫绀。对于心力衰竭的患者，也可能由于外周血流量减少造成紫绀。

> **注**
> 如果未发现其他的心源性因素导致的心力衰竭如先天性心脏病、心律失常或心肌炎，则动静脉瘘导致的心脏负荷过重应作为鉴别诊断。临床症状表现为脉搏增强，超声心动图显示 4 个心腔都增大。

（二）脑动静脉瘘

脑动静脉瘘管的动脉和静脉之间有多

个连接。Galen 静脉畸形是一种特殊的形式，表现为 Galen 静脉的前体（大脑前静脉）持续存在的一种动静脉畸形，伴随高分流量导致的动脉瘤扩张。这可导致压迫现象（脑积水、局灶性癫痫发作以及头痛等）。左向右分流可导致整个心脏的超容量负荷，可能会导致胎儿宫内积液。新生儿期左向右分流常导致急性心力衰竭。

1. 症状和体格检查　发现典型的有心力衰竭体征、心动过速和脉压增大，在颅穹窿可听诊到连续的收缩期至舒张期的压力。脑出血、脑惊厥、头痛和局灶性神经缺陷是较小的脑动静脉畸形的最初症状。

2. 超声心动图　超声心动图显示所有心腔均增大，上腔静脉血流量增大。

3. 胸部 X 线　心影增大，肺血管纹理增多。

4. 颅脑超声检查　可观察到囊状的畸形，应用多普勒超声可在瘘管处发现血流。

5. 颅脑 MRI　可看到血管的详细结构、脑实质和脑脊液间隙。

6. 心导管和血管造影　典型的征象是上腔静脉中的血氧饱和度增加，选择性地血管造影术可显示动静脉瘘血流的流入、流出及畸形范围。导管介入结扎可作为一项重要的治疗手段。

7. 治疗　可尝试导管介入栓塞瘘管，但是这一方法也有其问题。通常情况下，在主要血管被栓塞后，小的血管瘘会显著扩张。另外一种治疗方式是外科切除动静脉畸形，有时两种方法需要联合应用。手术的死亡率较高，特别是对于多发的动静脉连接，死亡率可达到 50%。

（三）肝脏动静脉瘘

肝脏动静脉瘘通常以血管内皮瘤的形式出现，或合并遗传性出血性毛细血管扩张症时出现。肝血管内皮瘤是一种良性血管瘤，而在遗传性出血性毛细血管扩张症时，多发的毛细血管瘤会出现在不同的器官。

1. 症状和查体　肝脏动静脉瘘的临床表现为心力衰竭、胃肠道出血和门静脉高压的症状，听诊可发现肝区连续性收缩期杂音。

2. 胸部 X 线　由于血流动力学上存在分流，胸部 X 线表现为心影增大，肺血管纹理增多。

3. 超声心动图　心脏各部分均增大，下腔静脉和肝血管扩张。

4. 腹部多普勒超声　可发现瘘管，也可以结合层面成像观察。

5. 心导管和血管造影　典型的表现为下腔静脉血氧饱和度增加，选择性的血管造影可显示流入量、流出量以及动静脉瘘的范围。

6. 治疗　除局限性病变，其他类型行手术切除较困难。如果仅涉及一支动脉与一支静脉的直接连接，可行导管介入栓塞术。对于复杂的动静脉瘘，即使结扎主要的交通血管，小静脉仍可与动脉血流发生畸形连接，所以手术方式较复杂。

（四）肺动静脉瘘

肺动静脉瘘是肺毛细血管床之间的畸形连接，包括肺动静脉的直接连接，也可能仅存在于单肺叶的一小块区域或影响双肺的多个区域。这种分散的动静脉瘘常发生在遗传性出血性毛细血管扩张症合并肝脏疾病或者上腔静脉肺静脉吻合术后。

有推测认为肝脏产生的因子经血液循环流到肺部，抵消了肺动静脉瘘的分流。而对于患有肝疾病的患者将失去这一调节作用。腔静脉 - 肺动脉吻合术后的患者，血流动力学机制如下：在上腔静脉 - 肺动脉吻合术后，肝静脉血不能回流入肺，由于只有上半身的静脉血流能回流入肺，肝脏产生的因子无法影响肺，所以肺动静脉瘘的分流仍然开放。

1. 症状和体格检查　主要的症状是紫绀，因为静脉血在肺泡处通过动静脉瘘引流入体循环。对于单支动静脉瘘，在瘘管上方可听诊到连续的杂音，如果存在多发的动静脉瘘，杂音常消失。此外，动静脉瘘可引发反常栓塞和脑脓肿。

2. 超声心动图　对于无器质性心脏病的紫绀患者，应排除肺动静脉瘘的存在。动静脉分流可通过泡沫回声探测到。震荡数毫升生理盐水并注射到外周静脉（对于上腔静脉 - 肺静脉吻合术后的患者，应保证注射到上半身的静脉）。应用超声心动图，可在右心房和右心室探测到气泡。随后通过肺时，这些气泡通常会被肺毛细血管床过滤掉。但如果存在肺动静脉瘘，这些气泡将绕过肺毛细血管床而到达左心房，可通过超声心动图观察到左心房的气泡。

3. 心导管　脉搏血氧饱和度显示提示动脉血氧不饱和。在血管造影时，往右心室或肺动脉注射造影剂可显示肺内的分流。

4. 治疗　可选择导管介入结扎动静脉瘘，而外科手术治疗较少应用，如果肺内的分流是多发的，则外科手术较困难，对于上腔静脉肺静脉吻合术后的患者，由于肝静脉血流再次流经肺，这种情况下进行外科矫治的难度会大大增加。

（耿冰川　译）

十、完全性大动脉转位

（一）概述

1. 定义　完全性大动脉转位 (d-TGA)，两条大血管（主动脉和肺动脉）位置调转（图 15.24、图 15.25），主动脉起源于右心室而肺动脉起源于左心室（心室与大动脉连接不一致），心房和心室的相对位置通常是正常的（房室一致），其结果是产生一段平行但不互通的体循环和肺循环回路。由于静脉血从右心室泵出，经主动脉回流入体循环，而动脉血由左心室到达肺，患者表现为紫绀，如果动脉血和静脉血无法通过其

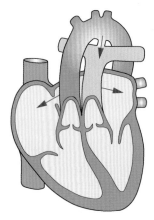

图 15.24　大动脉转位

注：在 d-TGA 中，主动脉起源于右心室，肺动脉起源于左心室。两根血管平行，不相交。主动脉在肺动脉的右边。体循环和肺循环是平行排列的。只有当两个循环之间有分流连接时，才有可能存活。心房水平的非限制性连接具有特殊意义

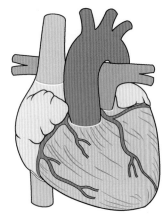

图 15.25　完全性大动脉转位（d-TGA）心脏的外观图

注：在 d-TGA 中，主动脉位于肺动脉的前面稍偏右的位置。主动脉起源于右心室的漏斗部，肺动脉起源于左心室

他部位进行交通（如动脉导管未闭、房间隔缺损卵圆孔未闭或室间隔缺损），则患者常发展为低氧血症。

2. 流行病学　d-TGA 占所有先天性心脏病的 5%，是发病率仅次于法洛四联症的紫绀型先天性心脏病，发病率约为每 10 万活产 20 ～ 30 例，男孩的发病率是女孩的 2 倍。

3. 发病机制　导致 d-TGA 的具体原因尚不清楚，原因可能是在胚胎发育期，胚胎干中隔发育障碍，导致主动脉和肺动脉之间或动脉圆锥部分无法分隔。

4. 分类　简单型或复杂型 TGA 取决于是否合并其他心脏畸形。

（1）简单型 d-TGA："简单型 d-TGA"（单一型 d-TGA）是指 d-TGA 除了卵圆孔未闭和动脉导管未闭外不合并其他心脏畸形，2/3 的病例属于单一型 d-TGA。

（2）复杂型 d-TGA：指合并其他心脏畸形如室间隔缺损或冠状动脉畸形的 d-TGA。

5. 血流动力学　主动脉起源于右心室，位于肺动脉的前方。肺动脉则经主动脉的后方起源于左心室，两条血管平行走行但不相交，基本上主动脉位于肺动脉的右前

方（因此又称右位 TGA），两个循环平行走行且完全分离。右心室供应体循环和冠状动脉的血液，而左心室供应肺循环，只有在这两个循环之间有连接时，氧合的血液才能进入主动脉到达体循环，患儿才能生存。这一连接常存在心房平面的缺损，通过左向右分流使氧合血从左心房进入右心房（图 15.26），进而使氧合血从右心室流入主动脉。

动脉导管未闭时，肺血流增多，导致左心房压力增高，这使得心房水平的左向右分流加剧。理解这一点很重要：体循环通常只通过心房水平的左向右分流来供应氧合血液。动脉导管未闭或室间隔缺损促进了心房水平的左向右分流，增加了肺血流，并且使左心房压力增大。

此外，如果存在巨大的房间隔缺损伴随两侧心房的压力相同，此时在心房水平氧合血和非氧合血会混合，当肺血管阻力提高时，在动脉导管水平也会产生双向分流，导致氧合血和静脉血的混合。然而当肺循环阻力下降时，则在动脉导管水平仅存在体循环至肺循环的分流。

在临床上，分流混合不良时有发生。

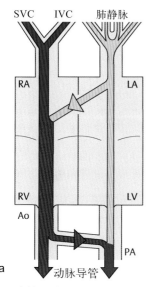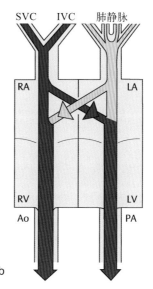

图 15.26　大动脉转位的体肺循环（a）通过动脉导管及心房沟通；（b）巨大的房间隔缺损伴两侧压力相同

注：a. 动脉导管与小房缺分流的血流动力学。根据压力梯度差，血液通过动脉导管进入肺循环。由于肺血流量增加，左心房的压力增加，心房水平的左向右分流增加。来自肺循环的氧合血与来自体循环的未经氧合的血在心房水平通过左向右分流混合。b. 压力均衡的大房缺分流的血流动力学。如果存在巨大的房间隔缺损，且两侧心房的压力相当，体循环中未经氧合的血和肺循环中的氧合血可以真正混合。

RA. 右心房；LA. 左心房；RV. 右心室；LV. 右心室；SVC. 上腔静脉；IVC. 下腔静脉；Ao. 主动脉；PA. 肺动脉。

（Wernowsky G 等，1995 年）

尽管心房水平有大量分流，但无法解释血氧不高的情况。

6. 伴发畸形　约 1/3 的 d-TGA 都会伴发其他的心脏畸形（复杂型 d-TGA），有时这些畸形会对术后的血流动力学或预后产生极大的影响。

（1）室间隔缺损增加肺血流并且导致左心室压力增高，心房水平的左向右分流增加。此外，对于大室间隔缺损且两侧心室压力相同者，左心室仍保持原压力，这会对 switch 手术后的效果产生有利影响。

（2）冠状动脉畸形常见，且对外科矫治有极大的影响。最常见的冠状动脉畸形起源于右冠状动脉回旋支，其次是单冠状窦口或冠状动脉壁内走行。冠状动脉畸形可能使 switch 手术无法进行，因同时需要做冠状动脉旁路移植。

（3）肺动脉瓣或瓣膜下狭窄在 switch 手术后会形成功能性的主动脉狭窄，如果存在相关的肺动脉狭窄，则必须改变手术方式，如行 Rastelli 手术等。

（4）d-TGA 合并主动脉缩窄或合并主动脉弓离断的典型症状是差异性紫绀：上半身表现为紫绀，下半身无紫绀，原因是下半身由未闭合的动脉导管供应氧合血。

（5）左室流出道梗阻常是由于室间隔突进左心室而导致的动态狭窄。

（6）二尖瓣畸形：在 switch 手术后，术前存在的二尖瓣裂会发展为二尖瓣关闭不全，所以二尖瓣畸形必须在术前就诊断明确，并且在术中进行矫治。

7. 相关的综合征　d-TGA 很少合并遗传性综合征或心脏以外的畸形。

（二）诊断措施

1. 症状　临床症状取决于两个平行的循环系统之间分流的类型、大小以及伴发的心脏畸形，新生儿在刚出生的阶段通常不会受到影响并且常表现为正常出生体重，因为 d-TGA 在子宫内对血流动力学的影响小。

典型的症状是在出生后数小时或数几天内出现的严重的中央型紫绀，吸氧对缺氧及其导致的代谢性酸中毒改善不佳。这一表现与简单型 d-TGA 相对不明显的听诊结果形成对比。

> **注**
>
> 进行性紫绀，不典型的听诊结果，胸部 X 线显示肺血流增加，这些症状出现在新生儿提示有 TGA。

对于 TGA 合并大室间隔缺损，紫绀可能并不明显，进行性心力衰竭是主要的临床症状，在肺阻力下降时心力衰竭症状会加重，进而导致肺血流增加。在这种情况下，心力衰竭的症状（如喂养困难、呼吸急促、心动过速、肝大以及发育迟缓）显著。

2. 并发症　主要的并发症是严重的进行性体循环缺氧和代谢性酸中毒。过多的肺血流（d-TGA 合并大室间隔缺损）会加重心力衰竭。d-TGA 合并室间隔缺损的患儿相比较于其他导致肺血流增多的患儿，肺血管阻力增加会早 3～4 个月出现，其原因尚不明确。

3. 听诊　如果 d-TGA 不合并其他心脏畸形，很少听到心脏杂音。在肺血管阻力降低后，可在胸骨旁闻及收缩期喷射样杂音，这提示肺动脉狭窄和肺血流增加。由于主动脉在前，第二心音显著且不分裂；肺动脉在后，肺动脉瓣闭合的声音无法听到。

如果同时存在室间隔缺损，在肺血管阻力下降后，可在胸骨左缘第 3 或第 4 肋间闻及带状的全收缩期杂音。

4. 心电图　表现为右心肥大（开始为生理性的，之后转变为病理性的），中等程度的电轴右偏，V$_1$/V$_2$ 导联的 R 波增高，在出生第 1 天后可能在 V$_1$ 导联出现正向的 T 波，也可出现右心房负荷过重的波形（肺型 P 波）。

如果存在大室间隔缺损或肺动脉狭窄，心电图可表现为双心室肥大。

5. 胸部 X 线　心影稍增大，对心影典型的描述是在心影一侧有鸡蛋状的影像。纵隔血管带狭窄，肺动脉段缺失，肺血管纹理增加。

6. 超声心动图　超声心动图可确诊 d-TGA，典型表现如下。

（1）胸骨旁的长轴影像显示主动脉起源于右心房，位于前方。胸骨旁短轴显示主动脉位于右肺动脉的右前方，两个血管相互平行而不交叉。

（2）右心室通常增大并压迫香蕉状的左心室。右心室通常包绕左心室。

（3）冠状动脉的解剖显影（图 15.27）：冠状动脉通常起源于"面对窦"，即两个冠状窦直接面对肺动脉，在 d-TGA 中，右冠状动脉通常起源于右面对窦 1，左冠状动脉及回旋支起源于左面对窦 2。

（4）心房交通的显影（卵圆孔未闭，继发孔型房间隔缺损）：充足的心房水平的分流是生存的必要条件。房间隔向右侧突出、血流加速流过缺损处，是限制性心房分流的表现。

（5）动脉导管未闭的显影：有必要研究 PDA 的宽度或闭合情况，还必须评估分流方向。通常存在双向分流，直到肺血管阻力下降，此后表现为主动脉向肺动脉的分流。

（6）排除或明确其他心脏畸形：特别是室间隔缺损、肺动脉瓣或肺动脉瓣下狭窄、左室流出道梗阻、主动脉缩窄和二尖瓣瓣裂。

7. 心导管　通常超声心动图即可确诊。心导管仅在需要行球囊房间隔造口术时进行。在个别病例中，为了观察冠状动脉和其他心脏畸形，也应行心导管检查。

8. 磁共振　术前通常不需要进行 MRI

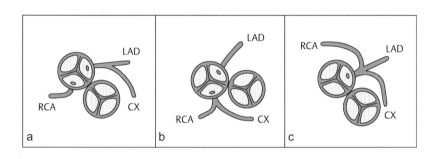

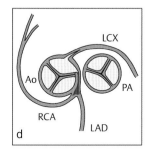

图 15.27　常见的 d-TGA 伴发的冠状动脉畸形

注：在 d-TGA 中，冠状动脉常起源于"面对窦"，即直接面对肺动脉瓣的主动脉窦；a. 右冠状动脉通常起源于右冠状窦，左冠状动脉起源于左冠状窦；b. 在最常见的冠状动脉畸形中，回旋支起源于右冠状动脉而不是左冠状动脉；c. 两支冠状动脉起源于同一开口；d. 冠状动脉壁内走行。在这种情况下，冠状动脉走行在主动脉和肺动脉之间的主动脉壁上，无法进行冠状动脉转位手术。Ao. 主动脉；PA. 肺动脉；LAD. 左前降支；RCA. 右冠状动脉；CX. 旋支；LCX. 左旋动脉。（Blume 等，1999 年）

检查，但 MRI 可显示解剖细节。较大的患者在心房调转术后常进行 MRI 检查。

（三）治疗

1. 保守治疗　确诊后应立即进行保守治疗，静脉输注前列腺素 E 来维持动脉导管的开放 [初始剂量：50 ～ 100ng/（kg·min）]。随后可视情况减少剂量 [5 ～ 10ng/（kg·min）]，也可根据症状和超声心动图的结果进行调整。

进行氧疗则需要注意，一方面氧疗可激发动脉导管的闭合；另一方面在接受氧疗后，肺阻力也会降低，从而导致肺血流增加和体循环氧饱和度增加。球囊房间隔造口术后，在不接受氧疗或前列腺素的输注，维持动脉导管开放的情况下，血氧饱和度应超过 70%。

积极进行容量治疗（分次静脉注射 5ml/kg、10ml/kg、15ml/kg），但应避免容量超负荷，如果肺血流过多的症状非常显著（如 d-TGA 伴大室间隔缺损），应使用利尿剂。

2. 介入治疗

球囊房间隔造口术：如果心房水平的分流有限，动脉导管未闭时体循环氧饱和度低于 70%，可考虑球囊房间隔造口术（图 15.28）。用特殊的球囊导管通过卵圆孔进入左心房，球囊充满 2.5 ～ 3ml 液体并用力回拉。这将撕裂房间隔来扩大心房之间的连接。这一手术可在 ICU 中超声引导下进行。

对于年龄较大的患儿，他们的房间隔通常较厚。可选择房间隔切开术，应用特殊的尖端带刀片的导管进行手术。

为了保持动脉导管的开放，在动脉导管处置入支架则较少应用。

3. 手术　原则上，心房水平（Mustard/Senning 术）、心室水平（Rastelli 术），或大动脉水平（switch 术，即大动脉调转术）

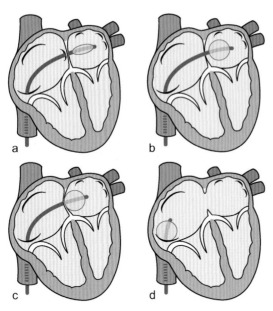

图 15.28　球囊房间隔造口术

注：a. 导管通过卵圆孔插入左心房；b. 球囊充满液体使其膨胀；c. 用力回拉充好的球囊；d. 当球囊被拔出时，它会撕裂房间隔，从而大大增加心房连接的大小

都可进行外科矫治。如今，最受推崇的是大动脉调转术，术后基本达到正常解剖结构并且远期预后较好。直到 20 世纪 80 年代中期，更复杂的大动脉调转术才成为常规手术，而在这之前，大部分患者仍然施行球囊房间隔造口，大动脉调转术的最大挑战是行冠状动脉移植。

（1）动脉调转术（Jatene 术）

①适应证：患儿出生后的 4 周内实施手术，除非合并其他心脏畸形使手术无法进行。

②方法：离断主动脉和肺动脉后，调转两个大血管（图 15.29）。另外，用血管套切断冠状动脉，并移植到新的主动脉位置（冠状动脉移植）。通常情况下，肺动脉的分叉会被重新移位至主动脉弓前方，以此来减少肺动脉及其分支受压增高的风险。

③手术时机：对于年龄超过 2 个月的患儿，在不进行左心室准备的情况下，手术很难进行。因为由于肺阻力下降，左心室的收缩功能满足不了体循环心室的功能。如果手术必须在晚些时候进行，可能需要肺动脉环缩术作为准备，这样可以增加左心室的心肌质量。

例外情况：如果有大的室间隔缺损，由于左右心室之间的压力平衡，左心室保留了足够的收缩力量，无须术前准备，左心室也能承担体循环心室的功能。

（2）Mustard 或 Senning 术

①适应证：心房调转术至今也是一种被提倡的术式，特别是对于无法进行冠状动脉移植的病例。

②方法：上腔静脉和下腔静脉的血流通过由自体心包（Mustard）或心房组织（Senning）制成的"裤形挡板"经心房回流入二尖瓣和肺动脉瓣下结构。

在房间隔被切除或整形之后，从肺静

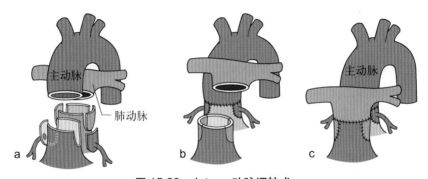

图 15.29　Jatene 动脉调转术

注：a. 首先切断主动脉和肺动脉，分离冠状动脉与主动脉根部；b. 然后主动脉移位到肺动脉后面（Lecompte 手法），将冠状动脉植入肺动脉根部（新主动脉）；c. 最后，吻合肺动脉与主动脉根部（新肺动脉）

脉来的氧合血绕过心房挡板流入三尖瓣和体循环瓣膜（图 15.30）。

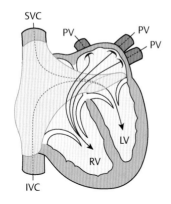

图 15.30　Mustard 或 Senning 术
注：RV. 右心室；LV. 左心室；SVC. 上腔静脉；IVC. 下腔静脉；PV. 肺静脉

（3）Rastelli 手术

①适应证：Rastelli 手术适用于 d-TGA 合并室间隔缺损和严重的肺动脉瓣狭窄。

②方法：在主干处切断肺动脉，室间隔缺损用补片缝合，使左心室的血引流入主动脉（图 15.31）。室间隔在缝合前可能需要扩大。右心室与肺动脉由一个带瓣管道在心脏外相连。

（4）Damus-Kaye-Stansel 术

①适应证：对于伴有室间隔缺损和主动脉瓣下狭窄的 d-TGA，可能需要 Damus-Kaye-Stansel 术，需置入从右心室到肺动脉的心脏外管道。

②方法：离断主肺动脉之后，将主肺动脉与升主动脉进行端侧吻合（Damus-Kaye-Stansel 吻合）。缝闭室间隔，从左心室来的血液通过吻合口经主肺动脉流入主动脉，应用心脏外管道将右心室与肺动脉连接。

（四）预后

1. 远期预后　未经治疗，30% 的患儿在出生 1 周内死亡，50% 的患儿在出生后

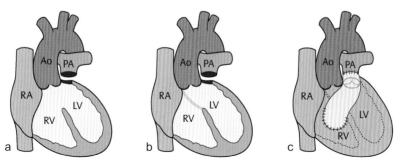

图 15.31　Rastelli 手术治疗伴室间隔缺损和肺动脉狭窄的 d-TGA
注：a. 离断肺动脉；b. 缝闭 VSD；c. 通过带瓣管道连接右心室和肺动脉。
　　RA. 右心房；RV. 右心室；LV. 左心室；Ao. 主动脉；PA. 肺动脉

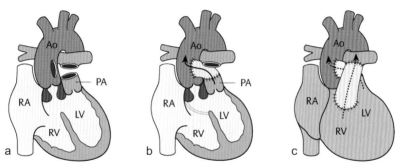

图 15.32　Damus-Kaye-Stansel 术治疗伴室间隔缺损和主动脉瓣瓣下狭窄的 d-TGA
注：a. 离断肺动脉；b. 升主动脉与肺动脉端侧吻合，缝合室间隔缺损；c. 在右心室和肺动脉之间置入心外导管。RA. 右心房；RV. 右心室；LV. 左心室；Ao. 主动脉；PA. 肺动脉

1 个月内死亡，90% 的患儿在出生后 1 年内死亡。

进行矫治手术后，预后情况取决于手术的类型，动脉调转术效果最好。非复杂型的 TGA 手术死亡率通常低于 5%，复杂型的 TGA 死亡率低于 10%。远期死亡率较低。调转的大动脉附近组织挛缩可导致瓣上狭窄，主要会影响肺动脉。移植冠状动脉的狭窄会导致心肌缺血，伴随心室功能受损和（或）室性心律失常。冠状动脉并发症是导致早期死亡的重要原因。

Mustard 或 Senning 术手术风险低于 5%，但后期死亡率和复发率较高。在心房区域的大量操作常可导致房性心律失常，典型的心律失常是房性心动过速，包括房扑、房颤、心房内折返型心动过速、伴随低基础心率的病窦综合征以及房室传导紊乱，多应用起搏器或抗心律失常药物治疗。另外，在心房调转术后，右心室成为体循环心室，手术后数年可出现右心室的进行性心功能不全。由于在心房调转术后，三尖瓣在功能上是体循环房室瓣，进行性三尖瓣关闭不全也较常见。有时在心房挡板处可出现狭窄和渗漏，需要介入治疗。根据位置，心房挡板狭窄可导致功能性的肺循环或体循环静脉狭窄。

2. 随访　术后终身随访。在动脉调转术后，应特别注意冠状动脉狭窄（心肌缺血）、肺动脉瓣或主动脉瓣瓣上狭窄以及半月瓣关闭不全。

心房调转术后应特别注意监测房性心律失常（Holter 心电图），以及包括三尖瓣在内的右心室（体循环心室）功能的监测。

在 Rastelli 术后，应密切监测管道的功能，并注意左心室和主动脉瓣之间管道的任何狭窄。

术后 6 个月内必须预防心内膜炎。如果在修补材料附近存在残余缺损或使用了带瓣管道，则应终身预防心内膜炎。

3. 体能和生活方式　动脉调转术的预后通常很好，在大多数情况下没有严重的体能损伤。然而，应特别注意心肌缺血的出现，这可能是冠状动脉狭窄的征象。如果主动脉或肺动脉出现瓣膜上狭窄，对于体能的建议取决于狭窄的程度（见本章，十九、二十二）。

对于心房调转术后的患者，由于进行性的右心室功能不全以及三尖瓣关闭不全，患者的运动能力有时会受到损害，需药物治疗慢性心功能不全。伴有病窦综合征的患者，在锻炼时心率增加不足有时会使病情恶化。安装起搏器通常可改善症状，大部分患者可进行低至中等强度的锻炼，也可参加学校的体育锻炼，但需循序渐进。

4. 青少年和成年人的特殊情况　20 世纪 80 年代中期前，心房调转术是 d-TGA 矫治的标准手术，目前大多数成年患者都接受了这种手术。因此，这些患者的主要问题是心律失常（房性和室性心律失常是体循环心室功能差的表现）、导管阻塞、房室瓣关闭不全，尤其是进行性的右心室功能不全（见表 15.1）。部分患者需行心脏移植。

由于最早一批接受调转手术的患者刚刚成年，所以这一手术的远期预后尚不明确。但是最有可能的远期并发症是肺动脉狭窄、冠状动脉问题和主动脉瓣功能不全（表 15.1）。

（董念国　译）

十一、先天性矫正型大动脉转位

（一）概述

别称：大动脉转位左位型（l-TGA），心室反位。

1. 定义　与大动脉转位右位型（d-TGA）一样，先天性矫正型大动脉转位（ccTGA），主动脉起源于右心室，肺动脉起源于左心室，心室同时逆转（心室反位）。左心室位于右心室的位置（右前方），反之

表 15.1　d-TGA 矫治后典型的和常见的远期并发症

手术方式	常见的并发症
动脉调转术	● 冠状动脉狭窄 ● 肺动脉瓣瓣上狭窄 ● 主动脉瓣关闭不全
心房调转术	● 房性心律失常（病窦综合征、房性心动过速、房扑 / 房颤、交界性心律和房室传导阻滞） ● 心房间隔狭窄、间隔漏 ● 三尖瓣关闭不全（即体循环房室瓣关闭不全） ● 右心室进行性功能不全（体循环心室）
Rastelli 术	● 外管道退化（狭窄、功能不全） ● 主动脉瓣瓣下狭窄（左心室和主动脉之间的流出道狭窄）
Damus-Kaye-Stansel 术	● 肺动脉与主动脉吻合口狭窄 ● 导管退化（狭窄、瓣膜关闭不全） ● 闭合的肺动脉瓣区血栓形成

亦然。因此右心室与左心房相连接，左心室与右心房相连接（图 15.33）。来自右心房的静脉血流经形态学上的左心室进入肺动脉，动脉化血流从左心房通过形态学上的右心室进入主动脉。这就是房室连接和心室 - 大动脉连接不一致。如果目前没有合并其他心内畸形，那么先天性矫正型的血流动力学是正常的。通常情况下，这种心脏畸形的主动脉位于肺动脉左侧，因此

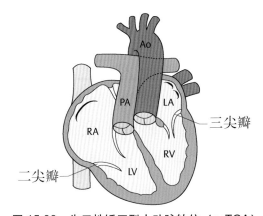

图 15.33　先天性矫正型大动脉转位（ccTGA）

注：在这种畸形中，主动脉起源于右心室。因为心室同时反转，只要没有合并其他心脏畸形，血流动力学是正常的。然而，常伴发其他心脏缺陷，如三尖瓣畸形。RA. 右心房；LA. 左心房；RV. 右心室；LV. 左心室；Ao. 主动脉；PA. 肺动脉

命名为 l-TGA（l 是 levo 的首字母，意即 left）。

l-TGA 即为 ccTGA。严格地说，l-TGA 仅意味着主动脉位于肺动脉左侧（左位型），这个术语则没有说明心房和心室，或心室和大动脉的关系。左位型可能与其他的先天性心脏畸形相关，如左心室双入口。

2. 发病机制　其原因是左心管在胚胎发育的旋转过程中出现错误。这就导致右心室位于形态学上左心室的左侧。

3. 流行病学　ccTGA 是一种罕见的先天性心脏畸形，且发病率不足 1%。男性发病略高于女性。

4. 血流动力学与病理解剖　如果没有合并其他的心脏结构异常，单纯的 ccTGA 的血流动力学无异常。静脉系统的回心血经右心房进入到左心室，再从肺动脉进入肺，血液经肺静脉进入左心房，再通过右心室进入主动脉。

这个空间关系很重要。在 ccTGA 中，形态学上的左心室（肺下）通常位于胸部右侧，形态学右心室（主动脉旁）位于胸部左侧。具有右心室特征的心室则称为形态学上的右心室：房室瓣有三个瓣叶，心

肌内部有明显的肌小梁，并且流入道和流出道由肌肉带分开（室上嵴）。左心室有以下形态特征：房室瓣有两个小叶，心肌有细小肌小梁结构，流入道和流出道瓣膜融合（纤维连续性）。

在 ccTGA 中，如 d-TGA，主动脉位于肺动脉的左前方。ccTGA 室间隔通常位于垂直 / 矢状平面中。95% 的病例内脏排列正常（内脏正位）。右位心出现在约 20% 的病例中。

房室结位置比正常更靠前、靠上，且希氏束显著增长，这在临床上很重要。这些解剖特征导致房室传导障碍容易发生。此外，常发现有旁路传导。

> **注**
>
> 在 ccTGA 中，必须始终考虑房室传导阻滞和旁路传导的风险。

5. 伴发的畸形　约 90% 的病例伴有心脏畸形，对临床病程有重要影响。

（1）最常见的是

①三尖瓣畸形（>90%）：大部分为三尖瓣反流，类三尖瓣下移畸形也比较常见（在 ccTGA 中，三尖瓣位于左侧心腔，相当于体循环房室瓣的功能）。

②室间隔缺损（75%）。

③肺动脉瓣或瓣下狭窄（30% ～ 50%）。

④肺动脉闭锁（10%）。

⑤预激综合征。

⑥房室传导问题。

（2）比较少见的有

①主动脉缩窄，主动脉弓离断。

②二尖瓣畸形。

③右室双出口。

6. 相关综合征　与特定的遗传综合征无关联。

（二）诊断措施

1. 症状　临床症状主要取决于伴随的心脏畸形。如果患者没有其他畸形，则最初可能完全没有症状。如果有一个大室缺，主要症状表现为肺血流量过多，并发展为心力衰竭（呼吸急促、肝大、喂养困难及发育不良）。三尖瓣关闭不全的患者也可能出现心力衰竭症状，取决于其反流程度。

ccTGA 中合并有室间隔缺损及肺动脉狭窄的患者，表现像法洛四联症一样出现紫绀。

尤为重要的表现是心动过缓。由于房室结以及传导系统的解剖学特征，1/3 ～ 1/2 的患者最终会发展为房室传导阻滞。

2. 并发症　即使只是单纯的 ccTGA，大部分患者也会出现心力衰竭的临床症状，这些患者常长不到成年人。这些症状主要是由于形态学上的右心室不能适应体循环心室的压力。作为体循环房室瓣，三尖瓣关闭不全逐渐加重，将产生不利影响。完全性房室传导阻滞可以置入起搏器。室上性心动过速可能是旁路传导的结果。

3. 听诊　由于主动脉位置靠前，可以听到一个独立、响亮的第二心音，因为肺动脉（位置靠后）关闭的声音通常不能听到。左侧胸骨旁全收缩期杂音可以由三尖瓣反流或室间隔缺损引起。左上胸骨边缘的收缩期射血杂音提示肺动脉狭窄。

4. 心电图　代表左心室的 Q 波倒置是典型的心电图特征。通常 Q 波是存在于左心前导联（V_5、V_6），但是在 ccTGA 中 Q 波可以出现在右心前区导联。

> **注**
>
> Q 波出现在 V_3R 至 V_1，导联提示 ccTGA。此外，应注意房室传导阻滞、预激综合征和室上性心动过速。

5. 胸部 X 线　典型的表现是主动脉形成心影左上缘。三尖瓣反流或室间隔缺损导致心影扩大。肺血流量依赖于其他的畸形（室间隔缺损、肺动脉狭窄）。如果存在三尖瓣反流，则可发现心房扩张或肺水肿。约 20% 的病例是右旋心。

6. 超声心动图　超声心动图可以确诊。大多数病例中，心脏畸形则需注意以下几点。

（1）在四腔心切面，左侧房室瓣（在这个病例中，就是三尖瓣）位于比右侧房室瓣更靠心尖的地方。

（2）左心室拥有形态学上右心室的典型特征（由于肌肉带、粗大的肌小梁、调节束及室间隔中附着在房室瓣上的腱索，使房室瓣和半月瓣的连续性中断）。

（3）大血管的相对位置可以在胸骨旁短轴中显示。主动脉位于肺动脉的左前方。两根血管平行且不相交。

（4）ccTGA 中室间隔不像正常一样是垂直的。

（5）对于进一步手术，需要重点评估冠状动脉，在 d-TGA 中通常起源于"面对窦"（主动脉窦直接面对肺动脉瓣）（图 15.27）。

（6）必须排除或识别伴发的心脏畸形，尤其是室间隔缺损、三尖瓣畸形及流出道梗阻。

> 注
> 每一例左房室瓣的三尖瓣下移畸形都提示有 ccTGA。

7. 心导管　心导管术通常仅在伴有其他畸形的情况下施行。在这些情况下，心导管术可以探明分流量的大小，以及在伴发室间隔缺损的病例是否存在肺动脉高压。在心血管造影中可以看到，右心房与形态学上的左心室之间的连接，以及左心房与形态学上右心室的连接。主动脉位于左前方。

8. 磁共振　MRI 可以显示详细、复杂

的解剖空间关系和其他的心脏畸形。此外，还可量化室间隔的分流量，以及评估心室的功能和大小。

（三）治疗

1. 保守治疗　必要时，药物治疗心力衰竭。如果有三尖瓣关闭不全，ACEI 可用来减轻后负荷。

2. 手术治疗　由于房室结和室间隔的解剖异常，使得 ccTGA 的手术操作十分困难。

有两种不同的手术方法可以选择。常规外科手术，个别相关的心脏畸形得到纠正或姑息治疗。在解剖学矫正手术中，除了矫正左心室之外，还矫正相关的心脏畸形，使得其能满足体循环心室的功能。这就需要行复杂的双调转术，可以获得更好的预后。

（1）常规外科手术

①室间隔缺损修补：术后有很高的房室传导阻滞的风险。由于其解剖特点，经心房来修补可能很困难。为了尽量减少完全性房室传导阻滞的风险，补片的缝合应从形态学上的右心室放置。然而在 ccTGA 中，形态学右心室位于左侧，通过主动脉瓣可以更好地完成。

②肺动脉环缩术：如果合并大室间隔缺损，肺动脉环缩术可作为有效的临时措施，以减少过多的肺血流量。

③三尖瓣重建或置换：根据三尖瓣关闭不全的严重程度，可能需要重建或置换三尖瓣。

④三尖瓣瓣环成形术。

⑤主 - 肺动脉吻合术（改良 Blalock-Taussig 分流术）：在伴有严重肺动脉狭窄的室间隔缺损中，主 - 肺动脉吻合术可作为确保肺灌注的临时措施。接下来就可以行室间隔缺损的补片缝合和带瓣管道的置入。

⑥单心室姑息手术(改良 Fontan 手术)：

如果右侧体循环心室明显发育不良，个别病例可能需要行单心室姑息 Fonton 手术。

（2）双调转术：双调转术的目的是将左心室转变为体循环心室。操作时将心房调转术与大动脉调转术相结合（图 15.34）。在心房调转术，体循环的静脉血进入形态学上的右心室，肺静脉的动脉血进入形态学上的左心室。为了使体循环静脉的血液从形态学上的左心室进入主动脉，必须进行另外的大动脉调转术来移植大血管。

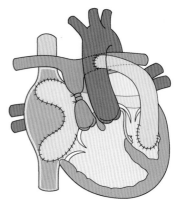

图 15.35 双调转术（心房调转术和 Rastelli 手术）用于合并室间隔缺损和肺动脉狭窄的 ccTGA

注：如果存在右室流出道梗阻，则不适合大动脉调转术，这会导致左心室流出道梗阻。这种情况下，形态学上的右心室通过导管与肺动脉相连，从而跨过右室流出道梗阻。室间隔缺损用补片修补，使形态学上的左心室的血流进入主动脉，双调转术是通过心房调转来完成的

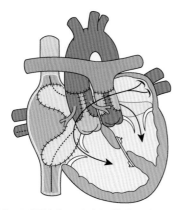

图 15.34 双调转术（心房调转术和大动脉调转术）

注：来自腔静脉的静脉血通过导管输送到三尖瓣。来自肺静脉的动脉血在导管外流到二尖瓣。首先必须切除房间隔（房间隔切除术）。因为包括冠状动脉在内的两条大动脉都在大动脉调转术中被移植，所以形态学上的左心室最终起到体循环心室的作用

合并室间隔缺损和严重的肺动脉狭窄的 ccTGA 中，还可以行双调转术来取代大动脉调转术，Rastelli 术通过在形态学右心室和肺动脉之间置入一个导管来实现（图 15.35）。具体手术详见本章，十。

（3）起搏器：如果存在完全性房室传导阻滞或有症状的心动过缓，则需要置入起搏器。

（4）心脏移植：心脏移植是治疗进行性体循环心室衰竭的最后选择。

（四）预后及临床病程

1. 远期预后 ccTGA 的自然进程有很大差异。有报道称患者在成年之前一直无

症状。然而，通常情况下从长远来看，形态学上的右心室功能减退，它起到体循环心室的作用，难以承担体循环的高压和高阻力负荷。合并畸形会对远期效果产生相当大的影响。还存在自发性或术后房室传导阻滞的风险。

双调转术可抵消形态学上体循环右心衰竭的进展，但长期效果有待进一步随访和观察。

2. 门诊检查 即使没有其他畸形的无症状患者至少应该每年检查一次，以免进展成体循环心室衰竭、三尖瓣反流和房室传导阻滞。此外，术后检查不同治疗方法特定的并发症也非常重要。双调转术后，心房调转术应特别注意房性心律失常，及由管道狭窄和管道泄漏引起的体循环静脉和肺静脉血液引流障碍。同时进行的大动脉调转术，可能发生冠状动脉和瓣膜上肺动脉狭窄。Rastelli 术后，必须检查管道是否退化。

3. 体能和生活方式 未经治疗的 ccTGA，心室衰竭的长期发展与三尖瓣反

流通常会加重体能的损害。然而，在某些情况下，形态学上的右心室作为体循环心室可以实现无症状生存。

4.青少年和成年人的特殊方面　未经治疗的 ccTGA 的许多典型症状直到成年才会发现。体循环心室功能障碍导致的心力衰竭通常发生在 30～40 岁。进行性三尖瓣反流也可能产生不良影响。由于完全性房室传导阻滞，几乎 50% 的 ccTGA 成年患者需要起搏器。房性心律失常（包括房扑或房颤）和室上性心动过速影响近 40% 的患者。目前还没有足够的数据来评估双调转术的长期效果。

（陈　思　译）

十二、右室双出口

（一）概述

别称：两条大动脉起源于右心室。

1.定义　在右室双出口（DORV）中，肺动脉和主动脉完全或至少主要来自于右心室。几乎都伴有室间隔缺损。当两条大动脉完全来自右心室时，室间隔缺损是左心室唯一的出口。

血流动力学的状况主要取决于 VSD 相对于大血管的位置以及是否存在肺动脉狭窄。

DORV 的定义并不总是一致的。有的定义是：一条大动脉完全起源而另一条大动脉至少 50% 起源于右心室，但从胚胎学的角度来看，这个定义是不正确的。

另一个定义要求存在双侧圆锥。圆锥（即漏斗部）是位于半月瓣下的肌肉环或隧道。通常只有右心室有圆锥或肌性漏斗。因此，在正常的解剖学上，肌性漏斗部仅位于肺动脉下方。相比之下，DORV 的典型特征是圆锥，既在肺动脉瓣下方也在主动脉瓣下方。这就导致两个半月瓣（圆锥隔膜）之间存在肌性组织。二尖瓣和相邻的半月瓣之间也存在典型的连续性中断。

相比之下，在正常的解剖结构中，二尖瓣和主动脉瓣之间存在纤维连续，这意味着主动脉瓣和二尖瓣相互融合并没有被肌肉束分开。

2.流行病学　DORV 占所有先天性心脏病的 1%～1.5%。发病率为活产婴儿 0.1‰。

3.发病机制　原因可能是胚胎时期圆锥动脉干间隔的发育异常。

4.分型　DORV 根据 VSD 相对于大血管的位置进行分类，这对于血流动力学至关重要（图 15.36）。

（1）DORV 伴主动脉瓣下室间隔缺损（50%）：室间隔缺损位于主动脉瓣下方，通常与肺动脉狭窄（法洛四联症型 DORV）有关。肺动脉狭窄通常是由圆锥隔膜引起的瓣膜下狭窄。

（2）DORV 伴肺动脉下室间隔缺损（25%）：这也称为 Taussig-Bing 畸形。室间隔缺损位于肺动脉下方。这种形式通常与由圆锥隔膜引起的主动脉瓣下狭窄有关。主动脉瓣下狭窄导致主动脉弓发育受损，常伴主动脉弓离断或主动脉缩窄。

（3）DORV 伴双瓣下室间隔缺损（5%）：室间隔缺损紧邻两根大血管。

（4）DORV 伴远距离室间隔缺损（20%）：室间隔缺损与大血管没有直接连接。

5.血流动力学和病理学　DORV 现在没有统一的临床表现。血流动力学状况的主要差异取决于 VSD 相对于大血管的位置以及是否存在肺动脉狭窄。

原则上主动脉和肺动脉可以具有任何空间关系。最常见的是并列关系，两根大血管起源于心脏并且相互平行，主动脉通常位于肺动脉右侧。其他可能的位置(罕见)有，右位型大动脉错位（主动脉起源于肺动脉并平行于肺动脉右侧）和左位型大动脉错位（主动脉起源于肺动脉并平行于肺

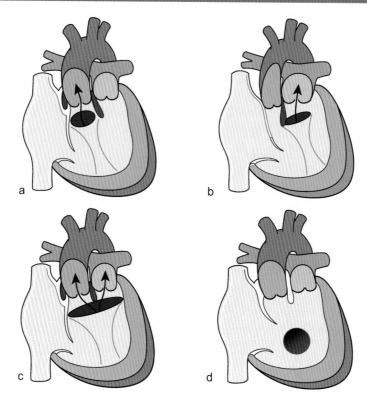

图 15.36　右心室双出口（DORV）的类型取决于右心室的开口

注：a 和 b 显示了导致肺下或主动脉下狭窄的圆锥隔膜的相应位置。a.DORV 伴主动脉瓣下室间隔缺损。b.DORV 伴肺动脉瓣下室间隔缺损（Taussig-Bing 畸形）。c.DORV 伴室间隔缺损在双瓣下。d.DORV 伴室间隔缺损远离大动脉

动脉左侧）。

用于 DORV 的正确术语是错位，而不是大血管转位，因为肺动脉始终来自"正确"的右心室。

主动脉瓣和肺动脉瓣位于同一水平，并且被圆锥隔膜分开，典型的双侧圆锥。

血流动力学上，不同类型的 DORV 类似于其他三种畸形：

● 法洛四联症（主要症状：紫绀）。

● 大室间隔缺损（主要症状：肺血过多 / 心力衰竭）。

● d-TGA 伴室间隔缺损（主要症状：紫绀，肺血过多 / 心力衰竭）。

肺动脉狭窄通常与主动脉瓣下狭窄有关，并且极少与肺动脉瓣下室间隔缺损（Taussig-Bing 畸形）相关。肺动脉瓣下室间隔缺损，通常由圆锥隔膜引起的主动脉

瓣下狭窄，这可能导致主动脉弓发育不良，从而导致主动脉缩窄或主动脉弓离断。

（1）主动脉瓣下室间隔缺损合并肺动脉狭窄（法洛型）：血流动力学与法洛四联症类似：动脉血通过室间隔缺损从左心室进入到主动脉，静脉血从右心室进入到肺动脉。由于肺动脉狭窄，肺血流量减少引起紫绀，主要取决于肺动脉狭窄的程度。

（2）无肺动脉狭窄的主动脉瓣下室间隔缺损（罕见）：血流动力学与大室间隔类似：由于室间隔缺损较大，两个心室之间的压力通常是相等的。肺血流量过多导致心力衰竭，并有肺高压的风险。

（3）肺动脉瓣下室间隔缺损（Taussig-Bing 畸形）不伴肺动脉狭窄：血流动力学类似于 d-TGA 伴室间隔缺损。来自左心室的动脉血通过室间隔缺损到达肺动脉，来

自右心室的静脉血主要进入到主动脉再进入体循环。因为室间隔缺损使肺血流量过多，早期紫绀不明显，但是心力衰竭和肺动脉高压发展迅速。

（4）肺动脉瓣下室间隔缺损（Taussig-Bing 畸形）伴肺动脉狭窄（非常罕见）：血流动力学和临床特征与法洛四联症类似。通常存在严重紫绀和动脉导管依赖性肺血流。

（5）双瓣下室间隔缺损不伴肺动脉狭窄：血流动力学与大室间隔缺损类似。

（6）双瓣下室间隔缺损伴肺动脉狭窄：血流动力学与法洛四联症类似。

（7）远离室间隔缺损不伴肺动脉狭窄：血流动力学与大室间隔缺损类似。

（8）远离室间隔缺损伴肺动脉狭窄：血流动力学与法洛四联症类似。

6. **伴发的畸形** DORV 合并畸形很常见。几乎总是存在室间隔缺损。流出道瓣膜下梗阻主要通过圆锥隔膜的移位发生。最重要的合并畸形通常也会对手术过程产生影响，如下所述：

（1）室间隔缺损（几乎总是存在）。

（2）大血管错位（大血管通常并列，很少左位或右位）。

（3）房室瓣畸形（房室间隔缺损，常伴心室发育不平衡）。

（4）肺动脉狭窄（通常为肺动脉瓣下狭窄，且由圆锥组织造成，与血流动力学相关）。

（5）肺动脉闭锁（动脉导管依赖性肺血流）。

（6）二尖瓣狭窄/闭锁伴左心室发育不良。

（7）二尖瓣跨立（二尖瓣腱索跨过室间隔缺损进入右心室）。

（8）主动脉瓣下狭窄、主动脉缩窄及主动脉弓离断（尤其是 Taussig-Bing 畸形，其中主动脉下的区域可能被圆锥组织阻塞）。

（9）冠状动脉畸形：两根冠状动脉同一起源，前室间分支的起源于右冠状动脉。

（10）传导系统的异常（房室结、希氏束）。

7. **相关综合征** DORV 在糖尿病母亲所生的孩子中发生更频繁，也会发生在某些染色体畸形中（CHARGE 畸形、13 三体、18 三体、四体 8p 以及 22q11 微缺失）。DORV 也经常发生在内脏异位综合征中。

（二）诊断

1. **症状** 存在与上述不同血流动力学特征相对应的各种临床表现。

（1）法洛型：根据肺动脉狭窄的严重程度，主要症状是紫绀。

（2）室间隔缺损型：主要是由于肺血流过多引起的心力衰竭的体征（主要是喂养不良、发育不良、出汗增加、呼吸急促/呼吸困难和肝大）。

（3）完全性大动脉转位伴室间隔缺损型：主要的临床表现是由于肺血流过多引起的心力衰竭，由于存在肺部再循环，最初紫绀通常比较轻微。

如果还存在主动脉缩窄或主动脉弓离断，则动脉导管闭合后下肢脉搏消失，且发生心力衰竭。

2. **听诊** 如果肺血流量过多或者主动脉位置靠前，则会听见响亮的第二心音。如果伴肺动脉瓣狭窄，左侧第 2 肋间搏动最强处可闻及粗糙的全收缩期杂音。在左侧第 4 肋间搏动最强处可闻及带状全收缩期杂音，是室间隔缺损的体征。心尖上的低频舒张期杂音提示与肺血流过多相关的三尖瓣狭窄。

3. **心电图** 右室双出口几乎总是存在电轴右偏，有时是显著的电轴右偏。通常有一度房室传导阻滞。如果存在肺动脉狭窄，则有右心室肥大，通常是完整的右束支传导阻滞和右旋心 p 波。如果没有肺动脉狭窄，则多为双心室肥厚。在这些病例中，单纯的左心室肥厚很少见。通常如果存在房室间隔缺损，则发生电轴左偏。

4.**胸部 X 线** 不同类型的 DORV 的放射学影像表现取决于血流动力学。

（1）DORV 合并肺动脉狭窄：心脏大小通常正常，肺部血管纹理减少取决于肺动脉狭窄的程度。

（2）无肺动脉狭窄的 DORV：心脏轮廓通常明显增大，肺动脉段凸出，肺血管纹理增多。

（3）Taussig-Bing 畸形：类似于完全性大动脉转位（血管并行排列），但是血管影像更宽。

5.**超声心动图** 通常超声心动图可确诊。检查显示以下典型特点，或者可以说明以下问题。

（1）在胸骨旁长轴切面上，靠后的大动脉跨过室间隔缺损超过 50%，靠前的大动脉则完全起源于右心室。

（2）二尖瓣前叶与相邻的半月瓣之间纤维连续性中断（可以确诊）。

（3）大血管之间的相互位置关系（并列关系），左或右位型大动脉错位（如主动脉位于肺动脉的前方、左侧或者右侧）。

（4）室间隔缺损的位置和大小（主动脉瓣下、肺动脉瓣下、双瓣之下或远离）。

（5）肺动脉瓣下或主动脉瓣下流出道梗阻。

（6）可见圆锥组织（两根大动脉之间的肌性组织形状就像泪滴或火柴头）。

（7）左心室大小。

（8）存在动脉导管未闭（如果存在肺动脉狭窄尤其重要，是否存在导管依赖性肺血流？）。

（9）主动脉弓的评估：检查或排除主动脉弓发育不良、主动脉弓离断或主动脉缩窄（尤其是存在 Taussig-Bing 畸形）。

（10）可见冠状动脉（起源、走行）。

6.**心导管** 即使行超声心动图检查但仍无法确诊，需行心导管检查。例如：

（1）测量肺循环的压力、流量和阻力。

（2）评估流出道狭窄的压力梯度。

（3）排除相关畸形。

（4）观察冠状动脉的起源和走行。

7.**磁共振** 磁共振可以提供详细的解剖结构影像。可用于一些个例，例如，用来阐明室间隔缺损和大动脉之间的关系。可以量化分流和流量。

（三）治疗

1.**保守治疗** 如果患者患有进行性心力衰竭，则可采用抗充血性心力衰竭治疗来缩短手术时间。如果存在严重的肺动脉瓣狭窄、肺动脉瓣闭锁、主动脉缩窄或主动脉弓离断，可用前列腺素 E（最初 50ng/kg/min，之后减量），以保证肺和全身的灌注。

2.**导管介入** 如果存在完全性大动脉转位的血流动力学特征和限制性心房分流，则可能需要行 Rashkind 手术（球囊房间隔造口术）。个别情况下，也可做肺动脉狭窄的球囊扩张。

3.**手术治疗** 由于多种畸形和不同的血流动力学特征，外科手术必须根据具体情况而定，取决于：

（1）室间隔缺损与大动脉的相对位置。

（2）大动脉之间的空间位置。

（3）是否存在肺动脉狭窄。

（4）相关畸形（冠状动脉畸形、主动脉缩窄以及主动脉弓离断）。

4.**姑息治疗** 目前通常先尝试进行初步矫正。根据具体情况考虑姑息性手术，可为矫正手术创造更有利的条件。姑息手术包括肺动脉环缩术（如果肺血流量过多）和主肺动脉分流（如果肺血流不足）。

5.**矫正手术** 手术步骤主要取决于室间隔缺损相对于大动脉的位置（表 15.2）。有时可以矫正主动脉瓣下室间隔缺损，类似于法洛四联症。肺动脉下室间隔缺损

表 15.2　各种类型的右室双出口（DORV）最重要的手术方案

类型	伴发的畸形	手术方式
主动脉瓣下室间隔缺损	无	室间隔缺损做补片内隧道
	严重的肺动脉狭窄	Rastelli 术或 REV 术
肺动脉瓣下室间隔缺损（Taussig-Bing 畸形）	无	大动脉调转术
	冠状动脉畸形	心房调转术
	远离主动脉瓣和肺动脉瓣的大室间隔缺损	心房调转术
	严重的主动脉瓣下狭窄	Damus-Kaye-Stansel 吻合术，在右心室和肺动脉之间置入心外管道，室间隔缺损做补片内隧道
双瓣下室间隔缺损	无	室间隔缺损做补片内隧道
远离室间隔缺损	无	室间隔缺损补片内隧道，如无法行补片隧道，就行 Fontan 术

（Taussig-Bing 畸形）则需更大的手术，包括室间隔缺损闭合和大动脉调转。在室间隔缺损远离大动脉的情况下，通常不能进行双心室矫正。患儿超过 2 岁以后手术时机更好。

（1）主动脉瓣下室间隔缺损

①心室内隧道：矫正类似于法洛四联症。用隧道补片来闭合室间隔缺损，使左心室血流通过主动脉排出。在某些情况下，室间隔缺损必须被扩大（并发症：房室传导阻滞）。如果有肺动脉狭窄，右室流出道必须被拓宽。

如果不伴肺动脉狭窄，由于肺阻力增加的风险，手术必须在出生后第 1 年，有时甚至在新生儿期进行。在患有肺动脉狭窄的儿童中，外科手术的时间取决于紫绀的程度。

② Rastelli 术：如果患者有严重的肺动脉瓣下狭窄或肺动脉瓣狭窄则需手术治疗。右心室通过管道连接到肺动脉。来自左心室的血液通过心内补片隧道流入主动脉。同时该补片也封闭室间隔缺损（图15.37）。

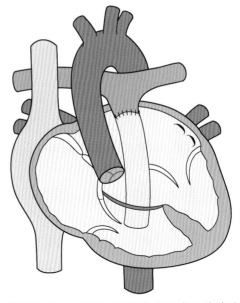

图 15.37　Rastelli 手术矫正右室双出口伴肺动脉狭窄

③ REV 术：当右室双出口的瓣膜下狭窄或肺动脉瓣狭窄严重时，REV 术是的一种替代方法。在 REV 术中，肺动脉通过心室切口直接与右心室吻合（图 15.38）。肺动脉分叉接到主动脉前方(Lecompte 手术)。

（2）肺动脉瓣下室间隔缺损：行大动脉调转术同时封闭室间隔缺损。手术通常在新生儿期进行。合并其他畸形时，如冠状动脉异常或左室流出道梗阻，需要同时矫正。主动脉弓发育不良、主动脉缩窄或主动脉弓离断的通常也要同期矫正。

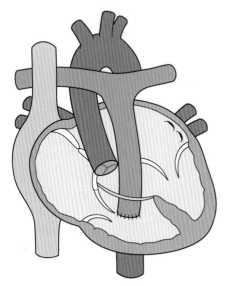

图 15.38　REV 手术矫正右室双出口伴肺动脉狭窄

①调转术和室间隔缺损封闭：如果冠状动脉解剖结构更有利且不存在流出道梗阻，则可像右侧大动脉转位一样行大动脉调转术。此外，室间隔缺损通过心内隧道封闭使左心室进入主动脉（图 15.39）。

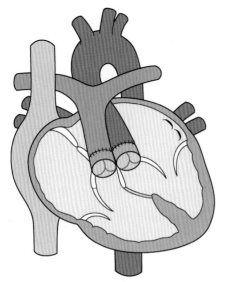

图 15.39　大动脉调转术矫正 Taussig-Bing 畸形

② Mustard 或 Senning 心房调转术：如果因为冠状动脉异常或大动脉彼此的空间关系而无法行大动脉调转术，须考虑行 Mustard 或 Senning 心房调转术（图 15.40）。术中，人工材料（Mustard）或心房组织（Senning）被修剪，使全身静脉血通过一个裤形心房隧道进入左心室，并从左心室进入肺动脉。肺静脉血流通过隧道进入右心室（见本章，十）。此外，室间隔缺损通过隧道补片闭合，血液经该补片隧道从左心室流至肺动脉。

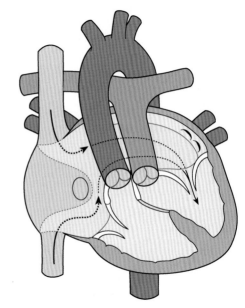

图 15.40　心房调转手术矫正 Taussig-Bing 畸形

③ Damus–Kaye–Stansel（DKS）术及室间隔缺损补片缝合并在右心室和主肺动脉之间置入管道：严重的主动脉下狭窄可能需要这种精细的手术。术中，主肺动脉干与主动脉根部吻合（DKS 吻合术）。之前的肺动脉瓣成为新的主动脉瓣，室间隔缺损用补片缝合，使新主动脉瓣（之前的肺动脉瓣）成为左心室的流出道。在右心室和主肺动脉的远端置入管道来确保肺血流。（图 15.41）。

（3）双瓣下室间隔缺损：可尝试将血液通过补片隧道从左心室引流到主动脉。

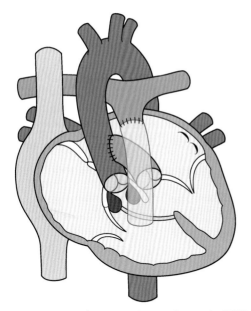

图 15.41　通过 Damus–Kaye–Stansel（DKS）吻合术矫正 Taussig-Bing 畸形瓣主动脉下狭窄，并在右心室和主肺动脉之间置入管道及室间隔缺损补片封闭

（4）远离室间隔缺损：由于室间隔缺损与大血管之间距离很远，通常不能通过补片隧道将左心室血液引流到主动脉，所以很多病例唯一的选择是行 Fontan 手术。

（四）预后及临床病程

1. 长期病程　未经治疗的右室双出口不伴肺动脉狭窄的儿童，由于肺血流过多而导致严重的心力衰竭和肺高压。

如果严重的肺动脉狭窄未进行治疗，从长远来看，会发生典型的并发症——紫绀型心力衰竭（如红细胞增多症、出血倾向及脑脓肿风险）。

手术矫正后，无明显问题的病例 15 年生存率高于 90%。多达 1/3 的患者需要二次手术，主要由于右心室或左心室流出道梗阻和管道问题。左室流出道的梗阻是由于发生进行性主动脉下狭窄或小室间隔缺损的补片隧道过窄引起的。此外，病程中可并发室性心律失常。

2. 门诊检查　术后须终身随诊。尤其要注意流出道梗阻、室间隔缺损残余漏和

（室性）心律失常。如果必须加宽右室流出道，则可能发生肺动脉瓣反流。大动脉调转术后，重要的是须特别注意瓣膜上肺动脉狭窄和冠状动脉狭窄的迹象。心房调转术后，患者可出现体循环和肺循环流出道狭窄（隔膜狭窄）。在这些患者中，室上性心律失常也很常见。在导管置入术后，应注意导管的狭窄、钙化及功能不全。在单心室姑息术后，Fontan 循环典型的长期问题（体循环静脉压力逐渐升高，心排血量逐渐降低）占主导地位（见本章，十八）。

3. 体能和生活方式　行心内修补的患者通常具有正常的日常活动能力。Fontan 手术后出现的问题详见本章，十八。

4. 青少年和成年人　如果没有肺动脉狭窄，未经手术的患者通常会发展为不可逆的肺动脉高压并伴有严重的紫绀（艾森门格综合征），青春期或成年期预后不良。

（陈　思　译）

十三、共同动脉干

（一）概述

1. 定义　在共同动脉干中，仅有一条带有半月瓣（动脉干瓣膜）的大动脉血管起源于心脏。该血管供应体循环、肺循环和冠状动脉。动脉干骑跨高位室间隔缺损（对位不良室间隔缺损）几乎总是存在。动脉干瓣膜通常由 3 个或 4 个变形的、增厚的小叶组成，且通常关闭不全。

2. 流行病学　此病是一种罕见的畸形，占所有先天性心脏畸形的 1%～2%。

3. 发病机制　妊娠 4～5 周时，胚胎干经主 - 肺动脉间隔在子宫内应分离为主动脉和肺动脉，但分离未能发生或仅部分发生。右室流出道漏斗隔膜和肺动脉瓣组织亦缺如。

4. 分型　肺血管的解剖取决于胚胎干分离停止的阶段。有两种分型方法。

（1）按 Collet 和 Edwards 分类：这种分类方法包含三种类型（图 15.42）。

① I 型（约占 60%）：主动脉和肺动脉起源于主干。肺动脉在起源后即分为左支和右支。

② II 型（约占 20%）：右肺动脉和左肺动脉联合起源或分开起源于主干后壁。

③ III 型（约占 10%）：两条肺动脉各自独立地起源于主干的侧方。

早期还定义了 IV 型。在这种类型中，两条肺动脉缺如。肺完全通过主 - 肺动脉侧支灌注。就发病机制而言，这种心脏畸形（医学术语中的"IV 型动脉干"）不是动脉干，而是合并 VSD 的肺动脉闭锁（见本章，二十六）。

（2）按 Van Praagh 分类。Van Praagh 将不同的动脉干类型主要划分为 A 类和 B 类（图 15.43）。A 类存在室间隔缺损，B 类有完整的室间隔。由于仅在少数孤立的动脉干病例中存在完整的室间隔，因此 B 类几乎没有实际意义。van Praagh 分类与 Collet 和 Edwards 分类在某些方面重叠。

① A1：与 Collet 和 Edwards 的 I 型相对应（参见 Collet 和 Edwards 分类）。

② A2：与 Collet 和 Edwards 的 II 型相对应（参见 Collet 和 Edwards 分类）。

③ A3：仅有一条肺动脉来自动脉干，另一条肺动脉通过动脉导管或来自主动脉的侧支（"半共同动脉干"）供应。

④ A4：主动脉弓合并其他异常（主动脉缩窄、主动脉弓闭锁或主动脉弓离断）。下半身通过 PDA 供血。

> **注**
>
> 共同动脉干最常见的形式是 I 型和 II 型或 A1 和 A2 混合型。在大多数情况下，肺动脉短，难以区分 I 型和 II 型或 A1 和 A2 型（称为"1.5 型"）。

5. 血流动力学　来自两个心室的血液流入动脉干。由于室间隔缺损较大，两个心室的压力相等。因此，动脉干包含混合的动脉血和静脉血。混合的血液流入肺循环和体循环以及冠状动脉。主动脉和肺动脉的氧饱和度通常相同。然而，可能存在"定向流动"导致来自左心室的动脉血流入主动脉，致使血液混合度非常低。

当出生后最初几天肺血管阻力下降时，肺灌注大大增加。大部分血液经阻力最小

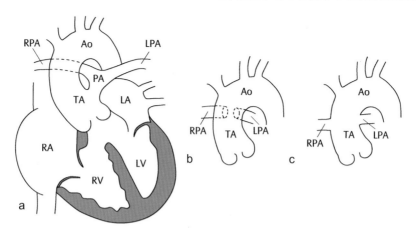

图 15.42　Collet 和 Edwards 动脉干分型

注：a. I 型：主动脉和肺动脉起源于共同的动脉干；b. II 型：两条肺动脉从动脉干后壁共同或分开起源；c. III 型：两条肺动脉均起源于动脉干侧面。RA. 右心房；LA. 左心房；RV. 右心室；LV. 左心室；Ao. 主动脉；LPA. 左肺动脉；RPA. 右肺动脉；PA. 肺动脉；TA. 动脉干

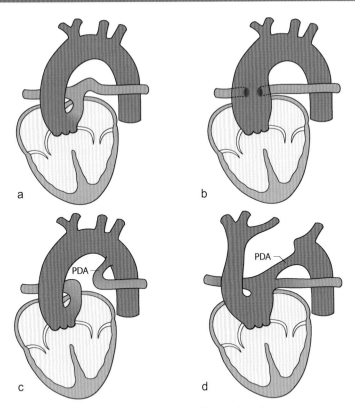

图 15.43　van Praagh 共同动脉干分型

注：a. A1 型：主动脉和肺动脉起源于共同的动脉干；b.A2 型：两条肺动脉均从动脉干后壁共同或分开起源；c.A3 型：动脉干仅发出一条肺动脉。另一肺动脉通过 PDA 或来自主动脉（"半干"）的侧支供应血液；d.A4 型：主动脉弓还存在其他异常（主动脉缩窄、主动脉弓闭锁及主动脉弓离断）。身体的下半部分通过 PDA 供应血液。PDA. 动脉导管未闭

的路径流入肺循环。与其他紫绀型畸形一样，动脉血氧饱和度取决于肺血流量。如果肺灌注减少（如因肺动脉起源处狭窄），则存在较严重的紫绀。如果肺灌注增加，则两个心室都会承受相当大的容量负荷，且可能因动脉干瓣膜关闭不全而进一步恶化。

6. 伴发的畸形

（1）室间隔缺损：动脉干瓣膜骑跨对位不良的室间隔缺损（类似于法洛四联症中的主动脉）总是存在。有时可能几乎整个室间隔都缺失。

（2）动脉干瓣膜畸形：经常有动脉干瓣膜关闭不全，较少发生动脉干瓣膜狭窄。动脉干瓣膜可以有不同数量的瓣叶（文献报道可存在 2 ～ 6 个瓣叶，但在大多数情况下有 3 ～ 4 个瓣叶）。

（3）右位主动脉弓比较常见（25% ～ 60%）。

（4）20% 的病例存在房间隔缺损。

（5）肺动脉发育不良或起源处狭窄：肺动脉起源处的狭窄具有有利的血流动力学效应，它减少了肺循环血流，避免出现肺高压。

（6）冠状动脉异常（15% ～ 30%）：左冠状动脉可能起源于异常远端。另外，左前降支可能起源于冠状动脉。

（7）主动脉缩窄、主动脉弓发育不良或主动脉弓离断（van Praagh 的 A4 型）：在这些情况下，体循环灌注依靠动脉导管

（极为罕见）。

（8）永存左上腔静脉。

大多数情况下动脉干通常不存在动脉导管。在子宫内，除了 A3 和 A4 型外，他们没有血流动力学相关性。

7. 相关综合征 像所有的圆锥动脉异常一样，动脉干畸形常与 22q11 的微缺失有关，也常与母亲糖尿病有关。

（二）诊断措施

1. 症状 通常在出生后不久出现，且主要取决于肺灌注。大多数患者肺灌注增加。主要症状是轻度紫绀和由于肺血流过多而逐渐进展的充血性心力衰竭（呼吸急促 / 呼吸困难、肝大、发育停滞和肺水肿）。由于肺灌注增加，紫绀通常不明显。

如果肺灌注减少（如肺动脉起源处狭窄），则紫绀是主要症状，但肺部可得到部分保护，免受过多血流的影响。

外周脉搏强，脉压宽。

2. 并发症 由于肺灌注增加，肺高压早期伴随动脉干发生，通常出现在患儿生后 3 ～ 6 个月。肺阻力的顽固性增加导致无法进行任何矫正术。

3. 听诊 有一个突出的第二心音。常可在心尖以及胸骨左上方闻及收缩性咔嗒声。通常可在胸骨左侧听到粗糙的、响亮的收缩期杂音。如果存在肺动脉狭窄，也可以听到收缩期杂音。如果存在动脉干瓣膜关闭不全，则会出现舒张早期杂音；二尖瓣狭窄（流经二尖瓣的血流增加）可引起舒张中期杂音。

4. 心电图 通常不典型，常有双心室肥大的体征。

5. 胸部 X 线 在大多数病例中（肺血流量增加），心影增大，肺血管纹理增加。膈面心影增宽，心尖上翘。如为右位主动脉弓（占 30%），则其形成了右上纵隔的边界。

> **注**
>
> 轻度紫绀，伴有右位主动脉弓的肺血管纹理增加提示存在共同动脉干。

6. 超声心动图 超声心动图可确诊。在胸骨旁长轴中可观察到扩张的血管（动脉干血管）骑跨于对位不良的室间隔缺损上。冠状动脉和肺动脉起源于该血管。在胸骨旁短轴中，通常可观察到增厚的半月瓣，一般有 3 ～ 4 个瓣叶。可通过多普勒超声评估瓣膜的关闭不全或狭窄。

肺动脉起源的评估对于分类很重要：是否存在一个肺动脉的证据？肺动脉分支是否共同或分别起源于动脉干？肺动脉分支的起源处是否有任何狭窄？

左心房和左心室呈现典型的扩张；左心室的高动力收缩性是容量超负荷的标志。

从胸骨上位可以看到右位主动脉弓。排除或发现主动脉弓离断或其他主动脉异常十分重要。准备手术的时候，需观察冠状动脉的起源和走行。

> **注**
>
> 在超声心动图中，第一印象是扩张的血管骑跨于对位不良的室间隔缺损上，右室流出道缺如。

7. 心导管 不需常规行心导管术。对于不能确诊的病例，心导管可用于评估冠状动脉的异常，肺动脉的起源和走行，肺动脉狭窄，肺血管的压力和外周阻力，以及其他异常。

8. 磁共振 磁共振可观察到解剖细节。

（三）治疗

1. 保守治疗 手术前，充血性心力衰竭的早期发作通常需要进行抗充血治疗。如果同时存在主动脉弓离断，则必须给予前列腺素 E 以维持动脉导管开放。

2. 手术适应证 通常都有手术指征。

3. 手术禁忌证 如肺循环阻力顽固性

增加，则禁忌手术。

4. 手术治疗　目前，首选早期手术矫正。姑息性措施，例如，肺动脉环缩术以减少肺血流量或在肺血流减少情况下行主 - 肺动脉分流术，仅在由于其他原因不能行外科矫正的病例中施行（如患儿极低的体重和严重感染）。

由于心力衰竭和艾森门格反应的早期发作，通常患儿在出生后前 2 个月内进行矫正术。只有在为了平衡血流动力学的极少数病例中，由于肺动脉狭窄保护了肺循环，防止肺循环血流过多，才能延迟手术。

使用 Rastelli 术式进行矫正（图 15.44）。缝闭室间隔缺损使血液从左心室引流入动脉干血管，动脉干血管成为新的主动脉。右心室与肺动脉相连，或者通过带瓣导管与动脉干相连，此动脉已从动脉干或者肺动脉分离。

如果主动脉弓同时出现异常（主动脉缩窄、主动脉弓离断），则主动脉弓应同期

重建。严重的动脉干瓣膜关闭不全可能需要置换瓣膜。

（四）预后和病程

1. 远期预后　如未行手术，几乎所有的患儿都在出生后 1 年内死亡。术后早期死亡率约为 10%；10 年生存率约为 80%。由于在婴儿期使用相对较小的导管，因此必须在以后更换。超过 50% 的患者需要在 5 年内更换导管。由于右心室切开术和 VSD 补片，患儿术后几乎都存在右束支传导阻滞，有时甚至是室性心律失常。术后完全房室阻滞很少发生。肺高压可以持续存在甚至进展，特别是在婴儿期后进行手术的患儿。

2. 门诊检查　需终身随访监测心脏。必须特别注意导管的功能（狭窄、钙化、关闭不全）、室性心律失常和肺高压。另外，动脉干瓣膜关闭不全可以随时间的进展，需要终身预防心内膜炎。

3. 体能和生活方式　大多数接受过矫正手术的患儿生活质量都很好。推荐的运动量须考虑导管、动脉干瓣膜、心室功能、心律失常以及可能的肺高压程度。

4. 青少年和成年人的特殊情况　在未进行矫正手术的青少年或成年患者中几乎

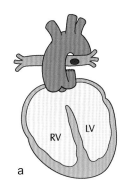 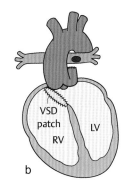 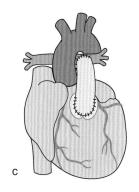

图 15.44　Rastelli 手术用于矫正共同动脉干

注：首先将肺动脉与共同动脉干离断，缝闭动脉干（a）。然后缝闭室间隔缺损，使左心室血液流入动脉干血管（b），动脉干成为新的主动脉。肺动脉分离后，在右心室和肺动脉分叉之间置入带瓣导管（c）。如果离断的肺动脉起源于动脉干，必须首先进行肺动脉分叉手术。LV. 左心室；RV. 右心室；VSD patch，室缺补片

总是存在艾森门格反应。除此之外，应注意术后并发症（导管问题、心律失常及肺高压）和动脉干瓣膜关闭不全的进展。大多数晚期死亡可能是由于心律失常引起的。

（刘春耕 译）

十四、法洛四联症

（一）概要

1. 定义 法洛四联症（TOF）（图 15.45）是一种复杂心脏畸形，存在以下畸形：

（1）大室间隔缺损（对位不良的 VSD）。

（2）主动脉骑跨室间隔缺损（主动脉右前位）。

（3）右室流出道梗阻[漏斗状和（或）肺动脉瓣狭窄，通常是肺动脉瓣环狭窄]。

（4）右心室肥大（右室流出道梗阻导致）。

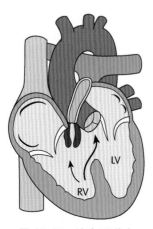

图 15.45 法洛四联症

注：大室间隔缺损伴主动脉骑跨和以漏斗和（或）瓣膜性肺动脉瓣狭窄的形式出现的右室流出道阻塞的组合。由于右心室梗阻，右心室肥大。LV. 左心室；RV. 右心室

2. 流行病学 法洛四联症是最常见的紫绀型心脏畸形，占所有先天性心脏病的 10%。男性比女性发病率更高。

3. 发病机制 法洛四联症形成的潜在病因是漏斗部隔膜异常，该隔膜向右前方移位。因此，肌部和漏斗部隔膜不处于同一水平，以至于在胚胎发育期间不能相互融合，从而导致室间隔缺损形成（对位不良 VSD）。漏斗部隔膜错位导致右室流出道梗阻和主动脉顶部移位。右室流出道明显梗阻可导致宫内灌注不良和肺动脉发育不良。

4. 分型 根据右室流出道梗阻的程度，可分为两型。

（1）粉色法洛四联症：右室流出道梗阻相对较轻，无紫绀。

（2）蓝色法洛四联症：右室流出道明显梗阻伴肺部低灌注，因此出现紫绀。

5. 血流动力学 血流动力学主要取决于右室流出道的梗阻程度。右心室梗阻是由漏斗部和（或）肺动脉瓣狭窄引起的。肺动脉瓣环和主肺动脉通常发育不良。不同程度的肺血管发育不良和周围性肺动脉狭窄可继发进展。

由于室间隔缺损较大，两个心室之间的压力相等，因此功能上只有一个泵腔。如果右室流出道明显梗阻，由于肺循环阻力过高，血液主要流入主动脉。进入肺循环的血液较少，导致紫绀的发生。

在右室流出道狭窄不太明显的患者中，肺循环血流充足。此种类型患儿不发生紫绀。然而，右室流出道梗阻程度通常在出生后数月内增加。发绀最初只在劳累时发生，但后来休息时也会发生。

6. 伴发的畸形 法洛四联症常伴发其他畸形。最常见的是右位主动脉弓。冠状动脉异常对于手术矫正非常重要。例如，左前降支（LAD）从右冠状动脉起源并穿过右室流出道并不罕见。这些异常使矫正手术中右心室切口更加复杂。下面列出最常见相关畸形：

（1）右位主动脉弓（30%）。

（2）继发孔型房间隔缺损（法洛五联症，25%）。

（3）永存左上腔静脉。

（4）冠状动脉异常（如左前降支起源于右冠状动脉并穿过右心室流出道）。

（5）房室间隔缺损。

（6）室间隔肌部缺损。

（7）主动脉瓣下狭窄，二尖瓣瓣上狭窄。

（8）动脉导管未闭。

（9）主 - 肺动脉侧支（MAPCA）。

如果存在肺动脉闭锁，根据血流动力学标准，此种类型可以考虑为法洛四联症的极端情况。然而，由于从发病机制层面来说是一种不同的临床类型，因此将单独讨论（见本章，十五）。

法洛四联症合并肺动脉瓣发育不良的特殊表现（Miller-Lev-Paul 综合征）有一些特殊，本章末将详细描述。

7. 相关综合征　与所有锥体畸形一样，法洛四联症通常与 22q11 的微缺失相关，可以出现在法洛四联症约 10% 的病例中。

（二）诊断措施

1. 症状　根据右室流出道的狭窄程度，临床症状可能有很大差异。在多数情况下，新生儿只有轻至中度紫绀。随着漏斗肌肥大的进展，紫绀加重。

由于 VSD 较大，很少有肺血流过多伴充血性心力衰竭症状。由于右室流出道的狭窄，肺循环通常得到充分保护。如果出现肺血流过多的症状，则应重新考虑法洛四联症的诊断是否正确。

2. 并发症　紫绀发作使疾病进程更加复杂。紫绀阵发可表现为：患儿变为深度紫绀，肌张力消失，意识丧失或癫痫发作。这是由于交感神经引起的漏斗肌痉挛或系统阻力的突然下降引起的。紫绀发作易出现在觉醒之后和身体、心理压力之后（如喂食、哭泣以及激烈游戏）或由于体循环抵抗力下降（如热水浴和喂食后）。早年尚无法手术时，紫绀发作是法洛四联症患者死亡的主要原因。

未行手术矫正的年龄较大的儿童会采取典型的蹲踞位，特别是在劳累后。患儿蹲下并保持此姿势。蹲踞位使全身阻力增加，使得血液流出心室进入体循环时因受到更大的阻力而减少，更多的血液进入肺循环，紫绀减轻。

杵状指（鼓槌样手指和足趾及手玻璃样指甲），牙龈增生和红细胞增多症是未经矫正手术的幼儿慢性低氧血症的症状，由于大多数患儿早期矫正，如今很少观察到。

与其他紫绀型心脏病相比，法洛四联症患者更易发生心内膜炎。紫绀患者也更容易发生脑脓肿。

3. 听诊　可闻及 2/6 ～ 4/6 级、粗糙、梭状收缩期杂音，心尖冲动最强点在胸骨左侧第 2 ～ 3 肋间。它是右室流出道梗阻的杂音。室间隔缺损通常不产生杂音，因为左、右心室压力是均衡的。第二心音柔和而单一，因为无法听到肺动脉瓣关闭的声音。

4. 心电图　如果右室流出道存在相关梗阻，心电图显示右心压力：电轴右偏，右心前导联 V_1 和 V_2 高耸的 R 波，左心前导联 V_5 和 V_6 的深 S 波。肺型 P 波在儿童中相当罕见。

> **注**
>
> 法洛四联症的电轴左偏常提示有房室间隔缺损。

5. 胸部 X 线　心脏在胸部 X 线中通常大小正常，但具有明显的形态（"靴形心"）：圆形，心尖上翘，肺血管纹理减少，腰部突出（空肺动脉段）。如果存在右位主动脉弓，则纵隔右边界突出。

6. 超声心动图　标志性的表现为主动脉骑跨于大的、对位不良的室间隔缺损上。在胸骨旁长轴上可以最好地观察。须确定右室流出道梗阻的部位和范围。是否存在漏斗、膜或瓣膜上狭窄，或这些狭窄的组合？发育不良的肺动脉可能难以看到。需仔细记录肺动脉瓣、漏斗部和肺动脉的直径。

可通过多普勒超声评估右室流出道的压差，新生儿为 50 ~ 70mmHg，婴儿为 70 ~ 90mmHg。如果压差较低，应质疑法洛四联症的诊断。此外，可见室间隔缺损的分流信号，并可确定右心室肥大的程度。评估冠状动脉的异常很重要，特别是必须排除或识别穿过右室流出道的分支。在法洛四联症中，必须留意可能存在的右位主动脉弓。记录或排除其他相关畸形。

可能的鉴别诊断有右室双出口（DORV）伴肺动脉瓣狭窄。此种病例，由于存在圆锥组织，主动脉和肺动脉之间通常存在典型的连续性中断。

如果存在共同动脉干，只有一个大血管起源于心室，并骑跨于大的对位不良的室间隔缺损上。肺动脉或主肺动脉的分支来自该血管干。

7. 心导管　只有在肺血管、冠状动脉或相关异常（如 MAPCAs），或介入操作存在任何不确定性时，才需要在术前进行诊断性心导管检查。

心导管测量左右心室间压力均衡。当抽出导管时，测量穿过右室流出道压力梯度的范围和准确位置。

将造影剂注入右心室以观察右室流出道、肺动脉瓣环和主动脉骑跨其上的室间隔。为了使冠状动脉可见。将造影剂注入主动脉根部，或直接进行冠状动脉造影。

8. 磁共振　MRI 可以显示解剖细节。主要在老年患者术后进行，可精确量化术后肺功能不全并评估右心室的大小。

（三）治疗

1. 保守治疗　在右室流出道严重梗阻且全身氧饱和度低于 70% 的新生儿中，给予前列腺素 E 以维持动脉导管开放并改善肺灌注。法洛四联症需预防心内膜炎。

> **注**
>
> 法洛四联症患者一般禁用地高辛、利尿剂和血管扩张剂。地高辛使漏斗部狭窄加剧。血管扩张剂降低了体循环阻力，从而加重了右向左分流和紫绀。利尿剂可降低容量，导致紫绀发作。

紫绀发作的紧急治疗：

（1）立即镇静（如氯胺酮 2mg/kg 静脉注射或 5mg/kg 肌内注射；或吗啡 0.1 ~ 0.2mg/kg 静脉注射、SC 或肌内注射；或者用地西泮直肠凝胶灌肠）。

（2）给予氧气吸入。

（3）增加体循环的阻力：将孩子的膝盖弯曲抵住胸部呈蹲位，可能的情况下注射血管收缩剂（去甲肾上腺素）。

（4）扩容（20 ~ 40 ~ 60ml/kg）。

（5）通过缓冲作用纠正代谢性酸中毒。

（6）β 受体阻滞剂（如在监护下非常缓慢地静脉注射普萘洛尔 0.01 ~ 0.1mg/kg）。

为了防止紫绀复发，可用 β 受体阻滞剂 [如普萘洛尔 1 ~ 2mg/（kg·d），分 3 次或 4 次给予] 桥接手术前期。β 受体阻滞剂可降低漏斗部痉挛的风险。基础镇静药可能有效。

2. 导管介入术　球囊扩张仅适用于大多数肺动脉瓣狭窄。如果肺血管床发育不良，球囊扩张可间断改善氧饱和度，使患儿的发育逐步恢复。

球囊扩张对漏斗部狭窄无效。个别病例在右室流出道中置入支架可以改善肺灌注，但在许多医院还尚未成为常规治疗。

在肺血流依赖于 PDA 的病例中，可以置入支架作为临时措施来维持动脉导管开放。

3. 手术治疗　现如今的治疗目标为早期手术矫正。患有法洛四联症的儿童，几乎都有手术指征。姑息性手术很少采用。

矫正手术通常在出生后第 3～6 个月进行。如出现紫绀发作，提示需及时手术，如果发生严重紫绀，手术需提前进行。

在手术过程中，室间隔缺损用补片缝合，因此骑跨的主动脉被分隔到左心室。上述操作通常在打开右心房后通过三尖瓣入路进行，很少通过右心室切口进行。为了减轻右室流出道的梗阻，需切除漏斗部狭窄。通过交界切开术或瓣膜切开术治疗肺动脉瓣狭窄。如果可能，保持肺动脉瓣瓣环完整，这样瓣膜功能就不会受损。然而，有时肺动脉瓣环必须切开并用补片扩大（跨瓣环补片，图 15.46）。该补片（通常由自体心包制成）从右室流出道延伸穿过肺动脉瓣瓣环进入肺动脉。有时补片范围甚至需要缝合至肺动脉分叉处。

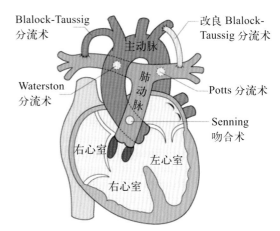

图 15.47　几种主 - 肺动脉分流术

注：主 - 肺动脉分流术很少用作确保法洛四联症中肺血流量的临时措施。Waterston 分流术是升主动脉和右肺动脉之间的吻合术；Potts 分流是降主动脉和左肺动脉之间的直接连接。Senning 吻合术是肺动脉和近端升主动脉之间的连接。最初的 Blalock-Taussig 分流术中，锁骨下动脉与同侧肺动脉吻合。目前，常采用改良 Blalock-Taussig 分流术，用 Gore-Tex 管连接锁骨下动脉和同侧肺动脉

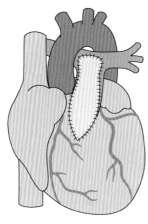

图 15.46　矫正法洛四联症包括跨瓣环补片

注：阻塞的右室流出道通过自体心包的跨瓣环补片扩大。补片扩宽右室流出道、肺动脉瓣环和肺动脉。该方法的缺点是常发生肺动脉瓣关闭不全

最初的姑息性手术通常只在肺血管床极度发育不良或有冠状动脉异常的情况下才进行，此种情况下如果将右室流出道切开，会对患儿带来高风险。在这些情况下，首先进行主 - 肺分流术（图 15.47）以改善肺血流量，然后再进行矫正。

（四）预后和结局

1. 远期预后　如未进行治疗，大多数患者在童年时死亡。未经治疗的存活率在 1 年后为 75%，4 年后为 40%，40 年后为 5%。

行矫正手术后早期死亡率低于 5%。绝大多数矫正患者术后可以过上接近正常人的生活。手术后 35 年的存活率约为 85%。

重要的晚期并发症有以下几种。

（1）心律失常：应特别关注室性心律失常。室性心律失常的危险因素包括肺动脉瓣关闭不全。晚期手术，心电图 QRS 波群增宽（> 180ms），心室功能受损。室性心律失常与心源性猝死的风险增加有关。在成年患者中，室上性心律失常如房扑和房颤也经常发生。

（2）肺动脉瓣关闭不全，右心室扩张和功能障碍：如果需要经跨瓣环补片进行矫正，几乎都将出现明显的肺动脉瓣关闭不全。轻度或中度肺动脉瓣关闭不全通常耐受良好，但严重的慢性肺动脉瓣关闭不全会导致右心室扩张和右心室功能受损的远期并发症。右心室扩张可导致三尖瓣关

闭不全。

（3）右室流出道残留梗阻。

（4）补片扩张后右室流出道动脉瘤。

（5）残余室间隔缺损。

（6）主动脉根部扩张，主动脉瓣关闭不全。

（7）左心室功能障碍。

再次手术主要是因为肺动脉瓣关闭不全。

2. 门诊检查 矫正手术后需要终身随访，隔年1次或更多。检查的重点是上述远期并发症，尤其是评估肺动脉瓣（肺动脉瓣关闭不全、狭窄），右心室的大小和功能以及心律失常。在矫正术后常出现右束支传导阻滞。

术后6个月需要预防心内膜炎。如果在假体材料附近出现了缺陷，则需终身预防心内膜炎发生。

3. 体能和生活方式 大多数患者日常生活质量和身体锻炼能力都很好。根据临床症状，80%～90%的患者心功能Ⅰ级（NYHA分类）。大多数患者不推荐竞技运动。只有满足以下条件才能推荐无限制的体力活动：无相关残余VSD、右心室大小正常、仅有轻度肺动脉瓣关闭不全、心室功能良好、右心室压力正常、无相关心律失常以及运动测试表现良好。大多数患儿可以进行低到中等强度的动态和静态耐力运动。

4. 青少年和成年人的特殊情况 大多数青少年和成年患者都经历了手术矫正。通常，这些患者的主要问题是残余肺动脉瓣关闭不全，导致右心室扩大和右心室收缩功能障碍。这些改变有导致心电图中QRS波群的扩大和室性心律失常的倾向，增加了心源性猝死的风险。肺动脉瓣置换的时机较难确定。如果过早进行瓣膜置换，必须权衡右心室功能的改善与后期再次手术的必要性。MRI是评估右心室大小和功能，肺动脉瓣关闭不全和狭窄程度的理想方法。

（五）法洛四联症伴肺动脉瓣发育不良（Miller-Lev-Paul 综合征）

法洛四联症患者中约有2%伴有肺动脉瓣发育不良（图15.48），发育不良的肺动脉瓣只有一个纤维环或膜，导致肺动脉瓣狭窄和严重关闭不全。由于肺动脉供血不足和血流振荡，肺动脉有时会严重扩张，导致支气管和气管受压。肺动脉的主要分支也可扩张，但外周肺动脉通常非常薄。需要注意的是大多数病例中不存在PDA。

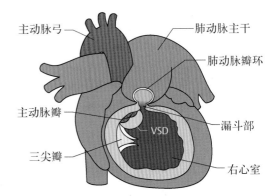

图 15.48　法洛四联症伴肺动脉瓣发育不良（Miller-Lev-Paul 综合征）

注：存在典型的法洛四联症表现：大的室间隔缺损伴主动脉骑跨、右室流出道梗阻和右心室肥大。肺动脉瓣只有一个原始的纤维环或膜。由于存在血流振荡，肺动脉及其主要分支发生严重扩张

紫绀和呼吸道疾病如喘鸣和呼吸困难是新生儿最突出的临床症状。左侧胸骨旁搏动最强点可听诊到收缩 - 舒张期杂音（"来回杂音"），听起来像锯木头的声音。

肺动脉及其分支的扩张在胸部X线上很明显。由于气管和支气管受压，可能发生肺不张和肺膨胀。

在超声心动图中，可以发现法洛四联症的典型表现，对位不良的VSD和主动脉骑跨。此外，有时还会发现肺动脉严重扩张。多普勒超声可以看到血流加速流过不成熟的肺动脉瓣，以及明显的血流不足。不

成熟的肺动脉瓣本身是一个纤维带，无法开合。

在手术中，首先更换肺动脉瓣，必要时折叠扩张的肺动脉，并缝闭 VSD。通常还进行 Lecompte 术将右肺动脉重置到主动脉前，并解除对支气管的压迫。

（刘春耕 译）

十五、肺动脉闭锁伴室间隔缺损

（一）概述

肺动脉闭锁伴室间隔缺损以前也被称为"假性动脉干"或"Ⅳ型动脉干"。一些学者也称之为法洛四联症伴肺动脉闭锁。然而，从病因的角度来看，肺动脉闭锁伴室间隔缺损既不是共同动脉干的变异，也不是法洛四联症的极端变异。

1. 定义 肺动脉闭锁伴室间隔缺损（PA-VSD）是一种复杂的心脏畸形，具有以下特征（图 15.49）。

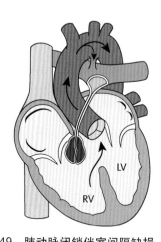

图 15.49 肺动脉闭锁伴室间隔缺损（VSD）
注：可见肺动脉闭锁，右室流出道明显发育不良。此外，还类似于法洛四联症，有一个巨大的室间隔缺损与主动脉骑跨。肺动脉和中央肺血管的结构变化很大

（1）肺动脉闭锁 [有时也有主肺动脉和（或）中央肺动脉闭锁]。

（2）右室流出道发育不良。

（3）对位不良的大室间隔缺损。

（4）VSD 伴主动脉骑跨。

另一个常见的特征是 MAPCAs（大的主 - 肺动脉侧支，主 - 肺动脉侧支，见发病机制的部分）。

肺动脉的发育程度对手术矫正和预后具有决定性作用。在大多数患者，闭锁仅限于肺动脉瓣和肺动脉，但其他分支异常、肺血管狭窄和肺血管床显著发育不良也有发生。

2. 流行病学 PA-VSD 约占先天性心脏病的 3%。

3. 发病机制 PA-VSD 的起源尚不完全清楚。有少数病例报道，胎儿在子宫内由肺动脉狭窄转变为肺动脉闭锁。在肺动脉闭锁中，肺由动脉导管或主 - 肺动脉侧支供血（MAPCAs，肺芽与主动脉之间的永存胚胎血管连接）。

4. 分型 分类主要基于肺动脉发育情况和肺血流类型（图 15.50）。大多数病例存在主肺动脉和中央肺动脉，但形态上存在差异。在极端情况下，中央肺动脉缺如，肺部通过主 - 肺动脉侧支循环灌注。

5. 血流动力学和病理学 从血流动力学的角度来看，这种心脏畸形可认为是法洛四联症的极端变异。然而，潜在的疾病是不同的，决定性的区别在于肺动脉系统的结构（见以下分类）。

肺动脉闭锁的程度可能不同，如果是膜性闭锁，肺动脉及其动脉分支通常发育正常，但有一层封闭的膜取代原有肺动脉瓣。如果是肌性闭锁，则无瓣膜系统，此时右室流出道通常发育不完全。最严重情况是中央肺动脉甚至完全缺如。

室间隔缺损是右心室唯一出口，右心室血液通过它直接到主动脉。因此，体循环包含混合血。

如果肺动脉存在，则肺通过 PDA 灌注。如果中央肺血管缺如，肺部通过侧支循环灌注。在这些情况下，动脉导管通常不发育。

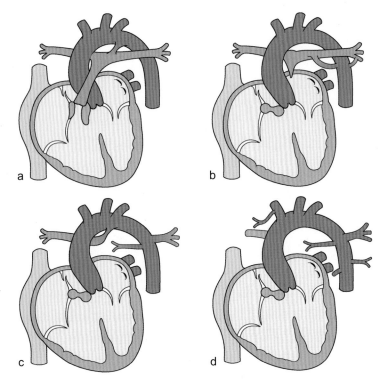

图 15.50　伴室间隔缺损的肺动脉闭锁分型

注：a. Ⅰ型：正常发育的中央和外周肺动脉，肺血流依靠动脉导管；b. Ⅱ型：正常发育的中央和外周肺动脉，但无肺动脉主干，肺血流依靠动脉导管；c. Ⅲ型：中央肺血管狭窄或发育不良，肺血流主要来自主 - 肺动脉侧支，动脉导管缺如或狭窄；d. Ⅳ型：无中央肺血管，肺血流仅来自多灶性主 - 肺动脉侧支循环

肺血流量可能来源于以下连接：

（1）动脉导管。

（2）主 - 肺动脉侧支（MAPCAs）：主 - 肺动脉侧支常起源于胸主动脉，但也可起源于锁骨下动脉、乳腺动脉或肋间动脉，并引流到肺动脉。

（3）冠状动脉瘘（极罕见）。

（4）扩张的支气管动脉。

MAPCAs 容易发生狭窄。如果无狭窄，因侧支血管肺血流量过大可能会导致肺高压，以及难以控制的来自侧支血管的肺出血。

肺动脉闭锁中动脉导管有一些特点。由于肺血流不是从肺动脉流出，而是通过主动脉逆行而来，因此动脉导管常从主动脉以特殊角度发出，窄且曲折。

6. 伴发的畸形　继发孔型房间隔缺损

或者卵圆孔未闭（约占 80%）

（1）右位主动脉弓（40%）。

（2）永存左上腔静脉。

（3）房室间隔缺损。

（4）三尖瓣闭锁。

（5）冠状动脉异常（罕见）。

（6）d-TGA 和 l-TGA。

7. 相关综合征　与所有锥干畸形一样，PA-VSD 常与 22q11 的微缺失有关，约占 1/4 病例。PA-VSD 也经常伴随内脏异位综合征出现。

（二）诊断措施

1. 症状　主要症状是紫绀，紫绀的程度取决于肺血流的程度，并且通常在出生时已经存在。当导管依赖型发生导管闭合时，发绀特别明显。

如果肺部血流过多是主要症状——例

如，肺部由非狭窄性主 - 肺动脉侧支供血的患者，则会有充血性心力衰竭的表现（呼吸急促 / 呼吸困难、肝大、发育不良）。

2. 并发症　当通过主 - 肺动脉侧支进行肺灌注时，由于侧支的狭窄程度增加，紫绀通常会加重。

如果侧支血管粗大无狭窄，则肺部受累区域会出现肺动脉高压，并有更严重的来自侧支血管的肺出血风险。临床表现为咯血。

3. 听诊　第二心音单一、响亮。根据相关位置，持续的收缩—舒张期杂音是 PDA 或主 - 肺动脉侧支的标志。主 - 肺动脉侧支杂音可以在背部听到。

4. 心电图　常表现为右心室和右心房肥大：电轴右偏，肺型 P 波，右心前导联中出现高 R 波和左心前导联中出现的深 S 波。即使在婴儿期，也可在右心前导联中出现正 T 波，紧跟着 ST 段压低以及 T 波倒置。

如果侧支循环明显且左心室容量超负荷，则表现为双心室肥大。

5. 胸部 X 线　胸部 X 线通常表现为心脏大小正常，有明显的特征形状（"靴形心"），与法洛四联症类似：圆形，心尖上翘，肺段窄腰（空肺段）。如果存在右位主动脉弓，则纵隔有右凸的边界。肺血管纹理常不对称，并且由于通过侧支血流不同而减少。

如果肺血流过多，则肺血管纹理增多，且心脏呈球形。

6. 超声心动图　典型表现为对位不良的大室间隔缺损伴主动脉骑跨，以及右室流出道无血流信号。胸骨旁长轴可见主动脉骑跨在大室间隔缺损之上。胸骨旁短轴观察到右室流出道无信号。肺血流的范围须确定：主要动脉是否存在？是否存在肺动脉分叉？是否存在肺动脉狭窄？如果存在主肺动脉，则可以使用彩色多普勒成像来观察肺动脉的逆行灌注。动脉导管常走形曲折。

主 - 肺动脉侧支血管常难观测到，通常经胸骨容易看到。通过超声心动图排除相关的心脏畸形（右位主动脉弓、继发孔型房间隔缺损、卵圆孔未闭及冠状动脉异常）。

7. 心导管检查　通常存在心导管术检查的指征。心导管可辅助诊断，尤其是以下方面：

（1）观察肺血管情况。

（2）评估肺血流量 [PDA 和（或）侧支血管的证据，侧支血管及其供血区的选择性可视化，区分单灶和多灶肺血流]。

（3）测定肺血管阻力。

（4）冠状动脉造影排除冠状动脉异常或瘘。

8. 磁共振　磁共振可精确获取肺血管和主 - 肺动脉侧支的三维成像。

（三）治疗

1. 保守治疗　如果存在动脉导管依赖性肺血流，则除了充足的液体外，还可用前列腺素 E[最初为 50ng/（kg·min），逐步减量] 维持动脉导管开放，直至终末期治疗。

在心力衰竭的情况下（肺血流量过多与广泛的 PDA 或来自侧支的无阻塞肺灌注相关），需要抗惊厥治疗和液体限制，直至手术治疗。

2. 介入导管术　如果只是膜性瓣膜闭锁（无孔瓣膜），可以尝试使用高频电流打开闭锁的瓣膜。对于肌性闭锁，可在右室流出道中置入支架以防止再狭窄。

如果存在动脉导管依赖性肺血流，可以在导管中置入支架保障肺灌注，但这只是姑息措施，以便使肺血管在最终的手术矫正之前增大。

如果主 - 肺动脉侧支循环血量过多，则将这些侧支用线圈栓塞，为肺部区域提供双重血液供应。如果发生来自侧支的肺出血，也可以尝试通过介入导管术来阻塞出血的侧支血管。

3. **外科治疗** 手术治疗的目的是建立右心室和肺动脉之间的连接。此外，缝闭室间隔缺损以分开循环系统。手术的选择主要取决于肺血管发育不良的程度。有些情况下，除非先行姑息治疗使肺血管发育，否则外科矫治术无法进行。

如果存在动脉导管依赖性肺血流，则应先在婴儿期行主 - 肺动脉吻合术（如改良的 Blalock-Taussig 分流术）或者用补片扩大右室流出道，而不缝闭 VSD。这些措施可改善肺灌注并使发育不良的肺血管生长。当肺血管达到足够大小时，采用 Rastelli 术式进行最终矫正（图 15.51）。管道置入右心室和肺动脉之间，VSD 和主 - 肺动脉分流要缝闭。

如果多源性肺血流来自多个主肺侧支、肺动脉异常分支或外周肺动脉狭窄，则需要单源化手术：主 - 肺动脉侧支相互连接并集合于一个功能上与肺动脉相当的共同血管中。同时，置入带瓣导管或同种移植物作为右心室和单源化血管（肺动脉）之间的连接。由于单源化肺动脉的阻力增加，室间隔缺损通常必须留作"溢流"阀，延迟关闭。

使用 Nakata 指数和 McGoon 比率评估肺血管的大小：

Nakata 指数 ＝{$A_{左}$（mm^2）＋$A_{右}$（mm^2）}/体表面积（m^2）

$A_{左}$＝左肺动脉横切面积

$A_{右}$＝右肺动脉横切面积

正常值：（300±30）mm^2/m^2

McGoon 比率 ＝{$A_{左}$（mm）＋$A_{右}$（mm）}/B（mm）

$A_{左}$＝左肺动脉直径

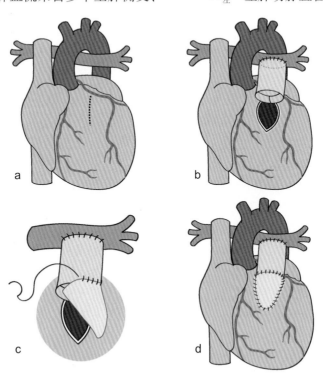

图 15.51　Rastelli 手术矫正伴室间隔缺损的肺动脉闭锁

注：除缝闭室间隔之外，置入带瓣管道连接右心室和中央肺动脉。首先要切开漏斗，并可能切除漏斗部肌肉组织。a. 切开肺动脉和漏斗部；b. 带瓣膜导管的远端连接在肺动脉的切口处；c. 漏斗部切口楔形扩张后，将导管的近端置入此处；d. 术后形态

A$_右$= 右肺动脉直径

B= 降主动脉直径

正常值：> 2。

（四）预后

1. 远期预后　如果不治疗，伴室间隔缺损的肺动脉闭锁的患儿多在出生后的 2 年内死亡。如果肺血流依赖动脉导管，则患儿在导管关闭时死亡。行主 - 肺动脉吻合术的少数患儿可存活至青年期。

研究显示，60% ～ 90% 的 PA-VSD 患者可通过手术矫正。根据经验，中央肺动脉发育不良越严重，远期预后越差。

主要远期问题是心律失常、肺动脉狭窄、血管床发育不良时的持续肺动脉高压以及导管并发症（狭窄、功能不全），常需要反复手术或导管介入术。

2. 门诊检查　术后需终身门诊随访。姑息性主 - 肺动脉分流术后，必须定期检查分流功能。须记录中央肺动脉的生长情况，以确定最终手术矫正的时机。

右心室和肺动脉之间置入导管后，需要对导管功能进行定期监测，以便在必要时更换导管。还应特别注意心律失常和肺动脉高压，并终身预防心内膜炎。

3. 体能和生活方式　姑息手术后，体能常明显受限。矫正手术后，患者通常能够处理正常的日常活动。不应参加竞技类体育活动。

4. 青少年和成年人的特殊方面　严重紫绀是该年龄组患者无法手术或姑息治疗的主要问题。并发症包括缺氧性心力衰竭、血栓栓塞脑脓肿及增加出血倾向。

导管介入术在主 - 肺动脉侧支中置入支架，可使一些患者受益。这种姑息性措施使紫绀减少，氧饱和度增加。如果存在大的主 - 肺动脉侧支，侧支血管破裂可引起大量咯血。此时，可采用导管介入术通过线圈阻塞各个血管。

对矫正手术后的青少年和成年人需定期进行心脏监测。

（刘春耕　译）

十六、室间隔完整的肺动脉闭锁

（一）概述

1. 定义　在室间隔完整的肺动脉闭锁（PA/IVS）中，右室流出道完全阻塞（图 15.52），室间隔是完整的。因此，右心室血流没有正常的流出道。血液通过关闭不全的三尖瓣，偶尔也通过右心室和冠状动脉之间的瘘管（心肌窦）流出。一般均存在右向左分流的通道，如房间隔缺损（ASD）或卵圆孔未闭（PFO），这对于存活是必要的。肺动脉血供主要是来源于未闭合的动脉导管，很少来自主肺动脉侧支（MAPCAs）。

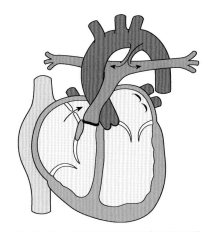

图 15.52　室间隔完整的肺动脉闭锁

注：在室间隔完整的肺动脉闭锁中，右室流出道完全被阻塞。大多数情况下，有一层膜代替了肺动脉瓣的位置。右心室血流不能正常排出。右心室的大小差异很大。在心房水平总是有从右向左的分流。动脉导管未闭可确保肺灌注

右心室发育不良的程度及右心室与冠状动脉之间是否存在连接对预后和治疗至关重要。

2. 流行病学　该病占先天性心脏病的比例 < 1%，男女无明显差异。

3. 发病机制　发病原因并不完全清楚。

胎儿在子宫内疾病或可能的炎症性疾病可导致肺动脉或右室流出道阻塞。右心室发育受损的严重程度各不相同，可能取决于闭锁发生的时间。

4. 分型　根据右心室的形态分型。

（1）Ⅰ型（85%）：发育不良的右心室（桃核状右心室）。

（2）Ⅱ型（15%）：正常大小的右心室伴三尖瓣关闭不全。

5. 血流动力学与病理解剖学　右心室通常有三个部分（三部分右心室），由流入部分、小梁部分和流出部分（漏斗部）组成。PA/IVS 的变异范围从几乎大小正常或仅略微发育不良的右心室，伴发育良好的漏斗部和仅由 1 个纤维膜封闭的肺动脉瓣，直至无单一右心室，无流入部和仅具有基本功能的漏斗部闭锁的肺动脉瓣。在后一种情况中，几乎都存在心肌窦。

三尖瓣通常是发育不良或畸形，多伴有三尖瓣关闭不全。右心房由于右心室充血和三尖瓣反流而明显增大。

由于右心室缺乏正常的流出道，血液会在右心室充盈。因此，来自右心房的大部分血液通过心房水平（ASD 或 PFO）的右向左分流流入左心房。来自右心房的静脉血与来自肺静脉含氧丰富的动脉血混合。这导致左心房和左心室的容量超负荷，且体循环的血液为动静脉混合血。

肺血流几乎完全通过动脉导管（导管依赖性肺血流）。有时存在主肺动脉侧支提供肺血流。

右心室的血液只能通过两条异常通路流出。

（1）关闭不全的三尖瓣：在心脏收缩期，血液通过关闭不全的三尖瓣返回右心房，然后通过 ASD 或 PFO 流入左心房，最后通过左心室到达体循环。右心室的大小与三尖瓣关闭不全的程度相关：三尖瓣关闭不全越明显，右心室发育的越好。

（2）心肌窦：这些是右心室和冠状动脉之间的瘘管（图 15.53）如果没有三尖瓣关闭不全，右心室没有出口，右心室会出现压力超负荷，导致右心室和冠状动脉（心肌窦状隙）之间的连接持续存在，它们通常与冠状动脉狭窄或冠状窦口闭锁有关。如果冠状窦口严重狭窄或闭锁，冠状动脉的血流完全依赖右心室灌注（"右心室依赖性冠状动脉循环"）。

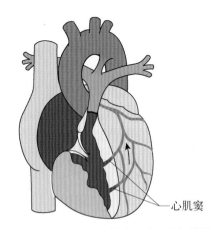

图 15.53　与室间隔完整的肺动脉闭锁相关的心肌窦
注：心肌窦是右心室和冠状动脉之间的连接（箭头）。在一些情况下，在室间隔完整的肺动脉闭锁中冠状动脉的血流取决于这些心肌窦或瘘

6. 伴发的畸形

（1）房间隔缺损、卵圆孔未闭（生存所必需的）。

（2）三尖瓣反流：在室间隔完整的肺动脉闭锁中，三尖瓣反流为右心室提供的血液流出通道。通常三尖瓣反流越大，右心室发育越好。

（3）心肌窦：发生在右心室发育不良的情况下心肌窦可以为右心室提供血液的流出通道。

（4）冠状动脉的狭窄和闭锁：冠状动脉的狭窄和闭锁特别重要。在这些情况下，冠状动脉灌注可能完全依赖于心肌窦。

（5）右位主动脉弓（罕见）。

（6）Uhl 畸形（羊皮纸样右心室，非常罕见）。

7.相关综合征　未见报道提示遗传综合征的发病率有所增加。

（二）诊断措施

1.临床症状　新生儿出生后的主要症状是紫绀。动脉导管闭合会导致缺氧。如果存在限制性房间隔分流或明显的三尖瓣反流，则会导致右心功能衰竭伴肝大和心输出量减少。

2.听诊　第二心音单音亢进。如果有三尖瓣反流，可在胸骨左缘第 4 肋间闻及收缩期杂音。如果存在动脉导管未闭，也可能是心肌窦，可闻及持续的收缩期 - 舒张期杂音，心尖冲动最强处在胸骨左缘第 2 肋间。

3.心电图　通常存在右心房肥大的迹象（肺型 P 波）。如果右心室发育不良，右心前导联将出现深 R 波，左心前导联出现高 R 波（左心肥大迹象）。右心前区导联异常复极可作为右心室压力超负荷的征兆。很少发现与心肌窦和冠状窦口闭锁有关的心肌缺血的迹象。

4.胸部 X 光检查　心脏大小可以正常，或者合并右心房扩大。典型的影像学表现是肺段的缺失。肺血管印迹通常减少并且取决于 PDA 的宽度。

5.超声心动图　使用超声心动图可以进行诊断，评估包括以下几点。

（1）肺动脉瓣的评估：典型的是膜性肺动脉瓣不能打开。使用彩色多普勒可以将肺闭锁与明显的肺动脉狭窄临界区分开来。如果存在肺动脉闭锁，彩色多普勒检测不到血管中的血流。合并动脉导管未闭会发现肺动脉的逆行灌注。

（2）评估右室流出道：是否存在漏斗部或是缺损？右室流出道有多宽？

（3）评估三尖瓣的大小和功能：瓣膜直径通常小于正常值。要关注三尖瓣反流情况。必要时，可以使用伯努利方程通过三尖瓣反流估计右心室压力。三尖瓣也可表现出类似 Ebstein 畸形异常；有时可以检测到三尖瓣狭窄。

（4）评估右心室：外径通常是正常的，但右心室腔明显发育不良。

（5）检测心房水平的右向左分流，房间隔突出到左侧。

（6）动脉导管未闭的影像学表现：起源于降主动脉，常沿肺动脉汇合方向曲折，经导管由左向右分流。

（7）寻找心肌窦和冠状动脉瘘：扩张的冠状动脉可能是冠状动脉瘘的征兆。彩色多普勒可用于观察冠状动脉的收缩期逆行灌注。

（8）确定肺动脉分支的直径（对于决定治疗方式很重要）。

6.心导管　几乎所有患者都可通过心导管检查明确诊断。特别是它可以识别或排除冠状动脉异常。注射造影剂后冠状动脉收缩性逆行充盈是心肌窦和冠状窦口闭锁的征象。在这些情况下，正常顺行的冠状动脉灌注也不会造成冠状动脉血流舒张期扩散，这表明冠状动脉灌注主要来自右心室。

此外，右心室和三尖瓣大小及发育的观察、评估是检查的重要组成部分，右心室的压力通常是高于正常值的。

（三）治疗

1.非手术治疗　给予新生儿使用前列腺素 [最初为 50ng/（kg·min）静脉注射，通常可逐渐减量] 以维持动脉导管的持续通畅。

2.介入导管术　对于右心室大到可以进行双心室矫正的患者，可以在闭锁性瓣膜高频穿孔后进行球囊扩张。支架可置入右室流出道。由于右心室通常不足以立即满足肺部血流灌注，因此必须确保通过动脉导管的肺灌注。要么在导管内置入支架，要么暂时继续前列腺素治疗以保持导管通畅。

如果存在限制性卵圆孔，可以使用 Rashkind 球囊房间隔造口术扩大心房分流。然而，只有右心室发育不良仅允许长期单侧心室缓解时才使用此方法。在双心室矫正中，右心室最初取决于增加的前负荷。在这种情况下，大的心房分流将起溢流阀的作用，意味着右心室可能没有足够的容积。

3. 手术治疗　手术过程主要取决于右心室的大小和是否有心肌窦或冠状动脉异常（图 15.54）。

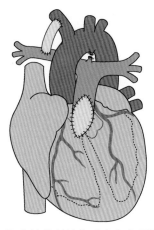

图 15.54　经典的外科姑息手术在室间隔完整的伴肺动脉闭锁新生儿中

注：第一步，通常通过手术打开肺动脉瓣，右室流出道加宽 [补片和 (或) 漏斗切除术]。由于发育不全的右心室通常不能保证足够的肺灌注，故做体 - 肺分流术。之后，可能出现肺循环系统的生长和右心室的生长。根据右心室的大小和功能，可以进行双心室矫正、"一个半心室修复"或单心室修复 Fontan 手术

右心室的大小与三尖瓣的大小相关。Z 值已被确定为三尖瓣大小的量度。如果三尖瓣的尺寸 Z 值不小于 − 3，则双心室矫正是可能的。在新生儿中，经常给出 7mm 的瓣膜环直径作为阈值。否则（如果右心室尺寸不达标），目标则是实现类似 fontan 术的单心室，或者 1.5- 心室矫正。（见下文）

$$Z \text{ 值} = (A_{左} - A_{右}) / B$$

$A_{左}$ = 测定的三尖瓣口直径

$A_{右}$ = 正常直径的平均值

B = 正常平均直径的标准差

（1）右心室大小足够：约 1/3 的患者是这种情况。可通过肺动脉瓣连合部切除术和漏斗部扩大术来治疗（如果漏斗不能重建，也可置入带瓣管道或同种移植）。此外，因为右心室不能单独满足肺血流灌注需要，首先通常需要实施主肺动脉分流术，通过这种分流确保肺血流灌注。某些患者后期可以关闭分流器和房间隔，以恢复双心室。

（2）右心室大小不足：首先，建立主动脉与肺动脉吻合术以确保肺血流量。肺动脉瓣也通过连合部手术切开，并且加宽流出道。当肺动脉发育足够大时，可实行单心室姑息手术（Fontan 两阶段手术：先行上腔静脉吻合术，然后再行全腔静脉吻合术）。如果条件更有利，可以尝试行 1.5- 心室矫正（"一个半的 Fontan"术）。在不阻塞肺动脉的情况下进行上腔静脉吻合术，从而通过上腔静脉吻合术提供肺循环以及通过右心室顺行提供肺循环血供。然而，由于右心室的体积较小，上腔静脉吻合术后来自身体上半部的血液通过吻合口直接流向肺部。

在一些情况下，右心室的生长可以通过建立一个主肺动脉分流并打开右室流出道，这样在分流关闭后，就有可能实现双心室矫正。在此之前，行心导管术进行封堵试验以测试是否耐受分流阻塞。

（3）右心室依赖性冠状动脉灌注：在这种情况下，冠状动脉的全部或者至少大部分供血仅通过右心室的心肌窦或瘘管供应血液。右心室压力（通过打开瓣膜或加宽漏斗）的降低将导致冠状动脉的血流逆转，流入右心室并随后发生心肌缺血。在这种情况下，可进行单心室修复（Fontan）。

（四）预后和临床病程

1. 远期预后　如果不进行治疗，50% 的患者在出生后第 1 个月内死亡，第 1 年内死亡率为 85%。远期预后取决于右心室

和三尖瓣的大小和形态，以及冠状动脉的异常，如狭窄、瘘管或心肌窦。目前，只有 30%～40% 的患者可以进行双心室矫正。通常在出生后的第 1 年内需要手术。所有接受过矫正手术的患者的 10 年生存率仅为 40%。

右室流出道扩大或肺动脉瓣连合部切除术后的并发症是肺动脉瓣关闭不全和三尖瓣关闭不全引起的室上性心律失常。

2. 门诊检查　主肺动脉分流术后，必须定期监测分流功能。此外，必须检查右心室的大小和功能、三尖瓣的功能以及右室流出道的形态。在右室流出道扩大或肺动脉瓣切开术后，必须监测肺动脉瓣关闭不全和右心室功能，以便评估瓣膜置换的时机。特别是在有三尖瓣关闭不全的情况下，右心房超负荷会导致室上性心律失常，因此建议定期进行心电图监测。

Fontan 姑息手术的患者应注意房性心律失常、血栓栓塞、蛋白丢失性肠病和紫绀等并发症。

对于主肺动脉分流患者或紫绀患者，在矫正手术后 6 个月需要预防心内膜炎，如果行瓣膜置换术，则需要终身预防。

3. 体能和生活方式　如果双心室矫正成功，患者的体能通常很好。Fontan 姑息术后患者通常能够完成日常活动，但不应参加运动。必须保持口服抗凝药物的 Fontan 患者应避免有身体接触的运动。

4. 青少年和成年人的特殊方面　过去只接受主肺动脉分流术作为姑息措施，成人患者表现出慢性低氧血症的主要症状有：红细胞增多症、血栓形成、脑脓肿、心内膜炎以及与出血相关的并发症。

（刘　名　译）

十七、Ebstein 畸形

（一）概要

别称：Ebstein 病。

1. 定义　Ebstein 畸形又称三尖瓣下移畸形，三尖瓣向右心室的顶点移位（图 15.55）。由此产生的是一部分右心室具有心房功能（"房化心室"），功能性右心室因此更小。三尖瓣的形态在 Ebstein 畸形中变化很大。

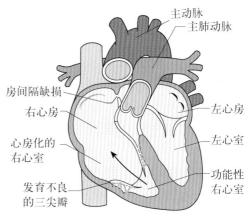

图 15.55　Ebstein 畸形

注：三尖瓣向右心室的顶点移位。在大多数情况下，由于三尖瓣的隔膜和后瓣与右心室壁融合，导致右心室"心房化"

2. 病因　尚不清楚。然而，据报道如果母亲在妊娠期间服用锂，出生婴儿三尖瓣下移畸形的风险较高。

3. 流行病学　三尖瓣下移畸形是一种罕见的心脏畸形。约 20 000 个活产婴儿中有 1 例患有该病，占所有先天性心脏缺陷的 0.05%。

4. 病理　Ebstein 畸形中三尖瓣的形态变化很大。瓣叶常发育不良。三尖瓣的位移通常是由隔瓣和后瓣与右心室的心内膜融合引起的。然而，这两个瓣叶可能发育不良或完全缺失。

前叶通常过大（"多余"），正常附着在三尖瓣环上。

三尖瓣瓣叶移位导致部分右心室功能性心房化。这部分功能相当于是右心房的一部分，但与右心室同时收缩。剩余右心室的大小各不相同，在某些极端病例中，可能仅存在右室流出道。入口段的心肌通常明显很薄。由于瓣膜畸形，右室流出道也可能存在阻塞。

瓣膜的畸形导致不同程度的三尖瓣反流，但在极少数情况下，单个瓣膜融合也可导致三尖瓣功能性狭窄甚至三尖瓣闭锁。

5. 血流动力学　由于三尖瓣反流，右心房的压力增加。房间隔缺损（ASD）或卵圆孔未闭（PFO）几乎总是存在，导致心房水平的右向左分流和紫绀，右心房扩张。

除了三尖瓣反流和小的功能性右心室外，其他机制也会导致流向肺部的顺行血流减少。其机制是三尖瓣畸形引起肺动脉狭窄或闭锁导致右室流出道的移位。在新生儿中，肺血管阻力增加进一步阻碍了右心室的排出。

6. 伴发的畸形　心房通常有分流。特别是右室流出道的狭窄和阻塞，进一步阻碍血液流向肺部。在 Ebstein 畸形中也经常存在预激综合征。下面列出了最重要的相关畸形：

（1）房间隔缺损或卵圆孔未闭（几乎总是存在）。

（2）肺动脉狭窄或闭锁。

（3）三尖瓣组织阻塞右室流出道。

（4）室间隔缺损。

（5）大动脉转位。

（6）预激综合征：是阵发性室上性心动过速的诱发因素。

7. 相关综合征　没有与特定遗传综合征相关联的报道。

（二）诊断措施

1. 临床症状　根据不同的病理解剖结构，临床症状有很大差异，有的胎儿在宫内即有症状，有的生存至成年没有很严重的症状。各年龄组的典型表现如下。

（1）产前：胎儿水肿、流产、室上性心动过速和肺发育不良。然而，通常情况下，

妊娠期间症状是不明显的。

（2）新生儿：由于心房右向左分流导致充血性心力衰竭（肝大、水肿、代谢性酸中毒和呼吸衰竭）、紫绀等症状迅速进展。

（3）年龄较大的儿童、青少年和成人：体能受损、心力衰竭加重、伴有阵发性室上性心动过速、心房超负荷伴房扑。

2. 听诊　在胸骨左下缘可以听到三尖瓣关闭不全的收缩期反流杂音。由于三尖瓣关闭不全，可能存在第一心音，第二心音明显分裂，还可以出现奔马律。舒张中期杂音是功能性或实际三尖瓣狭窄的征象。

3. 心电图　典型表现为电轴右偏、右心室传导延迟至完全右束支传导阻滞、预激综合征（PQ 间隔缩短、△ 波）、室上性心动过速，以及随年龄增长的其他房性心律失常（房扑或房颤）和室性期前收缩。

4. 胸部 X 线检查　在明显的病例中，可存在心脏扩大，伴有明显的右心房扩张和肺血管纹理减少（图 15.56）。

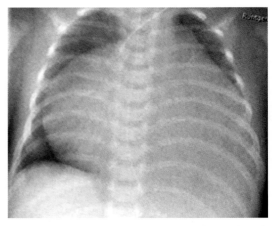

图 15.56　Ebstein 畸形的胸部 X 线片，心脏扩大伴有明显的右心房扩张

5. 超声心动图　超声心动图是诊断 Ebstein 畸形一种最可靠的方法（图 15.57）。检查应注意以下几点。

（1）三尖瓣向右心室顶点移位。

（2）与二尖瓣相比，三尖瓣的顶端位

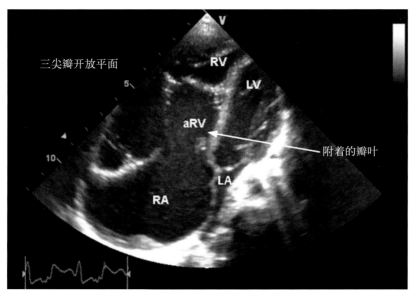

图 15.57　Ebstein 畸形的超声心动图

注：四腔心切面显示了三尖瓣的顶端位移，右心房明显扩张；功能性右心室大小明显缩小。RV. 右心室；LV. 左心室；RA. 右心房；LA. 左心房；aRV. 房化右心室

移超过 $8mm/m^2$ 体表面积。

（3）右心室壁或三尖瓣环上的三尖瓣瓣叶附件。

（4）右心房明显扩张，右心室小。

（5）确定右心室的大小（房化心室，功能心室）和三尖瓣环的直径。

（6）三尖瓣关闭不全。

（7）心房水平的右向左分流。

（8）评估右室流出道是否阻塞（三尖瓣组织阻塞）。

（9）评估左心室的大小和功能。

（10）室间隔是否存在反常运动。

（11）排除或评估相关畸形，尤其是肺动脉狭窄或闭锁、PDA 或 VSD。

6. 心导管　一般不需要心导管检查。如果有其他异常，例如，肺动脉狭窄或闭锁的介入导管，或排除 ASD，则可行心导管检查。

7. 电生理检查　如果有复发性室上性心动过速，伴有宽 QRS 波群的心动过速或晕厥，可能需要进行电生理检查，可选择射频消融治疗。

（三）治疗

1. 保守治疗　患有严重类型 Ebstein 畸形的新生儿需及时进行治疗。出生后由于肺阻力下降时，情况经常会好转。如果出现明显的紫绀，则给予前列腺素 E_1 以维持动脉导管的通畅，改善肺血流灌注。过度通气和代偿性代谢性酸中毒可进一步降低肺阻力。为了增加全身阻力，可以给予去甲肾上腺素。治疗充血性心力衰竭的有效药物包括使用儿茶酚胺、地高辛和利尿剂。一些室上性心动过速需要适当的抗心律失常治疗（第 18 章）。

2. 手术治疗　有症状的新生儿在保守治疗效果不明显时，应考虑手术治疗。有时采取姑息性措施，如创建主肺动脉分流，确保肺血流灌注。如果长期无法进行双心室治疗，其他措施可以补充主肺动脉分流术，例如，缩小右心房、房间隔切开以及用补片关闭三尖瓣，即人为造成三尖瓣闭锁。这是为单心室姑息性 Fontan 手术做准备。

老年患者的手术适应证：严重心力衰

竭（NYHA Ⅲ 和 Ⅳ）、紫绀加重和右心梗阻症状。对于心脏肥大进展和严重三尖瓣关闭不全的无症状患者，也应该考虑手术治疗。

手术治疗目标是重建三尖瓣。许多手术技术的应用和改良式式反映了这种疾病的巨大变异。最常用地是 Danielson 和 Carpentier 技术。在 Danielson 瓣环成形术中，房化右心室、隔瓣和后瓣被提向心房（图 15.58），从而将移位的瓣叶回归到正常位置。再将三尖瓣口进行折叠以缩小。三尖瓣的巨大前叶在收缩期关闭三尖瓣的口，如同单叶瓣一样。最近，据报道"锥形重建技术"术后效果较为满意。

如果不能进行瓣膜修复，则必须置换三尖瓣（机械或生物瓣膜）。

如果右心室明显发育不良，则应考虑单心室修复。首先进行上腔静脉肺动脉吻合术，再行 Fontan 手术。

若无法行经导管射频消融术或消融失败，可以在手术时行异常房室传导束切断术。在某些情况下，心脏移植可能是最后的治疗选择。

（四）预后

1. 远期预后　Ebstein 畸形患者的长期病程变化很大，从宫内死亡的明显症状到预期寿命几乎正常的轻度症状不等。重要的危险因素是症状早期发作、小的功能性

右心室、心脏扩大（心胸比 > 0.6）和右室流出道阻塞。新生儿围术期死亡率很高。

2. 门诊检查　所有 Ebstein 畸形的患者都需要门诊终身随访。应特别注意充血性心力衰竭和紫绀的症状以及上述心律失常。必须定期检查心脏的大小和三尖瓣关闭不全的严重程度以及两个心室的功能。在三尖瓣重建术后的某些时候常需要再次手术。

3. 体能和生活方式　体能取决于畸形的严重程度。体力活动能力减弱是手术的指征。

参加体育运动的能力取决于 Ebstein 畸形的严重程度。轻度（无紫绀、右心室正常大小和无心律失常）患者对运动没有限制。患有中度三尖瓣功能不全的患者如果没有心律失常，可以从事较少强度的运动。重度（重度三尖瓣关闭不全，右心室扩大，心律失常）的患者最好不要参加体育运动。

4. 青少年和成年人的特殊方面　患有未经纠正 Ebstein 畸形的青少年和成人必须监测充血性心力衰竭的进展。活动能力受限，进行性三尖瓣关闭不全和紫绀是手术的指征。此外，室上性心动过速可能由于预激综合征导致，需要药物治疗或射频消融。然而，Ebstein 畸形患者射频消融的成功率低于其他患者。由于右心房超负荷，也可能发生房性心律失常，如房扑或房颤。随着时间的推移，患者偶尔会发生室性心

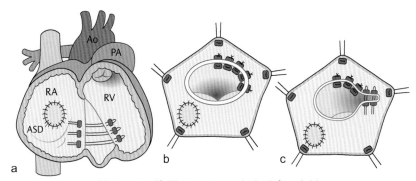

图 15.58　使用 Danielson 方法重建三尖瓣

注：通过间断褥式缝合，将三尖瓣后瓣和隔瓣拉至原始瓣膜环并附着在瓣环上（a、b），瓣环也进行折叠（c），最终得到一个功能性单叶瓣

律失常，通常源于右心室。然后发生左心室功能障碍。

非紫绀型的 Ebstein 畸形患者妊娠很少出现并发症，但妊娠可能因心律失常而复杂化；很少发生心力衰竭。由于妊娠期间血管内容量增加，右心房压力增加，心房水平的右向左分流可能出现或增加。母亲紫绀与儿童的高风险相关。在需要抗凝治疗的人工瓣膜置换术中，应注意华法林的致畸作用。

（刘　名　译）

十八、三尖瓣闭锁

（一）概述

1.定义　三尖瓣闭锁是指三尖瓣和右室流入道发育不良或仅初始发育，因而右心房和右心室之间没有直接联系（图15.59）。取代三尖瓣的通常是一个具有中央凹陷的纤维肌膜，很少有纤维膜。

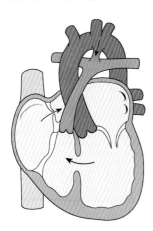

图 15.59　三尖瓣闭锁

注：在三尖瓣闭锁中右心房和右心室之间没有联系。三尖瓣是闭锁的或仅是一个膜。在心房水平必须有从右到左的分流。血液只能通过室间隔缺损到右心室

2.流行病学　三尖瓣闭锁占所有先天性心脏缺陷的 1%～3%，发病率约为万分之一，男性比例更高。它是继法洛四联症和大动脉转位之后第三种常见的紫绀型心脏病。

3.发病机制　可能的原因是在胚胎期三尖瓣的发育区域完全融合。肌肉或纤维闭锁取决于融合发生的时间。肌肉闭锁比纤维闭锁发生得早。

4.分型　分型主要基于大动脉的位置（图 15.60）。亚组由肺血流量决定。

（1）Ⅰ型：大动脉位置正常

①完整的室间隔伴肺动脉闭锁。

②小的室间隔缺损伴肺动脉狭窄。

③大的室间隔缺损而肺动脉发育正常。

（2）Ⅱ型：完全性大动脉转位（d-TGA）

①室间隔缺损伴肺动脉闭锁。

②室间隔缺损伴肺动脉狭窄。

③室间隔缺损不伴肺动脉狭窄。

（3）Ⅲ型：除 d-TGA 外大动脉位置异常

（4）亚组 a 至 c 反映了肺血流灌注的程度

①亚组 a：肺动脉闭锁（导管依赖性肺血流）。

②亚组 b：肺动脉或肺动脉下狭窄（肺血流量减少）。

③亚组 c：没有肺动脉狭窄（肺灌注增加）。

Ib（三尖瓣闭锁伴大血管位置正常，肺动脉狭窄/发育不良）是最常见的类型，约占所有病例的 50%；其次（20%）是 IIc 型（三尖瓣闭锁伴 d-TGA 和正常肺动脉）。

5.血流动力学　在三尖瓣闭锁中，静脉血通过心房分流从右心房流向左心房，这是生存所必需的。右心房扩张并肥厚。血液通过二尖瓣从左心房到达左心室。由于所有体循环静脉血和肺静脉回流的含氧血都流入左心房，左心房和心室很大并且含有混合血液。血液只有通过缺损的室间隔才能进入右心室。右心室的大小与室间隔缺损的程度有关，室间隔缺损决定了子宫内胎儿右心室的血流量。肺循环和体循环灌注取决于大动脉的位置。

（1）大动脉位置正常（Ⅰ型）：肺部经

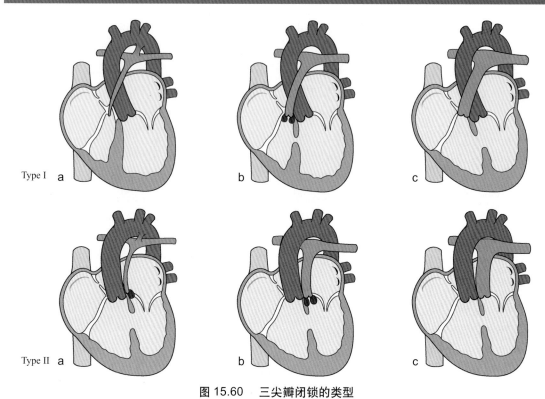

图 15.60   三尖瓣闭锁的类型

注：Ⅰ型的大动脉位置正常，Ⅱ型是大血管错位；Ⅲ型包括动脉位置异常（除大血管错位外）。最常见的是 Ib 型（大动脉正常位置、肺动脉狭窄和小室间隔缺损）和 IIc（完全性大动脉转位，不伴肺动脉狭窄）。这两种类型（IIb 和 IIc）占所有三尖瓣闭锁的约 70%。Ⅲ型未列出

缺损的室间隔灌注。混合血液通过右心室和肺动脉到达肺循环。如果室间隔完整（Ia型，罕见），则通过动脉导管未闭从左向右分流进行肺灌注。

（2）大动脉转位（Ⅱ型）：肺动脉起源于左心室，因此负责肺灌注。主动脉来自右心室，右心室通过室间隔缺损由左心室供血。

在大动脉位置正常的患者中，室间隔通常较小。如果存在大动脉转位，则室间隔缺损必须很大，以便为右心室提供足够的血液参与体循环。

> **注**
>
> 如果大血管处于正常位置，肺灌注通常会因肺动脉狭窄和（或）限制性室间隔缺损而减少。在大动脉转位中，肺血流量通常增加。主动脉弓经常发育不良和（或）主动脉缩窄。由于肺血流过多，充血性心力衰竭和肺高压经常发生。

6. 伴发的畸形   三尖瓣闭锁实际上总是与其他心脏畸形相关。心房分流是生存所必需的。室间隔缺损是右心室的唯一入口，几乎总是存在。主要的相关心脏畸形如下。

（1）房间隔缺损 / 卵圆孔未闭：心房分流是生存所必需的，它确保血液可以流出右心房。

（2）室间隔缺损：几乎总是存在 VSD（Ia 型除外），确保右心室灌注并与其大小相关联。

（3）肺动脉狭窄、发育不良、闭锁：肺动脉阻塞的程度对肺血流起决定性作用。

（4）完全性大动脉转位（d-TGA）：30% 的三尖瓣闭锁患者存在 d-TGA（IIa-c 型）。

（5）矫正型大动脉转位（l-TGA）：l-TGA 约占所有三尖瓣闭锁的 3%（Ⅲ型）。

（6）主动脉缩窄或主动脉弓离断：存在主动脉弓异常，特别是伴 d-TGA 的三尖瓣闭锁。

（7）永存左上腔静脉。

（8）心房异构。

7. 相关综合征　三尖瓣闭锁常伴有以下综合征：猫眼综合征，21 三体综合征和内脏异位综合征。

（二）诊断措施

1. 临床症状　约 2/3 的患者在出生后 1 周内出现症状。主要是由心房水平的强制性右向左分流引起的紫绀。紫绀的程度取决于肺灌注情况。

肺血流量增加的儿童（Ic 或 IIc 型）紫绀不明显。在这种情况下，由于肺血流量过大，主要症状是充血性心力衰竭的症状（呼吸急促 / 呼吸困难、出汗增多、喂养不良和发育不良）。

如果室间隔缺损减小或肺动脉瓣下狭窄的程度增加，可能会出现紫绀发作。如果存在肺动脉闭锁，动脉导管闭合会导致病情加重。

肝大可能是限制性心房分流术的标志，腹股沟处股动脉无搏动是主动脉缩窄或主动脉弓离断的标志。

2. 听诊　几乎所有三尖瓣闭锁的患者都可以听到心脏杂音。第一心音通常是单音亢进。如果存在肺动脉狭窄或闭锁，则第二心音亦呈单音亢进。如果肺血流过多，第二心音也可以广泛分裂。

胸骨左缘第 3、4 肋间出现收缩期杂音是室间隔缺损的征象。如果存在肺动脉狭窄或右室流出道阻塞，可闻及收缩期射血杂音，搏动最强处在胸骨左侧第 2 肋间。

如果肺血流明显过多，则可以听到二尖瓣狭窄的杂音（心尖区舒张期"隆隆"杂音）。

3. 心电图　三尖瓣闭锁的特征性心电图表现为左轴轻度或中度偏移。右位心型 P 波（高、窄的 P 波）是右心房超负荷的标志。如果肺血流量过多，可能会出现二尖瓣型 P 波（宽的 P 波切迹）。

左心室肥厚的征象在心前导联明显：左侧心前区的高 R 波和突出的 Q 波，右胸导联深 S 波。新生儿没有生理性右心肥大的迹象。

注

新生儿电轴左偏的鉴别诊断：三尖瓣闭锁或房室间隔缺损。

4. 胸部 X 线　心脏的大小和形状取决于肺血流量。

（1）肺血流减少：心脏正常或轻度扩大，肺血管纹理减少。

（2）肺血流量过多：心脏轮廓增大，肺血管纹理增多。

右心边界扩大通常是右心房扩大的标志。如果存在限制性心房分流，这一标志尤为明显。如果存在大动脉转位，则在胸部前后位图像中典型的表现是"蛋型"心脏轮廓（像鸡蛋一样卧在胸腔），纵隔血管带狭窄。肺闭锁则表现为心脏腰部狭窄。

5. 超声心动图　超声心动图可以明确地进行诊断。主要表现是三尖瓣缺失和明显的小右心室。必须存在心房水平的右向左分流。超声心动图检查必须注意以下几点。

（1）右心房和右心室之间没有连接：多普勒超声检查显示致密的结缔组织结构或瓣膜没有开放活动。

（2）右心房肥厚，通过心房交通（PFO 或 ASD）从右向左分流：如果分流是限制性的，则房间隔明显向左突出。

（3）右心室发育不良：右心室的大小与室间隔缺损的程度相关。

（4）心室与大动脉的关系：正常位置或大动脉转位。

（5）室间隔缺损评估：通常是肌部室间隔缺损。评估室间隔缺损的大小。如果存在大动脉的转位，室间隔缺损尤为重要，因为限制性室间隔缺损的血流动力学功能类似于主动脉瓣狭窄。如果室间隔缺损的直径小于主动脉瓣的直径，则可以预见室间隔缺损的大小会减小。在血流动力学上，它对应于主动脉瓣下狭窄的增加。

（6）肺动脉瓣和右室流出道的评估：闭锁的排除；多普勒超声评估肺动脉瓣和右室流出道对狭窄的影响。

（7）使用伯努利方程对室间隔缺损中肺循环的压力进行估计。

（8）左心室可能会扩张，尤其是肺血流量过多时。

（9）排除伴随的畸形，尤其是主动脉弓发育不良或主动脉缩窄。

6. 心导管 诊断性心导管术不再是常规的检查。它可用于诊断不明确的病例，尤其是排除相关的心脏畸形，评估限制性心房或心室间隔，以及肺血管。以下临床问题可能需要注意。

（1）右心房和右心室之间不连续：右心室不能直接通过右心房探查；导管通过房间隔中进入左心房。

（2）观察和评估心房的分流（ASD、PFO）：如果左心房和右心房之间的压力差超过 5mmHg，则必须采取限制措施。如果存在限制性心房分流，则考虑房间隔球囊扩张术。

（3）大动脉的起源：正常或 TGA 位置。

（4）室间隔缺损的观察：特别是如果存在 TGA，对跨室间隔缺损的限制必须排除。

（5）评估肺血管：使用 McGoon 比值和 Nakata 指数进行定量。

（6）检测或排除肺动脉狭窄或闭锁（瓣膜或瓣膜下狭窄）。

（7）排除相关的心脏畸形，特别是主动脉弓的畸形（特别是 TGA）和永存左上腔静脉。

（8）量化肺循环和体循环的血流量和分流。

（9）测定肺血管阻力。

（10）血氧仪显示左心房、左心室和右心室以及肺动脉和主动脉（体循环、肺循环和冠脉循环的静脉血在左心房完全混合）中的氧饱和度水平相似。

7. 磁共振 到目前为止，磁共振在初级诊断中几乎没有任何作用，但可以提供特定问题的信息，例如相关的心脏畸形。磁共振的主要意义在于术后随访检查。

（三）治疗

1. 保守治疗 如果存在动脉导管依赖性肺血流或体循环血流，则必须给予前列腺素 E。

（1）肺动脉闭锁（Ia 和 IIa 型），伴有导管依赖性肺血流：

①前列腺素静脉注射维持动脉导管通畅 [最初为 50ng/（kg·min），通常可在以后逐渐减量]。

②通过碳酸氢钠缓冲和补充容量来代偿代谢性酸中毒 [目标碱过量（BE）+2 ~ +4 以降低肺阻力]。

③充足的液体。

④气管插管和通气，通过过度通气和增加 FiO_2 以降低肺阻力。

⑤可增加外周阻力（如肾上腺素或去甲肾上腺素）。

⑥可使用儿茶酚胺进行正性肌力药治疗。

（2）严重主动脉缩窄伴导管依赖性体循环血流：

①前列腺素静脉注射维持动脉导管通畅 [最初为 50ng/（kg·min），通常可在以后逐渐减量]。

②可降低循环阻力（如使用硝普钠）。

（3）由于肺血流过多导致充血性心力

衰竭的迹象（如 Ic，IIc 型）：使用利尿剂减少后负荷（ACEI，硝普钠）。

（4）紫绀治疗。限制性室间隔缺损和大动脉的正常位置可导致右室流出道的狭窄，其在临床上表现为法洛四联症似的紫绀。采取对应于法洛四联症中的紫绀治疗：将膝盖压在胸部（增加全身阻力）、给予氧气、镇静和 β 受体阻滞剂（普萘洛尔、艾司洛尔）。

2. 介入导管术　如果存在限制性的心房分流，可以采用 Rashkind 球囊或房间隔造口术，以改善心房水平上的右向左分流。

如果有肺动脉瓣狭窄，球囊瓣膜成形术可以改善肺灌注，从而改善氧合。

在个别病例中，动脉导管内置入支架可以改善或确保肺及全身的灌注，但这还不是常规操作。

3. 手术治疗

（1）姑息治疗：大多数患者在进行最终手术治疗前需要以单心室 Fontan 术的形式进行姑息性治疗。缓解程度主要取决于肺灌注的程度（肺血流减少或增加）和可能的心内限制（限制性室间隔缺损）见表 15.3。

①肺灌注不足：如果肺血流量不足，则可在新生儿期建立主肺动脉分流。这通常是改良的 Blalock-Taussig 分流术（在锁骨下动脉和同侧肺动脉之间连接的 Gore-Tex 管）。

②肺灌注增加：在大动脉转位和肺灌注增加（IIc 型）的患者中，可行肺动脉环缩术以减少肺灌注。然而，该手术的缺点在于，由于心室压力超负荷和随后的肥大，室间隔缺损的大小可能会减小。在这种情况下，血流动力学结果是主动脉瓣下狭窄。

因此，目前可在这些患者中施行 Damus-Kaye-Stansel（DKS）吻合术，并且通过移植物来增宽发育不良的主动脉弓以确保全身血流灌注。在 DKS 吻合术中，升主动脉和肺动脉吻合，肺动脉在底部被切断。为了确保肺灌注，建立了主肺动脉分流术（通常是改良的 Blalock-Taussig 分流术）。通过选择分流器（直径、长度和位置）来控制肺灌注。

③限制性室间隔缺损和大动脉转位：室间隔的限制会危及全身灌注。因此可行 DKS 吻合术以确保全身灌注。同时通过同期行主肺动脉分流来确保肺灌注。

（2）Fontan 手术分离循环系统：三尖瓣闭锁是实施 Fontan 手术分离肺循环和体循环系统的经典指征。手术之后，肺在没有心室支持的情况下实现被动灌注。循环系统的分离通常分两个阶段进行。

①双向上腔静脉肺动脉吻合术：切断

表 15.3　各种形式三尖瓣闭锁的外科手术概述

血流动力学	新生儿期的姑息治疗	明确的治疗	
三尖瓣闭锁伴肺灌注减少	主肺动脉分流术	上腔静脉肺动脉吻合术（通常在出生后第 2～6 个月）	全腔静脉肺动脉吻合术（通常在 2～4 岁）
三尖瓣闭锁和 TGA 以及限制性 VSD	DKS 吻合术和主肺动脉分流术		
三尖瓣闭锁伴肺灌注增加	DKS 吻合术和主肺动脉分流术		

肺动脉，上腔静脉与右肺动脉吻合使身体上半部的静脉血流入肺部。此外，切除心房以改善心房水平分流（图 15.61）。

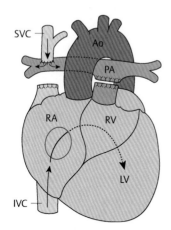

图 15.61　双向上腔静脉肺动脉吻合术

注：上腔静脉直接与肺动脉吻合。然后来自身体上半部的静脉血可以被动地流入肺部。此外，进行心房切除术使来自身体下半部的静脉血液可以畅通无阻地流入左心房并通过左心室到达体循环。切断肺动脉。手术后，动脉血氧饱和度为 75%~85%。LV. 左心室；RV. 右心室；RA. 右心房；PA. 肺动脉；Ao. 主动脉；SVC. 上腔静脉；IVC. 下腔静脉

手术通常在肺阻力下降后进行，即在新生儿出生后 2~6 个月时施行。

② 全腔静脉 - 肺动脉吻合术（改良 Fontan 手术）：在这个过程中，下腔静脉和肝静脉通过心内或心外隧道连接到右肺动脉，这样来自身体下半部的静脉血也可以被动地流入肺部（图 15.62），结果是循环系统完全分离。首先在隧道和心房之间留一个窗口（"有孔的 Fontan"），当静脉压升高时，该窗口起溢流阀的作用（缺点是由于从右向左残余分流导致紫绀）。通常可以使用介入导管术来关闭该窗口。

该手术通常在 2 岁后进行。心外通道可能是远期效果最好的方法。这项手术可以在体重为 12~15kg 的儿童身上进行，使用 18~20mm 的隧道假体，相当于成人腔静脉直径的 70%~80%，因此，假体不能随人体生长的缺点不再是问题。

③ Fontan 手术的前提条件：1978 年，Choussat 制定了总共 10 个标准，这些标准应该用于施行 Fontan 手术。现在已经证明这些标准中的有的标准是没有必要的（如 4~15 岁的年龄，正常的全身静脉连接）。然而，关于肺血管阻力，标准变得更加严格。早期接受肺血管阻力高达 4 wood 单位 /m^2，而现在肺血管阻力必须小于 2 wood 单位 /m^2。

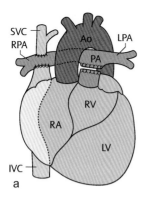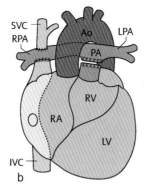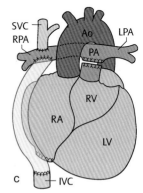

图 15.62　全腔静脉 - 肺动脉吻合术（TCPC）的方式

注：在 TCPC 中，下腔静脉也与肺动脉相连。有不同的方法（心内或心外隧道）。随后，来自身体下半部和上半部的静脉血被动地到达肺部。因此体循环和肺循环完全分离，患者紫绀消失。如果进行隧道开窗术，由于从右向左分流，动脉血氧饱和度将在 85%~90%，即低于正常值。a. 一个没有开窗的心房内隧道的 TCPC；b.TCPC 与心房内隧道和开窗术；c.TCPC 伴心外隧道。LV. 左心室；RV. 右心室；RA. 右心房；PA. 肺动脉；LPA. 左肺动脉；RPA. 右肺动脉；Ao. 主动脉；SVC. 上腔静脉；IVC. 下腔静脉

注

目前的建议是：
- 足够大的肺动脉（McGoon 比值 > 1.8 或 Nakata 指数 > 250mm²/m²）。
- 肺循环中的正常压力和阻力条件（肺动脉平均压力 < 15mmHg，肺血管阻力 < 2 wood 单位/m²）。
- 左心室功能正常（射血分数 > 60%，舒张末压正常）和二尖瓣功能正常（可能需要重建二尖瓣）。
- 术前通过介入导管或术中必须排除或消除肺动脉狭窄和肺血管扭曲（由于未经治疗或医源性的原因，如肺动脉环缩或主动脉分流术后）。

（四）预后和临床病程

1. 远期预后 如果不进行治疗，约 70% 的患者在出生后的第 1 年内死亡。在自然病程中，肺血流量充足或增加的患者预后最为有利。有个别肺灌注平衡的病例在未经治疗的情况下存活到青春期。Fontan 手术的围术期死亡率约为 5%；10 年生存率约为 90%。

Fontan 手术及其改良术具有典型的长期并发症。

（1）心律失常：常见的是心动过缓。窦房结功能障碍发生频繁。此外，术后可发生房室传导阻滞。因此，在 TCPC 期间有时将永久性起搏器电极置入右心房，以避免后来的胸骨再次切开术，因为起搏器电极不便于在 Fontan 术患者中经静脉插入。此外，还经常发生房性心律失常，如房扑、房颤和室上性心动过速。然而，通过新的手术方式（心房内隧道或心外管道）发生心律失常的情况得到了改善。

（2）血栓风险：导致血栓风险增加的原因是右心房血流缓慢。房扑或房颤可显著增加风险。此外，肝功能受损或通过肠道失去凝血因子（蛋白丢失性肠病）会增加血栓形成的风险。因此，许多中心对于 Fontan 术的患者，建议进行抗凝治疗。然而，由于可能损害肝功能和潜在的出血倾向，抗凝应该以低于平常的剂量开始。

（3）蛋白丢失性肠病（PLE）：临床症状为水样腹泻，伴有蛋白质和电解质的损失，导致水肿，胸膜和心包积液。由于抗凝血剂的丧失，血栓形成的风险增加。PLE 是 Fontan 术患者晚期死亡的主要原因。该综合征的原因尚不完全清楚。它通常发生在静脉压高的患者中，但也可发生在静脉压低的患者中。为了治疗可以尝试通过开窗 Fontan 隧道来降低静脉压力，或者通过将"旧的"Fontan 隧道切换到侧面或体外隧道来改善血流动力学。

（4）塑型性支气管炎：是 Fontan 手术后罕见但严重的并发症。已知的危险因素主要与蛋白丢失性肠病相同。其特征是在气管、支气管树中形成类似橡胶的异物，主要由纤维蛋白组成。可导致气道阻塞和肺功能衰竭。患者经常出现反复发作的支气管炎或肺炎，难以区分。较小的异物一段时间不会被识别，因为患者倾向于像痰一样吞下它们。治疗较困难，包括改善心脏功能、使用支气管扩张药、皮质类固醇、组织纤溶酶原激活剂的雾化或尿激酶和支气管镜检查。此外，定期导管复查以排除和（或）治疗通过主肺动脉侧支的额外血液供应，根据测量压力考虑是否需要行 Fontan 开窗术。

注

Fontan 术患者反复发作的喘息，肺炎或支气管炎要严重怀疑塑型性支气管炎。

（5）静脉压过高：如果静脉压过高，可能需要开窗 Fontan 隧道。在某些极端情况下，可能需要（从 Fontan）返回到上腔静脉 - 肺动脉吻合术。

（6）上腔静脉和肺动脉之间吻合口狭窄：吻合口狭窄可能随着时间的推移而发

展，并且可能导致静脉压力增加和充血性心力衰竭的迹象。有时需要介入扩张或再次手术。

（7）体循环心室功能障碍：原因可能是房室瓣关闭不全。此外，如果手术是在晚期进行的，心肌很可能已经受损，无法再充分恢复。

（8）紫绀：可能是由于肺内动静脉侧支的发育或体肺循环之间的交通（例如，隧道或静脉 - 静脉侧支的开窗）引起的。治疗通常是通过介入导管。此外，紫绀可能是体循环心室功能障碍或腔静脉与肺动脉吻合口狭窄的标志。

2. 门诊检查　所有三尖瓣闭锁的患者都需要门诊终身随访。在新生儿期进行主动脉肺动脉吻合术后，必须经常检查吻合口的功能。所需的氧饱和度为 75%～85%。

对于上腔静脉吻合术的患者，存在相同的血氧饱和水平目标。由于术后上腔静脉血压升高，这些患者的身体上半部和下半部之间的静脉侧支会发展，导致紫绀增加。肺内动静脉分流也可以增加紫绀。

经过 Fontan 手术后，体力下降、复发性紫绀和水肿、肝大、腹水和胸膜或心包积液是血流动力学恶化的迹象。

必须通过超声心动图评估心室和房室瓣功能。也应该关注 Fontan 隧道的情况（是否有阻塞、隧道渗漏）。必须排除心腔内血栓或静脉血栓形成。腔静脉和肺动脉血流应随呼吸的变化而变化（连续血流波形是吻合口狭窄的征兆）。扩张的腔静脉和肝静脉也是吻合口狭窄或肺动脉高压的指征。应始终关注有无心包或胸腔积液和腹水。必要时，应进行诊断性心导管检查或 MRI。

对于主 - 肺动脉吻合术和上腔静脉 - 肺动脉吻合术患者实行抗凝治疗的必要性尚不明确。许多中心用阿司匹林作为血小板聚集抑制剂治疗主 - 肺动脉吻合术。根据个体差异，患有上腔静脉和总腔静脉吻合的患者通常给予阿司匹林或华法林。

所有未经治疗的三尖瓣闭锁患者和姑息性措施的患者（主 - 肺分流术、DKS 吻合术、肺动脉环缩和上腔静脉吻合术）均需要预防心内膜炎。TCPC 后，心内膜炎的预防应至少 6 个月，如果异物周围区域有任何残留缺陷，则需终身预防。

3. 体能和生活方式　在 Fontan 手术后，大多数患者可以很好地处理日常生活及活动。大多数患者被归类为 NYHA I 或 II。在 Fontan 手术后，超过 75% 的患者体能得到改善，但在客观能力测试中未达到正常水平（与健康个体相比，最大值为 50%～70%）。应避免竞技体育。通常可以参加学校体育活动，但必须允许孩子按需休息。

如果满足以下标准，则可以进行轻到中度动态和轻度静态压力的体育锻炼：

①良好的心室功能。

②无相关的房室瓣膜关闭不全。

③没有明显的心律失常。

④氧饱和度＞80%。

⑤运动时血压升高。

多年后，许多患者的体能下降。一部分是由于（房性）心律失常，一部分是由于心室功能下降。

4. 青少年和成年人的特殊方面　Fontan 手术及其改良已经进行了 30 多年，许多 Fontan 患者现已达到成年期。Fontan 手术后的晚期并发症已在上文中描述。青春期或成年人患者接受主动脉肺动脉分流或肺动脉束带治疗时，最重要的并发症是慢性紫绀（慢性低氧血症、多发性血栓、血栓形成的风险，以及出血、脑脓肿）。

Fontan 术后的女性想要妊娠的应该意识到以下情况：妊娠导致血容量增加，从而导致单心室容量超负荷和体循环静脉压增加。由于心室功能恶化，瓣膜关闭不全和心律失常，可发展为充血性心力衰竭。此外，妊娠期间凝血的倾向增加，因此血栓形成的风险更大。还应注意有些药物具有致畸作用（如华法林和 ACEI）。Fontan 术后女性流产的风险增加。尽管如此，对于血流动力学状况稳定且无心动过速或既往有栓塞事件的患者，妊娠风险似乎是可以接受的，但必须确保在妊娠期间进行产科和心脏监测。

（刘　名　译）

十九、单心室

（一）概述

别称：单心室心脏。根据主要心室的形态，又分为"左心室双入口"（DILV），"右心室双入口"（DIRV），"共同心室入口"。

1. 定义　在单心室生理学中，血液从两个房室瓣进入一个共同心室腔。如果该心室是形态上的左心室，则将其称为"左心室双入口"（DILV）。如果存在形态上的右心室，则称为"右心室双入口"（DIRV）。在极少数情况下，不能清楚地确定主要心室的形态。

在大多数情况下，还有一个额外的出口心室，它是另一个心室的残余部分，通过室间隔缺损与主心室相连。在这种情况下，一根大血管来自主心室，另一根来自出口心室。两根大血管很少直接从主心室起源。

"单心室"经常在文献中广泛使用，并且包括不适合双心室矫正的所有心脏缺陷（如还有三尖瓣闭锁或左心发育不良综合征）。

> **注**
>
> 在单心室生理学中，主心室和出口心室之间的室间隔缺损称为球室孔。

2. 流行病学　这是一种罕见的缺陷，发生率不到所有先天性心脏缺陷的 1%。

3. 发病机制　这种异常是由于胚胎心室分离和（或）房室瓣发育受损引起的。

4. 分类　命名取决于主心室的解剖结构和形态（表 15.4）。主心室通常可以根据形态学标准分类为左心室双入口（DILV）或右心室双入口（DIRV）。约 80% 的病例主心室为左心室。在极少数情况下，主心室不能简单以形态分为左心室或右心室。

表 15.4　形态左心室和右心室之间
差异的最重要特征

右心室	左心室
三尖瓣（3 个小叶），3 个乳头肌	二尖瓣（2 个小叶），2 个乳头肌
房室瓣和半月瓣之间不连续	房室瓣和半月瓣之间连续
肌性流出道（漏斗部）	无漏斗部
粗的小梁	细的小梁
隔膜和顶叶肌束，节制索	没有隔膜和顶叶肌束

Van Praagh 或 Anderson 分类使用相应的标准：

（1）左心室双入口（80%）：主心室具有左心室的形态学标准。右心室未发育完全，只是一个功能上的出口心室，流入主动脉或肺动脉。两个心室通过 VSD 相连接，在这种情况下称为"球室孔"。球室孔常发生堵塞，因此阻碍了血液从主心室流出到残存心室和由其起源的血管中。在大多数情况下，残存右心室位于左心室的前方和左侧。

最常见的单心室类型是左心室型，伴矫正型大动脉转位（DILV 伴 l-TGA，见图 15.63）。主动脉起源于未发育完全的残存右心室，并通过肺动脉的左侧。残存右心室位于左心室的左侧和前方。二尖瓣位于

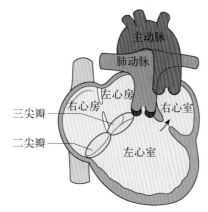

图 15.63　单心室最常见的形式是左心室双入口伴 I-TGA

注：在这种情况下，残留的右心室位于左心室的前方和左侧。主动脉位于肺动脉的左侧和前方，起源于残留的右心室

右侧，三尖瓣位于左侧。然而，房室瓣常有改变，不能清楚地区分是三尖瓣还是二尖瓣。因此，它们通常被称为左或右房室瓣。约50%的病例存在肺动脉瓣狭窄。如果球室孔是限制性的，则会出现主动脉瓣下狭窄。这种类型的单心室约占所有病例的75%。

（2）右心室双入口（5%）：两个心房都流入形态上的右心室。左心室没有发育，或者发育不良，通常只能由病理检出。这意味着两条大动脉都起源于形态学右心室。这种形式经常与房室间隔缺损有关。常伴肺动脉狭窄或闭锁。

（3）不定型心室双入口：单心室的心肌不能区分是典型的右心室还是典型的左心室。没有出口心室。大血管起源大多是异常，房室瓣畸形，肺动脉狭窄或闭锁。

（4）共同心室入口：在共同心室入口中，心房通过单心室的房室瓣引流。这种形式通常合并房间隔缺损。房间隔通常完全不存在。最常见的类型与内脏异位综合征有关（内脏对称位，无脾），由一个共同的心房、一个共同的房室瓣和一个共同的心室组成。在某些方面，这种异常是共同心室入口的

特殊形式。有时可以存在极度发育不良的第二心室。常合并肺动脉狭窄或闭锁。

（5）单心室入口：在单心室入口中，只有一个房室瓣与主心室相连。其实际是三尖瓣闭锁或二尖瓣闭锁，在相应章节中有更详细地讨论。

5. 血流动力学　右心房和左心房血液混合进入共同的主心室中。两个大血管都起源于此心室，因此主动脉和肺动脉含有混合血液，并且两个血管中的氧饱和度相同。因此，大血管的异位或正常位置对于该缺陷中的血流动力学不太重要。

然而，共同的主心室必须同时提供体循环和肺循环，这会导致该心室明显的超负荷，最终导致充血性心力衰竭。

肺血流量的大小对血流动力学和临床状况起决定作用。

（1）如果肺血流量减少（如由于严重的肺动脉狭窄，其最极端情况是肺动脉闭锁伴导管依赖性肺血流），就会导致紫绀；如果肺血流量增加，则充血性心脏病的症状占主导地位。

（2）通常情况下，单心室合并肺动脉狭窄，可导致肺动脉灌注平衡，并可长期维持稳定的状态（肺动脉灌注与体循环灌注的比值），如无肺动脉狭窄，则肺循环承受体循环压力，出现肺高压。

（3）在最常见类型的单心室（伴 l-TGA 的 DILV）中，限制性球室孔可导致主动脉瓣下狭窄。偶尔会出现主动脉弓梗阻，导致导管依赖性体循环血流。

6. 伴发的畸形　在绝大多数单心室中都有合并畸形发生。它们对血流动力学非常重要。

（1）大动脉转位：85%的病例合并有 d-TGA 或 l-TGA。

（2）瓣膜下或瓣膜性肺动脉狭窄（特殊形式：肺动脉闭锁）：肺动脉狭窄对肺血流量有决定性作用。

（3）主动脉瓣下狭窄或主动脉弓狭窄（罕见）。

（4）房室间隔缺损。

（5）房间隔缺损。

（6）心脏异常位置（右位心、中位心）。

（7）肺静脉异位连接。

（8）体循环静脉异常（如永存左上腔静脉、右上腔静脉闭锁）。

7. 相关综合征　单心室通常合并内脏异位综合征。

（二）诊断措施

1. 临床症状　对应于上述不同的血流动力学情况，根据肺阻力的程度有各种临床表现。

（1）伴肺动脉狭窄：最突出的症状是紫绀，程度取决于肺灌注情况。

（2）不伴肺动脉狭窄：出现充血性心力衰竭的典型迹象（喂养不良、生长缓慢、出汗增加、呼吸急促/呼吸困难和肝大）。

2. 并发症　在没有肺动脉狭窄的患者中，由于肺血流过多而导致阻塞性肺血管疾病和肺高压。

如果患者存在最常见形式的单心室生理状态（伴 l-TGA 的 DILV），其中主动脉起源于残存心室，则球室孔的限制性会增加。这导致体循环灌注减少和肺灌注增加。

房室瓣关闭不全的进展常造成血流动力学状况变差。此外，一些患者可能会有三度房室传导阻滞。

3. 听诊　典型的听诊结果如下：

（1）第二心音单音亢进。如果存在大血管转位，则处于前部位置的主动脉瓣的闭合声音很大。如果有肺高压，肺动脉瓣的闭合声音明显。如果有充血性心力衰竭，有时可以听到第三心音（奔马律）。

（2）如果存在肺动脉狭窄，则可以在胸骨左缘第 2～3 肋间闻及收缩期杂音。

（3）如果肺血流量过大，可以在心尖听诊二尖瓣狭窄的舒张期杂音。

4. 心电图　在心电图中，存在心室电轴偏移与心室肥厚不一致。在大多数心前区导联常存在类似的 QRS 波群。Q 波常因室间隔异常激发而变形。可能存在一度或二度房室传导阻滞。此外，有时可能会出现心律失常，例如室上性心动过速或游走心律。

5. 胸部 X 线　如果没有肺动脉狭窄，可以在 X 线片中看到心脏轮廓变大、左心房增大和肺血流量过多。如果有肺动脉狭窄，心脏轮廓大小正常，肺血管纹理减少。

如果有大动脉转位，将会看到狭窄的纵隔。

6. 超声心动图　可明确显示房室瓣流入的主心室，可以在胸骨旁长轴或四腔心切面中看清楚。应注意以下内容。

（1）早期心室的可视化：如果是左心室双入口，早期心室在前位，右心室双入口位于后部，有时超声心动图无法显示。如果存在共同的入口心室，并且在一个不确定的心室中，通常不能看到基本的心室。

（2）评估心室功能。

（3）心室-动脉连接的确定：在 85% 的病例中存在 l-TGA 或 d-TGA。

（4）球室孔的测量与观察：如果通过多普勒超声检查确定的压力梯度＞10mmHg，则球室孔为限制性的。

（5）过多普勒超声检查评估可能的肺动脉狭窄。

（6）彩色多普勒超声诊断房室瓣瓣膜关闭不全。

（7）多普勒超声评估肺循环中的压力（特别是与肺血流过多有关）。

（8）排除或观察异常的肺或体循环静脉连接。

（9）主动脉弓和主动脉峡部的评估（排除主动脉弓发育不良或主动脉缩窄）。

（10）脏器位置的评估（与内脏异位有

关）。

7. 心导管 如果使用超声心动图可以充分阐明解剖结构，则不需要心导管检查。在不能明确的情况下，心导管可用于评估以下内容。

（1）心房与心室的位置和连接。

（2）主心室和残余心室（主心室的血管造影评估和右心室、左心室的分类）。如果存在左心室双入口，则可在左心室的上 / 前方观察到残留的右心室；如果存在右心室双入口，则残留心室通常是在下 / 后方或根本不能与主心室区分开。

（3）球室孔（压力梯度主要和残留心室与限制性球室孔相关）。

（4）大动脉的起源和位置（正常或换位）。

（5）房室瓣。

（6）评估可能的流出道阻塞：测量主动脉和肺动脉的压力。如果没有肺动脉阻塞，则肺循环中存在肺高压。

（7）测量肺循环中的压力和阻力。

（8）排除异常的体循环、肺循环静脉连接。

（9）排除主动脉弓发育不良或主动脉缩窄。

8. 磁共振 在超声检查不清楚的情况下，可以使用磁共振清楚地显示解剖结构。磁共振适用于超声心动图无法明确的体、肺循环静脉异常连接。

（三）治疗

1. 保守治疗 如果存在严重的肺动脉狭窄或闭锁、主动脉弓离断、主动脉严重缩窄或主动脉弓发育不良，应使用前列腺素，直到可以进行手术以确保体、肺循环灌注。对于初期的充血性心力衰竭也给予药物治疗。对于存在内脏异位综合征的无脾患者，需要长期青霉素预防感染。

2. 手术治疗 手术治疗的目的是使用 Fontan 手术分离循环系统。在上腔静脉肺动脉吻合术（上双向 Glenn 吻合术）作为 Fontan 姑息术的第一步之前，如果体、肺循环灌注不平衡，通常需要采取姑息措施（表 15.5）。

（1）如果肺血流量减少（肺动脉狭窄，肺动脉闭锁），首先进行主 - 肺动脉分流术。

（2）如果存在难以控制的肺血流量过大，则可考虑肺动脉环缩以减少肺灌注。然而，由于心室不断肥大，存在室间隔缺损尺寸减小的风险。然后，球室孔会限制并妨碍血液流向残余心室和由其发出的大动脉。由于存在这种风险，通常避免肺动脉环缩，如果可能的话，行 DKS 吻合术。在该过程中，横切肺动脉近端节段并且与主动脉吻合。通过主肺分流灌注肺部。可以选择合适大小的分流器来控制肺血流量（图 15.64）。

（3）如果存在限制性球室孔不伴肺动脉或肺动脉瓣下狭窄，首先进行 DKS 手术。

表 15.5 单心室最常见的外科手术概述

血流动力学情况	新生儿的姑息治疗	明确的治疗	
单心室伴肺灌注减少	主肺动脉分流术	上腔静脉 - 肺动脉吻合术（通常在第 4 ～ 6 个月）	全腔静脉 - 肺动脉吻合术（通常在 2 ～ 4 岁）
单心室伴不受控制的过度肺灌注	DKS 吻合术和主肺动脉分流术		
单心室伴限制性球室孔	DKS 吻合术和主肺动脉分流术		
单心室伴限制性球室孔伴肺动脉狭窄	扩大球室孔		

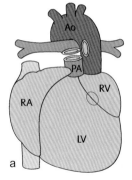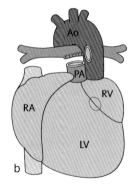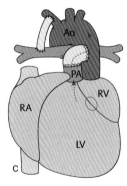

图 15.64　DILV 伴有 I-TGA 和限制性球室孔的 DKS 吻合术

注:在该过程中，横切肺动脉并且将肺动脉的近段与升主动脉吻合，这确保了通过近端肺动脉灌注体循环，尽管限制性的球室孔相当于主动脉瓣下狭窄。对于肺的灌注，主肺动脉分流也是必需的。a.横断肺动脉;b.远端肺动脉在横断部位结扎;c.近端肺动脉的残端与升主动脉吻合。分流由主动脉弓血管到右肺动脉，确保肺部灌注。LV. 左心室 ;RV. 右心室 ;RA. 右心房 ;PA. 肺动脉 ;Ao. 主动脉

这确保了通过肺动脉和主动脉的系统循环灌注，而不必考虑球室孔的限制。通过创建主肺动脉分流术确保肺灌注（图 15.64）。

（4）如果存在球室孔伴肺动脉或肺动脉瓣下狭窄，则可能需要手术扩大室间隔缺损。然而，这涉及不可忽视的风险，包括存在完全房室传导阻滞的危险。

（5）Fontan 完成分离的循环系统包括两个手术阶段（表 15.5）。

①双向上腔静脉吻合术：上腔静脉与右肺动脉吻合。在此之后，来自身体上半部的静脉血不经过心室被动地到达肺部。如果先前进行了主肺动脉分流术，则在同一疗程中将其消除。这是分离肺循环和体循环的第一步。动脉血氧饱和度为75%～85%。该手术在肺阻力下降后 2～6个月时进行。

②全腔静脉吻合术(改良 Fontan 手术)：下腔静脉和肝静脉通过心内或心外导管连接到右肺动脉。这意味着体、肺循环系统完全分离。肺部在无心室参与的情况下被体循环静脉血灌注。有时窗口留在 Fontan导管和心房之间，当静脉压力增加时，该窗口起到溢流阀的作用（缺点：由于右向左分流而导致的残余紫绀）。该手术通常安排在 2 岁以后。Fontan 手术的细节详见本章，十八。

在文献中有关于分隔主心室的少数个例报道。在这些情况下，人工室间隔由合成补片制成，该合成补片将主心室分成两个腔室。然而，合成补片永远不能实现"真正的"室间隔的血流动力学功能。在某些情况下，仍然只有心脏移植是最后的治疗选择。

（四）预后和临床病程

1. 远期预后　主要取决于肺部血流：如果存在肺动脉狭窄，肺循环及体循环血流动力学平衡，那么在某些病例可能直到成年后期为止症状都相对较少。然而，大多数患有单心室的患者在婴儿期因为充血性心力衰竭或缺氧而死亡。

在本章，十八、中描述了 Fontan 完成分离循环系统后的并发症，包括心律失常、体循环心室功能障碍、蛋白质丢失综合征和血栓形成的风险。Fontan 手术后的 10 年生存率为 60%～80%。

2. 门诊随访　单心室患者需终身门诊随访。在极少数血流动力学平衡的情况下，手术可以推迟。然而，需要经常监测紫绀和充血性心力衰竭加重的迹象，以及肺高

压的发展。

上腔静脉 - 肺动脉吻合术后和 Fontan 手术后的常见并发症见本章，十八。

3. 体能和生活方式　Fontan 手术完成后，大多数患者能够完成正常的日常活动。然而，事实上通常体能是下降的。应避免竞技体育运动。口服抗凝药物的患者不适合接触运动。

4. 青少年和成年人的特殊方面　Fontan 手术后的典型并发症见本章，十八。在没有外科手术的情况下进入青春期或成年期的少数患者通常由于艾森门格综合征或肺动脉狭窄而导致慢性缺氧。

（刘　名　译）

二十、左心发育不良综合征

（一）概述

1. 定义　左心发育不良综合征（HLHS）是一种左心室发育不良的先天性心血管疾病。它与二尖瓣和（或）主动脉瓣的严重狭窄或闭锁，以及升主动脉和主动脉弓的发育不良有关。

与这个定义不同的是，术语 HLHS 有时也用于包括左心室解剖或功能发育不良的所有心脏缺陷，即当左心室不参与形成心尖部分时，例如，不平衡的房室间隔缺损伴左心室发育不良或无法进行双心室修复时（如 DORV 伴小左心室等）。

2. 流行病学　HLHS 占所有先天性心脏缺陷的 1%～ 2%。它是新生儿心力衰竭的最常见原因之一，并且是出生后第 1 周心脏病死亡的最常见原因。2/3 的病例为男性。

3. 发病机制　主要是因为左室流出道的狭窄或闭锁，从而导致左心室、升主动脉和主动脉弓的灌注减少，由未闭的动脉导管逆行灌注。它们的发育不完全，并保持发育不良的状态。

> **注**
>
> 并非主动脉闭锁都与 HLHS 相关。例如，如果还存在大的室间隔缺损，则左心室可以发育得更好，并且可能存在其他治疗选择。

4. 病理和血流动力学　其主要特征是左心室发育不良，在极端情况下，左心室只有一粒大米样大小。此外，存在主动脉瓣闭锁或严重狭窄、主动脉环发育不良、升主动脉发育不良和二尖瓣病变，包括腱索、乳头肌或二尖瓣闭锁。可能有左心室和左心房的心内膜纤维弹性病变。左心室和主动脉结构发育不良的程度可以有很大的变化（图 15.65）。

在 HLHS 中，左心不能产生有效的心输出量。从左心室到升主动脉没有或只有极小的顺行血流。在宫内, 胎儿的升主动脉,

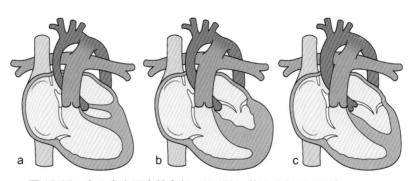

图 15.65　左心发育不良综合征（HLHS）的形式和严重程度

注：左心室的大小变化可以很大。a. 主动脉和二尖瓣闭锁；b. 主动脉闭锁和正常二尖瓣；c. 主动脉瓣狭窄和正常二尖瓣

头颈血管和冠状动脉通过未闭合的动脉导管逆行灌注，因此确保了足够的血液供应，使得胎儿对 HLHS 的耐受性相对较好。出生后，两个因素导致迅速失代偿：一个是肺阻力下降导致动脉导管右向左分流减少，包括头颈部血管和冠状动脉的升主动脉逆行灌注；另一个是动脉导管（生存所必需）关闭，这导致体循环和冠状动脉灌注的急剧减少，以及心脏休克和严重代谢性酸中毒。

动脉导管必须保持通畅，并且在心房水平必须有足够的左向右分流以使个体存活。在 HLHS 患者中，来自肺静脉的含氧血液不能通过左心室进入体循环，但可通过卵圆孔或房间隔缺损从左心房到右心房。在右心房，动脉血与来自腔静脉的静脉血混合。混合血液通过右心室流向肺动脉。一些血液供应肺循环，其余部分通过动脉导管进入主动脉流至体循环。因此，右心室供应肺循环、冠脉循环和体循环的血流。左心房血液流出受限（限制性心房分流）使肺血流量过多，导致肺水肿。

5. 伴发的畸形　约 25% 的患者伴有其他的心血管畸形。

（1）主动脉缩窄：对升主动脉的逆行血流有不利影响，从而导致冠状动脉和脑灌注的不足。

（2）冠状动脉异常，冠状动脉瘘。

（3）腔静脉的异常。

（4）室间隔缺损（10%）。

（5）肺静脉异位连接。

（6）三尖瓣畸形。

已经报道的心外畸形尤其包括中枢神经系统的异常（如胼胝体发育不良、全脑畸形）。此外，可能存在胃肠道畸形，例如，食管闭锁、十二指肠闭锁或小肠旋转不良。

6. 相关的综合征　15% ～ 30% 的患者出现与 HLHS 相关的心外畸形和遗传综合征。已经报道的一些遗传综合征和遗传异常有 Turner 综合征、Noonan 综合征、Smith-Lemli-Opitz 综合征、Holt-Oram 综合征、Ellis-van Creveld 综合征、CHARGE 综合征和 13、18 和 21 三体综合征。

（二）诊断措施

1. 临床症状　在出生后不久，新生儿的症状通常是不显著的。出生后明显的紫绀表明卵圆孔受限，阻碍血液自左心房流出，可导致充血性肺水肿。

2. 并发症　新生儿在刚出生的最初几小时到几天内，当动脉导管闭合，肺阻力降低时，会出现心动过速、浅灰色肤色和微弱脉搏（临床图像类似于脓毒症）等急性恶化的表现。伴有外周性水肿、肺水肿、紫绀、低血压和肝大的全心衰竭迅速发展。最后，随着尿潴留或无尿和代谢性酸中毒而导致心源性休克。

3. 听诊　通常意义不大。随着心力衰竭的增加，新生儿出现心动过速，可能伴有奔马律。第二心音是响亮且单一的（来自肺动脉段）。通常没有心脏杂音。在左胸骨旁可闻及 2/6 ～ 3/6 级收缩期杂音伴心尖冲动，可能是肺动脉或三尖瓣狭窄的征象。

4. 心电图　心电图示左心室电位低或无（低 R 波，V_5/V_6 深 S 波）。通常有右心室肥大的迹象（病理性电轴右偏，V_1/V_2 中的高 R 波）和右心房超负荷（右位心型 P 波）的迹象。ST 段改变和 T 波倒置可能是更严重心肌缺血的征兆。

5. 胸部 X 线　通常有心脏扩大。心脏呈圆形，右心室形成心脏的左边界，心尖上翘。在肺门周围区域肺血管纹理增加。可能存在典型的肺水肿迹象。

6. 超声心动图　标志性发现包括小的发育不良的左心室（它不参与形成心尖），以及增大的右心房、右心室和增粗的肺动脉。特殊情况下，只有经过详细分析，微小的左心室才在右心室后面被发现。由于心内膜弹性纤维增生，左心室的回声性常增加。另一个重要的发现是升主动脉发育不良，在未闭的动脉导管处逆行灌注。升主动脉通常呈窄的线状或带状。主动脉瓣和二尖瓣病变存在严重狭窄或闭锁。在心房水平有一个从左向右的分流。必须排除限制性心房分流。左心房很小。动脉导管未闭处有一个从右向左的分流，通过升主动脉和冠状动脉的逆行灌注提供体循环。右心室和三尖瓣作为体循环心室和体循环房室瓣，评估其功能很重要。

超声心动图必须排除相关的畸形（特别是主动脉缩窄和冠状动脉异常）。

7. 心导管　心导管检查在 HLHS 中可能存在风险。因此，仅在超声心动图（如冠状动脉异常）或无法明确诊断的情况下考虑心导管检查。

8. 磁共振　磁共振不作为主要诊断方法。它特别用于 Norwood 手术，上、下腔静脉 - 肺动脉吻合术或全腔静脉 - 肺动脉吻合术的术后随访。

（三）治疗

HLHS 是预后最差的心脏畸形。如果缺陷未得到治疗，80% 的儿童在出生后的第 1 周内死亡。围术期风险很高：3 阶段分期手术的存活率 50%～70%。心脏移植有类似的预后。

因此，必须让患儿父母全面了解可能的选择（终止治疗、人文关怀护理、Norwood 手术、杂交手术和心脏移植）。

1. 保守治疗　确诊后，必须立即输入前列腺素 E[最初为 50ng/（kg·min），之后降至最低剂量]，以维持动脉导管的通畅（导管依赖性体循环和冠脉血流）。为了改善体循环的灌注，尝试增加肺阻力并降低全身阻力。目标是氧饱和度为 70%～80%，PaO_2 约为 40mmHg，正常动脉血压，$PaCO_2$ 为 40～50mmHg。

避免额外给氧，因为会导致肺血流量过多，并通过降低肺阻力减少了体循环和冠脉循环的灌注，致病情加重。$BE < -5$ 之前不需要缓冲治疗。

儿茶酚胺、磷酸二酯酶抑制剂和利尿剂用于治疗充血性心力衰竭，此时通常需要插管和机械通气治疗（见上文关于通气时的目标水平）。但是，如果可能的话，应该避免通气，以免增加肺灌注。降低后负荷（如硝普钠），改善体循环灌注。

HLHS 的初步治疗：

（1）前列腺素 E 静脉输入 [开始 50ng/（kg·min），后来逐渐减少维持剂量]。

（2）尽可能避免插管和机械通气，但如果存在限制性心房分流和肺水肿则可以考虑。

（3）低 FiO_2，避免额外给氧。

（4）目标氧饱和度为 70%～80%。

（5）目标 $PaCO_2$ 为 40mmHg，PaO_2 为 40mmHg（如果饱和度较高，即如果肺血流量过多，目标 $PaCO_2$ 为 50mmHg）。

（6）达到正常动脉血压（必要时可使用补充容量、儿茶酚胺和米力农治疗）。

（7）仅在 $BE < -5$ 时才开始纠正。

注
通过高氧、过度通气和盲目缓冲来缓解缺氧症状和循环抑制，对于 HLHS 来说可能是致命的。

2. 介入导管术　如果存在限制性心房分流（几乎没有卵圆孔未闭或小房间隔缺损），则需要进行 Rashkind 球囊房间隔造口术或房间隔切开术。在限制性心房分流中，血液不能充分排出左心房，导致肺充血和肺水肿。

3. 手术治疗　HLHS 的标准手术治疗是 Norwood 姑息治疗。该手术包括三期手术，通过 Fontan 手术使循环系统完全分离。另一种选择是心脏移植，这种移植只能在有限的范围内进行，因为供体器官有限。

（1）第一期 Norwood 手术：通常在出生的第 5 天到第 7 天开展手术。该手术的一个主要阶段是形成"新主动脉"，以实现无限制的体循环灌注（图 15.66）。通过将发育不良的主动脉与肺动脉吻合来实现该目标，并加宽主动脉弓，然后通过新主动脉提供全身循环。为了确保肺灌注，还需构建主 - 肺动脉分流（如改良的 Blalock-Taussig 分流术）。在一些中心，右心室和肺动脉之间采用 Sano 分流（肺动脉 - 右心室人工血管分流）而不是主 - 肺动脉分流。Sano 分流术的优点是舒张压较高（舒张期运动量较少），但缺点是需要进行心室切开以建立 Sano 分流术，肺动脉需要在以后进行更广泛的重建。行第一期 Norwood 手术时关闭动脉导管。切开房间隔（房间隔切除术）以确保血液在心房水平混合。

第一期 Norwood 手术的一种替代方案是最初仅置入支架以保持动脉导管的开放（图 15.67）。由于存在肺血流过多的风险，必须通过肺动脉环缩来减少肺血流。这种杂交手术（介入导管和手术的组合）是进一步 Fontan 手术的准备步骤，或者是心脏移植前的桥接。

（2）第二期 Norwood 手术：通常在出生后的 4～6 个月手术。第二期 Norwood 手术对应于双向上腔静脉肺动脉吻合术（双向 Glenn 手术或者半 Fontan 手术）。上腔静脉与右肺动脉吻合（图 15.68）。然后来自身体上半部的静脉血被动地流入肺部，不再需要主肺动脉分流来确保肺灌注，主肺动脉分流被隔开。

（3）第三期 Norwood 手术：通常在出生后的 2～3 年手术。第三期 Norwood 手术对应于全腔静脉吻合术（TCPC，改良 Fontan 手术）。在该术式中，通过外科手术构建右心房内隧道将下腔静脉连接到右肺动脉。如今，Gore-Tex 导管经常被用于创建一个通过右心房旁的心外隧道。这种隧道的优点在于术后发生房性心律失常较少。有时 Fontan 隧道是有孔的，因此当肺循环中出现流出道阻塞时（如如果有肺高血压），它充当"溢流阀"。这可能存在缺点，使体循环中混入静脉血，导致轻度紫绀。可以通过介入导管在后期关闭"窗口"。

（4）心脏移植：在 HLHS 中，除心脏外，升主动脉和主动脉弓到峡部也必须更换（图 15.69）移除供体器官时必须注意这一点。移植术后的死亡率与 Norwood 术后死亡率

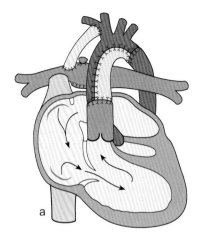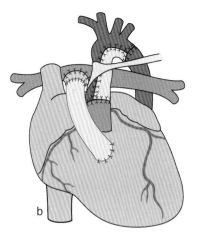

图 15.66　第一期 Norwood 手术和改良 Blalock-Taussig 分流术（a）或 Sano 分流术（b）
注：将肺动脉与发育不良的升主动脉吻合并修复主动脉弓创建"新主动脉"。通过主肺分流（例如，使用改良的 Blalock-Taussig 分流（a）或在右心室和肺动脉之间置入导管 [使用 Sano 分流术（b）] 来确保肺灌注

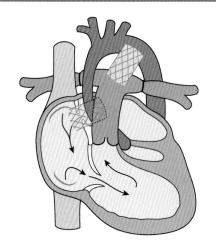

图 15.67　杂交手术作为第一期 Norwood 手术的替代方案

注：在该过程中，动脉导管用支架保持通畅，以确保体循环和冠脉循环的灌注。心房分流术也可以通过介入治疗。同一时段进行肺动脉环缩，以防止肺血流量过多

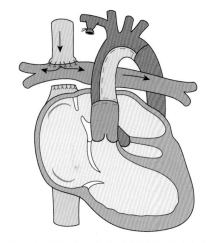

图 15.68　HLHS 中双向上腔静脉肺动脉吻合术

注：在该手术中，上腔静脉与右肺动脉吻合，然后来自身体上半部的静脉血被动地流入肺部

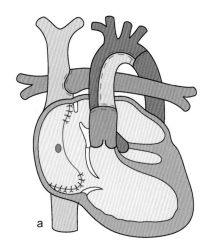
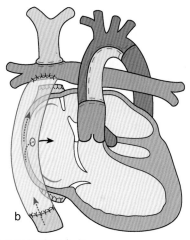

图 15.69　HLHS 中全腔静脉吻合术

注：在完成分离循环系统的最后阶段，下腔静脉与肺动脉吻合，例如，通过右心房的侧段（a）中的隧道或通过心外管道（b）使用导管移植物。a. 全腔静脉吻合心房隧道；b. 心外管道全腔静脉吻合术

相当。然而，由于供体器官缺乏，欧洲的移植手术相当有限。

（四）预后和临床进程

1. 远期预后　在所有先天性心脏畸形中，HLHS 的预后最差。如果畸形未得到治疗，80% 的患儿在出生后的第 1 周内死亡。只有 5% 的患儿在出生后第 1 个月存活。HLHS 是出生最初几周内因心脏病死亡的

最常见原因。

尽管引入了 Norwood 姑息治疗，近年来术后结果明显改善，但死亡率仍然很高。目前整体 5 年生存率不足 70%。

超过 50% 的患儿后来都有不同程度的神经问题或精神发育迟缓。3 岁时只有不足 25% 的患儿有适龄发育。

Fontan 手术后的后期问题包括心律失

常（通常是心动过缓和室上性心律失常）、右心室功能障碍、蛋白丢失肠病、血栓栓塞和紫绀进展（经开窗隧道的右向左分流，肺动静脉分流；见本章，二十九）

2.门诊随访　第一期 Norwood 手术和第二期 Norwood 手术之间需要经常进行门诊随访（如每周或每 2 周 1 次）。在第一期 Norwood 手术后，体循环心室容量超负荷（它接收体循环和肺循环血液）并且必须将血液泵入两个循环系统。目标动脉血氧饱和度水平为 75%～ 85%。高饱和度表示肺血流量过大，肺灌注降低（如分流狭窄）。如果有体循环灌注减少和肺循环灌注增加的迹象，可使用 ACEI 降低后负荷。如果肺血流量过多，应谨慎使用利尿剂治疗心力衰竭。但是，必须避免血容量不足。

为了预防血栓栓塞，阿司匹林通常作为血小板聚集抑制剂使用 [3 ～ 5mg/（kg·d）]。

由于液体流失或低氧血症，胃肠道或呼吸道感染可能对 Norwood 手术患者造成生命危险。

本章第十八描述了上腔或全腔静脉肺动脉吻合术后的门诊检查。

所有 HLHS 患者在 Fontan 术后至少需要进行为期 6 个月的心内膜炎预防，如果人工瓣膜或外来物质的附近有残留缺陷，则需终身预防。

3.体能和生活方式　在 Fontan 手术后，大多数患者可以应对日常生活活动。然而，与其年龄相比，实际运动能力明显受限（为健康人的 50%～ 60%）。应避免竞技体育运动。可以参加体育课，但必须允许患者按需休息。有些患者在多年后会出现体能下降，这是由于（房性）心律失常和右心室功能降低所致。

4.青少年和成年人的特殊方面　直到 20 世纪 80 年代，HLHS 都被认为是无法治愈的。到目前为止，只有少数患者存活到成年期，因此对成年患者的治疗经验很少。

（刘　名　译）

二十一、肺动脉狭窄

（一）概述

1.定义　肺动脉狭窄是指右室流出道的不完全梗阻。梗阻可累及肺动脉瓣本身、肺动脉或其分支，也可以位于肺动脉瓣膜下方的漏斗部。

2.流行病学　肺动脉狭窄是一种相对常见的异常，约占所有先天性心脏缺陷的 10%。它可以单独发生，也可以与其他先天性缺陷一起出现。男孩和女孩发病率大致相等，其发病具有家族遗传性。

3.发病机制　其病因可能是远端心球发育异常或宫内心内膜炎的病变。肺动脉瓣上狭窄与多种综合征的情况有关，提示可能存在遗传因素。

4.分类　根据狭窄的位置进行分类（图 15.70）。

（1）肺动脉瓣狭窄（90%）：瓣膜狭窄是目前最常见的肺动脉狭窄类型，占 90%。瓣膜通常很厚，瓣叶频繁交汇融合阻碍了瓣膜开放（图 15.70a）。融合的半月瓣不完全打开，像漏斗一样进入肺动脉，导致收缩期时肺动脉瓣出现明显的隆起。瓣膜可为二尖瓣或单尖瓣，少见三尖瓣。肺动脉瓣环有时发育不良。狭窄的严重程度从不显著到严重的"锁孔狭窄"。

肺动脉瓣发育不良是一种特殊的肺动脉瓣狭窄。由于存在黏液瘤组织、小叶非常厚。瓣环通常发育不良。肺动脉瓣发育不良常与 Noonan 综合征有关。

（2）肺动脉瓣下狭窄（漏斗状肺动脉狭窄）。在瓣膜下或漏斗状的肺动脉狭窄中，右室流出道（漏斗部）处厚且常为高控制的肌肉，会导致梗阻（图 15.70 b）。漏斗部肺动脉狭窄很少单独发生，常伴室间隔缺损（如法洛四联症），它也是各种原因引起的心肌肥厚（可能是可逆的）的继发性结果（如肺动脉瓣狭窄）。有时也会引起持续、急剧加重的症状（如法洛氏危象与紫绀）。

双腔右心室是一种特殊形式的肺动脉瓣下狭窄（图 15.70d）。位于漏斗下的异常大的肌束将右心室分为近端高压和远端低压两部分。常伴发室间隔缺损。梗阻通常随时间推移而愈发严重。

（3）肺动脉瓣上狭窄（中央型和周围型）：肺动脉瓣上狭窄可以是中央型狭窄，影响肺动脉主干；或是周围型狭窄，影响肺动脉的分支（图 15.70 c）。肺动脉瓣上狭窄可单独或多发，常伴有肺动脉瓣狭窄、室间隔缺损或法洛四联症。

周围型肺动脉狭窄常发生在综合征性疾病中。典型的例子有 Williams-Beuren 综合征、Noonan 综合征、Alagille 综合征和风疹胚胎病。

在 TGA 调转手术后，或在法洛四联症或共同动脉干手术矫正后，也可以发生肺动脉瓣上狭窄。

（4）严重性。肺动脉狭窄的严重性决定于压力梯度（表 15.6）。

5. 病理学和血流动力学　由于右心室压力增加，右心室肥厚，漏斗部肌肉也增厚。

表 15.6　肺动脉狭窄严重程度

严重程度	收缩期压力梯度	瓣膜打开的大小
Ⅰ（无关紧要的）	< 25mmHg	$1.0 \sim 2.0 \text{cm}^2/\text{m}^2$ BSA
Ⅱ（轻微）	$25 \sim 49$mmHg	$< 1\text{cm}^2/\text{m}^2$ BSA
Ⅲ（中度）	$50 \sim 79$mmHg	$< 0.5\text{cm}^2/\text{m}^2$ BSA
Ⅳ（严重）	> 80mmHg	$< 0.25\text{cm}^2/\text{m}^2$ BSA

注：BSA= 身体体表面积

瓣膜狭窄，出现血流紊乱导致肺动脉狭窄后扩张。

即使是右心室压力超过 200mmHg 的严重狭窄也能长期耐受而不导致右心衰竭。休息时，心排血量可维持较长时间。只有在心肌费力做功或存在右心室功能不全时，心脏不能再产生足够的心排血量。长期增加右心室压力会导致心内膜纤维化和右心室顺应性受损。

在严重的肺动脉狭窄中，肺动脉血流依赖于动脉导管（导管依赖性的肺血流是定义严重肺动脉狭窄的一部分）。如果有严重的肺动脉狭窄，伴有卵圆孔未闭、房间隔缺损或室间隔缺损，就可能发生右 - 左分流的紫绀。

6. 伴发的畸形　肺动脉瓣狭窄常与其

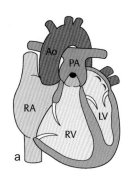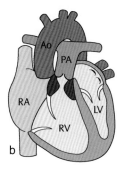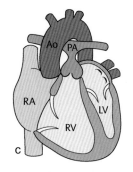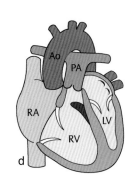

图 15.70　各种肺动脉狭窄

注：a. 肺动脉瓣狭窄，瓣膜不完全打开，像漏斗一样进入肺动脉（呈圆顶状）。b. 肺动脉瓣下狭窄：梗阻发生在肺动脉瓣下方的肌性右室流出道，即漏斗部。c. 肺动脉瓣上狭窄：狭窄位于肺动脉瓣上方（中央型肺动脉瓣上狭窄）。周围性肺动脉瓣上狭窄也可发生于肺动脉分支。双腔右心室：右心室被肌束分成两段。LV. 左心室；RV. 右心室；RA. 右心房；PA. 肺动脉；Ao. 主动脉

他心脏异常有关，例如：

（1）卵圆孔未闭或房间隔缺损。

（2）室间隔缺损。

（3）动脉导管未闭。

（4）法洛四联症。

（5）单心室。

漏斗状或肺动脉瓣上狭窄有时与瓣膜型狭窄合并发生。

7. 相关症状　肺动脉瓣上狭窄尤其与综合征合并发生。

（1）Williams-Beuren 综合征（肺动脉瓣上狭窄，常合并主动脉瓣上狭窄）。

（2）Noonan 综合征（瓣膜或瓣上肺动脉狭窄，肺动脉瓣发育不良）。

（3）Alagille 综合征（肺动脉瓣上狭窄）。

（4）风疹胚胎病变（肺动脉瓣上狭窄）。

（二）诊断措施

1. 症状　大多数患儿无症状或症状轻微。即使有严重的狭窄，患儿往往较长时间内无症状。

2. 并发症　较严重狭窄的患儿在用力时可能出现体力下降、易疲劳或活动时呼吸困难。如果有严重的狭窄，在体力活动后可能出现晕厥或胸痛。只有当肺动脉狭窄严重，且右侧游离静脉分流通过未闭的卵圆孔、房间隔缺损或室间隔缺损时，才会发生紫绀。

如果有严重的肺动脉狭窄，且血流依赖于动脉导管，新生儿期就会出现呼吸急促 / 呼吸困难和全身青紫。肝大是右心衰的标志。

3. 听诊　结果如下。

（1）弹射声：在轻度至中度瓣膜狭窄时，可在胸骨左侧第 2 肋间听诊到第一心音后的额外心音。

（2）第二心音是分裂的；分裂随着狭窄程度的增加而增加。第二心音低钝。

（3）可闻及巨大的、粗糙的、纺锤状的中频收缩期射血样杂音，搏动最强点在胸骨左侧第 2、3 肋间，辐射到整个心前区、背部、腋窝和颈静脉切迹（但不辐射到颈动脉）。

（4）可闻及三尖瓣关闭不全的收缩期反流杂音。

> **注**
>
> 肺动脉狭窄的严重程度可以根据听诊结果来判断。肺动脉狭窄越明显，杂音越响，越晚达到最大。随着肺动脉狭窄程度的加重，第二心音的分裂也随之增大，但如果出现严重的肺动脉瓣狭窄，瓣膜很厚，可能不会产生关闭音。

4. 心电图　轻度肺动脉狭窄心电图正常。在更严重的狭窄中，有右心室和右心房肥厚的征象：右胸导联高 R 波，左胸导联深 S 波，高窄 P 波。V_1 的 R 波高度与狭窄的严重程度有关。

如果存在严重的狭窄，也会出现 ST 段压低和 T 波倒置。

5. 胸部 X 线　在胸部 X 线片上心脏的大小通常是正常的。由于右心室向心性肥厚，心尖通常向上翘起。在侧位图中，右心室占据了大部分胸骨后空间。肺段有时明显可见（狭窄后扩张）。肺血管纹理通常是正常的，但严重时血管纹理减少。

如果肺动脉狭窄很严重，新生儿可能已经有明显的心脏肥厚伴肺血管纹理减少。

6. 超声心动图　超声心动图可用来诊断和评估严重程度。超声心动图检查应注意以下几点。

（1）狭窄的位置：瓣下（最好在胸骨旁倾斜的长轴观察）、瓣膜（最好在胸骨旁短轴中观察，见图 15.71）或瓣上（最好从胸骨上窝观察）。对整个右室流出道、瓣膜、肺动脉及其分支进行彻底的狭窄性检查很重要，因为不同形式的肺动脉狭窄不是单独发生的，而是合并发生的。

（2）瓣膜形态的观察（胸骨旁或肋下短轴显示最佳）：是否存在瓣膜发育不良和

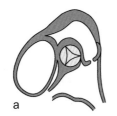 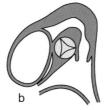 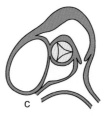

图 15.71　超声心动图显示瓣膜（a）、瓣膜下（b）和瓣膜上（c）狭窄（胸骨旁短轴）

（或）黏液瘤增厚？这些是否粘连在一起了？在圆顶状凸起的瓣膜中，小叶在收缩期突入肺动脉，而不是完全开放。

（3）肺动脉瓣环：如果是单纯的瓣膜狭窄，瓣环宽度通常是正常的；如果狭窄严重或瓣膜发育不良，瓣环往往发育不良。

（4）肺动脉及分支：如果瓣膜狭窄严重，通常会出现狭窄后扩张。

（5）右心室评估：是否有右心室肥厚？它通常与右室流出道的梗阻增加有关。如果有明显的右心室肥厚，室间隔可能凸出左心室，损害左心室功能。

（6）评估右心房的大小。

（7）用多普勒超声测量压力梯度：通过狭窄的梯度可以用简化的伯努利方程来估计流速。然而，如果右心室功能受损，梯度与狭窄程度无关。

（8）彩色多普勒：显示狭窄处的湍流，排除或检测肺动脉瓣或三尖瓣关闭不全。

7. 心导管　由于超声心动图的可靠性，单纯诊断性心导管通常仅用于瓣膜上狭窄。大多数情况下，心导管仅用于治疗。

从肺动脉到右心室的回撤压力曲线根据狭窄的位置显示出明显的跳跃。瓣膜狭窄合并漏斗部狭窄时，压力会发生两阶段的跳跃。血管造影显示瓣膜僵硬的边缘有典型的隆起，几乎不动。在漏斗部狭窄中，收缩期可以看到漏斗的收缩。

为了更好地显示肺动脉和分支，矢状面向头颅方向倾斜30°（从上往下看肺动脉和分支）。此外，对于左肺动脉的具体评估，可以通过 RAO（右前斜位）看到，而对于右肺动脉的评估，可以通过左前斜位（LAO）看到。

8. 磁共振　磁共振特别适用于成人，或在超声心动图有限制时，用于诊断肺动脉瓣上狭窄。可以排除潜在的相关心脏异常。

（三）治疗

1. 保守治疗

（1）新生儿严重肺动脉瓣狭窄：对于有严重肺动脉瓣狭窄的新生儿，必须保持动脉导管通畅，静脉输入前列腺素 E[最初 50ng/（kg·min），剂量随后调整] 以确保肺灌注。为了改善导管的左向右分流，可通过增加外周循环阻力（如去甲肾上腺素），降低肺血管阻力 [吸氧、过度通气、碳酸氢钠碱化（目标为 +2 ～ +4）]。

（2）导管介入或外科治疗的适应证

① 静息时的压力梯度 > 50mmHg，运动时的压力梯度 > 70mmHg（球囊瓣膜成形术的静息压力梯度 > 40mmHg）。

② 症状：劳累性呼吸困难、晕厥，由于肺动脉狭窄而无法正常生长发育，容量下降。

③ 心脏肥厚。

④ 心电图复极异常。

（3）治疗时机：危重肺动脉狭窄的治疗是在新生儿确诊后立即开始的。球囊瓣膜成形术或手术治疗的最佳时间是在学龄前。双腔右心室应尽早纠正，因为症状可能会恶化。

2. 导管介入术

（1）球囊瓣膜成形术 / 血管成形术：球

囊瓣膜成形术是治疗单纯肺动脉瓣狭窄的首选方法。由于再狭窄的高发生率，在瓣膜上狭窄的情况下，常在狭窄区域内置入支架（周围肺实质包围的狭窄不能手术）。球囊血管成形术或瓣膜成形术治疗瓣膜下狭窄和瓣膜发育不良的前景较差。

（2）步骤：对于肺动脉瓣狭窄，选择直径为肺动脉瓣直径 1.2 ～ 1.5 倍的扩张球囊。对于发育不良的瓣膜和瓣膜上狭窄，通常需要更大直径的球囊。

尤其在有严重肺动脉狭窄的新生儿中，漏斗部过度收缩引起的反应性狭窄偶尔会在介入后发生，几天或几周内不会消退。在这种情况下，可以考虑使用 β 受体阻滞剂进行临时治疗。

（3）并发症：典型的球囊瓣膜成形术的并发症是肺动脉瓣关闭不全，但这在临床上很少见。其他可能的并发症包括不完全或完全的右束支传导阻滞（有时是暂时的）、（暂时的）漏斗部阻塞加重、乳头肌破裂和球囊破裂。

3. 手术治疗　对于不能通过导管介入治疗改善的肺动脉瓣发育不良患儿，可选择手术治疗（表 15.7）。单纯性肺动脉瓣狭窄很少需要介入导管治疗。典型的手术指征还包括漏斗状肺动脉狭窄和双腔右心室，并有相应的压力梯度。

在一些危重肺动脉狭窄的新生儿中，由于右心室发育不良或右心室顺应性低下，经导管介入扩张的肺动脉瓣的顺行血流是不够的，因此，必须在这些儿童中采用主 - 肺动脉分流术以确保肺灌注。

（四）预后及临床病程

1. 长期预后　长期预后主要取决于狭

表 15.7　各种类型肺动脉狭窄最重要的外科手术总结

肺动脉狭窄类型	手术治疗	备注
单纯瓣性肺动脉狭窄	联合部切开术（接合处融合瓣膜的切口）	与球囊瓣膜成形术的结果相当，球囊瓣膜成形术通常是首选
瓣膜发育异常	联合部切开或瓣膜切开术往往是不够的。如果瓣膜严重发育不良，可能需要切除整个瓣膜。由此产生的肺动脉瓣关闭不全可能需要早期再手术或立即置入带瓣导管或同种异体移植物。如果瓣环狭窄，也必须加宽（如用一个跨环补片。缺点：肺动脉瓣关闭不全往往无法避免）	
漏斗部肺动脉狭窄	漏斗部肌肉切除术（切除漏斗状肌组织），也可能是用补片扩张漏斗部	
双腔右心室	异常肌束切除术以及关闭室间隔缺损	注意：心脏传导系统
肺动脉瓣上狭窄	补片扩张肺动脉或分叉	肺动脉分支的周围型狭窄一般不能手术治疗，但却是介入导管和支架置入术的典型指征
严重肺动脉狭窄伴右心室发育不良	双心室矫正有时是不可能的。这些病例中，在新生儿期行主 - 肺动脉分流术，随后进行单室姑息治疗，即 Fontan 手术或"1.5 Fontan 术"（本章，二十七）	

窄的严重程度和形式。如果有严重的肺动脉狭窄，最早在新生儿期就会出现严重的心力衰竭。如果不及时治疗，这些患儿就会死亡。如果存在轻度肺动脉瓣狭窄，且其压力梯度 < 50mmHg，则狭窄不会进展。然而，如果在 2 岁前已经有中度甚至严重的狭窄，压力梯度 > 50mmHg（治疗指征），可以预料其预后不佳。

瓣膜上狭窄通常不会进展，它们倾向于自发缓解。在双腔右心室，梗阻常迅速增加。

肺动脉瓣狭窄行球囊瓣膜成形术或联合部切开术后预后良好。可能存在的继发性漏斗部狭窄通常会随着时间的推移而得到解决。再狭窄可以通过导管介入治疗。

2. 门诊检查　确诊后需要定期进行心脏检查。对于更严重的狭窄，若压力梯度增加，应特别注意右心室功能和大小。如果压力梯度 > 50mmHg，病情将进展，需要导管介入术或手术干预。

介入或外科手术后，应监测患者是否出现再狭窄和肺动脉瓣关闭不全。还应评估右心室的大小和功能。瓣膜置换术后需要终身预防心内膜炎。使用异物或球囊扩张重建瓣膜后，建议术后 6 个月预防心内膜炎，但如果在假体材料或假体材料附近有残留缺陷，则应给予更长时间的预防。

3. 生活方式和体能　在大多数情况下，儿童具有适龄的体能。除非压力梯度超过 50 ~ 70mmHg，否则没有必要限制日常活动和体育活动。

球囊瓣膜成形术或手术后，如符合下列条件，患儿可于术后 1 ~ 3 个月参加体育课或有组织的体育活动：

（1）峰值梯度在 50mmHg 以下。

（2）无肺动脉瓣关闭不全。

（3）右心室负荷减少。

如果残余的梯度 > 50mmHg 或有更严重的肺动脉瓣关闭不全，患儿可以从事中

低强度动静态运动。

4. 青少年和成年人特殊的方面　就像儿童单纯肺动脉瓣狭窄一样，球囊瓣膜成形术是首选的治疗方法。对于有症状的和压力梯度 > 50mmHg 的患者需接受治疗。即使压力梯度较低，在疾病进展期患者也应接受治疗。

（肖　苗　译）

二十二、主动脉狭窄

（一）概述

1. 定义　主动脉狭窄是左室流出道的不完全阻塞。这种狭窄可以发生在瓣膜水平，也可以位于瓣膜的下方或上方，因此被称为主动脉瓣狭窄、主动脉瓣下或瓣上狭窄。

2. 流行病学　主动脉狭窄占所有先天性心脏缺陷的 3% ~ 5%。男女比例 4 : 1。主动脉瓣二瓣化畸形，常伴主动脉狭窄（主动脉狭窄的微小变异），是最常见的心脏畸形（约占所有个体的 1%）。

3. 发病机制　原因可能是妊娠早期原始左心室和流出道形成过程中的发育障碍。胎儿心内膜炎也是主动脉狭窄形成的原因。

4. 分类　根据狭窄的位置，主动脉狭窄可分为（图 15.72）：

（1）主动脉瓣狭窄：主动脉瓣狭窄是目前最常见的主动脉狭窄类型（约占 75%）。在大多数情况下，它与主动脉瓣膜二瓣化畸形相关（图 15.73）。目前 1% 的人群存在主动脉瓣二瓣化畸形。没有粘连或小叶增厚的二瓣化主动脉瓣是正常变异，但心内膜炎的风险略有增加。二瓣化主动脉瓣的形态变化很大，瓣膜开口异常。二瓣化主动脉瓣在儿童期通常不会引起任何问题，但在成人期，由于钙化或心内膜炎，可能会出现相关的主动脉狭窄。二瓣化畸形常与主动脉缩窄有关；主动脉瓣狭窄时，单叶瓣较少见。

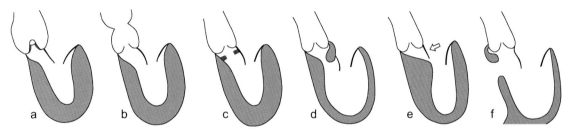

图 15.72　瓣膜、瓣上和瓣下主动脉狭窄

注：a. 主动脉瓣狭窄伴典型的主动脉瓣隆起和升主动脉狭窄后扩张；b. 主动脉瓣上狭窄；c. 由纤维膜引起的主动脉瓣下狭窄；d. 隧道状纤维肌环致主动脉瓣下狭窄；e. 主动脉瓣下狭窄伴梗阻性肥厚型心肌病；f. 主动脉瓣下狭窄伴室间隔缺损

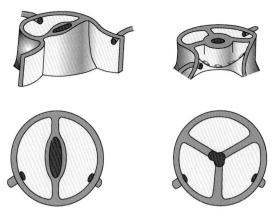

图 15.73　二瓣化主动脉瓣侧视图和上视图（a），三尖瓣狭窄伴典型隆起（b）（修改自 Goor，Lillehei，1975 年）

新生儿严重主动脉狭窄时，瓣膜常有增厚的黏液瘤小叶，瓣膜严重阻塞（锁孔狭窄），瓣环发育不良。在严重的主动脉狭窄中，左心室和升主动脉在子宫内发育不正常，血液流向发育不良的左心。严重狭窄的主动脉瓣导致泵出的心输出量不足，体循环血流量依赖于动脉导管。

（2）主动脉瓣下狭窄：主动脉瓣下狭窄是第二常见的主动脉狭窄，约占 20%。瓣膜下流出道可通过以下方式梗阻：

①纤维膜。

②隧道状纤维肌环。

③室间隔节段对位不良。

主动脉瓣下狭窄通常在患儿出生时还没有出现，直到成年后才发展。局限型主动脉瓣下狭窄更为常见，可能是异常的左

室流出道内血液紊乱流动的结果。它们通常与其他心脏畸形有关，如室间隔缺损、动脉导管未闭或主动脉缩窄。这种主动脉瓣下狭窄也可以在某些缺陷（如室间隔缺损修补后）纠正后继发的发展。

隧道性肌纤维梗阻常与主动脉瓣环和升主动脉发育不良及其他左心室异常有关。例如，它是 Shone 复合体的一个组成部分（由于瓣上环、降落伞型二尖瓣、主动脉瓣下狭窄和主动脉缩窄引起的二尖瓣狭窄）。

应将引起左心室瓣下流出道梗阻的原因与梗阻性肥厚型心肌病或室间隔缺损的原因相鉴别，其中室间隔可以突入左室流出道。

> **注**
> 正常的主动脉瓣可能会受损，主动脉瓣关闭不全可能是主动脉瓣下狭窄的"狭窄射流"击中主动脉瓣的结果。

（3）主动脉瓣上狭窄：主动脉瓣上狭窄是最不常见的主动脉狭窄（低于 5%）。梗阻位于不显著的主动脉瓣上方。高达 50% 的主动脉瓣上狭窄与 Williams-Beuren 相关。

单独的主动脉瓣上狭窄可能伴常染色体显性遗传或偶发。

（4）严重性：基于压力梯度确定主动脉瓣狭窄的严重程度（表 15.8）。

表 15.8　主动脉狭窄严重程度

严重程度	收缩期压力梯度	瓣膜开度大小
Ⅰ（无关紧要的）	< 25mmHg	< 2.0cm²/m² BSA
Ⅱ（轻微）	25 ～ 49mmHg	0.8 ～ 2.0cm²/m² BSA
Ⅲ（中度）	50 ～ 69mmHg	0.5 ～ 0.8cm²/m² BSA
Ⅳ（严重）	> 70mmHg	< 0.5cm²/m² BSA

注：BSA= 身体体表面积

5. 血流动力学　左心室肥厚是由于左心室压力升高而发展起来的。由于血流紊乱，瓣膜狭窄常发生狭窄后扩张。主动脉瓣关闭不全可发展为瓣下狭窄，其原因是狭窄的射流撞击主动脉瓣。

轻至中度狭窄通常耐受良好（轻度肥厚，心脏功能正常）。然而，主动脉狭窄是一种进行性疾病，其狭窄呈进行性加重。这导致左心室肥厚增加，射血分数降低，冠状动脉血流减少，心肌氧需求量增加。最终导致心肌缺血，进而导致心肌输出量对运动的反应受损。这些患者有发生与压力相关的晕厥或心脏性猝死的危险。

6. 伴发的心脏畸形　尤其是主动脉瓣下狭窄与其他心脏异常相关（VSD、PDA、主动脉缩窄）。

> **注**
>
> 主动脉瓣二瓣化畸形常伴有主动脉缩窄。

Shone 综合征是各种左心畸形的组合，包括二尖瓣上狭窄、二尖瓣畸形、主动脉瓣下狭窄、主动脉瓣狭窄、主动脉弓发育不良和主动脉缩窄。

在严重的主动脉狭窄中，左心在子宫内发育异常，易发展为左心发育不良综合征。

7. 相关症状　超过 50% 的 Williams–Beuren 综合征患儿出现主动脉瓣上狭窄。

该综合征的其他症状包括周围肺动脉狭窄、主动脉弓血管和肾动脉狭窄、面部畸形（"精灵"样貌、牙齿小或形状异常）、智力迟钝、明显低沉沙哑的声音和兴高采烈的举止。

（二）诊断措施

1. 症状　患有严重主动脉狭窄的新生儿在出生后不久就已经出现症状和严重疾病。主要为心力衰竭的症状：呼吸急促、心动过速、喂养不良、紫绀（动脉导管从右向左分流）、水肿、肝脾大和低血压。

> **注**
>
> 严重主动脉狭窄的临床表现可能被误认为是败血症。由于左心室射血减少，心源性休克期不能听诊到心脏杂音，使诊断更加困难。

患有轻至中度主动脉狭窄的儿童通常在出生后的最初几年没有症状，并感觉他们有正常的生理能力（注意：在运动过程中，存在与压力有关的左心室压力过度升高的危险：心肌梗死、心律失常 / 室颤、晕厥或心源性猝死）。

主动脉狭窄通常在听诊心脏杂音时诊断。主动脉狭窄可能的临床症状有易疲劳、运动相关的呼吸困难、心绞痛、室性心律失常和晕厥。

主动脉瓣上狭窄的患儿会出现 Coanda 效应：由于狭窄的射流直接射入头臂动脉干，进而射入右侧锁骨下动脉，因此右侧手臂的血压高于左侧。

2. 听诊　可闻及胸骨右缘第 2、3 肋间有一个粗糙的梭形收缩期杂音，呈喷射样，辐射至颈动脉。在轻度狭窄时，最大声音出现在收缩期早期，当梗阻加重时，最大声音出现在收缩期晚期。杂音通常比较大（3/6 ～ 5/6 级）。

弹射声也是瓣膜狭窄的典型表现。这是继第一次心音之后的早期收缩期额外的声音（狭窄瓣膜的打开声）。第二心音出现细微分裂，在严重狭窄是也会出现矛盾地分裂。

3. 心电图　在轻度主动脉狭窄时，心电图是正常的。更严重的狭窄表现为左心室肥厚的征象：左胸导联高 R 波，右胸导联深 S 波。左胸导联可能存在 T 波倒置和 ST 段压低（应变模式），作为心内膜下缺血的标志。

然而，总的来说，心电图改变的程度和主动脉狭窄的严重程度之间只有中等程度的相关性。

4. 胸部 X 线　胸部 X 线可显示心脏大小正常。瓣膜狭窄通常表现为升主动脉扩张和（或）主动脉突出。心尖可能呈圆形，并在尾端方向移位。

患有严重主动脉狭窄的新生儿表现为心脏大和肺水肿。

5. 超声心动图

（1）通过超声心动图诊断：超声心动图也可以用来评估其严重程度。对于各种形式的主动脉狭窄，一定有以下几点：

①小叶数（三叶瓣、二叶瓣、单叶瓣）。

②评估可能的主动脉瓣关闭不全。

③主动脉瓣环测量（行球囊扩张或瓣膜置换术前不可缺少）。

④彩色多普勒压力梯度测定。平均压力梯度与实际梯度的相关性比最大压力梯度（Vmax）好得多，因为最大压力梯度高估了梯度。

⑤评估心室功能及肥厚（间隔厚度、左心室后壁）。

（2）不同类型主动脉瓣狭窄的其他典型表现如下。

①瓣膜狭窄：收缩期时，在彩色多普勒超声图上，小叶运动受损，融合的小叶像降落伞一样顶起，中心有一股湍流的彩色射流。在二叶主动脉瓣中，胸骨旁短轴只有两片小叶。在跨二叶主动脉瓣的 M 型中，表示瓣关闭的缩窄线是偏心的（图 15.74）。

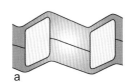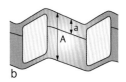

图 15.74　M 型超声心动图主动脉瓣中的三叶主动脉瓣（a）和二叶主动脉瓣（b）

注：在二叶瓣中，代表瓣关闭的吸收线是偏心的（距离 a 不等于距离 A 的一半，是正常的）

②瓣膜下狭窄：流出道的瓣下狭窄可能有一个局限的环状（纤维膜）或一个较长的隧道状（纤维膜）。在多普勒扫描中，血流加速开始于左室流出道主动脉瓣下方。二尖瓣前叶在收缩期可由流出道的急流吸引而进入流出道。这种现象被称为"收缩期前运动"（SAM）。

③瓣膜上狭窄：在彩色多普勒扫描中可以检测到局限或弥漫性升主动脉狭窄和血流加速。

6. 心导管　心导管检查可以在决定纠正措施之前，对压力梯度进行可靠的评估。也可以选择球囊瓣膜成形术或血管成形术。还可以排除其他的心脏或冠状动脉畸形。

根据狭窄的部位，从左心室到升主动脉的回撤压力曲线有明显的跳跃。

血管造影可观察到主动脉瓣和左心室的形态。在 Williams–Beuren 综合征患儿中，必须通过血管造影发现或排除其他血管畸形（周围性肺动脉狭窄、主动脉弓畸形和肾动脉狭窄）。

7. 磁共振　磁共振不是常规需要的，

但它可以帮助更好地显示瓣膜上狭窄。此外，还可确定主动脉瓣口大小，准确显示左心室肥厚。

（三）治疗

1. 保守治疗　患有严重主动脉狭窄的新生儿需要紧急治疗，用前列腺素 E 维持体循环灌注 [初始剂量 50ng/(kg·min)]。儿茶酚胺和利尿剂治疗充血性心力衰竭。其他可能需要的措施是用碳酸氢钠缓冲和机械通气，同时用高 PEEP 治疗肺水肿。患儿病情稳定后应给予快速介入或手术治疗。

> **注**
>
> 主动脉瓣下狭窄不应使用地高辛或儿茶酚胺类药物治疗，因为药物可改善心肌张力，从而增加左室流出道的压力梯度。

可以尝试用钙拮抗剂或 β 受体阻滞剂来治疗隧道状和原发性肌性瓣下狭窄，以缩短手术前的时间。

导管介入或手术治疗适应证：

（1）有症状的患儿。

（2）血压梯度大于 50 ~ 60mmHg（有创测量）或收缩压梯度大于 70mmHg 或平均血压梯度大于 40mmHg（多普勒超声）。

（3）主动脉瓣下狭窄，且梯度快速发展。

（4）心室功能受损。

（5）心电图复极异常。

（6）主动脉瓣关闭不全（主要影响主动脉瓣下狭窄）。

在幼儿中，有时在决定进行导管介入或手术治疗之前，可容忍高于上述值的梯度。在有疑问的情况下，运动超声心动图可以观察关于梯度增加的信息或压力下的症状。

2. 导管介入术　目前，球囊瓣膜成形术是治疗主动脉瓣狭窄的首选方法，但对于较少见的主动脉瓣下狭窄和主动脉瓣上狭窄，球囊瓣膜成形术并不是首选。

球囊瓣膜成形术治疗主动脉瓣狭窄的效果与联合切开术相当，但不如其治疗肺动脉瓣狭窄的效果好。所选择的扩张球囊的直径较小，或至多与主动脉瓣环一样大，以尽量减少（不可避免）介入后主动脉瓣关闭不全。相反，对于肺动脉瓣狭窄的球囊扩张，球囊要大于瓣膜环。主动脉瓣关闭不全是球囊瓣膜成形术的禁忌证，因为它会增加主动脉瓣关闭不全的风险。球囊瓣膜成形术在严重的左心室发育不良的主动脉瓣狭窄中是无效的，双心室矫正似乎是不可能的。在这些病例中，诺伍德手术是朝向单心室姑息的第一步。

3. 手术治疗

（1）主动脉瓣狭窄：主动脉瓣狭窄的首选手术是联合切开术，其中在联合部的融合瓣膜被切开，增厚的瓣膜被重建。预后与球囊瓣膜成形术相当。

如果有更明显的主动脉瓣关闭不全不能通过手术重建，人工瓣膜、同种移植、生物假体或 Ross 手术可供选择。

在 Ross 手术中，患者自己的肺动脉瓣被植入主动脉位置，肺动脉瓣被同种异体移植物所代替（图 15.75）。该手术还包括将冠状动脉移植到位于主动脉位置的原肺

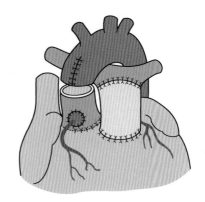

图 15.75　Ross 手术

注：患者自己的肺动脉瓣被移植到主动脉瓣的位置，并用同种移植物代替肺动脉瓣。手术过程还包括将冠状动脉移植到肺动脉瓣

动脉瓣处。这种方法的优点是新主动脉瓣通常具有长期耐用性，随患儿生长，不像人工瓣膜，不需要抗凝。

如果主动脉瓣环发育不良或左室流出道阻塞，则进行 Ross–Konno 手术。首先将瓣环切开并加宽。左室流出道也必须扩大。为了达到这个目的，室间隔在左室流出道附近被分割，形成室间隔缺损，随后用补片封闭。流出道被补片加宽了。

人工瓣膜替换的优点是使用寿命长，容易获得。当然，瓣膜不会随着患者一起生长，因此在患者生长发育停止前不应该置入人工瓣膜。此外，还需要终身抗凝。对于想要孩子的妇女，应注意苯丙香豆素或华法林的致畸性。

生物瓣膜容易获得，具有不需要永久性抗凝的优点。瓣膜的使用寿命因其退化和不随患儿生长而受到很大限制，因此，生物瓣膜通常必须在几年后更换。

如果可能的话，同一血型的人肺动脉瓣或主动脉瓣通常用作同种移植，不需要终身抗凝。然而，同种移植只能在有限的范围内使用，就像生物瓣膜一样，由于不能与患儿一起生长，会发生退化，必须在几年后更换。

（2）主动脉瓣下狭窄：对于主动脉瓣下狭窄，通过经主动脉通道切除膜或纤维肌。然而，几乎 1/3 的病例会复发。术后几乎总是存在左束支传导阻滞。也有完全房室传导阻滞或医源性室间隔缺损的风险。对于严重的、长漏斗样的狭窄，需行 Ross–Konno 手术。

（3）主动脉瓣上狭窄：如果有瓣膜上狭窄，则对升主动脉进行补片扩张。

（4）严重主动脉狭窄并向左心发育不良综合征过渡。在这些病例中，第一步是在出生后第 1 周内通过诺汪德 I 期手术进行单心室姑息（Fontan 手术）治疗（见本章，二十）。

（四）预后及临床病程

1. 长期预后　有严重主动脉狭窄、左心室足够大且无其他心脏畸形新生儿的术后死亡率约为 10%。年龄较大的主动脉瓣狭窄患儿围术期风险为 1%～ 2%。Ross 或 Ross–Konno 手术的早期死亡率约为 5%。切除主动脉瓣下膜的风险很低，但高达 25% 的患儿后来出现需要治疗的压力梯度。由于瓣膜退行性变和人体生长，在植入生物瓣膜和同种异体移植物后需要再次手术。

> **注**
> 主动脉狭窄通常是一种进行性疾病，其中压力梯度通常随着时间的推移而增加。
> 球囊扩张和联合切开术仅仅是姑息性手术，因为残余的压力梯度和主动脉瓣关闭不全经常发生。在进行最终的瓣膜置换（通常是机械的）之前，要进行再次手术（有时是多次手术）。

2. 门诊检查　主动脉狭窄患儿必须定期进行心脏检查，因为主动脉狭窄的程度通常会随着时间的推移而增加，有时甚至在数年后，其压力梯度也会变得随着时间的推移而增加。在超声心动图检查中，应特别注意梯度的增加、主动脉功能不全的进展和左心室功能的改变。

即使在球囊瓣膜成形术或联合切开术后，老年儿童和成人每年都需要进行终身定期检查，以发现再狭窄和主动脉瓣关闭不全的频繁发生。

主动脉瓣下狭窄切除术后必须注意复发，因为有 25% 的患儿会复发。

人工瓣膜置换术后，患儿需要终身抗凝。人工瓣膜置入术（机械瓣、生物瓣或同种瓣膜移植）后，必须预防心内膜炎的发生。同样的方法也适用于使用外来材料重建的瓣膜或球囊扩张后的前 6 个月。如果异物区域有残留缺陷，这些患儿也需要终身预防心内膜炎。

3. 生活方式和体能　对于收缩压梯度

＜ 40mmHg、心电图不明显、运动试验不明显的无症状患儿，无须限制体力活动。收缩压梯度在 40 ～ 70mmHg 的患儿不允许进行等张运动和具有高强度运动。如果收缩压梯度＞ 70mmHg（治疗指征），则不允许进行任何运动。

4. 青少年和成年人的特殊方面　在成年人中，由于退行性改变导致的获得性主动脉狭窄更为常见。在 70 岁以上的患者中，动脉粥样硬化是主动脉狭窄最常见的原因。主动脉狭窄较少是由于炎症后 / 风湿病引起的。主动脉瓣二瓣化畸形使患者容易发生主动脉狭窄。通常直到 40 ～ 60 岁才出现症状。

在一些围术期风险高的成年人中，可选择进行导管介入术，例如经皮人工主动脉瓣置入（如经腹股沟动脉）。

（肖　苗　译）

二十三、主动脉瓣关闭不全

（一）概述

1. 定义　主动脉瓣关闭不全是指主动脉瓣不能完全关闭，这导致在舒张期血液倒流回左心室。主动脉瓣关闭不全的因素有瓣膜发育不良、主动脉根部扩张、主动脉瓣叶脱垂或瓣膜破坏（图 15.76）等。根据病因和病程，分为急性主动脉瓣关闭不全和慢性主动脉瓣关闭不全。

2. 流行病学　单纯主动脉瓣关闭不全在儿童时期非常罕见，通常与其他心脏异常或主动脉瓣手术有关。

3. 分类　主动脉瓣关闭不全分为急性或慢性，其原因、症状和临床过程各不相同。

4. 病因

（1）急性主动脉瓣关闭不全

①感染性心内膜炎。

②主动脉夹层（如马方综合征）。

③主动脉球囊瓣膜成形术急性期。

④创伤。

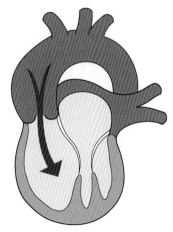

图 15.76　主动脉瓣关闭不全

注：慢性主动脉瓣关闭不全对心脏和升主动脉形态的影响。长期来看，这会导致左心室和升主动脉扩张

（2）慢性主动脉瓣关闭不全

①二叶主动脉瓣：约 1% 的人出现，是主动脉狭窄和功能不全的易感因素（通常在成年后才出现）。

②主动脉瓣脱垂。

③升主动脉瘤（如马方综合征）。

④室间隔缺损：与膜周室间隔缺损或漏斗部室间隔缺损相关，小叶可能下垂进入室间隔缺损。血流动力学结果是主动脉瓣关闭不全。

⑤风湿性心脏病：风湿热是主动脉瓣关闭不全的常见原因，特别是在发展中国家。

⑥高血压。

⑦外科或介入导管行瓣膜成形术后残余物。

人工主动脉瓣置换术后，功能不全可发展为置入瓣膜裂开或瓣周漏。生物瓣或同种移植物退化也可引起主动脉瓣关闭不全。

5. 伴发的心脏畸形　主动脉瓣关闭不全可能与任何其他先天性心脏病有关。最常见的是合并主动脉瓣狭窄。最常见的相关心脏畸形包括：

（1）二叶主动脉瓣。

（2）主动脉狭窄。

（3）主动脉缩窄（常伴有二叶主动脉瓣）。

（4）室间隔缺损。

（5）完全性大血管转位。

（6）法洛四联症。

（7）共同动脉干。

6.病理与血流动力学　主动脉瓣关闭不全导致在舒张期时血液反流回左心室，回流的血液增加了左心室的容量，导致代偿性左心室肥厚和左心室扩张。在初期，左心室可以通过顺应性的增加在一定程度上补偿容量超负荷。轻度慢性主动脉瓣关闭不全可耐受多年。

随着时间的推移，严重的主动脉瓣关闭不全导致左心室功能下降。由于在舒张期时血液反流回左心室，舒张压降低，特别是在劳累时，会导致冠状动脉灌注不足。射血容量增加也导致升主动脉扩张。

在急性主动脉瓣关闭不全时，左心室不能适应增加了的容量负荷，很快导致肺充血和水肿。

（二）诊断措施

1.症状　主动脉瓣关闭不全引起的症状通常只是轻微的。主动脉瓣关闭不全的患儿可能多年无明显症状。在临床检查中，脉压差大是由于主动脉瓣反流引起的收缩压增高、舒张压减低的结果，因此脉冲很强（"水冲脉"）。然而，在其他情况下，例如发热、贫血、大的动静脉瘘或动脉导管未闭中，在脉搏量增加或舒张期血流增加的情况下，也可以观察到水冲脉。

有症状的患儿表现为心力衰竭症状，例如劳累性呼吸困难或心脏灌注减少（非典型心绞痛）的迹象。

在急性主动脉瓣关闭不全中，会出现突然的呼吸困难，心动过速，有时还会出现严重的胸痛（在这种情况下，胸痛通常是主动脉夹层的标志）。

2.听诊　典型的听诊发现是胸骨左缘可听到高频率的舒张性递减杂音，患儿坐位或向前倾斜时最明显。Austin-Flint 杂音是一种低频率的舒张中期杂音，最强冲击点位于心尖，听起来类似二尖瓣狭窄杂音。是由于舒张期血流由主动脉反流入左心室，将二尖瓣前叶冲起，引起二尖瓣开放的异常，而产生类似二尖瓣狭窄的舒张期杂音。

由于左心室容量增加，主动脉瓣延迟关闭会引起矛盾的第二心音。奔马律是左心室功能明显降低的标志。

3.心电图　慢性主动脉瓣关闭不全的典型体征是左心室肥厚（电轴左偏、显著 Q 波、高 R 波和左心室导联中 ST 段的改变）。

4.胸部 X 线　胸部 X 线显示升主动脉扩张，突出的主动脉阴影明显，在主动脉瓣关闭不全中，左心室增大导致心脏肥厚，而出现不同程度的慢性心功能不全，心腰部突出。失代偿性主动脉瓣关闭不全时，左心房也增大，有肺充血或水肿的迹象。

5.超声心动图　超声心动图可用于确诊，明确根本原因，并确定主动脉瓣关闭不全的程度。

尤其要注意小叶的形状和厚度（有无增厚或融合，是二尖瓣还是三尖瓣，有无赘生物，以及有无小叶脱垂）。还应评估主动脉根部和升主动脉的大小和形态（有无升主动脉瘤）在慢性主动脉瓣关闭不全中，典型的是左室舒张末期扩张，左心室射血分数增加。

> **注**
> 一般情况下，主动脉瓣关闭不全时左心室功能受损或恶化是一个警告信号。

彩色多普勒超声可监测主动脉瓣反流的范围。如果存在轻度关闭不全，彩色喷流仅限于流出道。主动脉瓣关闭不全时，由于左心室和主动脉之间的压力迅速平衡，在连续多普勒血流图上，反流速度迅速下降。≤300ms的压力中断期提示主动脉瓣重度关闭不全。二尖瓣前叶舒张扑动运动是主动脉瓣关闭不全的间接征象。

急性主动脉瓣关闭不全时，左室舒张末内径一般不增宽。左心室功能通常是受限或正常的。尤其是在急性严重主动脉瓣关闭不全时，心电图甚至在P波出现之前就出现二尖瓣过早关闭。

6. 心导管　通常不需要心导管检查。在个别病例中，它可用于识别相关的心脏异常或准确测量左心室功能和功能不全的程度。术前，它还可以提供冠状动脉的详细信息。

7. 磁共振　磁共振可以提供关于瓣膜形态和胸主动脉的额外信息，以及可量化左心室功能和反流容积。

（三）治疗

1. 保守治疗　减轻心脏后负荷药物是保守治疗的主要组成部分。儿童期首选的药物是ACEI，适用于所有出现轻微主动脉瓣关闭不全、有症状和（或）患有动脉高血压的患儿。马方综合征患儿应常规应用血管紧张素受体拮抗剂或β受体阻滞剂。

对于急性或失代偿性慢性主动脉瓣关闭不全，静脉注射后负荷减少剂，如硝普钠和正性肌力物质（如多巴酚丁胺、米力农）和静脉给予利尿剂。

外科瓣膜修复或置换的适应证：

（1）心力衰竭症状。

（2）心肌缺血迹象。

（3）左心室功能下降。

2. 外科手术治疗　外科瓣膜修复必须与瓣膜置换相权衡。还应注意的是，主动脉根部或升主动脉的扩张有时也需要手术矫正（如血管成形术、升主动脉置换术，包括冠状动脉移栽术），这使手术变得相当复杂。用人工瓣膜代替主动脉瓣的缺点是需要终身抗凝；生物瓣膜的缺点是使用寿命较短。

Ross手术是瓣膜置换的替代方法（见本章，二十二），即将患儿自己的肺动脉瓣植入主动脉瓣位置，在右心室和肺动脉之间植入同种异体肺动脉瓣。这项手术技术复杂，涉及冠状动脉的移载，但它是唯一允许新主动脉瓣生长的方法。因结缔组织疾病（如马方综合征）而导致主动脉根扩张的患儿禁用Ross手术，这是因为自体肺动脉瓣植入主动脉后也会发生类似的病变。

（四）预后和临床进程

1. 长期预后　许多慢性主动脉瓣关闭不全的患儿多年来无症状，因为左心室可以很好地适应慢性容量超负荷。然而，急性主动脉瓣关闭不全通常很快导致左心衰竭。

2. 门诊检查　即使是轻度主动脉瓣关闭不全，也需要每年至少一次定期门诊检查。所有中、重度主动脉瓣关闭不全患儿都需要更频繁的检查，以便及时确定手术指征。尤其是左心室增大，左心室功能下降，心电图或患儿病史中有心肌缺血及心力衰竭迹象者。

所有置入人工瓣膜（机械、生物或同种异体）后的患儿需要长期预防心内膜炎。在使用人工瓣膜重建心脏瓣膜后，如果修补或修复材料存在残余缺陷，建议心内膜炎预防需6个月或终身预防。

3. 体能和生活方式　轻度至中度主动脉瓣关闭不全和左心室功能及大小正常的患儿在体能或从事运动方面没有限制，但左心室肥厚、心律失常或升主动脉明显扩张的患儿应受到限制。根据发现时的程度，这些患儿必须避免运动，尤其是高强度静力运动。在严重的情况下，必须避免运动。有主动脉瓣关闭不全的马方综合征患儿不应参加竞技运动。

4.青少年和成年人的特殊性 退行性血管和结缔组织疾病是成年人主动脉瓣关闭不全的主要原因。大多数在儿童时期诊断为主动脉瓣关闭不全的患儿直到成年后才出现症状并需要治疗。对于希望生育的妇女，必须注意人工瓣膜置换术后维生素 K 拮抗剂（如苯丙香豆素，华法林）的致畸性。

（邓永鸿　译）

二十四、主动脉缩窄

（一）概述

1.定义 主动脉缩窄是指主动脉弓远端和降主动脉交界处的主动脉变窄。

2.流行病学 主动脉缩窄占所有先天性心脏病的 8%～10%。男女发病比例约为 2：1。

3.发病机制 主动脉缩窄的发病机制有两种学说：一是可能是由于胚胎期主动脉峡部血流减少所致。这一理论很可能是正确的，特别是存在导致主动脉弓和峡部血流减少的宫内心脏缺陷。由于灌注减少，峡部区域无法正常发育，并保持发育不良。

另一种理论认为，在主动脉后壁中存在分散的动脉导管组织，新生儿出生后动脉导管收缩并导致狭窄。这一观点的证据是：出生后动脉导管关闭后，缩窄的症状表现出来。在手术中，可以切除缩窄区域额外的动脉导管组织。

4.分类 早期将动脉导管前和动脉导管后的主动脉缩窄分为婴儿缩窄和成人缩窄是一种误导性的分类，已被弃用。在大多数情况下，狭窄既不在导管前也不在导管后，而是在导管开口的正对面。

5.病理 在大多数患儿中，主动脉有一个环状的近胸缩窄（图 15.77）。从宏观上看，主动脉后壁有一个缺口。

横主动脉弓近端至缩窄处的长管状发育不良主要发生在伴有左室流出道梗阻或 VSD 的患儿中。在这些病例中，主动脉弓和峡部发育不良可能是胚胎期主动脉弓灌注减少导致的。

罕见的缩窄可以发生在其他主动脉段，如腹主动脉。在这种情况下，常有额外的血管狭窄（如肾动脉狭窄）。

6.血流动力学 在新生儿主动脉严重缩窄的情况下，流向下半身的血液是否充足取决于动脉导管的通畅性，右心室通过动脉导管向下半身供血。因此，腿部的血氧饱和度降低（血流动力学状况与胎儿循环相对应）。当导管闭合时，身体的下半部分没有灌注或灌注不足。后负荷的急性增加导致快速的心室失代偿（充血性心力衰竭、休克）。

若缩窄不明显，左心室则承受着慢性压力超负荷。在上半身和下半身之间存在压力梯度；上半身是高血压（狭窄部分前的体循环），但是身体下半部的压力通常是降低或正常。随着时间的推移，在上半身和下半身之间形成侧支循环（通过肋间动脉和胸廓内动脉）。

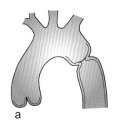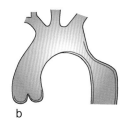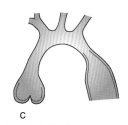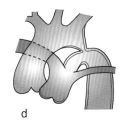

a　　　　　b　　　　　c　　　　　d

图 15.77　主动脉缩窄的形式

注：a.局限性主动脉缩窄；b.管状主动脉缩窄；c.主动脉缩窄伴全主动脉弓发育不良；d.严重主动脉缩窄伴导管依赖性体循环灌注

> **注**
>
> 在严重充血性心力衰竭或 PDA 的新生儿中，身体上半部和下半部之间的血压梯度可能不存在。

7. 伴发的心脏畸形　主动脉缩窄常出现相关的心脏畸形。高达 85% 的主动脉缩窄与二叶主动脉瓣相关。

在复杂的主动脉缩窄中，除了动脉导管未闭外，还有其他相关的心脏畸形。这些病例在新生儿期往往有意想不到的临床表现。常见的相关心脏畸形是由于左心室阻塞或室间隔缺损，导致主动脉弓和峡部的灌注减少：

（1）二叶主动脉瓣。

（2）主动脉狭窄。

（3）Shone 综合征（左心不同梗阻的组合）。

（4）左心发育不良综合征。

（5）室间隔缺损。

（6）房室间隔缺损。

（7）完全性大血管转位。

（8）右室双出口合并肺动脉瓣下室间隔缺损（Taussig-bing 综合征）。

还可观察到血管异常：

（1）左锁骨下动脉起点狭窄。

（2）Lusoria 动脉（在这种情况下，右锁骨下动脉从左锁骨下动脉远端的主动脉弓起，一直延伸到食管后面的右侧）。

（3）脑动脉瘤。

8. 相关综合征　主动脉缩窄常合并 Turner 综合征，约 30% 的患儿有主动脉缩窄。主动脉缩窄很少与下列综合征相关：Ellis-van Creveld 综合征、Holt-Oram 综合征、Marfan 综合征和 Down 综合征。

（二）诊断措施

1. 症状　主动脉缩窄的临床症状因狭窄的严重程度和异常而有很大不同。一方面是主动脉严重缩窄，最早可在新生儿期出现，临床表现为心源性休克（即新生儿型）。另一方面，也有一些其他临床情况，患儿直到儿童后期甚至成年期才出现症状。

（1）新生儿主动脉缩窄症状

①快速进展性心力衰竭伴喂养不良，呼吸急促 / 呼吸困难，肝脾大，皮肤呈灰白色。

②股动脉搏动减弱或消失。

③如果有严重的充血性心力衰竭，左心室就不能产生足够的血压。下半身依靠动脉导管的血流灌注。

④下半身血流因依赖动脉导管灌注导致不同程度的紫绀。如果有严重的主动脉缩窄，下半身通过导管水平的右向左分流获得的是静脉血，导致右臂（导管前）和腿部（导管后）的脉搏血氧饱和度存在差异。

⑤由于下半身的灌注减少，存在肾衰竭、酸中毒和坏死性小肠结肠炎的危险。

⑥约 50% 的病例不能听诊到心脏杂音。如果伴有室间隔缺损或其他心脏畸形，有时可以听到收缩期杂音。如果心室功能明显受损，可能会出现一种快速心率。

（2）老年人、儿童、青少年和成年人的表现：

①主要症状是足 / 腹股沟搏动减弱或消失，以及上半身和下半身之间存在收缩压梯度。

②上半身高血压伴头痛、头晕和鼻出血。

③双足冰冷，运动时小腿疼痛，间歇性跛行（下肢灌注减少）。

2. 听诊　严重的主动脉缩窄在新生儿期就已经有症状了，通常没有杂音。在年较大的儿童中，典型的是锁骨下区和肩胛骨之间的收缩期的晚期纺锤样杂音。如果有二叶主动脉瓣，也可以听到收缩期杂音。背部持续出现血管杂音是身体上半部和下半部之间存在侧支循环的征兆。

3. 心电图　在新生儿主动脉严重缩窄

中，ECG 最初显示右心室肥厚的迹象，因为右心室必须通过 PDA 向下半身供应血液。直到动脉导管关闭后才出现左心室肥厚。

年龄较大患儿的心电图通常是正常的。否则有左心室肥厚的迹象，可能有相应的复极紊乱。

4. 胸部 X 线　危重新生儿有心脏肿大，可能有肺水肿的迹象，表现为充血性心力衰竭。

在较大的儿童中，可以看到扩张的升主动脉和突出的主动脉结节。心脏大小通常是正常的。肋骨切迹是病理性的：这些肋骨尾缘的切迹是由肋间动脉扩张（侧支循环）引起的。直到孩子长大后才发现这种变化。降主动脉凹痕，形状像数字 3。

5. 超声心动图　儿童主动脉缩窄依靠超声心动图可以可靠地诊断。在青少年和成人中，有时需要其他成像技术。

通常可以在胸骨上方的视图中（颈部过度伸展）或右胸骨旁的视图中看到主动脉缩窄。在新生儿中，也可以从肋下方向很容易地看到峡部。

在主动脉的局限性缩窄中，典型的是左锁骨下动脉起始部狭窄后扩张，且主动脉壁向后折叠（后架）。在一个成熟的新生儿中，如果狭窄直径小于 4mm，就必须假定它与血流动力学有关。

如果动脉导管仍然是未闭的，诊断可能很困难。在这种情况下，很难界定狭窄范围。以下特征性表现可能是主动脉缩窄的间接征象：

（1）左锁骨下动脉常起源于主动脉弓远端。

（2）主动脉弓在主动脉缩窄时也可能呈角状（图 15.78）。

（3）如果主动脉出现严重缩窄且下半身血流灌注依赖动脉导管时，动脉导管发生了从右向左分流。

必须检查升主动脉、整个主动脉弓、

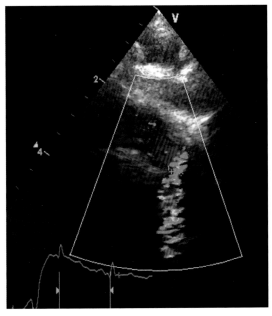

图 15.78　局限性主动脉缩窄的超声心动图

注：该图像显示在胸骨上长轴的主动脉外缩窄的典型发现。主动脉弓呈"角"形，狭窄处可见颜色变化

峡部和降主动脉。横弓发育不良并不少见，尤其是在有其他左心或室间隔缺损的情况下。必须测量狭窄主动脉段的长度。还应检查头颈部血管和肾动脉，以排除狭窄。

确定左心室的大小和功能也很重要。严重主动脉缩窄时，通常左心室扩张，左心室功能受损。

必须排除其他畸形，特别是二叶主动脉瓣、左心其他梗阻或室间隔缺损。

CW 多普勒可以确定狭窄上方的梯度，通常狭窄处上方有一个"锯齿形曲线"（图 15.79）。CW 多普勒还可以显示狭窄区内较快速的血流，较快速的血流覆盖了较缓慢的狭窄前血流；有时可以在多普勒曲线上以血流剖面覆盖的形式看到。主动脉缩窄的一个重要征象和间接证据是腹主动脉或腹腔干的血流减少。

6. 心导管　在大多数情况下，诊断性心导管是不必要的。如果计划进行介入治疗，心导管是主要指征。超声心动图不能清楚显示的其他畸形或解剖结构时，通常可以用其他成像技术来显示或排除。

7. 磁共振 磁共振能很好地显示主动脉峡部和整个主动脉。相关畸形和侧支血管可以清楚地显示出来。包括峡部在内的主动脉三维重建常令人印象深刻（图15.80）。介入或外科治疗后，峡部动脉瘤可以被确诊或排除。磁共振的缺点是压力梯度不能像心导管那样直接确定，不能进行

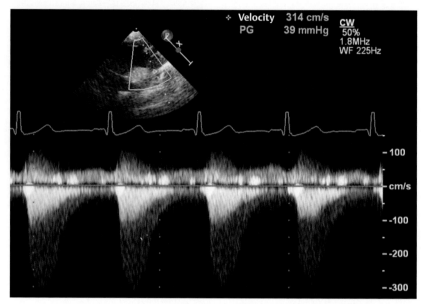

图 15.79　连续波多普勒超声心动图中主动脉缩窄的锯齿波

注：在连续波多普勒超声中，狭窄处可见典型的锯齿状轮廓。在这张图像中还可以清楚地看到狭窄前和狭窄处的血流成像的叠加

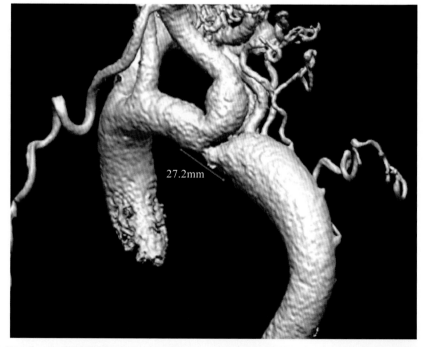

图 15.80　主动脉缩窄的 MRI 三维重建。三维重建清楚地显示了主动脉狭窄的解剖结构

干预。

（三）治疗

1. 保守治疗　如果主动脉出现严重缩窄，可以持续静脉输入前列腺素 E[最初为 50ng/（kg·min）]，以维持或重新建立动脉导管的通畅性，直到可以进行外科治疗。儿茶酚胺和利尿剂可用于治疗充血性心力衰竭。应避免额外给氧，因为它可以通过降低肺阻力来减少通过导管从右向左的分流。如果需要通气，应尝试轻度低通气和高 PEEP 以增加肺阻力。减轻后负荷（如使用硝普钠）可能有助于改善体循环灌注。

介入治疗或手术的适应证：

（1）新生儿严重主动脉缩窄。

（2）上下半身收缩压梯度＞ 20mmHg。

（3）上半身高血压＞第 97 百分位。

2. 介入导管术　介入导管行球囊血管成形术治疗主动脉缩窄是较大儿童、青少年和成人的首选治疗方法。在青少年和成人中，介入性导管球囊血管成形术通常与峡部支架置入相结合。介入导管也是治疗（术后）再狭窄的首选方法。

在新生儿中，再狭窄率太高，所以球囊成形术不是这个年龄组的标准治疗方案。如果由于其他原因不能选择手术，这种方法可作为姑息措施。

在球囊血管成形术中，峡部狭窄逐渐扩大，直到球囊直径达到峡部直径的 2.5 ～ 3 倍（图 15.81）。最大气囊直径不应大于主动脉弓或主动脉在膈肌水平的狭窄前直径。

在青少年和成人中，当主动脉直径的最终大小（几乎）达到时，可以再置入一个支架，稍后再扩张。

可能的并发症是由内膜损伤引起的动脉瘤、再狭窄、主动脉破裂、支架移位或导管进入动脉部分的血栓栓塞形成。

3. 外科手术治疗

（1）手术是未经治疗的新生儿主动脉缩窄的首选方法。可采用不同的手术方式，通常是在非体外循环下进行左侧开胸手术。

①主动脉缩窄切除及端对端吻合（图 15.82a）。在这个过程中，切除狭窄，主动脉的近端和远端吻合。如果主动脉弓有较长的狭窄段或小管发育不良，必须扩大斜切面，然后再端对端吻合。

②"锁骨下皮瓣"主动脉成形术（图 15.82b）：这个手术中很少使用，峡部是通过关闭左锁骨下动脉的一段来修补而变宽的。术后，由于手术，左手臂的血压很低。术后左臂供血来源于侧支血管。

③用涤纶 /Gore-Tex 补片加宽（图 15.82 c）：在此过程中，峡部区域的主动脉纵向切开，峡部用椭圆形补片加宽。目前很少进行这种手术，因为它的再狭窄率很高，达 50%，1/3 的病例在手术部位出现动脉瘤。

④导管置入（图 15.82d）缺点在于，当患儿长大时，可能需要更换管道。

如果同时有室间隔缺损，则必须决定是否通过胸骨正中切口和体外循环下一次手术纠正这两种缺损，或者是否首先通过

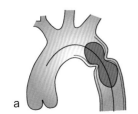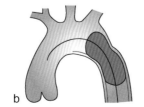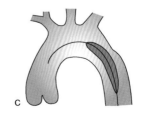

图 15.81　主动脉缩窄球囊扩张术

注：球囊导管从动脉逆行进入主动脉（a）。在主动脉缩窄的区域，通过抽吸球囊（b）扩张狭窄。放气后，可以评估操作是否成功（c）

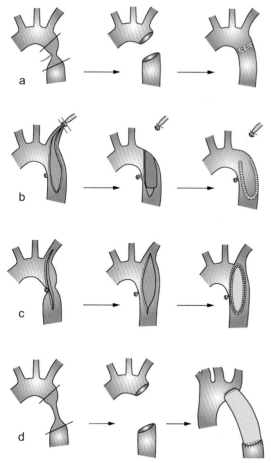

图 15.82 治疗主动脉缩窄的手术方法

注：a. 切除和端对端吻合；b. "锁骨下皮瓣" 主动脉成形术；c. 补片加宽；d. 导管置入（改编自 Park，2008）

左侧开胸手术纠正峡部狭窄，然后必要时在后期关闭室间隔缺损。

（2）潜在的特殊术后并发症

①习惯性血压升高引起的前体压力感受器调节障碍导致矛盾的术后高血压。

②主动脉阻断时间延长和侧支循环不足导致脊髓缺血和截瘫（极罕见）。

③早期再狭窄：在残留的，未充分切除的异位导管组织中，主要发生在用前列腺素预先治疗的病例中。

④复发性膈神经麻痹。

⑤乳糜胸。

⑥侧支和缝合区继发出血（尤其是术后高血压）。

⑦缩窄后综合征：术后 4 ～ 8d 出现恶心、腹部绞痛、肠梗阻，因术后肠系膜血容量 "不适应" 而出现柏油样便，特别是术后高血压未经治疗时。

（四）预后和临床进程

1. 远期结果 新生儿单纯主动脉缩窄术围术期死亡率约为 3.5%。如果同时闭合室间隔缺损，死亡率略高，但 < 10%。在年龄较大的儿童中，手术或导管介入治疗后的死亡率 < 1%。

未经治疗的主动脉缩窄患儿的预期寿命有限。动脉瘤、主动脉破裂或夹层、动脉内膜炎、心肌梗死、视网膜损伤和脑卒中的风险增加。

较大的儿童手术后再狭窄率及相关残余狭窄率为 5% ～ 10%。严重的主动脉缩窄可能需要早期手术，其发生率要高得多。

尽管有效消除了狭窄，但术后持续性高血压的风险随矫正时的年龄而增加。

轻度主动脉缩窄的患儿在手术后具有正常的预期寿命。

2. 门诊检查 即使在矫正主动脉缩窄后，也需要终身定期（如每年 1 次）检查。检查包括对所有四肢进行血压测量，以排除再狭窄和高血压。在超声心动图中，除再狭窄外，还应特别注意在升主动脉的手术和扩张区域可能发生的动脉瘤。特别是在老年患者中，超声心动图有局限性，因此可能需要进行 MRI 才能可靠地评估手术区域。动脉瘤应立即手术修复。

如果术前左心室功能降低，则需要经常监测心功能直至功能恢复。如果存在二叶主动脉瓣，则必须特别注意主动脉瓣狭窄或反流的发生。持续高血压者需抗高血压药物治疗，常用 β 受体阻滞剂治疗。如果存在高血压，即使是微小的残余梯度也应采用介入导管治疗。每 3 ～ 4 年进行一次运动测试。

推荐在介入导管支架术或使用异物进行外科矫正术后 6 个月内预防心内膜炎。存在材料残余缺陷需要长期预防心内膜炎的发生。

3. 体能和生活方式 如果上、下肢之间的收缩压梯度 > 20mmHg 或存在运动性高血压，除非进行明确的治疗，除了低强度动态和无压力静态的运动，不允许进行其他运动。

手术或介入导管术后 3 个月，如果残余梯度 < 20mmHg，休息时和运动时血压正常，允许进行竞技运动。仍应避免高强度等张运动。当然，如果手术区出现明显的主动脉扩张或动脉瘤，则限制运动。

4. 青少年和成年人的特殊方面 大多数在青春期或成年期才被诊断为主动脉缩窄的患儿是无症状的，通常在体检中发现并检查出心脏杂音或动脉高压时才做出诊断。

然而，大多数成人患者都接受过手术或介入性导管治疗。在这些患者中，必须注意手术峡部的动脉瘤需要手术修复。这些动脉瘤的发生率高达 30%，特别是在补片加宽后。再狭窄也不少见。成年后偶尔出现主动脉瓣狭窄或反流常与二叶主动脉瓣相关。

原发性导管内支架置入术是儿童、青少年或成年期首次诊断为主动脉缩窄的首选治疗方法。然而，手术或介入治疗越晚，即使治疗后没有残余梯度，持续动脉高血压的风险也越高。在这些情况下，ACEI 或 β 受体阻滞剂（如卡维地洛）通常用于治疗高血压。

（邓永鸿 译）

二十五、主动脉弓离断

（一）概述

1. 定义 胸主动脉完全中断称为主动脉弓离断。这两部分之间最多有一个组织样的连接，但没有管腔。下半身和主动脉

弓远端到离断处的灌注取决于动脉导管的开放（图 15.83）。

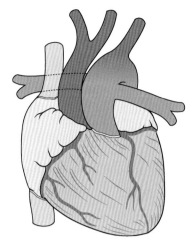

图 15.83 主动脉弓离断（B 型）的心脏的外观
注：主动脉弓在左锁骨下动脉和左颈动脉之间的离断。动脉导管供应的体循环远端至离断处的血流。升主动脉比肺动脉窄

2. 流行病学 主动脉弓离断非常罕见，约占所有严重先天性心脏畸形的 1%。男女发病率大致相同。

3. 分型 根据离断的部位和头颈血管开口位置，将主动脉弓离断分 A、B 和 C 三型（图 15.84）：

A 型：离断位于左锁骨下动脉远端（位置类似于主动脉缩窄；占 33%）。

B 型：颈总动脉和单侧锁骨下动脉之间的离断（占 66%）。

C 类：离断发生在两侧颈总动脉（少见）。

4. 病因 主动脉弓离断起源于第 3、4 咽囊区主动脉弓的圆锥干畸形。A 型和 B 型的病因可能不同。如，75% 的 B 型主动脉弓离断与 22q11 染色体微缺失有关，而 22q11 微缺失在 A 型和 C 型中较少见。A 型有时被认为是主动脉缩窄的一种极端形式。

5. 血流动力学 下半身和离断远端的主动脉血供完全依赖于动脉导管的开放。只有极少数情况下，下半身由侧支循环供

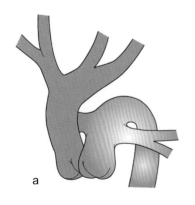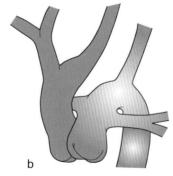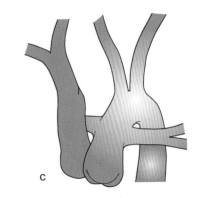

图 15.84　主动脉弓离断的类型

注：a 型：左锁骨下动脉远端主动脉弓离断；b 型：颈总动脉和单侧锁骨下动脉之间的主动脉弓离断；c 型：两条颈总动脉之间的中断

血。当动脉导管闭合时，患者就会出现症状。在极少数没有室间隔缺损的病例中，由于从右向左分流，上半身和下半身之间出现差异性紫绀（上半身的 SaO$_2$ 大于下半身）。

> **注**
>
> 主动脉弓离断常伴有其他心脏畸形，除了 PDA、VSD、主动脉瓣下狭窄以及主动脉瓣二瓣化畸形尤其常见且有相关性。只有 3%～4% 的病例仅有主动脉弓离断存在。

6. 伴发的畸形　常见的心脏畸形有：

（1）PDA，最常见，保证了狭窄远端体循环的灌注。

（2）VSD，占 90%，通常对位不齐，由于左室流出道的移位而导致功能性主动脉瓣下狭窄。

（3）主动瓣畸形（如主动脉二瓣化畸形）。

（4）二尖瓣畸形（如二尖瓣闭锁）。

（5）主肺动脉瘤。

（6）主肺动脉窗。

（7）共同动脉干。

（8）右室双出口。

（9）大动脉转位。

（10）右位主动脉弓。

在主动脉弓离断的情况下，偶尔会出现右锁骨下动脉起源异常，作为左侧锁骨下动脉远端的一个畸形动脉，并一直延伸到食管右后方。

7. 相关症状　75% 的 B 型主动脉弓离断存在 22q11 染色体微缺失，而 A 型和 C 型中较少见。

> **注**
>
> 主动脉弓离断，尤其是 B 型，应考虑 22q11 染色体微缺失。

（二）诊断检查

1. 症状　患儿在动脉导管闭合后的头几天内出现症状，主要症状通常是急性心力衰竭或心源性休克，与主动脉缩窄类似：

（1）充血性心力衰竭伴呼吸急促、肝大、喂养困难、嗜睡直至心源性休克。

（2）离断的主动脉弓远端灌注不足导致下半身呈灰色紫绀。

（3）上半身和下半身之间的血压差异。注意：只有当左心室功能尚可或已经恢复时，才会出现血压差异。心源性休克时，所有肢体的血压都显著降低。还应注意位于食管后的畸形出现，它出现在离断动脉的远端，供应右臂血液，右臂和腿部之间的血压没有差别。

（4）上半身和下半身之间的血氧饱和度有差异（即差异性紫绀）。因为室间隔缺损几乎总是存在，通过左向右分流和肺循环导致肺动脉血氧饱和度增加，因此大部分病例差异并不显著。

（5）代谢性酸中毒。

（6）肾衰竭出现少尿或无尿。

（7）下半身灌注不足导致增加坏死性小肠结肠炎的风险。

2. 听诊　结果通常不确定。如果有室间隔缺损，左胸骨旁第 3、4 肋间最强搏动点有典型的收缩期杂音。在急性充血性心力衰竭期间听不到杂音。可能会听到充血性心力衰竭标志性的奔马律。

3. 心电图　通常意义不大。因右心室要通过动脉导管供应体循环，因此可能有右心室肥厚的表现。

4. 胸部 X 线　典型的表现是心影增大和肺血管纹理增多（伴有室间隔缺损者可见肺血流量大，伴左心衰竭者可见肺淤血）。如果染色体 22q11 缺失，胸腺（狭窄纵隔阴影）可能缺失。

5. 超声心动图　超声心动图显示升主动脉和降主动脉之间连续性中断。肺动脉较宽，比升主动脉宽得多，是典型的影像特征。升主动脉显著狭窄，通常以异常陡峭的坡度分出头、颈部血管。

具体位置（相对于单个颈动脉的中断）和中断的程度必须通过超声心动图来确定。此外，还可看到动脉导管并入降主动脉。彩色多普勒超声可显示动脉导管存在右向左分流。

左室流出道的评估很重要；室间隔缺损常导致功能性主动脉瓣下狭窄，其原因是左室流出道肌性隔膜移位。还可以评估室间隔缺损的位置、大小和血流动力学相关性。

注意鉴别异常的锁骨下动脉以及其他相关异常（主动脉瓣二瓣化、大动脉转位）。

6. 心导管　心导管检查可明确解剖结构。在肺动脉和动脉导管内注射造影剂，观察远端主动脉。探头逆行至升主动脉可观察主动脉弓近心端。注意观察有无相关异常。

7. 磁共振　磁共振可从三维视角观察主动脉，排查相关畸形。术后，磁共振主要用于评估主动脉弓的再狭窄或残余狭窄。

（三）治疗

1. 保守治疗　术前持续注射前列腺素 E[初始 50ng/（kg·min），之后降低剂量] 可维持动脉导管开放，常需要行气管插管及呼吸机辅助呼吸。如情况尚可，不需常规给氧，因为吸氧可降低肺循环阻力，从而减少了动脉导管的左向右分流。如果有大的室间隔缺损，可能导致肺血过多。出于同样的原因，盲目的保护也应避免。儿茶酚胺和利尿剂可用于治疗心力衰竭。

2. 手术治疗　患者稳定后可进行手术治疗，一般优先采用单期完成。如伴有复杂的心脏畸形，且同时有室间隔缺损，有时需先重建主动脉弓，环缩肺动脉，以防止肺血流量过大。二期手术再纠正其他畸形。

直接吻合可重建升、降主动脉的连续性（图 15.85），有时需要置入导管。纠正心脏畸形的手术可能相当复杂。

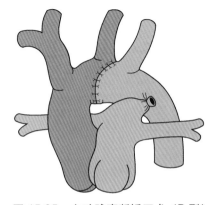

图 15.85　主动脉离断矫正术（B 型）

注：主动脉弓的两段直接吻合。此外，动脉导管未闭被切断并结扎

（四）预后和临床进程

1. **远期预后** 未经治疗，大多数儿童在出生后头几周内死亡。近年来，手术死亡率已大大降低。单期手术的死亡率为10%，伴有复杂心脏畸形的双期手术的死亡率为30%。

如果患者术后短期内能存活，通常预后很好。然而，50%的患者可能需要再次手术和导管介入。原因主要是主动脉弓再狭窄和残余狭窄，或术前仅为轻度的主动脉瓣下狭窄发生进展。

2. **门诊检查** 主动脉弓离断矫正术后，需定期、终身行心脏检查。在检查中，必须特别注意再狭窄和残余狭窄，以及主动脉瓣下狭窄的进展。主动脉瓣二瓣化畸形会增加主动脉狭窄和（或）反流的风险。

如果使用了植入物，术后6个月需预防心内膜炎。如果异物植入区有残留的缺损，则需要长期预防心内膜炎。

3. **体能和生活方式** 大多数患儿术后生活质量都很好，与主动脉缩窄矫正术后患儿体能状况相似（本章，二十四）。然而，在个别病例中也可能存在一些畸形，如主动脉瓣下狭窄或主动脉瓣狭窄。

4. **青少年和成年人的特殊方面** 几乎所有主动脉弓离断的青少年和成年人在新生儿时期都接受了外科矫正。当超声心动图检查存在局限时，磁共振检查可有效地评估再狭窄和残余狭窄。

（曾　珠　译）

二十六、先天性血管环

（一）概述

别称：吊环、吊索。

1. **定义** 血管环是通过形成完整或不完整的血管环而导致气管和（或）食管受压的一组血管畸形。在主动脉弓起源和形成中，许多血管变异是已知的，其中只有一小部分会形成血管环而出现症状。

2. **流行病学** 先天性血管环占所有心血管异常的1%～3%。由于存在许多无症状变异，发生率可能被低估。男孩比女孩发病率高。

3. **发病机制** 血管环是由于对称的胚胎鳃弓动脉的闭塞不全，主动脉弓随着这些血管发育形成。

4. **分类** 分为完全性和不完全性血管环，两者的区别在于完整的和不完整的血管环。完全性血管环包围了气管和食管。不完全性的血管环不完全包围气管和食管，但可以压迫气管、支气管和（或）食管。完全性的血管环通常比不完全性的血管环引起更严重的症状。

5. **伴发的畸形** 多达50%的先天性血管环患儿伴有心脏相关畸形和非心脏畸形发生。

（1）心脏相关畸形

①室间隔缺损。

②法洛四联症。

③主动脉缩窄。

④动脉导管未闭。

（2）非心脏畸形

①气管食管瘘。

②唇腭裂。

③声门下狭窄。

④支气管软化。

⑤环状软骨（尤其是伴肺动脉悬带）。

6. **相关症状**

（1）22q11基因的微缺失（高达25%的双主动脉弓病例）。

（2）21三体综合征。

（3）Charge综合征。

（二）完全性血管环

1. **双主动脉弓** 约1/3的先天性血管环累及双主动脉弓。成对的主动脉弓在胚胎期由第四鳃弓动脉发育而来。正常情况下，右主动脉弓消失。如果两支动脉弓持续存在，则形成双主动脉弓。

在双主动脉弓中，升主动脉分成两支血管，完全环绕气管和食管，形成完整的环（图 15.86）。在降主动脉起始部，两个主动脉弓重新相汇。左主动脉弓走行在食管和气管前，右主动脉弓位于气管和食管的后面。两条独立的血管分别来源于各自的主动脉弓——颈动脉和锁骨下动脉，即右颈动脉和右锁骨下动脉起源自右主动脉弓，左颈动脉和左锁骨下动脉来自左主动脉弓。两个主动脉弓的内径往往不相等，大多数情况下，右主动脉弓口径较大。动脉韧带可增加对气管和食管的压缩。

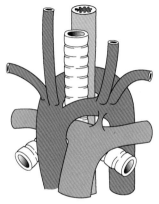

图 15.86　双主动脉弓，形成一个完整的环
注：左右主动脉弓完全环绕气管和食管。右主动脉弓在气管和食管后面，左主动脉弓在前面。大多数情况下，右主动脉弓比左主动脉弓大

2. 右主动脉弓伴左锁骨下动脉、左动脉导管或韧带异常　这种异常至少占所有先天性血管环的 1/3。右主动脉弓穿过右主支气管，然后走行在气管和食管后面。左动脉导管或动脉韧带从降主动脉到肺动脉走行在气管的左侧，气管和食管因此被完全包围。左颈总动脉起源于主动脉弓的第 1 支血管，第 2 支是右颈总动脉，第 3 支是右锁骨下动脉。最后 1 支异形弓状血管由左锁骨下动脉及来自 Kommerell 憩室的动脉导管汇成。这是主动脉弓的外翻，还能压迫气管和食管（图 15.87）。

正常主动脉弓为左主动脉弓。左主动脉弓在气管和食管前穿过左主支气管。右主动脉弓穿过右主支气管，然后走行在气管和食管后面。在大多数情况下，右主动脉弓位于脊柱右侧下行（降主动脉右侧）。偶尔，主动脉也可能穿过脊柱前面的左侧，沿脊柱左侧下行（在降主动脉的左边）。在右主动脉弓中，头颈部血管的起始点应与左主动脉弓相比呈镜像排列，但也有许多变异。如果主动脉弓血管的起源是镜像的，那么首先出现的主动脉弓就是左头臂干，它分为左颈总动脉和左锁骨下动脉。第二主动脉弓血管是左颈总动脉，第三是右锁骨下动脉。大多数情况下不形成环，因为动脉导管 / 动脉韧带通常从头臂干在气管和食管前走行到左肺动脉。然而，右主动脉弓往往与法洛四联症或其他心脏缺陷有关。

根据经验，最先从主动脉弓发出的血管是对侧颈总动脉或颈动脉发出的血管。因此，第一个从左主动脉弓发出的血管是右颈总动脉或头臂干，而右颈总动脉起源于此。相应的，在右侧主动脉弓中，首先出现的主动脉弓血管是左颈总动脉或头臂干，左颈总动脉起源于此。

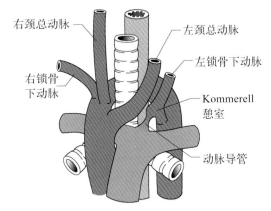

图 15.87　右主动脉弓伴左锁骨下动脉和左动脉韧带异常。右主动脉弓在食管和气管后面。韧带在气管和食管的左侧延伸至肺动脉的分叉处，形成完整的血管环。动脉导管与左锁骨下动脉共同起源于 Kommerell 憩室

（三）不完全性血管环

1. 肺动脉悬带　肺动脉悬带是非常罕见的。左肺动脉起源于主动脉和气管右侧

的右肺动脉，穿行到气管和食管的左侧（图15.88），这会导致气管和（或）食管受压。这种畸形常与末端气管环状软骨有关。

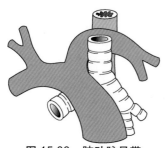

图 15.88　肺动脉悬带

注：左肺动脉起源于主动脉和气管的右侧，由右肺动脉向左侧在气管和食管之间穿行

2. **右头臂干畸形**　右头臂干畸形约占所有先天性血管环的10%。头臂干畸形起源于主动脉弓内侧，在气管前方有较长一段经过，可造成气管压迫（图15.89）。

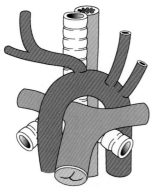

图 15.89　右位头臂干畸形

注：右位头臂干起源于离主动脉弓中段较远的内侧，在气管前方有相对较长一段，可造成压迫

3. **Lusoria 动脉**　Lusoria 动脉是由于在胚胎发育过程中右第四鳃弓动脉代替左侧闭塞形成的。正常情况下，右锁骨下动脉起源于头臂干（图15.90）。右锁骨下动脉的异常起源，作为最后一根出现在主动脉弓远端的血管，称为迷走右锁骨下动脉。迷走右锁骨下动脉在食管和气管后面从左穿行到右。这可能会压迫食管和气管，但大多数患者没有症状。

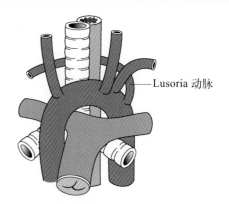

图 15.90　Lusoria 动脉

注：右锁骨下动脉起源异常，起源于主动脉弓左锁骨下动脉远端的最后1支血管。Lusoria 动脉在食管后面，从左穿到右

（四）诊断措施

1. **症状**　血管环的主要症状是气管和食管受压引起的吸气困难和吞咽困难。完全性血管环通常比不完全性血管环引起的症状更明显。

双主动脉弓或肺动脉悬带患儿通常在出生后的头几个月内出现症状。其他血管环通常在婴儿晚期或儿童早期才会引起症状。

（1）典型的症状

①喘鸣，吞咽时喘鸣加重。

②气喘、压迫性咳嗽、呼吸困难、窒息、反射性呼吸暂停和紫绀。

③吞咽困难（通常是在饮食中添加固体食物时），呕吐。

④慢性咳嗽，易受感染，发育迟缓。

⑤呼吸暂停（经常由进食或用力引起）。

⑥代偿性的过度伸展颈部以减轻气管狭窄。

（2）鉴别诊断：排除与吸气性喘鸣和吞咽困难相关的疾病，应考虑鉴别诊断：喉软化、纵隔肿瘤、异物、喉炎或气管炎、声带麻痹或功能障碍、鼻孔后狭窄、气管食管瘘、消化道狭窄或异常。

2. **听诊**　如果没有伴随的心脏异常，心脏听诊的发现并不明显。

3. 心电图　如果没有伴随的心脏异常，心电图表现不明显。

4. 肺功能检测　流量曲线通常表示胸腔外梗阻。有时也可以发现呼气梗阻。

5. 胸部 X 线　胸部 X 线片可见由血管环引起的气管压痕。侧位图像中气管前向突出是血管环的标志。在右侧主动脉弓，气管前右侧可见软组织影，气管特征性的向左移位。如有必要，检查可辅以钡剂吞咽，使食管上的印痕清晰可见。

6. 超声心动图　超声心动图可为确定血管环提供重要信息。如果左主动脉弓起源正常，右头臂干分叉正常，肺动脉分叉正常，则排除血管环。主动脉弓血管最好选择胸骨上视图。

超声心动图也可以用来排除或检测相关的心脏缺陷。然而，超声心动图受以下事实限制：即使能够可视化，排除气道和闭锁性血管段异常也非常困难。

7. 支气管镜检查　支气管检查不是必需的，但如果假定主要异常在气管或支气管时则应进行。血管环的典型表现是刀形，在气管或支气管处的搏动性压痕或合并气管软化。

8. 心导管　血管环的心导管检查在很大程度上已被磁共振所取代。

9. 磁共振　磁共振是血管环可视化的首选诊断方法。在磁共振扫描的心脏、血管、气管、支气管和食管清晰可见，相互位置关系一目了然。

（五）治疗

1. 保守治疗　保守治疗是过渡到手术治疗的临时方案：抬高上半身，减少感染引起的水肿，必要时给予镇静药。

2. 手术治疗　手术是血管环的最终治疗方法，所有有症状的患儿都是适应证。手术左外侧胸切开。如果解剖结构复杂（如肺动脉悬带），可能需要经胸骨正中切开。手术过程取决于潜在的血管环。

（1）双主动脉弓：在双主动脉弓中，切断较小的主动脉弓（通常是左弓）。如果环由肺动脉韧带形成的环，那么同时切除。

（2）右主动脉弓伴左锁骨下动脉和左动脉导管或韧带异常：切断韧带，切除扩大的 Kommerell 憩室，并将异常锁骨下动脉转移至左侧颈总动脉。

（3）肺动脉悬带：在左肺动脉起始部横切，在气管前置入肺动脉主干。如果也有环状软骨导致气管狭窄，受累的气管段需要部分切除。

（4）右头臂干畸形：有明显症状的患者推荐行主动脉弓固定术，将主动脉弓和头臂干固定于胸骨后，防止血管移位压迫气管和食管。

（5）动脉畸形：只有出现少见的吞咽困难症状时才需要将迷走右锁骨下动脉切断、再植入。

（六）预后和临床进程

1. 远期预后　心脏血管环矫治术一般预后很好。目前围术期死亡率＜1%，远期效果通常良好。术后喘鸣症状可能会持续数周甚至数月直至气管软骨稳定，尤其是幼儿。如果伴有气管或支气管异常，症状会持续存在。

2. 门诊检查　术后应特别注意检查如喘鸣、吞咽困难等症状。这些症状可能是由于 Kommerell 憩室切除不充分、血管环横断不全或伴随异常所致。甚至在手术成功后，可能需要几周甚至几个月的时间才能完全恢复。

在矫正了肺动脉悬带后，需要检查左肺动脉的植入部位是否存在狭窄。锁骨下动脉植入术后若两臂血压存在差异，表明存在狭窄。

3. 体能生活方式　诊断出血管环后，患儿在术前应避免进行体力活动。有时劳累时会出现危及生命的低通气甚至呼吸暂停（Hering-Breuer 反射）。手术矫治后，除有其他畸形外，绝大多数患儿不需限制运动。在有些（甚至无症状的）患者中，术后可能仍有肺功能异常。

4.青少年和成年人的特殊方面　成年期很少诊断出相关的血管环。患者通常在婴儿期和幼儿期就有症状。然而，年长患儿在确诊前有可能被误诊为哮喘，并为此接受了多年的治疗。

（李燕君　译）

二十七、二尖瓣狭窄

（一）概述

1.定义　二尖瓣狭窄是阻碍舒张期血流从左心房到左心室的一种心脏异常。

2.流行病学　单纯的先天性二尖瓣狭窄是罕见的，仅占所有先天性心脏缺陷的0.5%。先天性二尖瓣狭窄通常与其他心脏畸形一起发生（如伴随其他左心狭窄的Shone综合征）。在发展中国家，到目前为止，大多数二尖瓣狭窄病例是由风湿热引起的，但这种情况在儿童时期很少发病。

3.病因　瓣叶、二尖瓣环、腱索和乳头肌必须完好无损，二尖瓣才能正常工作。这些结构在发育过程中的任何问题都可能导致先天性二尖瓣狭窄。

如果左心有其他障碍物（如主动脉瓣狭窄或闭锁），血流减少，二尖瓣不能正常发育，会造成发育不良。

在风湿热中，链球菌感染导致异常的免疫反应，影响不同的器官系统。在心脏，交叉抗体直接作用于心脏蛋白会导致全心炎。长期病变则引起心脏瓣膜瘢痕形成。

此外，二尖瓣狭窄可出现在（Mustard/Senning）心房调转术后。

4.血流动力学　由于二尖瓣狭窄，左心室的舒张期充盈减少且左心房的压力增加，心输出量相应减少，最初仅在运动时，后来在休息时也是如此。

由于左心房压力增加，肺静脉充血，极端情况下发生肺水肿。肺高压进一步发展，可能导致右心室超负荷。

5.分类　根据二尖瓣狭窄的部位分为瓣上、瓣膜和瓣膜下二尖瓣狭窄。然而，先天性二尖瓣狭窄通常不止影响一个部位，从而导致二尖瓣狭窄程度各不相同。在先天性二尖瓣狭窄中，腱索通常缩短并变厚，并且瓣叶的边缘也变厚、乳头肌经常变形并且靠近在一起。二尖瓣瓣环通常发育不良，与左心室发育不良密切相关（见本章，二十）。

下面列出了先天性二尖瓣狭窄的特殊形式。

（1）瓣上环：这种形式的二尖瓣瓣上狭窄，在二尖瓣上方有纤维环或纤维膜（图15.91）。这种异常通常合并有Shone综合征。

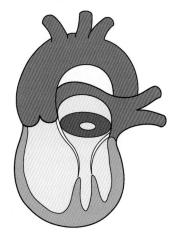

图15.91　二尖瓣的瓣上狭窄环

注：二尖瓣的瓣上狭窄由纤维环或纤维膜引起。与三房心不同，膜位于卵圆孔下方

（2）三房心：在三房心中，左心房被膜分成两部分。在功能上，三房心相当于二尖瓣瓣上狭窄，但成因不同，即在三房心中，胚胎期肺静脉汇合在左心房形成后，而没有完全参与到左心房胚胎发育，其血流动力学主要取决于膜开口的大小。三房心通常孤立发生，但也可能与肺静脉异位连接、动脉导管未闭或永存左上腔静脉相关。

通过膜的位置可以将三房心与瓣上环区分开：在三房心，膜始终位于卵圆孔和左心耳上方；在瓣上环，它始终低于这些结构。

（3）降落伞样二尖瓣：在降落伞样二尖瓣中，左心室只有一个乳头肌（单乳头肌），所以两个瓣叶的腱索像降落伞一样被拉到一起（图 15.92）。降落伞样二尖瓣是最常见的先天性二尖瓣狭窄并导致梗阻，尤其是瓣膜下阻塞。

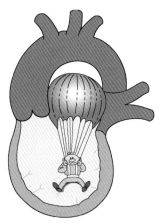

图 15.92　降落伞样二尖瓣

注：二尖瓣所有的腱索像降落伞一样被集中拉到与单一乳头肌（单乳头肌）相连

（4）吊床样二尖瓣：在吊床瓣膜中，瓣叶通常明显增厚并在边缘处卷起。此外，腱索明显缩短或完全不存在，因此瓣叶有时直接附着在乳头肌上（图 15.93）。这些

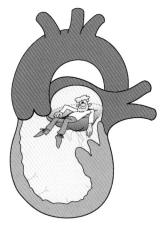

图 15.93　吊床样二尖瓣

注：二尖瓣的腱索完全缩短或不存在。有时瓣叶直接附着在乳头肌上。穿过瓣膜的腱索还可以阻碍血液流过瓣膜。瓣膜的形状类似于吊床

乳头肌变形（乳头肌残端）并且高度附着在左心室后壁上。此外，纤维索带可以穿过二尖瓣开口并使其移位。从上面看，二尖瓣看起来像一个吊床。在血流动力学方面，瓣膜功能不全是最突出的特征，但也经常出现狭窄。这个异常现象非常罕见。"二尖瓣拱廊"通常作为别称使用。

（5）双孔二尖瓣：在这类病例中，二尖瓣具有两个单独的开口。这是由过多的组织穿过实际的二尖瓣开口并将其分开引起的。在大多数情况下，两个开口不是位于中央，而是偏离中心的。

6. 伴发的心脏畸形　二尖瓣瓣上狭窄和降落伞样二尖瓣是 Shone 综合征的一部分，同时伴有左心的各种阻塞。例如，二尖瓣瓣上狭窄、降落伞样二尖瓣、主动脉瓣瓣下狭窄、主动脉瓣狭窄和主动脉缩窄。

三房心通常伴有永存左上腔静脉及肺静脉异位连接。严重发育不良的二尖瓣可伴有左心综合征。此外，室间隔缺损通常伴有先天性二尖瓣狭窄，二尖瓣狭窄和房间隔缺损的组合称为 Lutembacher 综合征。

（二）诊断措施

1. 症状　根据狭窄程度和伴随的异常，最突出的症状是肺充血和心输出量减少。轻度二尖瓣狭窄通常无症状，多数严重的狭窄有以下典型症状。

①反复感染、干咳（充血性，特别是平躺时）、呼吸急促/呼吸困难。

②肺充血、肺水肿、阻塞性肺血管病变和肺高压。

③喂养困难、发育迟缓和活动耐力降低。

④右心功能不全时，肝脾大和水肿。

⑤扩大的左心房压迫食管可引起吞咽困难，压迫气管可引起肺不张。

⑥心房扩大导致的室上性心律失常（如房扑/房颤）。

2. 听诊　第一心音增强。偶尔能听到第二心音之后的二尖瓣开瓣音。狭窄越严重，第二心音与二尖瓣开瓣音的间隔越短。

低频的舒张期"隆隆"样杂音，通常在第二次心音后或二尖瓣开放后不久可听到，是二尖瓣狭窄的典型表现。最强搏动点位于心尖和胸骨左侧第4肋间。左侧卧位杂音更响。

3. 心电图　在二尖瓣狭窄中，通常存在二尖瓣P波（P波双峰，峰间距超过0.1s），可能是右心室压力超负荷的迹象，也可能是右心复极紊乱。随着时间的推移，可能引起的房扑/房颤，导致心房超负荷。

4. 胸部X线　胸部X线显示左心房扩大，心房扩张导致位于左心房正上方和正后方的气管分岔扩大。心腰部通常是扁平的；有时扩大的右心房在心脏轮廓内显示为阴影。侧位图像显示心脏后间隙变窄伴有食管印痕。

下肺野混浊，边缘不清，肺血管增宽提示肺充血。也可检测到Kerley B线，水平线主要出现在下部和侧面区域。如有高血压则肺段突出。

5. 超声心动图　超声心动图检查可明确诊断并评估狭窄程度。二维图像显示左心房的扩大，右心室和心房也经常扩大。连续波多普勒检查可明确狭窄的严重程度：二尖瓣舒张期血流峰值超过2m/s表明二尖瓣狭窄。然而，二尖瓣的平均压力梯度和血流速度积分（VTI）更适合量化二尖瓣的狭窄度。

（1）严重程度可通过测定平均压力梯度确定

①轻度狭窄：< 5mmHg。

②中度狭窄：5 ~ 10mmHg。

③严重狭窄：> 10mmHg。

可利用压力半衰期（PHT，见图15.94）和经验公式来估算二尖瓣开口面积：

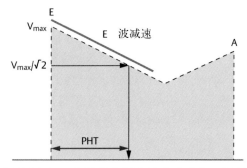

图15.94　二尖瓣狭窄测定压力半衰期（PHT），连续多普勒可以看到二尖瓣血流的轮廓，二尖瓣口血流可见典型的E波和A波。PHT是初始的最大压力梯度减至一半所需的时间

$$二尖瓣开口面积（cm^2）= \frac{220}{PHT（ms）}$$

可以使用伯努利方程（Bernoulli方程）估算三尖瓣关闭不全时右心室的压力，彩色多普勒可明确有无合并二尖瓣关闭不全。

（2）此外，必须详细观察以下解剖结构并进行评估。

①瓣上区域：是否存在瓣上环（可见一光带）、三房心或肺静脉狭窄？

②瓣环：二尖瓣和三尖瓣的直径。

③瓣叶：如果存在瓣膜狭窄，瓣叶通常会变厚并融合。此外，必须评估瓣叶的位置。

④腱索：腱索通常变厚或缩短。

⑤乳头肌：在降落伞二尖瓣中，只有一条乳头肌与腱索相连，就像降落伞一样。在吊床瓣膜中，乳头肌短而粗。

6. 心导管　在大多数情况下，心导管检查不是必需的，除非存在难以量化的血流动力学或无法明确地排除相关畸形。血流动力学测量包括确定肺循环和左心房的压力，并测量压力梯度（左心室舒张末压和左心房A波的差异）。心房的压力是通过楔压（通过堵塞的肺动脉导管或探测左心房来测量）评估的。在二尖瓣狭窄中，心脏舒张期的心房压力高于舒张末期心室压力。心房收缩波（A波）增加；舒张早期压力下降持平。

4fpfff＜

（三）治疗

1. 保守治疗　利尿剂适用于肺淤血或水肿。可以用地高辛（或 β 受体阻滞剂）以降低心率并增加心脏舒张期压力以排空左心房。但是，在给予地高辛时应该谨慎行事。经验法则曾经是："二尖瓣狭窄绝不给地高辛。"由于地高辛增强收缩力，右心室产生更大的心输出量，这可能不会"适合"狭窄的二尖瓣，并可导致肺水肿和急性失代偿。

对于相关的二尖瓣关闭不全，使用 ACEI 减少后负荷以改善射血分数。房颤者应考虑抗凝预防血栓栓塞、预防和抗心律失常治疗。

手术或导管介入治疗的指征：

（1）先天性二尖瓣狭窄患儿症状严重（NYHA Ⅲ级或Ⅳ级）且平均压力梯度＞10mmHg。

（2）先天性二尖瓣狭窄患儿存在中度症状的且平均压力梯度＞10mmHg。

（3）无症状患儿肺动脉压＞50mmHg 以上且二尖瓣平均压力梯度＞10mmHg。

（4）反复发作的房颤、血栓栓塞和咯血。

（5）有儿童发育迟缓的症状，劳累性呼吸困难或肺水肿。

2. 导管介入术　如果瓣膜形态适合球囊瓣膜成形术，球囊扩张术是治疗先天性二尖瓣狭窄的方式。在某些情况下，它可能是外科手术前的前期姑息治疗。

尽管球囊瓣膜成形术是风湿性二尖瓣狭窄的有效治疗方法，但用于先天性二尖瓣狭窄的效果并不佳。最常见的并发症是介入后二尖瓣关闭不全。因此，对于已经较严重的二尖瓣关闭不全，禁忌行球囊瓣膜成形术。

3. 手术治疗　外科手术取决于二尖瓣的形态和患儿的年龄。在婴儿期和儿童期，瓣膜保留手术优于瓣膜置换术。如果效果不理想，仍可以在以后进行二尖瓣置换术。

（1）单纯的二尖瓣狭窄：如果单纯的二尖瓣狭窄不能进行球囊瓣膜成形术，则进行融合部切开术，切开或缝合瓣膜。手术风险＜1%。

（2）降落伞二尖瓣：瓣膜重建逐渐用于降落伞二尖瓣，它可能包括分离单乳头肌肌肉、切除腱索之间过多的组织。有时需更换二尖瓣。

（3）瓣上环 / 三房心：切除瓣上环或膜，预后良好。

（4）二尖瓣置换：如果不能手术重建二尖瓣，则必须换瓣，这可以在直径约为 15mm 的瓣膜上进行。可使用人工瓣膜（如圣犹达）。它们的优点是耐用，但童年时期手术的一个明显缺点是瓣膜不会随着孩子一起生长，因此必须进行再次手术。此外，需要使用香豆素衍生物（苯丙香豆素，华法林）进行终身抗凝。生物瓣膜（猪瓣膜，异种移植物）是一种可能的替代方案。在这种情况下，不需要长期抗凝。缺点是由于生物瓣膜的退化，通常需要再次手术。低龄儿童，可以使用倒置的主动脉瓣。

（四）预后和临床进程

1. 长期预后　轻度二尖瓣狭窄的患儿可以在相当长的时间内无症状，相对而言，儿童出现房扑或房颤很少见。对于先天性二尖瓣狭窄或降落伞二尖瓣，导管介入或瓣膜手术矫正都是姑息性措施，因此即使术后，残留缺损通常存在且需再次手术（通常是二尖瓣置换）。

2. 门诊检查　二尖瓣狭窄患儿需要终身复查，这对于确定何时进行介入或外科手术非常重要。除了通过超声心动图确定瓣膜上的压力梯度外，还必须注意临床症状。通过常规心电图检查以排除房性心律失常。

介入术后或外科术后应注意残余狭窄或再狭窄。在儿童期更换瓣膜后，可以预见患儿会"长大得不适用"瓣膜。如果使用生物瓣膜，则必须检查其功能是否完好。置入机械瓣膜后，严格的抗凝治疗非常重要（目标 INR 2.5 ～ 3.5）。对于生物瓣膜，ASA 推荐使用为期 3 个月的血小板聚集抑制剂。如果没有房颤，则不再需要进行抗凝治疗。在使用人工材料进行瓣膜重建后，在手术后的前 6 个月，需要预防心内膜炎；如果人工材料附近有残留缺陷，则需终身预防心内膜炎。置入人工瓣膜（机械或生物）后，还需要长期预防心内膜炎。

3. 体能和生活方式　在轻度无症状二尖瓣狭窄患儿中，通常不需要限制体力活动。患有轻度二尖瓣狭窄、窦性心律的患儿可以参加低至中等体力活动。如果出现严重的二尖瓣狭窄或严重的肺高压，需禁止运动。因瓣膜置换或心房颤动需要抗凝治疗的患儿不适合参加身体接触性运动。

4. 青少年和成年人的特殊方面　在成人中，由于链球菌感染引起的风湿热是二尖瓣狭窄的最常见原因。大多数病例的治疗首选球囊瓣膜成形术。瓣膜置换后需要抗凝治疗的女性如果想要怀孕，应该了解苯丙香豆素或华法林致畸性。

（李燕君　译）

二十八、二尖瓣关闭不全

（一）概述

1. 定义　二尖瓣关闭不全是心室收缩期二尖瓣不能完全闭合，导致收缩期血液反流进入左心房（图 15.95）。二尖瓣关闭不全可以是瓣环、瓣叶、腱索或乳头肌出现异常的结果。

2. 流行病学　先天性二尖瓣关闭不全极少单独发病，通常与其他心脏缺陷、结缔组织疾病或代谢紊乱有关。在发展中国家，二尖瓣关闭不全是风湿热的典型后果。在发达国家，现在风湿热引起的瓣膜病很少见。

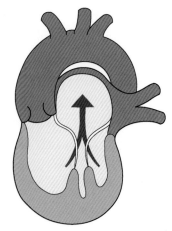

图 15.95　二尖瓣关闭不全

注：收缩期血液从左心室反流入左心房。由于反流的流量大，左心房和心室扩张

3. 病因

（1）先天性二尖瓣关闭不全

①二尖瓣裂隙：二尖瓣前叶裂隙。二尖瓣裂隙通常是房室间隔缺损的组成部分。

②先天性二尖瓣畸形，如降落伞二尖瓣、吊床样二尖瓣（本章，二十七）。

③病因与其他先天性心脏病缺损有关。

（2）获得性二尖瓣关闭不全

①心内膜炎（风湿性或感染性）或心肌炎后的瓣膜穿孔或瘢痕形成。

②川崎综合征的结果。

③二尖瓣的黏液性改变与结缔组织疾病（如马方综合征，Ehlers-Danlos 综合征，弹性假黄瘤）或溶酶体贮积病（黏多糖贮积症、高胱氨酸尿症）有关。

④由于心脏肿瘤导致的二尖瓣功能受损。

⑤创伤性乳头肌撕脱伤。

⑥心肌缺血导致的坏死，瘢痕或乳头肌撕脱。

⑦二尖瓣瓣环的扩张：例如，在扩张型心肌病、心肌炎、Bland-White-Garland 综合征或主动脉缺损，导致瓣膜闭合不完全。

> **注**
>
> 在成人和青少年患儿，二尖瓣关闭不全最常与二尖瓣脱垂有关。

4. 伴发的心脏畸形 二尖瓣裂隙作为二尖瓣关闭不全的原因通常与房室间隔缺损有关。与二尖瓣关闭不全相关的其他心脏缺陷是大动脉转位（TGA）或左冠状动脉的异常起源于肺动脉（Bland-White-Garland 综合征）。然而，在这些情况下，二尖瓣关闭不全通常是心室扩张导致的。

5. 病理学和血流动力学 二尖瓣关闭不全意味着左心室在心脏收缩期向两个方向排血：血液进入主动脉，并且还通过反流进入左心房（反流血流）。如果反流量大，则左心房扩张。为了维持足够的心输出量，必须增加左心室的每搏输出量，这导致左心室扩张。心输出量减少的临床症状是充血性心力衰竭。此外，还有肺充血（肺高压，肺水肿）。

逐渐发展的慢性二尖瓣关闭不全通常能够长期良好耐受，并且由左心室的收缩力增强和心动过速补偿，在左心室功能减弱之前不会出现症状。但是，急性二尖瓣关闭不全（乳头肌撕脱伤等）可迅速导致心脏代偿失调伴肺水肿和心源性休克。

（二）诊断措施

1. 症状 慢性轻度二尖瓣关闭不全不会引起任何临床症状。在相关的慢性二尖瓣关闭不全中，存在充血性心力衰竭的迹象，例如，体能降低、发育迟缓、出汗增加、脸色苍白和呼吸急促、心悸、房性心律失常。

在严重的二尖瓣关闭不全中，肺水肿和扩张的左心房压迫支气管可引起心源性哮喘。

在急性二尖瓣关闭不全（如由于乳头肌撕脱）中，急性左心衰竭的主要症状伴有肺水肿。

2. 听诊 由于瓣膜关闭不全，第一心音正常或减弱。由于左心室射血时间缩短和主动脉瓣提早闭合，第二心音可以广泛分裂。如果存在肺高压，则会出现明显的第二心音。

在心尖部可清晰地听到一种高频、"吹风样"的全收缩期杂音，向左腋窝传导。也可能听到低频舒张期杂音，提示二尖瓣狭窄。

3. 心电图 轻度二尖瓣关闭不全的心电图无显著表现。另外，有左心房负荷过重（二尖瓣 P 波：宽，有切迹的 P 波）和左心室肥厚的迹象。如果肺高压持续存在，也会出现右心室肥厚。慢性严重二尖瓣关闭不全可有室上性心动过速、房扑或房颤。

4. 胸部 X 线 胸部 X 线片上可见扩大的左心房和左心室，其与二尖瓣关闭不全的程度相关。左心房扩大导致气管分叉变宽。肺血管的充血导致肺淤血，急性或慢性失代偿性二尖瓣关闭不全，则会出现肺水肿。

5. 超声心动图 通过彩色多普勒超声检测可明确反流的程度和确切位置。左心房和左心室的扩张与慢性二尖瓣关闭不全的严重程度相关。左心室收缩力是高动力的，以便排出足够的输出量到体循环。因此，正常的射血分数降低可能是即将发生左心室失代偿的第一个迹象。瓣膜结构或相关病理异常（如二尖瓣脱垂）可以通过超声心动图排除或检测。

二尖瓣关闭不全的严重程度可以通过彩色多普勒超声波图中的反流射流来确定（图 15.96）。在轻度二尖瓣关闭不全的情况下，有限的彩色射流撞击瓣膜附近左心房的近 1/3。在中度二尖瓣关闭不全时，彩色射流到达扩张的左心房。在严重的二尖瓣关闭不全中，可以检测到彩色射流直达肺静脉，左心房和心室通常扩大。

6. 心导管 心导管检查不常规进行。如果需要，可以使用肺毛细血管楔压来确

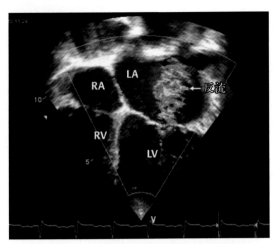

图 15.96　二尖瓣关闭不全彩色多普勒显像

注：在四腔心切面，可以检测到收缩期血液经二尖瓣反流到左心房（箭头：反流束）。RA. 右心房；LA. 左心房；RV. 右心室；LV. 左心室

定左心房压力，还应确定肺动脉压。心室造影术中可直视跨膜的反流程度（表15.9）。

7. 磁共振　磁共振可以提供心脏功能的信息（如反流的严重程度，精确确定左心房和左心室的容积）。

（三）治疗

1. 药物治疗　对于不明原因的二尖瓣关闭不全，如急性川崎综合征或 Bland-White-Garland 综合征，药物治疗的目的是减少反流并改善左心室搏出量。ACEI 通常是为了降低后负荷。如果出现充血性心力衰竭的症状，如呼吸困难或体力下降，也可给予利尿剂和地高辛。

对于急性或失代偿性的慢性二尖瓣关闭不全，静脉使用减低后负荷药物，例如

硝普钠、正性肌力药物（多巴酚丁胺、米力农）和利尿剂。

2. 手术治疗　有症状的患儿常需要手术治疗（NYHA Ⅲ 级和 Ⅳ 级），权衡选择二尖瓣置换术（人工机械瓣膜或生物瓣膜）或瓣膜重建。儿童通常更趋向于瓣膜重建。

（四）预后和临床进程

1. 远期预后　很大程度上取决于二尖瓣关闭不全的程度、病因和相关的心脏缺陷。二尖瓣裂隙通常可以通过外科手术成功治疗，而复杂畸形的二尖瓣（降落伞二尖瓣、吊床样二尖瓣）是心脏手术中的最大挑战。

慢性轻度二尖瓣关闭不全可能多年无症状，而急性二尖瓣关闭不全可在很短的时间内引发心源性休克。

2. 门诊检查　即使是轻度二尖瓣关闭不全，也需要定期进行门诊检查，以注意可能发生的变化。

更换瓣膜后，必须定期监测瓣膜的功能。置入机械瓣膜后，必须保持长期抗凝（目标 INR 2.5 ～ 3.5）。如果使用生物瓣膜，建议在前 3 个月使用 ASA 抗凝方案抑制血小板聚集。如果没有心房颤动，则不需要继续抗凝治疗。使用体外材料进行瓣膜重建后，术后前 6 个月需注意预防心内膜炎的发生，如果置入区域存在残留缺陷则需要终身预防。置入人工瓣膜（机械或生物瓣）后，也需要长期预防心内膜炎的发生。

3. 体能和生活方式　轻度慢性二尖瓣关闭不全通常耐受良好，不会引起任何症

表 15.9　心室造影中基于造影剂回流的二尖瓣关闭不全的分级

分类	造影剂回流	反流指数
Ⅰ 级	最小反流，左心房不完全混浊	< 20%
Ⅱ 级	在几次搏动后左心房完全混浊，对比造影剂密度低于左心室	20% ～ 40%
Ⅲ 级	左心房完全致密混浊，对比造影剂密度与左心室相同	40% ～ 60%
Ⅳ 级	左心房立即完全混浊，对比造影剂密度高于左心室造影剂回流至肺静脉	> 60%

状。轻至中度二尖瓣反流伴窦性心律的患儿可以参加体育运动，没有任何限制。中度二尖瓣关闭不全和左心室功能正常且左心室轻度增大的患儿应避免高强度运动。对于严重二尖瓣关闭不全的患儿不推荐运动。手术矫正后，由于抗凝治疗导致出血风险增加，应避免对抗性运动。

4. 青少年和成年人的特殊方面　在成年人中，二尖瓣关闭不全通常是获得性的，常见于二尖瓣脱垂（见本章，二十九）。在发展中国家，二尖瓣关闭不全通常是风湿热的结果。房性心律失常如房扑/房颤在成年人中比在儿童中更常见。

人工瓣膜置换术后，对于想要怀孕的女性，应注意华法林和苯丙香豆素的致畸性。

（李燕君　译）

二十九、二尖瓣脱垂

（一）概述

别称：Barlow 综合征、二尖瓣松弛、二尖瓣咔嗒杂音综合征和收缩期咔嗒杂音综合征。

1. 定义　在二尖瓣脱垂（MVP）中，二尖瓣小叶在心脏收缩期间过度伸入至左心房（图 15.97）。二尖瓣脱垂有时与二尖

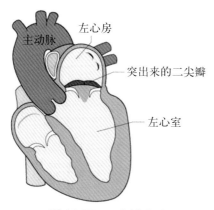

图 15.97　二尖瓣脱垂

注：在心脏收缩期间，1 个或 2 个二尖瓣叶过度地突出到左心房中

瓣关闭不全有关。二尖瓣脱垂综合征是指二尖瓣脱垂相关的临床症状。

2. 流行病学　二尖瓣脱垂在儿童中很少见，但其患病率随着年龄增长而增加。女性是男性的 2 倍。最近有研究表明，通过超声心动图可以在约 2.4% 的人群中检测到二尖瓣脱垂。

3. 病因　在二尖瓣脱垂中，二尖瓣小叶的尺寸与瓣膜开口之间存在差异。存在多余的瓣叶组织、过长的腱索或相对较小的左心室。50% 以上病例的病因并不明确。有时二尖瓣部分出现黏液瘤样变性，或许存在家族性、具有常染色体显性遗传。二尖瓣脱垂通常与结缔组织疾病一起发生。罕见的原因有风湿性心脏病、冠心病（乳头肌功能障碍）、肥厚型心肌病或腱索撕裂。

4. 伴发的畸形　与二尖瓣脱垂相关的心脏畸形：房间隔缺损或房间隔动脉瘤、三尖瓣脱垂、主动脉瓣脱垂、辅助传导通路和冠状动脉异常。

5. 相关疾病和综合征　二尖瓣脱垂经常伴有结缔组织疾病如马方综合征、Ehlers-Danlos 综合征，成骨不全和弹性假黄瘤，或脆性 X 综合征。几乎所有马方综合征患儿都可以检测到二尖瓣脱垂。

二尖瓣脱垂也发生在一般疾病中，例如，甲状腺功能紊乱、镰状细胞贫血和肌营养不良综合征。

（二）诊断措施

1. 症状　大多数二尖瓣脱垂患儿完全无症状，儿童患儿症状尤为罕见。有症状的患儿通常具有广泛的非特异性问题。通常很难判断症状是由二尖瓣脱垂引起的还是独立发生的。

典型的症状是活动能力降低、头晕、晕厥、呼吸困难、胸痛或心悸。有假说提出，这些症状是由乳头肌的突然收缩牵拉和乳头肌的连续缺血引起的，这个观点未必准确。

患有二尖瓣脱垂的患儿，尤其年轻女性，通常是常年虚弱以及存在典型的胸部畸形如漏斗胸、小胸径、平背、脊柱后凸或脊柱侧凸。

2.并发症　大多数人随着时间的推移不会出现任何严重的问题。可能出现的并发症是二尖瓣反流量增加、腱索断裂、感染性心内膜炎、严重的心律失常（室上性和室性心律失常、预激综合征）或血栓栓塞。

已经有与二尖瓣脱垂相关的心源性猝死的病例。心源性猝死的危险因素有二尖瓣小叶增厚、复发性晕厥、持续性室上性心动过速、复杂的室性心律失常以及家庭中有心脏猝死的病例。年轻女性尤其受到影响。

3.听诊　最主要的发现存在收缩期杂音，可能有中晚期收缩期杂音。心尖是最好的听诊区。短暂、高频的声音是由二尖瓣小叶脱垂时突然的张力引起的，这种机制可以比作船上突然充满风的帆。杂音也可以与第一心音合并，因此在听诊时，第一心音明显响亮。

全收缩期杂音可能是二尖瓣反流的征兆，但在童年时期很少见。

在动态听诊中有特征性发现：减少左心室充盈的动作会导致二尖瓣叶更快地脱垂，然后在收缩早期产生杂音。例如，可以通过站立位置或 Valsalva 动作来减少左心室充盈。

增加左心室的充盈具有相反的效果，并且可使杂音在心脏收缩中稍后期听到。这可以实现，例如下蹲、等长压力（如用力握手）或 Valsalva 动作等。

4.心电图　在大多数无症状患儿中，ECG 并不被关注。然而，偶尔会发现 ST 段变化，通常在 II、III 和 aVF 导联中。包括非特异性 ST 段的变化、显著的 T 波或 T 波倒置。这些变化的重要性和病理机制尚不清楚。也可能存在室上性和室性心律失常或预激综合征。

5.胸部 X 线　胸部 X 线检查在心肺检查中通常不会有明显的发现。左心房的扩大仅在严重的二尖瓣关闭不全时发现，但是可能存在骨质异常（如脊柱侧凸）。

6.超声心动图　通过超声心动图可以清楚地显示二尖瓣脱垂。在心脏收缩期，1 个或 2 个二尖瓣小叶突出到左心房超过 2mm（吊床现象）。二尖瓣小叶的脱垂可以在胸骨旁长轴（图 15.98）或顶端的双腔视图中很清楚地观察到。如果仅在四腔心切面中可以看到具有正常厚度的小叶略微下垂，则不能诊断。

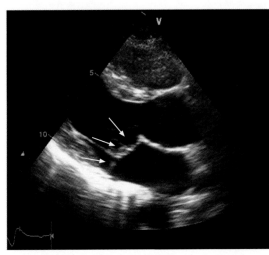

图 15.98　超声心动图发现二尖瓣脱垂

注：在胸骨旁的长轴可以看到收缩期二尖瓣瓣叶突出到左心房

二尖瓣小叶可能存在黏液瘤增生，腱索有时会伸长，还应注意二尖瓣关闭不全的存在。在 M 型超声心动图中可以看到 1 个或 2 个二尖瓣小叶的收缩期晚期脱垂（图 15.99）。

7.心导管　通常不需要进行心导管检查。在患有二尖瓣脱垂的成年人中，可能难以将诸如胸痛或心律失常的症状与冠心病的鉴别诊断区分开来，并且有时可能需要行冠状动脉造影术。

8.电生理检查　如果存在辅助传导通

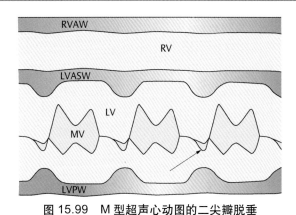

图 15.99　M 型超声心动图的二尖瓣脱垂

注：二尖瓣后叶收缩期末移动点（箭头所指）。
RVAW. 右心室前壁；RV. 右心室；LV. 左心室；
MV. 二尖瓣；LVPW. 左心室后壁；LVASW. 左心
室前间隔

路，则需要电生理学检查。

9. 磁共振　通常不会进行磁共振检查，但二尖瓣脱垂经常是在磁共振中被偶然发现的。

（三）治疗

1. 保守治疗　无症状患儿不需要治疗。对于有胸痛、心悸或头晕症状的患儿，可以尝试使用 β 受体阻滞剂治疗。如果出现二尖瓣关闭不全或二尖瓣小叶在明显脱垂时增厚，则心内膜炎的风险会略高。然而，根据新的指南，不需要预防心内膜炎。

2. 手术治疗　手术（二尖瓣重建术，很少二尖瓣置换术）仅适用于左心房或左心室扩大或与充血性心力衰竭相关的严重二尖瓣关闭不全。

（四）预后和临床进程

1. 远期预后　总体预后非常好，大多数患儿完全无症状，不需要治疗。预期寿命通常不受影响。

明显的心律失常、猝死、心内膜炎、二尖瓣反流增加或充血性心力衰竭等并发症在儿童时期极为罕见，但可能随着年龄增长而增加。

2. 门诊检查　对于无症状患儿，2 年检查 1 次就足够了。有症状和有风险因素的患儿（见症状，本章，二十九）应该更频繁地进行检查。

3. 体能和生活方式　对于没有相关二尖瓣关闭不全的无症状患儿，不需要过度限制体力和运动。复发性晕厥，家庭心源性猝死或相关性心律失常（房颤、折返性心动过速和室性心律失常）的患儿不应从事竞技运动。

4. 青少年和成年人的特殊方面　大多数成年患者无症状。然而，如果症状与二尖瓣脱垂相关，则通常在青春期或成年期开始。症状通常难以区分，多为非特异性症状，例如头晕、心悸或胸痛，需与其他疾病鉴别诊断（特别是冠心病）区分开来。总体来说，二尖瓣关闭不全、明显的心律失常、感染性心内膜炎、血栓栓塞或心源性猝死等并发症非常罕见（仅为所有二尖瓣脱垂患儿的 < 2%），但可对预后产生决定性影响。风险增加的患儿包括年龄较大的男性，他们通常有相关的二尖瓣关闭不全。75 岁之前需要二尖瓣手术的风险估计男性为 4% ～ 5%，女性为 1.5% ～ 2%。

（李燕君　译）

三十、冠状动脉畸形

（一）概述

冠状动脉先天畸形累及的起源、走行或开口。这些畸形多无临床意义，常在心导管检查或尸检时偶然发现。

然而，也有一些畸形可导致血液灌注不足和猝死。如果计划进行手术矫正，还必须注意先天性心脏病（如 d-TGA、法洛四联症）伴发的异常起源和走行。

由于容量超负荷，大的冠状动脉瘘可导致早期充血性心力衰竭。

1. 胚胎学　在发育初期，心肌的血液供应来自心室的血液扩散。随着心肌变厚，出现心肌供血不足，在心肌中就形成一个窦状小梁网，以缩短血液和心肌细胞之间的扩散距离。随着进一步的发育，心肌更加致密，血管与纵隔的其他血管相连形成血管网。这些连接持续存在就形成了冠状动脉瘘。

内皮芽在动脉干（主动脉和肺动脉的早期形式）底部形成并生长。这些内皮芽随后与心肌血管网连接，形成冠状动脉。尚不知道是只有两个芽苗出现，还是每个窦中都萌发了芽苗，但后来消退只剩两个芽苗。异常的闭塞，内皮芽的异常位置或动脉干中主动脉和肺动脉的异常间隔，均可导致冠状动脉畸形。

2. 正常冠状动脉解剖　冠状动脉起源于主动脉瓣正上方的主动脉窦（图15.100）。冠状动脉的命名不是根据它们的起源，而是根据其分支及供血区域。

（1）右冠状动脉（RCA）起源于主动脉的右冠窦，位于右房室沟。RCA的第一支是圆锥支，它为右室流出道供血。RCA为右心房、右心室的大部分、室间隔的后1/3，以及窦房结和房室结供血。

（2）左冠状动脉（LCA）起源于主动脉窦。在其起源后不久分为两支，在英语国家称作为左前降支（LAD）和旋支（RCX）。

① LAD在前室间隔沟中一直延伸至心尖。它为左心室壁、室间隔前2/3和右心室前壁供血。

② RCX位于左房室沟，为左心室后侧壁供血。

然而，冠状动脉的供应区域和形式是多变的。

3. 流行病学　行冠状动脉造影检查的人中5%以上存在冠状动脉畸形。这些畸形大多没有临床意义。最常见的畸形是存在三个冠状动脉口。在这种情况下，RCA的圆锥支通常起源于右冠窦。

4. 分类　没有标准化的冠状动脉畸形分类。以下分类法基于教学角度。最常见的冠状动脉畸形见表15.10。

（二）冠状动脉起源异常

1. 冠状动脉起源异常伴先天性心脏病　冠状动脉起源异常伴先天性心脏病，最重要的是法洛四联症和d-TGA。

（1）法洛四联症：近10%的法洛四联症患儿存在冠状动脉起源异常，尤其重要的是冠状动脉穿过右室流出道的畸形。在法洛四联症的手术中，右室流出道常被打开并用补片拓宽，因此必须注意冠状动脉

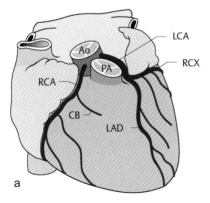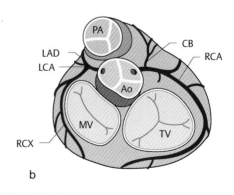

图15.100　冠状动脉的正常解剖

注：从前面观（a）和上面观（b）可以看到，右冠状动脉和左冠状动脉起源于主动脉相应的主动脉窦，及其分支和走行。左冠状动脉起源于左冠窦。在起源后不久，它分为前室间支（左前降支）和回旋支。右冠状动脉起源于右冠窦。右冠状动脉分出的第一支是圆锥支，供应右室流出道。RCA. 右冠状动脉；LCA. 左冠状动脉；LAD. 左前降支；RCX. 左冠状动脉回旋支；CB. 圆锥支；Ao. 主动脉；PA. 肺动脉；MV. 二尖瓣；TV. 三尖瓣

表 15.10　主要的冠状动脉畸形

冠状动脉畸形	临床意义
（1）冠状动脉起源于主动脉的异常	
① LCA 或 LAD 起源于右冠窦	受累的冠状动脉在主动脉和肺动脉之间受压，会导致心肌缺血（特别是在劳累的情况下）
②单支冠状动脉起源于右冠窦	受累的冠状动脉在主动脉和肺动脉之间受压，会导致心肌缺血（特别是在劳累的情况下）
③左 RCX 起源于 RCA	无临床意义
（2）冠状动脉起源于肺动脉	
① LCA 起源于肺动脉（Bland–White– Garland syndrome 综合征）	肺阻力下降后心肌缺血（见本章，三十一）
② RCA 起源于肺动脉	临床预后通常比 Bland–White– Garland syndrome 综合征好
（3）冠状动脉管腔畸形	
①冠状动脉狭窄	心肌缺血取决于狭窄的严重程度
②冠状动脉口闭锁	患儿只有在有足够的侧支循环情况下才能存活
③冠状动脉瘤	血栓形成，破裂
（4）心肌窦	
将心室和冠状动脉直接连接的胚胎窦持续存在	与室间隔完整的肺动脉或主动脉闭锁相关。注意：冠状动脉灌注可能依赖于心肌窦（见本章，十六）
（5）冠状动脉瘘	
血液经冠状动脉瘘通常流入右心或肺循环（RA、RV 或 PA）	左向右分流，如果瘘管很大、心肌缺血、破裂或发生心内膜炎，则会出现心力衰竭

LCA. 左冠状动脉；RCA. 右冠状动脉；RCX.（支）旋支；RA. 右心房；RV. 右心室；PA. 肺动脉

的异常。例如，供应右室流出道的大口径圆锥支和 LAD 异常起源于右冠状动脉是非常常见的。在这种情况下，LAD 穿过右室流出道（图 15.101）。

（2）大动脉转位：在 d-TGA 中，冠状动脉起源于与肺动脉直接相邻的两个窦（面对窦）。LCA 通常起源于左侧窦，RCA 起源于右侧窦，但也有一些特殊异常（如 RCX 起源于 RCA 或在冠状动脉壁内走行）。由于转移冠状动脉是动脉调转术中的一个重要环节，术前必须明确冠状动脉的起源和走行。冠状动脉起源异常可能使动脉调转术无法进行，此时，必须进行 Mustard/Senning 心房调转术。

（3）其他心脏病伴冠状动脉畸形。需要手术矫正的冠状动脉畸形也常发生在以下心脏病中：l-TGA、共同动脉干、右室双出口（DORV）和左室双入口（DILV）。

2.LCA 起源于右冠窦或 RCA　如果 LCA 起源于右冠窦或 RCA，一般位于主动脉和肺动脉之间（图 15.102），这可能会导致 LCA 受压，存在心肌缺血、心绞痛、晕厥和心源性猝死的风险。这些并发症通常与青少年或年轻人的体力活动有关。由于与压力有关的心输出量增加，主动脉根部和肺动脉的口径增加，并对位于两者

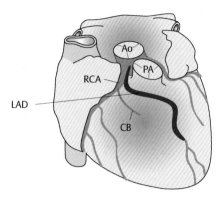

图 15.101　左前降支（LAD）起源于右冠状动脉（RCA）

注：图中显示，如果 RCA 起源异常，则 LAD 穿过右室流出道。在法洛四联症手术中，当打开右室流出道时，必须注意到这种异常。Ao. 主动脉；CB. 圆锥支；PA. 肺动脉

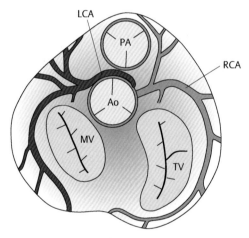

图 15.102　主动脉窦左冠状动脉起源异常

注：图像显示左冠状动脉在主动脉和肺动脉之间。这一区域可能有冠状动脉压迫，特别是在劳累时。MV. 二尖瓣；TV. 三尖瓣；Ao. 主动脉；PA. 肺动脉；RCA. 右冠状动脉；LCA. 左冠状动脉

之间的冠状动脉施加压力。冠状动脉口管腔的缩小，分出的冠脉相对倾斜，使窦口的管腔因心脏充盈增加的压力而缩窄（图15.103）。

（1）诊断措施：通过超声心动图、磁共振和（或）冠状动脉造影可显示冠状动脉的走行。

（2）治疗：手术治疗包括旁路移植术

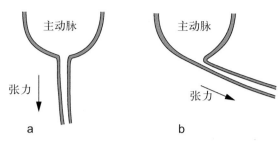

图 15.103　起自主动脉窦的冠状动脉分支锐角引起的冠状动脉口狭窄

注：当冠状动脉以锐角（b）从窦中升起时，冠状动脉上的张力使其管腔明显收缩。当冠状动脉以直角（a）出现时，张力对管腔的影响要小得多

或将 LCA 再次植入到左冠窦内，以确保 LCA 供血区的灌注。也有报道指出，通过置入腔内支架可有效地保护受累冠状动脉免受外部压迫。

3. 冠状动脉起源于肺动脉　最常见的情况是左冠状动脉起源于肺动脉。本章三十一、描述了这种异常（Bland-White-Garland 综合征）。

（三）冠状动脉口径异常

1. 冠状动脉狭窄　冠状动脉开口或血管存在先天或后天性狭窄，导致狭窄远端心肌灌注不足，可导致心肌缺血伴心绞痛和心肌梗死。

（1）原因：冠状动脉狭窄的原因有

① 外科手术（如动脉调转术中的冠状动脉转移、主动脉瓣手术和旁路移植术）。

② 心肌桥：冠状动脉走行至心肌内，可导致冠脉狭窄。

③ 高脂蛋白血症。

④ 动脉炎（如大动脉炎、系统性红斑狼疮、泛动脉炎和梅毒）。

⑤ Williams-Beuren 综合征：冠状动脉内膜增生可引起瓣膜上狭窄。

⑥ 冠状动脉瘤的血栓或内膜增生（如川崎综合征）。

⑦ 心脏移植后的移植物血管病。

（2）治疗：儿童的治疗遵循与成人相

同的原则

①降低高脂血症或高血压的危险因素。

②旁路移植手术。

③ PTCA 伴或不伴支架置入。

2. 冠状动脉口闭锁　这是一种罕见的先天性异常，主要与主动脉或肺动脉闭锁有关。受影响的冠状动脉发育极度不全；未受影响的冠状动脉增宽以代偿前者。只有两条冠状动脉之间有足够的侧支循环才有可能存活。冠状动脉灌注有时依赖于心肌窦。

3. 冠状动脉瘤　儿童冠状动脉瘤最常由川崎综合征引起。其他较少见的原因有动脉炎（如大动脉炎、梅毒）、外伤或冠状动脉夹层。动脉瘤破裂、血栓形成和狭窄会加重病情。治疗方法有旁路移植术或 PTCA。

（四）心肌窦

胚胎心肌窦永存常见于伴室间隔完整的肺动脉闭锁或主动脉闭锁。在没有房室瓣关闭不全的情况下，窦是血液从受累心室流出的唯一通道。必须注意的是，在这些患儿中，冠状动脉的灌注可能依赖于来自心肌窦的血流。在这些情况下，心肌窦不能自然闭合。此外，受影响心室内的压力可能不会降低，此时需打开闭锁的肺动脉瓣或主动脉瓣，否则将无法获得足够的冠脉灌注压力。

彩色多普勒超声可显示从心室到心外膜的异常血流。冠状动脉造影可明确诊断。

（五）冠状动脉瘘

冠状动脉瘘是冠状动脉与心室或其他血管之间的病理连接（图 15.104）。它们通常是先天性的，但也可能发生在心脏手术后，如心肌活检、冠状动脉造影或心脏手术。

瘘管多发生在右冠状动脉而不是左冠状动脉。90% 以上的病例，瘘管开口向右心或肺循环这样的低压系统。瘘管开口由多到少分别为：右心室、右心房和肺动脉，较少进入上腔静脉或冠状窦，极个别进入左心房或左心室。

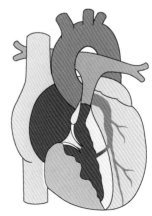

图 15.104　冠状动脉瘘

注：上图为左冠状动脉左前降支与右心室之间的瘘管。由于容量过大，冠状动脉扩大到瘘管的起始处；在瘘管的远端，冠状动脉明显变窄

（1）病理生理学：右心引流导致左向右分流，分流量取决于瘘管的大小，以及受影响冠状动脉和管口之间的压力比。如果瘘管引流到右心低压区，血流方向是从冠状动脉到右心。

大瘘管可导致窃血现象，瘘管远端可出现心肌缺血。在瘘管的近端，冠状动脉因容量过大而增粗。

（2）临床症状：小瘘管通常无症状；可能有持续的收缩期 - 舒张期杂音。大瘘管引起充血性心力衰竭和肺动脉高压的症状，早在婴儿期就会出现。

（3）并发症：冠状动脉瘘的典型并发症有以下几种。

①"窃血"所致心肌梗死。

②由于肺部容量负荷过重导致的肺高压。

③心内膜炎。

④罕见的瘘管破裂。

⑤血栓栓塞事件。

⑥心律失常，尤其是当右心房扩大是

因为瘘管开口向右心房或冠状窦时，可引起室上性心律失常。

（4）心电图：对于较小的瘘管，心电图无明显改变。如果有较大的瘘管伴左向右分流，可出现由肺动脉高压引起的左心室容量过重和右心压力过重的体征。

（5）胸部 X 线：小瘘管放射学表现并不明显。在大瘘管中，可能有心影增大伴肺血管纹理增多。

（6）超声心动图：大多数冠状动脉瘘可以通过超声心动图确诊。二维超声可显示受累冠状动脉扩大。彩色多普勒超声可显示冠状动脉中流向管口的血流。

（7）心导管：血管造影可明确瘘口位置，计算出分流量。瘘管有时可以通过导管介入成功地闭合。

（8）磁共振：磁共振可以显示瘘口，计算分流容积。

（9）鉴别诊断：彩色多普勒检查出现（收缩）舒张期杂音或显示（收缩）舒张血流异常的可能性诊断有：

① PDA。

②小主肺动脉肺窗。

③主动脉瓣关闭不全。

④心脏附近的动静脉瘘管。

⑤主肺动脉侧支（MAPCAs）。

⑥主动脉窦瘤穿孔。

⑦主动脉 - 左心室隧道。

（六）治疗

1. 保守治疗　如有必要，充血性心力衰竭在导管介入术或外科手术前，可以行药物治疗。

导管介入术或外科手术的适应证。诊断后应尽快通过导管介入或手术关闭与血流动力学相关的大瘘管。

对于与血流动力学无关、不会引起临床症状且与其他心脏畸形无关的瘘管，治疗上没有统一的标准。有时候可以继续观察，但许多专家认为，即使是小的、无症

状的瘘管也应关闭，以避免产生各种并发症（特别是劳累后冠状动脉缺血）。

2. 导管介入术　导管介入封堵术是大多数冠状动脉瘘的首选治疗方法。可以使用弹簧圈、双伞或封堵器（如 PDA 的封堵器）。使用这些系统的关闭率很高。主要风险包括闭合系统栓塞、瘘管剥离、心律失常和瘘管闭合后心肌缺血。

3. 手术治疗　外科治疗包括结扎瘘管，同时保留其他冠状动脉分支。因动脉瘤而增宽的冠状动脉可能需要切除或缩小。手术风险在婴儿期和儿童期较低，但在成人期较高。

（七）预后和临床病程

冠状动脉瘘自发关闭和破裂都很罕见。根据瘘口的大小，分流可能导致充血性心力衰竭和肺高压。成年后，由于瘘管的粥样硬化改变，有心肌梗死的风险。瘘管闭合后，寿命正常。

（邓永鸿　译）

三十一、Bland‐White‐Garland综合征

（一）概述

别称：左冠状动脉起源于肺动脉的异常（Anomalous origin of the left coronary artery from the pulmonary artery，ALCAPA）。

1. 定义　Bland–White–Garland 综合征的患儿，左冠状动脉起源于主肺动脉或左肺动脉，而并非起源于主动脉（图15.105）。

2. 流行病学　该畸形罕见，占所有先天性心脏缺陷的 0.25%～ 0.5%，在活产婴儿中发病率为每万人 2 ～ 3 例。

3. 病因学　根本原因可能是冠状动脉开口的异常发育。胚胎动脉干异常分离为主动脉和肺动脉，也可能是其成因之一。

4. 病理和血流动力学　Bland–White–Garland 综合征患儿左冠状动脉供血来源于

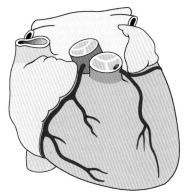

图 15.105　Bland–White–Garland 综合征

注：左冠状动脉起源于肺动脉。右冠状动脉通常发育正常，起源于主动脉右冠窦

肺动脉的非氧合血。肺动脉的心肌灌注压低于主动脉压，导致左心室心肌灌注不足。在新生儿期，由于肺血管阻力高，导致肺高压，心肌灌注得以维持，以保障心肌充分灌注。当肺血管阻力下降时，患儿病情则取决于异常左冠状动脉和正常右冠状动脉之间侧支循环的建立。如果侧支循环不充分，左心室心肌梗死迅速进展。如果侧支分流量大，则会出现冠脉窃血：来自右冠状动脉的血液通过侧支循环流入肺动脉和左冠状动脉（左冠血流逆向流动），而不会出现心肌梗死（图 15.106）。这一现象导致慢性心肌缺血。

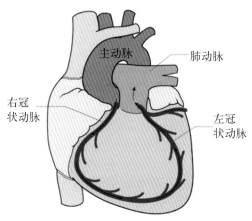

图 15.106　Bland–White–Garland 综合征的冠脉窃血现象

注：左冠状动脉接受来自于侧支的左冠脉血流流入肺动脉

由于右冠状动脉需要通过侧支循环同时供应左冠状动脉的灌注区域，右冠状动脉的直径通畅较大。左冠状动脉的异常开口通常位于肺动脉瓣前方。

由于心肌缺血，左心室功能严重受损。乳头肌缺血导致二尖瓣功能障碍（反流）也是其特征性表现。

> **注**
>
> Bland–White–Garland 综合征中的左心室心肌梗死，并非因为左冠血流来源于肺动脉的静脉血，而是因为灌注压降低或冠脉窃血现象。

（二）诊断

1. 症状　患儿通常在 2 ～ 6 月龄，肺阻力下降时出现症状。主要症状为心肌缺血（由心绞痛引起的不明原因哭闹）和充血性心力衰竭（多汗，苍白，喂养不良，呼吸困难）。在心脏功能急性失代偿发生之前，如合并肺部感染等，通常难以诊断。

如果有充分的侧支循环形成（15% ～ 20% 患儿），患儿可能长时间没有明显症状，直到晚期才会出现冠状动脉供血不足的症状。

> **注**
>
> 每个不明原因的充血性心力衰竭、左心室功能减低或心脏扩大的患儿，特别是同时伴有二尖瓣关闭不全者，均须排除冠状动脉起源异常。

2. 听诊　无特异性体征。严重心力衰竭时可能会听到奔马律。有时在心尖区可以听到二尖瓣关闭不全的吹风样杂音。如果侧支血流明显，则在胸骨上缘左侧可闻及连续性杂音（心搏最强处的杂音略低于 PDA 的杂音）。

3. 心电图　典型的左心室（前外侧）心肌缺血致导联 I、aVL 和 V_4 ～ V_6 改变：深 Q 波、逐渐进展的 R 波丢失和 ST 段改变。

后期有左心室容量负荷过重的迹象。

4. 胸部 X 线 最显著的改变是心脏扩大和肺充血，其病变程度取决于侧支循环和冠状动脉左向右分流量的大小。

5. 超声心动图 典型的影像为右冠状动脉扩大（取决于侧支血流量），主动脉根部未见左冠状动脉起源。有经验的检查者有时可以从肺动脉看到左冠状动脉的起源。使用彩色多普勒超声检查，有可能检测到左冠状动脉向肺动脉的血流。如果是有效的侧支循环，左冠状动脉的逆行血流在收缩期和舒张期持续出现；如果侧支循环不畅，逆行血流仅在舒张期出现。

通常左心室室壁变薄，收缩功能减弱。通常伴有二尖瓣关闭不全。超声图像提示扩张型心肌病。由于心肌缺血，乳头肌和（或）心内膜的回声可能增加。

6. 磁共振 在年龄较大的患者中，磁共振可以清晰地显示左冠状动脉的异常起源。注射造影剂后可评估心肌灌注，并量化左冠状动脉的血流。

7. 心导管 可通过主动脉造影和选择性冠状动脉血管造影明确诊断。将造影剂注入（通常是扩张的）Bland-White-Garland 综合征患儿的右冠状动脉后，左侧冠状动脉通过侧支出现逆行性显影，而后造影剂流入肺动脉，同时也可以评估侧支循环。血流动力学测量通常显示左心室舒张末期容积增加、左心房压力升高，提示左心室功能减弱。

（三）治疗

1. 保守治疗 在等待外科手术矫治前，治疗充血性心力衰竭，包括用儿茶酚胺类药物、利尿药和减轻后负荷等治疗，控制心力衰竭，为外科手术创造条件。

2. 手术治疗 手术是最终的治疗方法。确诊后即应尽快手术（包括是无症状的患儿）。通常首选将左冠状动脉移植到主动脉根部。根据具体解剖学情况和临床状况，也可以使用其他方法。

（1）直接将左冠状动脉移植到主动脉根部：将异常左冠状动脉植入主动脉根部是可选择的手术方式。从肺动脉壁切除左冠状动脉，游离左冠状动脉，并植入主动脉根部，操作类似于大动脉调转手术。然而，如果解剖学条件不理想，冠状动脉的张力过大或扭曲会导致冠脉闭塞，因此该方法不适合所有患儿。

（2）Takeuchi 手术：Takeuchi 手术（图15.107）经常用于 Bland–White–Garland 综合征的外科治疗。在该技术中，制造毫米大小的主肺动脉窗。通过与左冠状动脉开口连接的肺动脉后壁处形成隧道来连接两个血管。然后主动脉血液通过隧道流至左冠状动脉。该方法的缺点是隧道限制肺动脉管腔，导致肺动脉瓣上狭窄。

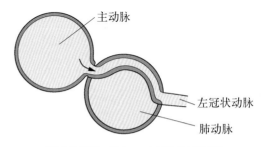

图 15.107 Takeuchi 手术示意图
注：异常起源的左冠状动脉通过隧道定向连接到主动脉根部。将隧道缝合至肺动脉后壁

（3）Tashiro 手术：近些年开始采用的方法，带肺动脉钮片剪下异常起源的左冠状动脉，将钮片的上下缘缝合在一起

形成一段血管。左冠状动脉通过这段"延伸"与主动脉根部吻合。相比 Takeuchi 手术，该技术的优点在于不会引起肺动脉瓣梗阻。

（4）在肺动脉起源处结扎左冠状动脉：结扎左冠状动脉解除了冠状动脉流向肺动脉的血流（冠状动脉窃血）。但是，只有在侧支循环充分时才能施行这一手术。目前已很少应用。

（5）主动脉 - 冠状动脉旁路移植：旁路移植手术是重症患儿或年龄较大患儿的一种备选手术方案。

（6）二尖瓣手术：除了上述手术方案外，如果合并严重的二尖瓣反流，有时需要进行瓣膜整形或置换。

（7）心脏移植：如果左心室大范围心肌梗死，心脏移植是最终的手术治疗方案。

（四）诊断和预后

1. 远期预后　远期预后主要取决于心肌梗死的程度和术前左心室功能。"顿抑心肌"通常恢复显著，但有时可能需要数月到数年的时间。近年来，术后早期死亡率已大大降低，据报道左冠状动脉移植术后死亡率低于 8%。远期预后的具体情况，还取决于外科手术操作，是否关闭旁路，Takeuchi 手术后肺动脉狭窄，以及左冠状动脉移植冠脉狭窄。即使在矫正手术后，仍有约 50% 的患儿存在二尖瓣关闭不全。

2. 门诊随访　Bland–White–Garland 综合征手术后，需要定期进行终身随访。必须评估左心室功能的恢复，关注有无冠状动脉功能不全和心律失常（室性心律失常）的征象。除患儿病史外，运动心电图还可提供冠状动脉狭窄的信息。通常建议在手术后 1 年、术后 5 ～ 10 年进行心导管检查。

Takeuchi 手术后，必须监测由手术操作引起的肺动脉瓣上狭窄。持续严重的二尖瓣关闭不全可能需要再次手术。

3. 体能和生活方式　Bland–White–Garland 综合征患儿心源性猝死的风险显著增加。矫正手术后，左心室功能通常会恢复，心脏猝死的风险会降低。大多数患儿术后具有良好的生理功能。患儿的生理功能和运动能力取决于左心室功能的恢复、二尖瓣反流的程度以及是否有室性心律失常。

4. 青少年和成年人的特殊情况　5% ～ 10% 的患儿在成年期之前不会出现症状。这些患儿通常具有足够的冠状血管侧支循环。因此，在研究冠状动脉功能不全时，必须将 Bland–White–Garland 综合征视为鉴别诊断，尤其是在年轻人中。

（张　巧　译）

三十二、腔静脉异常

（一）概述

胚胎腔静脉系统最初为双侧发育并且成对称的。心房正位时，左侧的腔静脉通常消失，保留右侧上、下腔静脉，分别回流上半身和下半身的静脉血。心房反位时，双侧腔静脉持续存在。腔静脉畸形常伴有心脏位置异常或复杂的心脏缺损。已经报道了一些腔静脉的可能异常，其中最重要的异常如下所述。

（二）永存左上腔静脉

5% ～ 25% 的先天性心脏缺陷患儿中，存在左上腔静脉。

最常见的类型为左上腔静脉（LSVC）与冠状静脉窦相连，通过冠状静脉窦将体循环静脉血引流入右心房（图 15.108）。这是由于冠状静脉窦和 LSVC 来源于同一胚胎血管。由于 LSVC 引流入冠状静脉窦，超声心动图中窦口显著扩大。由于 LSVC 中的体循环静脉血以这种方式到达心房，因此患儿无临床表现也无紫绀。胸部 X 线中，有时可在左纵隔边界处显示 LSVC。大

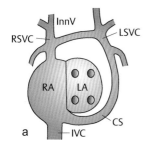 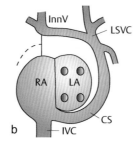 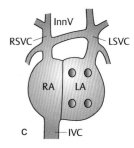

图 15.108　永存左上腔静脉（LSVC）最重要的几种类型

注：a.LSVC 引流入冠状静脉窦（最常见的类型）。同时存在右上腔静脉，两者之间通过无名静脉相连接；b.LSVC 引流至冠状窦；右上腔静脉闭锁，上半身的血流通过明显扩张的冠状静脉窦引流入右心房；c.LSVC 引流入左心房。没有冠状静脉窦，两侧腔静脉通过无名静脉相连接。RA. 右心房；LA. 左心房；IVC. 下腔静脉；CS. 冠状窦；RSVC. 永存右上腔静脉；InnV. 无名静脉

多数情况下，同时存在正常的右上腔静脉。在 50% 以上的病例中，两个上腔静脉通过无名静脉连接。

　　LSVC 很少直接引流入左心房。由于体循环静脉血混合入体循环，这部分患儿会出现紫绀。这种情况几乎都合并复杂先天性心脏畸形。有时缺乏冠状窦。手术治疗包括结扎 LSVC 或手术将 LSVC 与右心房连接。

> **注**
> 对于合并 LSVC 的患儿行体外循环手术时，必须注意插管部位，因此必须在手术前对其进行诊断或排除。

（三）通过奇静脉回流的下腔静脉离断

　　胚胎期下腔静脉由四个部分节段而来：肝上、肝下、肾和下段。缺乏肝下节段导致下腔静脉离断。因此，下腔静脉从近段至肾静脉口处中断。来自下半身的静脉血通过扩张的奇静脉引流至上腔静脉（azygos continuation）。肝静脉直接回流入右心房（图 15.109）。在没有合并其他心脏畸形时，患儿无明显临床表现，但可能导致心脏手术操作复杂化。

　　通过奇静脉回流的下腔静脉离断通常合并复杂先天性心脏畸形或内脏易位综合征。

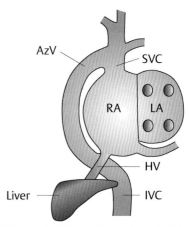

图 15.109　下腔静脉离断，未与右心房连接。来自下半身的静脉血通过扩张的奇静脉引流至上腔静脉（azygos continuation）。肝静脉直接回流入右心房

RA. 右心房；LA. 左心房；AzV. 奇静脉；IVC. 下腔静脉；SVC. 上腔静脉；HV. 肝静脉；Liver. 肝脏

（张　巧　译）

三十三、右位心

（一）概述

1. 定义　右位心是指心脏位于胸腔右侧的一种心脏畸形。

2. 分类　主要类型有镜像右位心、右旋心和心脏右移。

（1）镜像右位心：在镜像右位心中，所有的心脏结构都以正常位置的镜像排列，即心尖指向右侧，而右心室通常位于胸骨

正后方。左心室位于后侧（图 15.110d）。

镜像右位心通常合并全身内脏异位。约 25% 患儿患有 Kartagener 综合征（伴有睫状体运动障碍、支气管扩张、发育不良或再生障碍性额窦和鼻息肉）。

心房反位患儿很少合并其他心脏畸形，但镜像右位心合并心房正位的患儿常合并心脏畸形。

（2）右旋心：在右旋心中，心脏向右旋转（图 15.110b）。心脏或多或少地从正常位置向右移动。这导致心尖指向右侧。右心室由正常的胸骨后正前方转至右后方。左心室位于胸骨后的正前方。右旋心通常合并复杂心脏畸形，如肺静脉异位连接。

（3）心脏右移：心脏右移是由于纵隔向右移动，导致心脏向右侧移位（图 15.110c）。此时，心尖仍指向左侧，右心室位于胸骨后方。例如，镰刀综合征中由于右肺发育不良导致心脏向右移位，发生心脏右移。

（二）诊断

右位心的临床症状取决于合并的心脏畸形。通过临床检查（心尖位置，心音听诊，

肝脏触诊）、超声心动图、心电图和胸部 X 线（胸腔内心脏、胃和肝脏位置）进行诊断，需要时可行腹部超声检查（腹部器官和血管的位置）。

注

右位心患儿行 ECG 检查时，需交换左右手导联，并将心尖导联接至右侧。

如果镜像右位心的 ECG 导联按正常位置连接，则 I 导联中 P 波、QRS 波和 T 波倒置。

（张　巧　译）

三十四、内脏异位综合征

（一）概述

定义　内脏异位综合征是一组涉及胸部和腹部器官异常排列的畸形。

内脏异位综合征与胸腔器官的侧向异位有关。这意味着两侧肺的结构要么都是左肺，要么都是右肺。两侧主支气管都具有典型的左主支气管特征或右主支气管特征。因此，患儿的双肺结构，要么都是左肺，每侧肺有两个肺叶，要么都是右肺，每侧

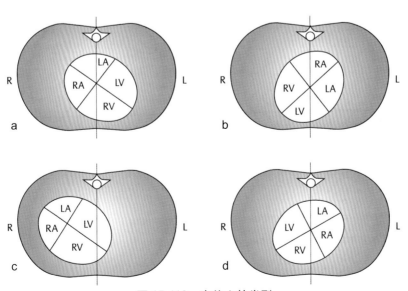

图 15.110　右位心的类型

注：a. 正常位置的心脏；b. 心脏向右旋；c. 心脏向右移位；d. 镜像右位心

RA. 右心房；LA. 左心房；RV. 右心室；LV. 左心室

肺有三个肺叶。

心脏可能位于胸腔左侧（左位心），胸腔中间（中位心）或胸腔右侧（右位心）。通常合并左房异构或右房异构，即两个心房都具有左心房或右心房的典型特征。内脏异位综合征通常合并复杂心脏畸形。

> **注**
>
> 简言之，右侧异构中，身体的正常右半部分形成两次：有两个形态学右心房和两个形态学右肺。身体左侧不存在脾脏（无脾）。
> 左侧异构中，身体的左半部分形成两次：有两个形态学左心房，两个形态学左肺和附属脾脏（多脾）。

内脏异位综合征存在许多可能的腹部器官排列（表 15.11）。常见肠旋转不良。未配对的腹部器官可以处于正常位置（心房正位），镜像反转（心房反位）或不定位（心房不定位）。脾脏通常受累：无脾或多发性脾脏。很少有脾脏的位置、大小正常。无脾通常合并右心房异构，因此有时也称为无脾综合征。多发性脾脏通常合并左心房异构（别称：多脾综合征）。

临床上最重要的异位综合征是右心房和左心房异构。

表 15.11　胸部器官和上腹部血管的形态学特征

器官	形态学特征
右心房	腔静脉孔；基底部较宽；金字塔形心耳
左心房	手指形心耳
右肺	三叶，动脉上的主支气管
左肺	二叶，动脉下的主支气管
上腹部血管	主动脉位于脊柱左侧，下腔静脉位于脊柱右侧

（二）右心房异构

别称：以前称为无脾综合征、Ivemark 综合征。

1. 概述

（1）定义：右心房异构（右侧异构）是指两个心房都具有右心房的形态学特征。总体来说两侧发育都倾向于右侧结构。脾脏作为一个左侧器官通常是缺失的（无脾）。通常来说，双侧肺都具有右肺的结构，每侧肺有三个肺叶。两侧主支气管均为动脉上支气管。腹部器官的异常很常见，包括中位肝脏和肠旋转不良。胃可能位于左侧或右侧（图 15.111 和表 15.12）。

（2）流行病学：在有心脏缺陷症状的新生儿中，右侧异构发生率约 1%。男孩的患病率较女孩的略多。

（3）心脏表现：两个心房都具有右心房的形态学特征。因此，可以存在两个窦房结。通常具有双侧上腔静脉和右主动脉弓。下腔静脉可位于右侧或左侧，但通常位于脊柱与腹主动脉相同的一侧并位于其前方。

合并复杂心脏畸形：几乎所有患儿都只有一个房室瓣；超过 50% 的病例为单心室。典型病变有大动脉转位。主动脉与肺动脉平行走行，位于肺动脉右侧（d-TGA）或肺动脉左侧（l-TGA）。

肺动脉常常狭窄甚至闭锁。在大多数病例中存在完全性肺静脉异位连接。肺静脉正常情况下回流入左心房，而右侧异构中不存在左心房。

（4）血流动力学：由于合并心脏畸形，通常体循环血和肺循环血完全混合。新生儿出生后不久，即会因为肺动脉狭窄或闭锁导致严重紫绀。

2. 诊断

（1）症状：典型的症状是紫绀，肝脏可以在中线触及。

（2）实验室检查：血液涂片中 Howell-Jolly 小体或 Heinz 小体的表明无脾。

（3）听诊：无特异性。通常可以听到 VSD 或肺动脉狭窄的杂音。

（4）心电图：由于只存在单个房室瓣（房

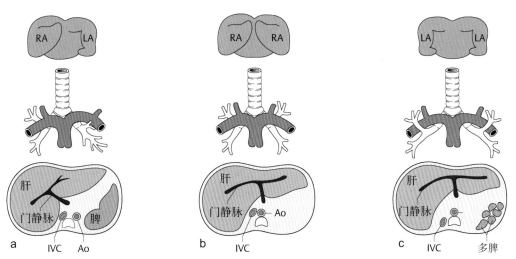

图 15.111 右心房异构和左心房异构的解剖学特征

注：a. 心房正位；b. 右心房异构：两侧心房外形均像右心房，每侧肺有三个肺叶，两侧主支气管均位于动脉以上，主动脉和下腔静脉位于脊柱的同一侧，肝脏通常在中位，且无脾；c. 左心房异构：两侧心房外形均像左心房，每侧肺有两个肺叶，两侧主支气管均位于血管下，下腔静脉近端离断经奇静脉回流。肝脏可以在右侧或左侧，较少在中位，且多脾。RA. 右心房；LA. 左心房；Ao. 主动脉；IVC. 下腔静脉

表 15.12 心房异构合并心脏畸形总览

结构	右心房异构（无脾综合征）	左心房异构（多脾综合征）
体循环静脉	● 双侧上腔静脉 ● 正常下腔静脉 ● 下腔静脉和主动脉位于脊柱的同侧（并置）	● 下腔静脉离断（近端缺失） ● 经过奇静脉回流
肺静脉	● 完全性肺静脉异位连接（通常合并梗阻）	● 肺静脉连接正常（50%） ● 部分性肺静脉异位连接（50%）
心房	● 双侧形态学右心房 ● 冠状静脉窦消失 ● 房间隔缺损	● 双侧形态学左心房 ● 冠状静脉窦消失
房室瓣	● 共同房室瓣（房室间隔缺损）	● 正常房室瓣（50%） ● 共同房室瓣（50%）
心室	● 功能单心室（70%）	● 通常有两个心室，常合并 VSD 或右室双出口
大血管	● 大动脉转位（d-TGA 或 l-TGA）	● 大血管排列正常 ● 无显著的肺动脉瓣（60%）
传导系统	● 两个窦房结 ● 两个房室结 ● 折返性心动过速（来源：两个房室结之间）	● 无窦房结 ● 通常一个房室结 ● 心动过缓 ● 偶有房室传导阻滞

室间隔缺损，AVSD），通常存在明显的电轴左偏。可能因为存在两个窦房结，P 波的电轴和形状存在变异。

（5）胸部 X 线：心影通常是正常大小或稍扩大。如果存在肺动脉狭窄或闭锁，肺血管纹理通常会减少。可能为左位心、中位心或右位心。两侧主支气管从气管分叉处相对陡峭，如同两个右侧支气管，并在每侧分成三个肺叶支气管。肝脏通常位于中心位置；胃可以在右侧或左侧。

（6）超声心动图：超声心动图可全面地显示准确的解剖结构。主动脉和下腔静脉通常位于脊柱的同一侧。

①应特别注意相关的心脏缺陷

● 单一的房室瓣 / AVSD（几乎总是存在）。

● 完全性肺静脉异常连接（80%，通常难以确定）。

● 单心室（50%）。

● 大动脉转位（50% 以上病例合并 d-TGA 或 l-TGA）。

● 右位主动脉弓。

● 肺动脉狭窄或闭锁（约 75% 的病例）。

● 少见："单心房"、左心发育不良综合征、右室双出口（DORV）和三尖瓣闭锁。

②心导管和磁共振。这两种检查都能发现超声心动图无法解释的特定解剖细节。

③腹部超声检查。腹部超声可用于阐明腹部器官的解剖结构和位置。在超声显示不清的情况下，可以行磁共振。

3. 治疗

（1）保守治疗：如果合并严重的肺动脉狭窄或闭锁，使用前列腺素 E 维持动脉导管开放以维持肺灌注。

口服抗生素青霉素 V（200 000 ～ 400 000U，2 次 / 日）以治疗无脾，直至（至少）成年。

除了常规的免疫接种（包括流感嗜血杆菌）外，建议对肺炎球菌和脑膜炎球菌进行早期免疫接种（见第 30 章）。

（2）手术治疗：手术治疗取决于相关的心脏畸形。如果存在严重的低灌注，则在新生儿期需行主肺动脉分流术。完全性肺静脉异位连接伴肺静脉阻塞是心脏外科急症，必须在确诊后采取措施。由于共同房室瓣的存在，术后病情有时会很复杂。从长远来看，最后多数需行 Fontan 手术的单心室矫治。

4. 预后与临床过程　未行姑息性手术和抗生素预防的患儿，大多数在出生后的第 1 年内死亡。完全性肺静脉异位连接是一个危险因素。

姑息性手术需终身心脏随访。远期问题与其他 Fontan 循环患儿相似（包括水肿、蛋白质丢失性肠病、室上性心律失常、心室功能不全和活动耐量下降）。

（三）左心房异构

别称：既往称为多脾综合征。

1. 概述

（1）定义：左心房异构（左侧异构）是指两个心房都具有左心房的特征（图 15.111c，表 15.12）。总体趋势是"双侧都为左侧"。两肺通常都具有左肺结构，各自具有两个肺叶。两侧主支气管均位于血管上。内脏异常很常见。肝脏通常位于左侧或右侧；只有 25% 的病例肝脏在中位。可能存在胆道闭锁。胃和肝通常反位。多脾症是典型病变，但可能存在功能性无脾。

（2）流行病学：左心房异构现象比右心房异构更少见，发生率远低于所有先天性心脏畸形的 1%。女孩可能比男孩更容易受到影响。

（3）心脏表现：与右侧异构现象不同，左心房异构中通常存在两个心室。在大多数情况下，有一个 ASD 或 AVSD。通常存在 VSD，有时也可能是右室双出口。TGA 和肺动脉狭窄或闭锁比右侧异构更不常见。完全性肺静脉异位连接也不太常见。可能存在部分性肺静脉异位连接。高达 25% 的患儿没有或只有轻微的心脏畸形。下腔静脉离断是典型的改变。在这种情况下，下腔静脉的肝内部分是闭锁的，来自下半身的静脉血通过奇静脉（azygos continuation）引流入上腔静脉。如果腔静脉位于左侧，则来自下半身的静脉血通过半奇静脉引流入上腔静脉。肝静脉直接引流入心房。

由于两侧心房都是形态学左心房，因此不存在窦房结。通常为异位心房或交界性心律。

（4）血流动力学：由于很少有肺动脉狭窄，左心房异构中更常发生肺血过多和充血性心力衰竭(如与 VSD 或 AVSD 相关)。与右侧异构现象相比，紫绀并不常见或不明显。

2. 诊断

（1）症状：如果肺血过多，新生儿期会出现充血性心力衰竭（呼吸急促、呼吸困难、体重不增和多汗）的迹象。通常无紫绀或轻微紫绀。

（2）实验室检查：如果有功能性无脾，可以在血涂片中检测到 Howell-Jolly 小体和 Heinz 小体。与解剖学无脾症一样，长期预防性口服抗生素同样适用于功能性无脾。

（3）心电图：由于不存在窦房结，通常存在异常的 P 波轴（常为 $-30°\sim-90°$）作为异位心房节律的标志。有时也有交界节节律。心动过缓性心律失常很常见；有时会出现先天性房室传导阻滞。合并 AVSD 的情况下，通常存在显著的电轴左偏。

（4）胸部 X 线：根据合并的心脏缺陷，通常有轻度心脏扩大和肺血管纹理增加。两侧主支气管都具有形态学左主支气管的特征。还应注意肝脏和胃的位置。

（5）超声心动图：超声心动图可系统地反应内脏部位并描述相关的心脏异常。下腔静脉缺乏肝内节段时，通常通过奇静脉回流。在主动脉后面可以看到增粗的静脉血管（奇静脉）。肝静脉直接回流入心房。

①常见的心脏畸形有：
- 大动脉转位。
- 双侧上腔静脉。
- 部分性肺静脉异位连接。
- 共同房室瓣。
- 功能性单心室。
- VSD 和 DORV。
- 肺动脉狭窄。

②心导管检查和磁共振：两种检查都可以发现超声心动图无法明确的特定解剖细节。

③腹部超声检查：腹部超声可用于阐明腹部器官的解剖结构和位置。在超声显示不清的情况下，可以行磁共振检查。

3. 治疗

（1）保守治疗：在手术前，系统地治疗充血性心力衰竭。

（2）手术治疗：根据相关的心脏畸形，约 50% 的病例可以进行双心室矫正。其余患儿需行单心室 Fontan 手术。在下腔静脉通过奇静脉回流的患儿中，除了来自肝静脉的血液之外，全身静脉血从上腔静脉吻合处进入肺动脉。肺血过多的患儿，可能须在早期切断肺动脉，并行流量可控的主肺动脉分流术。现在很少行肺动脉结扎术。对于有症状的心动过缓患儿，还须置入起搏器。

4. 预后与临床进程　如果不及时治疗，约 60% 的患儿在出生后的第 1 年内死亡。合并先天性房室传导阻滞的患儿多预后不良。行 Fontan 手术患儿的长期问题如右侧异构所述。

（张　巧　译）

第 16 章　获得性心脏疾病

一、心肌炎

（一）概述

别称：炎症性心肌病。

1. 定义　心肌炎是心肌的炎症性疾病，其病因多种多样，临床表现千差万别。世界卫生组织将此类疾病归于"炎症性心肌病"之下。儿童期最常见的心肌炎是病毒性心肌炎。

2. 流行病学　儿童发病率未知。由于许多患儿无临床症状，发病率很可能低于实际值。多达 40% 的儿童在尸检中发现心肌炎的组织学证据，这些儿童死于突发性心脏病而不是外伤致死。此类发现的临床意义尚不明确。肠病毒感染（尤其是柯萨奇 B 型病毒）中有 1%～4% 累及心肌。

3. 发病机制　在心肌炎中，间质炎症或心肌损伤导致心肌功能降低。与心肌细胞死亡相关的心肌损伤可能不仅是由于病原菌对心肌的直接损伤，还可能是由于免疫机制。其结果是造成心室扩张、舒张末期容积增加。通常，心脏对于舒张末期容积增大的反应是增强心肌收缩力（Frank-Starling 机制），但在心肌炎患者中，由于心肌的受损，此机制无法实现。

4. 组织学　基于 Dallas 标准的心肌炎组织病理学分类。

（1）活动性心肌炎：心肌炎性浸润及心肌细胞溶解；炎性浸润以单核细胞为主，其次是中性粒细胞，通常也伴有嗜酸性粒细胞浸润。

（2）边界性心肌炎：心肌淋巴细胞浸润，不伴有心肌细胞溶解。

5. 病因学　心肌炎可能的诱发因素包括感染、免疫和毒理机制（表 16.1）。感染（尤其是病毒感染）是儿童中最常见的病因。最重要的病原体是肠道病毒（尤其是 B 型柯萨奇病毒）和腺病毒。

（二）诊断

1. 症状　急性心肌炎的临床表现可从无症状至暴发性、致死性表现，伴严重的呼吸困难、肺水肿、心源性休克甚至死亡。通常主要的症状是急性心力衰竭征兆；心律不齐也可成为主要症状。

对于病毒感染后的心肌炎，患者的典型表现为乏力、体力下降、心动过速和呼吸急促。

在不同年龄患者中，心肌炎的症状不尽相同。尤其是在新生儿和婴儿中，症状可无特异性（不安定、呕吐、咳嗽、哭泣或呜咽增多）。在较大年龄儿童中，主要的症状为体力下降和全身不适。

特征性症状包括如下内容。

（1）心动过速、期前收缩：原则上，心肌炎可伴发各种类型的心律失常，包括房室传导阻滞和室性心动过速。

（2）呼吸急促 / 呼吸困难。

（3）胸痛：可由心肌缺血或伴发心包炎造成。

（4）皮肤发灰或紫绀、苍白、肢端冰冷、毛细血管回血缓慢。

（5）肝大、水肿。

（6）低血压、少尿。

（7）昏睡、嗜睡、烦躁、易怒和癫痫。

（8）发热或体温过低。

2. 实验室检查　以下列举心肌炎的常

表 16.1　心肌炎的病因（改编自 Allen 等，2008）

感染

病毒：B 型柯萨奇病毒、腺病毒、埃可病毒、EB 病毒、HSV、HIV、巨细胞病毒、风疹病毒、麻疹病毒、腮腺炎病毒、水痘病毒、流感病毒、细小病毒 B19、丙型肝炎病毒、脊髓灰质炎病毒和狂犬病毒

细菌：白喉棒状杆菌、结核分枝杆菌、支原体、嗜血杆菌、脑膜炎球菌、肺炎球菌、葡萄球菌、链球菌、淋球菌、沙门氏菌、梭菌、布鲁氏菌、鹦鹉热、破伤风梭菌和军团菌

原虫：克氏锥虫（引起锥虫病，常见于中南美洲）、弓形虫、疟原虫和利士曼原虫

立克次体：立克次氏立克次体和贝纳柯克斯体

螺旋体：疏螺旋体、钩端螺旋体和梅毒螺旋体

寄生虫：蛔虫、棘球绦虫、旋毛虫、血吸虫和猪带绦虫

真菌（尤其是在免疫抑制的患者中）：念珠菌、隐球菌和曲霉菌

免疫介导的损伤

过敏：多种药物（如抗生素、利尿剂和氯氮平）、昆虫或蛇咬伤

自身免疫病、免疫性疾病：系统性红斑狼疮、类肉状瘤病、皮肌炎、硬皮病、炎症性肠病、血管炎、川崎病和嗜酸性粒细胞增多症

移植排斥反应

毒性损伤

药物：儿茶酚胺类、蒽环类、可卡因、酒精和一氧化碳

金属：铜、铅、铁和砷

物理性损伤：辐射、高热和触电

毒物：如蝎毒

见实验室检查结果。然而需要注意的是，没有任何实验室指标可确诊或排除心肌炎，心肌酶也是如此。在培养物中检测病原体是非常关键的，最好在心肌内膜活检中完成。

（1）炎症指标（CRP、ESR）：心肌炎患者炎症指标通常上升，但炎症指标无明显改变也不能排除心肌炎。

（2）淋巴细胞增多、中性粒细胞减少，提示为病毒源性疾病。

（3）贫血。

（4）心肌酶水平升高：CK-MB、LDH，以及肌钙蛋白 I 水平升高提示心肌损伤（尤其是肌钙蛋白 I)。但心肌酶水平正常也不能排除心肌炎。

（5）代谢性酸中毒：代谢性酸中毒可为充血性心力衰竭的征兆。

（6）转氨酶水平升高：转氨酶水平的升高可以由充血性心力衰竭相关的病毒性肝病、肝淤血或肝衰竭造成。

（7）尿液中的代谢产物（肌酐、尿素）水平升高，并伴有少尿或肾衰竭。

（8）自身抗体：抗核抗体 ANA、双链 DNA 抗体、Sm 抗体、RNP 抗体、SSA 抗体、SSB 抗体及抗线粒体抗体均提示自身免疫性病因。

（9）抗心肌抗体：起病 4 周后可检测到抗心肌细胞膜抗体（AMLA）和（或）抗肌纤维膜抗体（ASA），此为病毒性心肌炎特征性但非特异性的表现。

（10）病毒血清学：只有当病毒的血清滴度随时间大幅度增加时，病毒血清学指标才是有意义的。此种情况下，在发病后进行约 3 周的随访可有诊断发现。因此，血清学试验并不适用于快速诊断。

（11）拭子或培养物的病毒分离（如咽

拭子、尿液或粪便培养）。

（12）PCR 或原位杂交：心肌活检中，病毒基因组或 RNA 存在的直接证据是检测病毒的首选方式。

3. 听诊　可能听诊到二尖瓣反流杂音（即心尖搏动最强点的吹风样收缩期杂音）。在充血性心力衰竭中，可出现奔马律。在肺水肿时，肺部可听诊到细湿啰音。

4. 心电图　在某些患者中，心电图改变可能是唯一提示心肌炎的表现。理论上，任何心律失常都可能与心肌炎有关。尤其需要注意的是室性心动过速。新发作的心律失常往往提示心肌炎。心肌炎的特征性心电图表现包括以下内容。

（1）窦性心动过速：为心肌炎患者最常见的心电图表现。若同时伴有发热，心率将比仅仅由发热引起的心动过速更快。

（2）室性心动过速：可能是心肌炎患者的第一个症状。

（3）期前收缩。

（4）一～三度房室传导阻滞，束支传导阻滞，QT 间期延长。

（5）ST 段压低。若同时存在心包积液，则更可能出现的是 ST 段抬高。

（6）T 波压平或倒置，常伴随 V_5/V_6 中 Q 波缩小或缺失。

（7）偶尔低电压幅度。

5. 超声心动图　超声心动图显示左心室扩大，收缩不良。然而，超声心动图并不能可靠地鉴别急性心肌炎和扩张性心肌病。特征性的表现包括：

（1）左心室（可能包括右心室）舒张末期和舒张期扩大。

（2）心室功能不良，短轴缩短率和射血分数降低。

（3）节段性室壁活动异常。

（4）由于瓣环扩张，造成二尖瓣和（或）三尖瓣反流。

（5）可伴有心包积液。

若可能，需检查冠状动脉结构，以排除冠状动脉异常（尤其是 Bland–White–Garland 综合征，应考虑作为鉴别诊断）。

6. 胸部 X 线　心脏扩大是典型的放射学表现。可能有肺充血到肺水肿的迹象。

7. 心导管　血流动力学测量显示心脏指数降低，左心室舒张末压升高，左房压升高。左心室功能降低需通过冠状动脉造影排除冠状动脉异常。

心导管的主要指征是进行心肌内膜活检，这是诊断心肌炎的金标准。活检通常于右心室间隔部取材。除了证实诊断外，心内膜心肌活检也可帮助按 Dallas 标准进行分类 [见本章，一、（一）4. 组织学]。活检标本的免疫组织学检查可降低假阴性率。分子生物学手段（如 PCR、原位杂交）可用于鉴定病原体。在危重病者及低龄儿童中，行活检造成心肌穿孔的风险增加。

8. 磁共振　除了其他影像学检查方法外，使用造影剂和延迟增强技术，可以确定炎症的位置和程度，但这些变化对心肌炎没有特异性。

9. 鉴别诊断　心肌炎的鉴别诊断包括：

（1）心力衰竭失代偿期。

（2）冠状动脉异常（尤其是 Bland–White–Garland 综合征）。

（3）扩张型心肌病。

（4）心内膜弹力纤维增生症。

（5）心肌梗死。

（6）累及心脏的代谢疾病（如肉碱缺乏、糖原病）。

（三）治疗

1. 一般措施　疑似心肌炎的患者应入院并进行心电图监测。在疾病的急性期卧床休息可能会减少病毒的复制。

充血性心力衰竭的治疗方法如下。

（1）利尿药：开始使用利尿药时应谨慎注意用药剂量，因为充足的前负荷是保证心输出量的前提。

（2）地高辛：由于地高辛的毒性在心肌炎患者中会增加，因此患者应以半剂量开始使用。

（3）β受体阻滞剂：若患者血压较高，可从小剂量开始使用（但不用于严重心力衰竭者）。

（4）ACEI：若患者血压较高，可用ACEI降低后负荷。

（5）儿茶酚胺类（如多巴酚丁胺）和磷酸二酯酶抑制剂（如甲氰吡酮）：用于重症监护下的严重心力衰竭患者。

（6）心源性休克或肺水肿时，采用镇静、气管插管和机械通气治疗。

（7）对于传统方法无法改善的循环衰竭，采用机械循环辅助装置：体外膜肺氧合（ECMO）或心室辅助装置（VAD）可作为心脏移植前的临时过渡措施。

2. 抗心律失常　心律失常可使心肌炎的症状显著恶化。但需要注意的是，大多数抗心律失常药都有负性变力作用。常用的药物是胺碘酮。

室上性和室性心动过速可导致血流动力学不稳定，需尽快复律。若存在完全性房室传导阻滞且心室率低，则需临时置入静脉起搏器。在大多数情况下，房室传导可恢复。

可引起血流动力学不稳定的、难治性的心律失常，是采用临时机械循环辅助装置ECMO或VAD的适应证。

3. 免疫抑制治疗　免疫抑制药物在心肌炎治疗中的使用仍充满争议。一项来自美国的大型多中心研究显示，与单纯对症治疗相比，强的松结合硫唑嘌呤和环孢素A的免疫抑制疗法并没有显著疗效。因此，在大多数医疗机构中，只在确定有自身免疫性疾病基础的心肌炎中才使用类固醇药物。

（1）免疫球蛋白：有证据显示，对于急性心肌炎患者，24h静脉注射2g/kg免疫球蛋白可改善左心室功能。

（2）α干扰素：关于干扰素在病毒性心肌炎中是否有作用的研究正在进行中，目前尚无可靠证据。另一方面，干扰素本身也可造成药物相关的心肌炎。

4. 特殊治疗　某些心肌炎的类型可能需要特殊治疗。选择性列举一些如下。

（1）细菌性心肌炎：抗生素（依病原体决定）。

（2）真菌性心肌炎：抗真菌药（依病原体决定）。

（3）川崎病：ASA、免疫球蛋白，可能使用类固醇。

（4）风湿性心脏病：青霉素、非甾体抗炎药（NSAID），可能使用类固醇。

（5）白喉：尽快使用白喉抗毒素和高浓度青霉素。

（6）疏螺旋体感染：静脉注射头孢曲松4周。

（7）巨细胞性心肌炎：此类疾病罕见但病情严重，主要见于年轻人。心肌组织活检发现巨细胞可证实该疾病。该病可能与炎症性肠病或自身免疫性疾病相关。研究发现，免疫抑制治疗（环孢素结合类固醇药物、硫唑嘌呤或莫罗单抗-CD3）对该病有治疗作用。

（8）嗜酸性粒细胞心肌炎：类固醇。

5. 心脏移植　若前期治疗后左心室功能无改善，或转变为扩张型心肌病，心脏移植是最后的治疗选择。

（四）预后

大部分（60%～70%）心肌炎病例可完全治愈且无其他不良后果。新生儿的该病死亡率最高（75%）；在大龄儿童中，严重的进行性心肌炎死亡率为10%～25%。需格外注意该病向慢性心肌炎或扩张性心肌病的转变。心肌炎转变为扩张型心肌病的概率未知，但据估计，儿童中有27%～40%的扩张型心肌病由心肌炎造成。

（李　飞　译）

二、心内膜炎

（一）概述

1. 定义 心内膜炎是心内膜结构包括心脏瓣膜、心壁内膜及心脏附近主要血管内皮的急性或亚急性感染。心内膜炎也可涉及外源性物质，如修补材料、分流连接材料（如主动脉 - 肺动脉分流）或人造血管导管、人工心脏瓣膜。心内膜炎可破坏瓣膜造成脓栓。

2. 流行病学 一般人群罹患心内膜炎的终生风险为每十万人每年 5～7 例，但若存在危险因素（如先天性心脏病、人工瓣膜或既往心内膜炎），则发病风险显著增加。约 90% 的心内膜炎患儿有先天性心脏缺陷。总体而言，心内膜炎在儿童中的发病率较高，但新生儿罕见发病。在 80%～90% 的病例中，心内膜炎累及体循环的瓣膜（主动脉瓣或二尖瓣）。静脉注射毒品者更易患肺动脉瓣和三尖瓣心内膜炎。

3. 发病机制 在许多先天性或获得性心脏缺陷中，血液湍流造成邻近血管内皮或心内膜受损，损伤处血小板沉积、纤维蛋白生成。若存在短暂的菌血症（如单纯感染性疾病、外科或牙科手术），细菌倾向于黏附在血栓沉积处，因此可在血栓上定植，细菌可得到保护，而不被机体的免疫系统及抗生素损伤。由于纤维蛋白和血小板的聚集及细菌的生长，典型的心内膜炎赘生物形成。该过程的直接进展可导致脓肿的发展，如在心肌或瓣膜环处形成脓肿。

赘生物栓塞可造成组织梗死及细菌在机体其他部位的化脓性定植。另外，心脏外的表现（如肾小球肾炎、血管炎）也可能由免疫复合物沉积引起。

高毒力病原体（如葡萄球菌）可以侵入先前未受损的瓣膜，通常导致疾病的暴发性发展（急性心内膜炎）。毒力较低的病原体（如草绿色链球菌、肠球菌）定植在原先已受损的瓣膜上，其导致的疾病进程较平缓（亚急性心内膜炎）。

4. 病因学 造成感染性心内膜炎的主要是细菌，其次为真菌（表 16.2）。草绿色

表 16.2　引起心内膜炎的病原体、治疗措施及其病程中的特征

病原体	来源	特征	治疗原则
革兰阳性病原体			
草绿色链球菌（血链球菌、变形链球菌、缓症链球菌、咽峡炎链球菌、唾液链球菌、口腔链球菌）和牛链球菌	口咽部	定植于原先已受损的瓣膜，通常引起亚急性病程	通常对青霉素非常敏感；可与庆大霉素合用（缩短疗程）
肠球菌（粪肠球菌、罕见屎肠球菌和坚韧肠球菌）	泌尿生殖道或胃肠道	通常引起亚急性病程；由多重耐药肠球菌引起的院内感染越来越多见	常为耐青霉素菌；单用氨苄青霉素、青霉素或万古霉素不足以产生作用；只在与庆大霉素合用时有杀菌作用
β 溶血性链球菌	口咽部	常定植于正常心脏瓣膜，在其他器官形成转移性脓肿	通常对青霉素非常敏感；可与庆大霉素合用（缩短疗程）
肺炎球菌		常引起暴发性心内膜炎、心肌脓肿、化脓性心包炎和化脓性脑膜炎	通常对青霉素非常敏感；可与庆大霉素合用（缩短疗程）

续表

病原体	来源	特征	治疗原则
金黄色葡萄球菌	皮肤、软组织和导管感染	常引起急性心内膜炎，即使瓣膜无既存损伤。并发症：瓣环脓肿、心肌脓肿、化脓性心包炎；耐甲氧西林株（MRSA）愈发多见	"抗葡萄球菌青霉素"（苯唑西林、氟氯西林）联合庆大霉素；对MRSA，万古霉素与庆大霉素联用；对人工心脏瓣膜，额外应用利福平
凝固酶阴性葡萄球菌（表皮葡萄球菌、路邓葡萄球菌）		定植于人工心脏瓣膜及移植物。通常是瓣膜置换后第一年内引起早期心内膜炎的病因，常引起亚急性型	"抗葡萄球菌青霉素"（苯唑西林、氟氯西林）联合庆大霉素；对MRSA，万古霉素与庆大霉素联用；对人工心脏瓣膜，额外应用利福平
革兰阴性病原体			
HACEK 细菌群（嗜血杆菌属、放线杆菌属、心杆菌属、艾肯菌属和金氏菌属）		低毒力（特别易于侵犯已受损的和人工的心脏瓣膜），培养物中难以检测(培养 3 周以上)	首选治疗：头孢曲松钠
铜绿假单胞菌		经静脉吸毒者、人工心脏瓣膜及导管感染者中需尤其注意	哌拉西林和 β- 内酰胺酶抑制剂，或头孢他啶与妥布霉素，通常需要手术修补
真菌			
念珠菌，曲霉菌		风险因素：免疫抑制、长期抗生素治疗、外来物（长期中心静脉置管和手术移植物）；培养物中难以检出，通常形成较大的赘生物	通常需要及时手术治疗；两性霉素 B（可能需两性霉素 B 脂质体）和氟胞嘧啶，在个别病例中需用新型抗真菌药（卡泊芬净、伏立康唑）

罕见病原体：肠杆菌科、棒状杆菌、立克次体、贝纳柯克斯体、布鲁氏菌的某些种、巴尔通体的某些种和衣原体

链球菌和肠球菌是亚急性心内膜炎的最常见病原体。金黄色葡萄球菌、肠道菌、肺炎球菌和溶血性链球菌是急性心内膜炎的典型病原体。在 5%～ 25% 的病例中，病原体未能得到确认。

（二）诊断

1. 病史　需包含菌血症的危险因素，如外科手术、牙科手术、感染、牙痛及既往心内膜炎。

2. 分型

（1）急性心内膜炎：有发热、寒战、充血性心力衰竭、意识下降至多器官衰竭的显著病史。急性心内膜炎通常由高毒力的病原体（如葡萄球菌、β- 溶血性链球菌和肺炎球菌）造成，该类病原体可损伤原先完好的心脏瓣膜。

（2）亚急性心内膜炎：实际上，该类疾病仅发生于有心脏缺陷的患者中。该病由毒力较弱的病原体（草绿色链球菌、肠道菌群中的革兰阴性菌、肠球菌和真菌）引起，几乎总是侵犯原先已受损的心脏瓣膜。其病程通常无特异性，尤其是在疾病

早期，表现为间歇性发热或低热，以及乏力。

3. 症状　心内膜炎的临床症状多样，包括全身症状如发热、乏力，也包括心脏症状和免疫性症状，以及细菌微栓子引起的系列表现。典型的症状包括以下内容。

（1）发热伴心动过速，可能有寒战（注意：在先前使用抗生素的患者中，此类症状可能被掩盖），在亚急性心内膜炎中可能有低热。

（2）全身症状

①头痛，乏力，体力减弱。

②体重降低，食欲减退。

③盗汗。

④肌肉疼痛、关节疼痛。

（3）心脏症状

①心脏杂音：新发心脏杂音或既存杂音增强（对于人工瓣膜的感染，此表现通常意味着感染向瓣膜周边扩散）。

②瓣膜穿孔、撕脱。

③心肌脓肿。

（4）皮肤症状

①瘀点。

② Osler 结节：扁豆大小、疼痛和泛红的结节，主要位于手指和足趾（免疫复合物性血管炎的表现）。

③ Janeway 病变：出血性、无痛性皮肤损伤，位于手和足。

④线状出血：指（趾）尖指（趾）甲下出血。

（5）细菌微栓子

①中枢神经系统：急性意识丧失、局灶性神经功能缺损。

②脾梗死。

③肺梗死累及右心。

（6）累及肾脏

①血尿、蛋白尿。

②肾小球肾炎。

③肾梗死。

（7）累及眼部

Roth 斑：视网膜出血。

（8）脾大。

Duke 标准。Duke 标准（表 16.3）基于临床所见，分为主要标准和次要标准。

4. 实验室检查　培养物中病原菌的检测和耐药性检测具有重要意义。心内膜炎的其他典型实验室检查结果如下。

（1）炎症标志物（CRP、ESR）水平升高：ESR 水平正常则几乎可排除心内膜炎。

（2）贫血。

（3）白细胞增多伴核左移。

（4）血小板减少。

（5）培养物中病原体及其抗性检测：在开始抗生素治疗之前，需各采集几份（最好是 6～8 份）血样进行需氧和厌氧血培养。血样尽可能采自不同的静脉。样品的采集可独立于发热情况（持续性菌血症）。在急性病程中，血培养样本采集尽可能在 1～2h 完成，以便尽快开始抗生素治疗。在亚急性病程中，可在 1～2d 额外采集标本培养。样本应培养至少 3 周。

（6）免疫标志物：在心内膜炎中，有时可检测到风湿因子、抗核抗体（ANA）、循环免疫复合物及冷球蛋白。

（7）尿检：血尿或蛋白尿可作为肾梗死及肾小球肾炎的标志。

5. 心电图　心内膜炎的心电图改变是非特异性的，只能回顾性地解释。可能的异常改变包括：

（1）房室阻滞。

（2）束支阻滞。

（3）复极化干扰。

6. 超声心动图　超声心动图对诊断心内膜炎有重要价值。如果经胸超声心动图结果不准确，则需要行经食管超声心动图。超声心动图可用于以下方面。

（1）细菌性赘生物检测：可检测到 2～3mm 大小的细菌性赘生物。对于已严重损伤的瓣膜及人工瓣膜的检测较为困难。

表 16.3　改进版 Duke 标准

主要标准	
血培养阳性	● 至少在两个分别采样的血培养中检测到典型心内膜炎病原体：草绿色链球菌、牛链球菌、HACEK 细菌群、金黄色葡萄球菌或肠球菌 ● 血培养标本持续阳性，有心内膜炎病原体存在的证据： ○ 采集时间间隔约 12h 的两个或以上阳性血培养 ○ 三个分别采样的标本均为阳性，或四个及以上分别采样的标本大部分为阳性（第一个标本与最后一个标本采集时间间隔至少 1h）
累及心内膜的证据	● 超声心动图证实赘生物、瓣膜旁脓肿的存在或人工瓣膜开裂 ● 新发的瓣膜反流
次要标准	
有患病倾向	经静脉吸毒和先天性心脏缺陷
发热≥ 38℃	
血管表现	动脉栓塞、化脓性肺梗死、颅内出血、结膜出血和 Janeway 病变
免疫表现	肾小球肾炎、Osler 结节、Roth 斑和风湿因子阳性
血培养阳性，但不满足主要标准者	
符合心内膜炎判断的病原体血清学阳性者	
超声心动图所见符合心内膜炎判断，但不满足主要标准者	

注意：当满足两条主要标准，或满足一条主要标准和三条次要标准，或满足五条次要标准时，考虑诊断为感染性心内膜炎

若在二尖瓣上存在超过 10mm 的可移动性赘生物，则栓塞风险尤高。

（2）评估瓣膜反流情况。

（3）检测并发症，如脓肿、瓣周漏、人工瓣膜开裂、瓣膜穿孔、腱索撕脱和"吻性损伤"。

（4）评估心室功能。

（5）评估治疗效果：确认在抗生素治疗下，赘生物发生退化。

以下结构在超声心动图中可能呈现类似赘生物的表现，因此必须做鉴别诊断：瓣膜钙化、已愈合的赘生物、心脏肿瘤、血栓沉积（尤其是在假体边缘或手术缝合处）、腱索或乳头肌撕脱、明显的欧式瓣。

> **注**
> 超声心动图无明显发现亦不能排除心内膜炎。

7. 鉴别诊断　心内膜炎总是需要作为发热待查的鉴别诊断。以下为可能的鉴别诊断：

（1）败血症。

（2）肺炎。

（3）川崎病。

（4）风湿热。

（5）胶原病和风湿性疾病。

（6）慢性炎症性疾病（如克罗恩病）。

（7）非感染性心内膜炎，如风湿热中的风湿性心内膜炎、系统性红斑狼疮中的 Libman–Sacks 心内膜炎、吕弗勒综合征（嗜

酸性粒细胞性心内膜心肌炎）。

（8）心脏肿瘤（如心房黏液瘤）。

（9）心肌炎。

（10）恶性疾病（如白血病）。

（11）血管炎。

在伴有紫绀型心脏缺陷及神经缺陷的发热患者中，也必须考虑脑脓肿。

（三）治疗

1. 药物治疗　心内膜炎的治疗需持续几周杀细菌的抗生素治疗，通常以联合治疗的形式，以便于发挥协同作用。依据临床表现，抗生素治疗应开始于抗生素敏感试验完成之前，并将最有可能的病原体纳

入考虑范围（表 16.4）。抗菌谱应包含最低抑菌浓度和最低杀菌浓度的数据，在其完成后，可将抗生素治疗方案最优化。治疗通常持续 4～6 周。对于置入人工瓣膜的患者，整个治疗周期需延长至 6 周以上。

心内膜炎的治疗建议总在不断地更新，且应当在与相关微生物学家讨论后给出。对于万古霉素和庆大霉素的治疗方案，需常规监测血药水平并依此调整用药剂量。

在严重的病例中，手术治疗可与抗生素治疗同时使用。对于真菌性心内膜炎，通常需早期行手术治疗。由于复发率高，建议应用氟康唑（对念珠菌性心内膜炎）

表 16.4　心内膜炎的抗生素治疗方案（根据预期的病原体范围）

急性心内膜炎，未知病原体		
万古霉素	40mg/（kg·d），分 4 次给药（最大剂量 2g/d）	4～6 周
+ 庆大霉素	3～5mg/（kg·d），1 次给药（最大剂量 240mg/d）	4～6 周
草绿色链球菌		
青霉素 G	0.5 mill.IU/（kg·d），分 4 次给药（最大剂量 20 mill.IU/d）	4 周
+ 庆大霉素	3～5mg/（kg·d），1 次给药（最大剂量 240mg/d）	2 周
若无并发症，2 周疗程已足够		
甲氧西林敏感的葡萄球菌		
氟氯西林	200mg/（kg·d），分 4 次给药（最大剂量 8～12g/d）	4～6 周
+ 庆大霉素	3～5mg/（kg·d），1 次给药（最大剂量 240mg/d）	3～5 周
对于人工瓣膜心内膜炎：+ 利福平	10mg/（kg·d），分 3 次给药（最大剂量 900mg/d）	≥ 6 周
肠球菌和其他耐青霉素的链球菌		
氨苄西林	200～300mg/（kg·d），分 4 次给药（最大剂量 12～15g/d）	4～6 周
+ 庆大霉素	3～5mg/（kg·d），1 次给药（最大剂量 240mg/d）	4～6 周
HACEK 细菌群		
头孢曲松钠	100mg/kg，1 次给药	4 周
念珠菌		
两性霉素 B	0.5～2mg/（kg·d），1 次给药	≥ 6 周
+ 5- 氟胞嘧啶	150mg/（kg·d），分 3 次给药	≥ 6 周
曲霉菌		
两性霉素 B	0.5～2mg/（kg·d），1 次给药	≥ 6 周

或伊曲康唑（对曲霉菌性心内膜炎）二级预防至少 2 年。

2. 手术治疗 对于严重的病例，单用抗生素治疗不足以达到治疗目的，需行手术干预，通常为瓣膜置换。

手术治疗的适应证包括：

（1）急性主动脉瓣或二尖瓣反流，伴心力衰竭或肺水肿。

（2）瓣膜旁脓肿、瘘管。

（3）难治的病原体（如 MRSA、真菌）。

（4）严重败血症及败血症休克 48h以上。

（5）使用足量抗生素治疗 5 ～ 10d 后仍持续发热（注意药物诱导的发热）。

（6）使用足量抗生素治疗后仍持续菌血症或真菌血症。

（7）二尖瓣上直径超过 10mm 的新生可移动性赘生物。

（8）赘生物增大或波及正常瓣膜。

（9）赘生物局部破坏。

（10）急性脑栓塞（排除脑出血）。

（11）人工瓣膜心内膜炎（若检测到青霉素敏感的链球菌，初始应保守治疗）。

（四）预防

对于细菌性心内膜炎风险高的患者，应在可引起菌血症的诊断性或治疗性措施实施前，给予抗生素预防心内膜炎。抗生素的选择应依据手术部位及预计的病原体范围。然而，预防性应用抗生素对于病毒感染无预防作用。系统性抗菌治疗对于明显的细菌感染是必要的。

由于心内膜炎通常是由口咽病原体引起的，因此必须保持良好的口腔和牙齿卫生。

1. 心内膜炎的风险 在下列情况下发生心内膜炎的风险特别高：

（1）人工心脏瓣膜，包括机械瓣膜、生物假体和同种移植物。

（2）外源性材料重建心脏瓣膜术后 6个月内。

（3）既往细菌性心内膜炎。

（4）先天性心脏病

①未手术治疗的紫绀性心脏缺陷（包括姑息性分流和导管）。

②用外源性材料完全纠正的心脏缺陷，术后 6 个月期间。

③已纠正的心脏缺陷，但在人工补片、假体处或其周围有残留的缺损。

（5）有心脏瓣膜病的心脏移植受体。

2. 心内膜炎的预防 现仅对于高风险患者建议预防心内膜炎，而在以往，所有先天性心脏病的患者都被建议采用抗生素预防心内膜炎，只有少数例外（如孤立的继发孔型房间隔缺损）。这种方法的益处尚未得到证实，因此，目前的建议仅包括有特别高的心内膜炎风险（见上文）或感染性心内膜炎合并风险非常高的患者。但总体上，对于几乎所有先天性心脏缺陷者，心内膜炎的患病风险仍然较高。

以下列举一些可能引起菌血症和心内膜炎的操作，在此类情况下需应用抗生素预防治疗（表 16.5）：

表 16.5 口腔、咽部和上呼吸道手术的心内膜炎预防

	药物及剂量
标准方案	阿莫西林 50mg/kg 口服（最大剂量 2g）
替代方案	青霉素 V 50 000U/kg 口服（最大剂量 2mill.U）
青霉素或氨苄西林过敏者	克林霉素 20mg/kg 口服（最大剂量 600mg）
应用方法：术前 30 ～ 60min 单次给药。若无法口服，可相同剂量静脉给药	

（1）有出血风险的牙科手术：刮治、牙周刮治和牙周手术、根管治疗、牙科及牙科正畸手术（包括拔牙）。

（2）耳鼻喉手术：扁桃体切除、腺样体切除、其他累及黏膜的手术操作和支气管镜取活检。

对于胃肠道、泌尿道或皮肤的干预治疗，若无既存感染，则无须预防心内膜炎。若手术的器官已有感染，则需针对预计存在的相关病原体进行预防，如感染皮肤的链球菌和葡萄球菌、胃肠道的肠球菌。

（五）预后

心内膜炎的治愈率为80%～85%。对于链球菌和草绿色链球菌的感染，治愈率更高；而对于棘手的病原体（如MRSA）感染，治愈率则显著降低。真菌性心内膜炎的治愈率最低。既往有心内膜炎史的患者再患心内膜炎的风险更高。

（李　飞　译）

三、心包炎

（一）概述

1. **定义**　心包炎是心包的炎症性疾病，通常伴有心包积液。除心包外，心肌也常受累（心包心肌炎）。其病因可以是感染性或非感染性。对于儿童，多数心包炎的病例是特发性的或病毒引起的。在极为罕见的病例中，心包积液可引起心脏压塞的并发症。缩窄性心包炎可能是晚期的并发症。

2. **流行病学**　儿童中的发病率未知。

3. **发病机制和病理特征**　由于炎症反应，浆液性纤维蛋白、血性或脓性分泌液在心包中聚集。心包腔中的液体累积导致舒张期充盈不足、心输出量下降。若渗出缓慢增加，心包可大幅度扩大，但对于快速增长的渗出液，心包则难以做出快速的反应。因此，缓慢的心包积液可在令人惊异的程度上得到代偿，而快速增长的心包积液则很快导致心脏压塞。心脏试图通过增加心率、增加外周系统阻力和增加静脉收缩来补偿舒张功能受损和心输出量减少。

4. **病因学**　心包炎的病因包括感染、免疫、肿瘤及创伤性病原体（表16.6）。

对于儿童，感染是最常见的病因，尤其是病毒感染（通常是柯萨奇病毒）。心包炎的病原体范围与心肌炎相似。许多归类于特发性心包炎的病例可能是由未能被分离的病毒感染引起。

（二）诊断

1. **病史**　在病毒性心包炎中，患者通常有病毒感染的既往史，如咳嗽、流涕或腹泻。

2. **症状**

（1）有指征性的临床表现

①胸痛：通常与呼吸相关。在坐下和前倾时，疼痛常可缓解。由于胸廓的运动均可加剧疼痛，患者通常非常安静。

②发热。

③充血性心力衰竭：在急性心包积液导致的心脏压塞中，主要的表现是急性心力衰竭。

（2）听诊

①心包摩擦音：是非常特异性的心包炎典型听诊表现，可在大多数患者中听诊发现（至少可间歇发现）。该杂音听感靠近耳朵，音似皮鞋的"吱吱"声或在新雪中行走的声音。

②心音柔和：随着积液的增加，心音变得越来越柔和。

3. **心电图**　典型的心包炎心电图改变分阶段出现，且符合心包损伤的标准。

（1）第一期（发病后数小时至数天）：全部或至少大多数导联中ST段凹形抬高（鉴别诊断：心肌梗死，见图16.1、图16.2）。

（2）第二期（通常在发病数天后）：ST段正常化，T波低平（图16.3）。

（3）第三期（发病后2～4周）：全

表 16.6　心包炎的病因

感染	● 病毒：B 型柯萨奇病毒、腺病毒、埃可病毒、EB 病毒、HHV 6、HIV、麻疹、腮腺炎、水痘、流感、细小病毒 B19 和乙肝病毒 ● 细菌：金黄色葡萄球菌、肺炎球菌、流感嗜血杆菌、脑膜炎球菌、链球菌、支原体、结核分枝杆菌、淋病、衣原体及革兰阴性厌氧病原体（尤其在免疫抑制者中） ● 寄生虫：棘球绦虫、弓形虫 ● 真菌（尤其在免疫抑制者中）：曲霉菌、念珠菌和组织胞浆菌
免疫介导	● 自身免疫病和免疫性疾病：急性风湿热、红斑狼疮、幼年型风湿性关节炎、类肉状瘤病、皮肌炎、硬皮病、川崎病、炎症性肠病和韦格纳肉芽肿 ● 心包切开术后综合征、心肌梗死后综合征（Dressler 综合征） ● 移植排斥 ● 过敏反应：血清病
毒性	● 尿毒症 ● 药物：包括米诺地尔、肼屈嗪、胺碘酮、免疫抑制剂和化疗药 ● 物理毒剂：辐射
肿瘤	● 转移瘤（如支气管或乳腺肿瘤）、白血病、淋巴瘤、副肿瘤和罕见原发的肿瘤（间皮瘤、横纹肌肉瘤、畸胎瘤、纤维瘤和平滑肌瘤）
其他罕见病因	● 甲状腺功能减退 ● 创伤 ● 出血（如在应用抗凝剂时） ● 主动脉夹层动脉瘤

部或至少多个导联中出现 T 波倒置（图 16.3）。

（4）第四期：T 波正常化，对于慢性病例，T 波常不回归正常。

（5）若存在显著心包积液，以下心电图改变亦可能出现：

①电压幅度低。

②电交替（随着心脏在心包积液中的来回移动，QRS 波群的高度和方向随心跳改变）。

4. 胸部 X 线　对于急性心包炎，即使迅速累积的积液已经造成心脏压塞，通常在胸部 X 线中也难以检测到改变。

对于慢性心包炎，胸部 X 线中心脏向各方向扩大呈"水瓶状"。对于缩窄性心包炎，可能检测到心包钙化。

5. 超声心动图　超声心动图是检测心包积液的首选方式，所见为心脏周围低回声边界。但在心外膜与心包之间的少量液体边缘是正常的。在某些情况下，内部回声可能被检测为纤维蛋白链的标志。提示积液血流动力学显著的指标包括：

（1）舒张末期右心房塌陷。

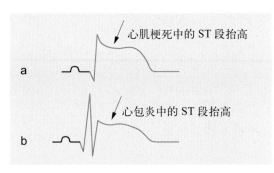

图 16.1　心包炎的典型心电图改变

注：在急性心包炎中，通常 S 波升支中出现 ST 段抬高（b）。而在心肌梗死中，ST 段抬高出现在 R 波降支中（a）。另外，心肌梗死中 ST 段的改变会影响一支冠脉的供血区域，而在心包炎中，全部或几乎全部的导联中均有此类改变

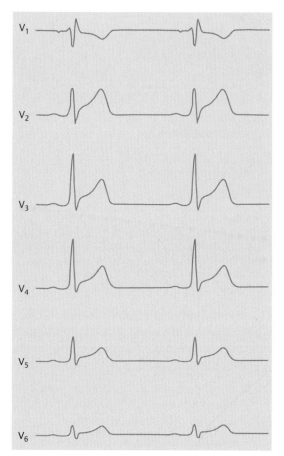

图 16.2　心包炎伴心包积液的心电图举例。R 波升支出现 ST 段抬高

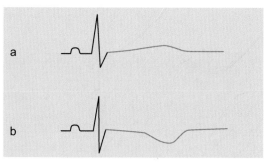

图 16.3　心包炎第二期和第三期的心电图改变

注：a 第二期：T 波压平。b 第三期：终末部 T 波倒置

（2）游离右心室壁的塌陷或压迫。

6. 实验室检查　以下实验室检查可能对诊断心包炎有意义。

（1）炎症标志物（CRP、ESR、全血细胞计数）。

（2）心肌酶（CK、CK-MB、肌钙蛋白 I）：累及心肌时可能升高。

（3）血培养：对于发热患者的病原体鉴定有意义。

（4）病毒血清学检查（如 B 型柯萨奇病毒、埃可病毒、腺病毒），链球菌血清滴度、结核菌素试验可能有意义。

（5）促甲状腺激素、游离 T3、游离 T4：用于排除甲状腺功能减退。

（6）疑似自身免疫病患者可查自身抗体（如 ANA、抗 DNA 抗体、c-ANCA），用以评估慢性心包积液。

（7）心包积液成分分析，包括蛋白、乳酸脱氢酶（LDH）、葡萄糖、胆固醇、积液培养（细菌、结核、真菌）、革兰染色和糠酸染色、细胞学分析、病毒培养或 PCR 可能有意义。

（8）心包活检：仅在极罕见病例中需行心包活检，如无法解释的慢性病程、少量积液无法行心包穿刺。

（三）并发症

1. 心脏压塞　心脏压塞常出现在积液快速增长时，可导致舒张期心脏充盈不足。心包压塞的典型表现包括：

（1）心输出量低，集中表现为心源性休克。

（2）心动过速。

（3）呼吸急促。

（4）右心衰竭的表现：

①中心静脉压升高。

②肝大。

③颈静脉扩张。

（5）奇脉。

2. 缩窄性心包炎　缩窄性心包炎非常罕见，但在儿童中是严重的并发症。炎症反应导致心包变厚、变硬，极大地阻碍了舒张期心脏充盈。与心包积液不同的是，缩窄性心包炎时，舒张早期的心脏充盈未被限制，只是随后心脏充盈突然停止。缩

附注：奇脉（pulsus paradoxus）

正常情况下，吸气时的胸腔负压可导致右心的静脉回流增加。然而此时涌入肺血管床的血液量更大，这就解释了为什么吸气时有大量的静脉回流，但左心室搏出量仍然降低。在心脏压塞时，舒张期心脏充盈受阻，因此更加降低了吸气时的搏出量。吸气时脉搏明显减弱、血压明显降低（幅度＞10mmHg）。"pulsus paradoxus"这个术语（字面意为"矛盾的脉搏"）具有误导性，奇脉时的血压改变并非与正常情况"矛盾的"，只不过是比后者更加显著而已。其他可能造成奇脉的原因包括血容量减少、限制型心肌病。

窄性心包炎的一个典型病因是结核。在发达国家中，缩窄性心包炎通常是特发性的或继发于某些疾病，如感染性心包炎、心脏手术、自身免疫病和恶性肿瘤。

缩窄性心包炎的最重要的鉴别诊断是限制型心肌病。

缩窄性心包炎的典型症状包括如下内容。

（1）右心衰竭征象：肝大、腹水、水肿、胸膜积液、颈静脉扩张。

（2）左心衰竭征象（较少见）：肺充血、呼吸急促。

（3）奇脉。

（4）听诊：左胸骨旁区舒张早期杂音。杂音可能由心室充盈骤停造成。

（5）超声心动图：心包变厚、可能有钙化，颈静脉扩张，腔静脉扩张。舒张早期可能检测到室间隔的突然活动（室间隔抖动征）。

（6）胸部 X 线：心脏大小正常；可能有心包钙化、胸膜积液或肺充血的迹象。

（7）心室压力测量："根号征"（心室压力曲线像平方根符号）。由于早期心室舒张未受阻，在一个正常的收缩期曲线后，舒张早期心室压迅速降低；由于随后的舒张限制，此后的舒张期出现舒张期平台。

（8）MRI/CT 扫描：可以很好地评估心包增厚情况。

（四）治疗

1. 特异性治疗　特发性心包炎或病毒性心包炎中，大多数无特异性治疗方法。

对于细菌诱导的心包炎，可使用大剂量抗生素，抗生素的种类依心包积液中分离鉴定出的病原体选择，静脉给药 4～6 周。适当的初始治疗方案可为联用第三代头孢菌素和耐青霉素酶青霉素，并可补充使用氨基糖苷类抗生素。细菌性心包炎通常需要手术引流心包积液。

对于结核性心包炎，需结合抗结核治疗至少 9 个月。

真菌性心包炎以抗真菌药物（如两性霉素 B 和氟胞嘧啶）治疗。

如果心包炎是由恶性心包积液、尿毒症或自身免疫性疾病引起的，则优先治疗潜在疾病。

2. 对症治疗　对症治疗的基本方案包括卧床休息、抗炎治疗、充分镇痛。利尿药通常不适用于减少心包积液。

3. 抗炎治疗

（1）非甾体抗炎药（NSAID）：NSAID 是首选药，如布洛芬 [30～40mg/（kg•d）]、萘普生 [10～15mg/（kg•d）]、阿司匹林或吲哚美辛。由于停药后复发常见，故 NSAIDs 治疗常需持续数月。

（2）糖皮质激素。若 NSAIDs 治疗无效，可用类固醇 [如泼尼松龙 1～2mg/（kg•d）]，但需事先排除细菌导致的心包炎。局部注射类固醇可能对预防细菌性心包炎中的缩窄性心包炎有良好的效果。

4. 心包穿刺和引流　对于血流动力学异常的心包积液或心脏压塞，心包穿刺需紧急实施或作为应急措施。在疑似细菌性心包炎或病因不明的慢性心包炎中，可通过心包穿刺选择性地获得心包积液。

穿刺需在超声心动图的指导下进行，持续镇痛、血流动力学检测，穿刺点通常在半坐位剑突下。在某些情况下，需以塞丁格穿刺法向心包置入猪尾导管，以便持续引流积液。

并发症包括心腔穿孔、冠脉损伤、气胸、心律失常及感染。

5. 手术治疗

(1) 心包引流：对于化脓性心包炎，经塞丁格穿刺法的心包引流通常不足够，因此需手术引流。手术引流时亦可行无菌灌流。对于复发性心包积液，可能需要在心包开窗，以便将积液引流至胸膜腔。

(2) 心包切除术：缩窄性心包炎首选心包切除术。

(五) 预后

特发性和病毒性心包炎预后良好，两者一般可痊愈且无不良后果。而细菌性心包炎则较为危险，未经治疗可能致命。理想的治疗措施可使死亡率降至 20% 以下。需经心包切除治疗的缩窄性心包炎极少发生。

(李　飞　译)

四、风湿热

(一) 概述

1. 定义　风湿热是发生于 A 组 β 溶血性链球菌（化脓性链球菌）感染后的免疫性疾病，通常经咽感染。风湿热发生于链球菌感染后 2 ～ 5 周，因其可造成累及心脏瓣膜的并发症而须格外小心，并发症可致多年后发生永久性瓣膜损伤。

2. 流行病学　在发达国家中，由于抗生素的使用，风湿热变得较为罕见。但在世界范围内，风湿热仍然是获得性心脏瓣膜病的主要病因。据估计，全球有 500 万～ 3000 万的儿童和青年罹患慢性风湿性心脏病，其中绝大多数在发展中国家。每年有约 9 万人死于该病。目前，发达国家中该病的患病率低于 5 人 / 百万学龄儿童；但近年有患病率增加的报道。受急性

风湿热影响的主要是 5 ～ 15 岁的儿童。在未经治疗的经咽 A 群 β 溶血性链球菌感染病例中，0.3% ～ 3% 可致风湿热。

3. 发病机制　风湿热是由 β 溶血性链球菌引起的自身免疫性疾病。其致病机制尚未完全阐明，目前认为在链球菌感染的过程中，形成了抗链球菌 M 蛋白抗体，该抗体与自身组织有交叉反应性，如肌纤维膜抗原原肌球蛋白和肌球蛋白（分子模拟效应）。在具有遗传易感性（如与 HLA DR3、DR4 和 DR7 相关）的患者中，这些抗体和细胞毒性淋巴细胞将攻击心脏、关节、皮下和中枢神经系统组织的内源性抗原。

另外，心肌中（Aschoff 小体）和心脏瓣膜区的免疫复合物还可引起毛细血管损伤。

(二) 诊断

1. 症状　在 A 组链球菌引起的咽炎、扁桃体炎或猩红热 10 ～ 20d 后，通常会出现新的急性发热。除全身表现（如发热、头痛、乏力、腹痛和关节痛）之外，可能还有关节炎、皮肤损伤及心脏受累和中枢受累（小舞蹈症）等表现。

(1) Jones 标准：风湿热的诊断基于临床标准（Jones 标准，见表 16.7）。

表 16.7　风湿热诊断 Jones 标准（1992 年，AHA）

主要标准	次要标准
心脏炎	发热
游走性多关节炎	关节痛
小舞蹈症	实验室检查炎症标志物（ESR、CRP）水平升高
皮下结节	心电图 PQ 间期延长
边缘性红斑	

注意：若存在两条主要标准，或一条主要标准和两条次要标准，则很可能为风湿热。且同时必须存在既往 A 组 β 溶血性链球菌感染

检测 A 组 β 溶血性链球菌的金标准是

咽拭子培养。(然而在风湿热发作开始时期,通常在咽拭子中无法检测到病原体。)血清链球菌滴度升高或处于上升阶段(见下文:"实验室检查 - 血清学检查"),亦提示感染转复。链球菌抗原检测特异性较低。

对于小舞蹈症(Sydenham 舞蹈症)患者,若排除了其他可能造成舞蹈病的病因,则无须以上标准即可诊断风湿热。

若需诊断复发的风湿热,则满足一条主要标准或存在关节痛、不明原因的发热或 CRP 水平升高伴链球菌感染的证据即可。

(2)多关节炎:多关节炎是风湿热的最常见症状,且通常也是疾病最早的表现。其临床表现为受累关节的红、肿、热。多关节炎主要累及大关节,且随着时间的推移从一个关节"跳"至另一个关节(游走性多关节炎)。阿司匹林治疗效果好,实际上几乎不形成慢性关节炎。

(3)链球菌感染后反应性关节炎:须与风湿热相关的多关节炎做区分。链球菌感染后反应性关节炎通常于链球菌感染后较早出现(10d 内),而多关节炎则需较长时间发展。反应性关节炎对阿司匹林治疗反应较差,也不会在关节间游走。风湿热的其他主要诊断标准都不出现。

结节性红斑或多形性红斑可能会伴之出现。约 10% 的病例可累及心脏。

(4)心脏炎:心脏受累是晚期发病率和死亡率的主要原因。特别是全心炎的发生,可累及心脏的不同组织层次。心内膜几乎总是受累,二尖瓣受累(二尖瓣反流)也是特征性病变,主动脉瓣受累次之,有时二者均受累。

(5)小舞蹈症:是风湿热的晚期表现。通常于其他器官表现后几个月出现,特征是各肌群的不受控制的运动,在患者兴奋时运动增强,而患者休息或睡眠时则平息或完全消失。患儿行为表现笨拙。经治疗该病可完全痊愈。

(6)边缘性红斑:环形、红蓝色、无痒性皮疹,压之变白,受热则增加。好发于躯干和四肢近端(鉴别诊断:包柔氏螺旋体感染造成的离心性环状红斑)。

(7)皮下结节:皮下结节由肉芽肿造成。它们介于小扁豆和核桃大小之间,主要位于肘部、手腕和膝盖的肌腱插入处,或位于枕部和椎体突区。

(8)鉴别诊断:需鉴别者众多,包括发热待查和小儿关节痛。最重要的鉴别诊断包括:

①幼年型慢性风湿性关节炎。

②反应性关节炎(如 EB 病毒、疏螺旋体、耶尔森菌和沙门菌感染后)。

③胶原性疾病(如系统性红斑狼疮)。

④血液病(如镰刀型细胞贫血症、白血病)。

2. 听诊　风湿热期间新发心脏杂音,是心脏受累的重要提示信息。特征性听诊表现与结构性心脏病相关:

(1)二尖瓣反流:心尖"倾泻样"收缩期杂音,左侧卧位时增强。

(2)主动脉瓣反流:舒张早期杂音,伴左胸骨旁第 2、第 3 肋间隙无痛性心肌缺血。

(3)心包积液:心音柔和。

(4)心包摩擦音:心包炎的表现。

(5)充血性心力衰竭出现奔马律。

3. 实验室检查

(1)炎症标志物:ESR 和 CRP 水平升高。若 ESR 水平正常,则可排除风湿热。可能出现轻度正常色素性、正常细胞性贫血。

(2)血清学:抗链球菌素 O(ASL)滴度高于 300 或滴度升高提示急性链球菌感染。尤其在经咽喉感染链球菌后,ASL 滴度升高,通常在感染后 4 ~ 5 周,或在风湿热的第 2 ~ 3 周升至最高值。因此,在怀疑风湿热时或 2 周后,建议查血清

ASL 滴度。然而，总的来说，只有80%的风湿热患者表现为ASL升高，因此也应检测其他链球菌滴度指标。

抗脱氧核糖核酸酶B抗体（抗DNAse B抗体）滴度尤其在经皮肤感染链球菌时升高。在某些病例中，抗透明质酸酶抗体可能对诊断有意义。

（3）咽拭子：检测A组β溶血性链球菌的金标准是咽拭子的细菌学培养。然而，风湿热发作后，A群链球菌通常无法再检测到。抗原检测敏感度约70%。

4. 心电图　特征性表现包括：

（1）PQ间期延长，房室传导阻滞。

（2）ST段或T波改变，提示心包炎。

（3）期前收缩，交界性心动过速。

5. 胸部X线　胸部X线可能发现心脏肥厚。左心房显著肥厚通常提示二尖瓣反流。

6. 超声心动图　超声心动图是评估以下参数的首选影像手段：

（1）心肌功能（用于评估心肌炎的情况）。

（2）心包积液（作为心包炎的征象）。

（3）评估心脏瓣膜功能，尤其需注意二尖瓣和主动脉瓣的反流（急性风湿热）或狭窄情况（慢性期）。

（三）并发症

风湿热的主要并发症是风湿性瓣膜病。由于风湿热，瓣膜开始出现功能不全，并由于瘢痕形成而逐渐发展为瓣膜狭窄。此过程主要见于二尖瓣和主动脉瓣。对全球而言，风湿热是目前造成成人二尖瓣狭窄的最主要病因。

风湿性心内膜炎的发生决定了疾病的远期预后。此类情况即为"慢性风湿性心脏病"（RHD）。Lasègue简洁地将其概括为"舔过关节和脑，却咬住了心脏"。

（四）治疗

除抗生素治疗外，消除链球菌的主要治疗措施是用阿司匹林和类固醇进行抗炎治疗和对症治疗（卧床休息，治疗可能的心力衰竭）。

1. 一般措施　建议卧床休息，时长依疾病的程度决定，简单的关节炎卧床1~2周，心脏炎则需在整个心力衰竭持续期卧床。心脏炎康复后2~3个月仍需避免较大的身体压力。

2. 抗生素治疗　为了完全消灭链球菌，需口服青霉素10d，随后长期应用抗生素预防复发（见后"预防"部分）。

（1）青霉素V是首选药物

① 剂量：100 000U/（kg·d），口服，分3次给药（最大剂量3×1.2 mill.U）。

②疗程：10d。

（2）替代方案

若患者依从性较差，可用青霉素（青霉素G）肌内注射，剂量：体重27kg以上600 000U，体重27kg以下儿童200 000U。

对青霉素过敏者，口服红霉素30~40mg/（kg·d），分2~3次给药。

3. 抗炎治疗　抗炎治疗的目的是压制炎症反应、以防心脏损伤。通常应用NSAIDs已足够。对于严重的心脏炎，需补充使用类固醇。

（1）阿司匹林（ASA）是首选药

① 剂量：急性期80~100mg/（kg·d），分4次给药（目标血药浓度为20~30mg/dl）。

②疗程：直到症状完全消失且炎症标志物水平恢复。

（2）替代疗法

①萘普生10~20mg/kg，口服，分2次给药。

②布洛芬20~40mg/kg，口服，分3次给药。

4. 类固醇　适应证是严重心脏炎（显著的心脏肥厚、充血性心力衰竭和完全性房室传导阻滞）。

剂量：泼尼松龙2mg/（kg·d）（最大

剂量 80mg/d），持续 1～2 周，随后逐渐减药 2 周以上。泼尼松龙减药的同时，需开始应用 ASA。

5. 心力衰竭的治疗　以往用地高辛治疗心力衰竭（注意洋地黄毒性升高），但现在通常用利尿药和 ACEI。

6. 手术治疗　若由于血流动力学显著的瓣膜反流造成心脏功能失代偿，即使在急性期，可能也需手术修补或置换瓣膜。

7. 特殊病情的处理

（1）小舞蹈症：抗炎治疗是不必要的，但对于风湿热的其他表现则需要抗生素治疗。

其他建议包括卧床休息、避免外部刺激、软垫充填床铺以防摔伤。使用苯巴比妥、氟哌啶醇或苯二氮䓬类镇静药物可部分改善症状。在某些病例中，丙戊酸或卡马西平治疗可能取得成效。

（2）链球菌感染后反应性关节炎：使用 NSAIDs，亦可关节内注射类固醇（类似其他反应性关节炎的治疗）。对于未累及心脏的病例，建议预防性应用抗生素 1 年。若累及心脏，对于风湿热的抗生素预防性应用标准同样适用（见下"预防"部分）。

8. 预防　风湿热治疗后，需长期预防性应用抗生素以防复发。预防性用药的疗程取决于疾病的严重程度，可能需终身维持（表 16.8）。

表 16.8　风湿热的二级预防

病程	预防性应用抗生素的疗程
无心脏受累	5 年，至少用药至 21 岁
累及心脏，但瓣膜无损伤	10 年，至少用药至成年
累及心脏，且瓣膜损伤	10 年以上，至少用药至 40 岁，有时需终身用药

（1）青霉素 2×200 000U/d（剂量与体重无关），口服。

（2）若依从性较差：青霉素 G 1.2 mill. U 肌内注射，每 3 周 1 次。

（3）青霉素过敏者：红霉素 250mg，口服，每日 1 次。

（4）心内膜炎预防性用药：现在对大部分风湿性心脏病患者已不建议针对心内膜炎预防性用药。需预防用药的包括人工瓣膜置入者、采用人工材料修补瓣膜者及有既往心内膜炎史者等。

（五）预后

即使在应用青霉素后，风湿热患者仍有 10%～40% 的可能发生心瓣膜病。最常见的情况是二尖瓣狭窄。造成心脏永久损伤的可能取决于最初累及心脏的严重程度。

复发最常出现于疾病后的第 1 年。累及心脏的风险随每次复发而增加。

由于抗生素的使用，发达国家急性风湿热的死亡率几乎为 0，但在发展中国家，其死亡率可能仍高达 10%。

（李　飞　译）

五、川崎病

（一）概述

别称：皮肤黏膜淋巴结综合征。

1. 定义　川崎病是一种急性全身性发热性疾病，与中小动脉的坏死性血管炎有关。一项值得注意的并发症是冠状动脉瘤或扩张后狭窄。

2. 流行病学　最常见于 1～2 岁儿童。75% 的患儿不足 5 岁，约 25% 是婴儿。此病在日本最常见（每百万 5 岁以下儿童 180 例）；高加索人中的发病率为每百万儿童 30 例。总的来说，在各种族中该病的发病率均在升高。男孩发病率略高于女孩。冬季和春季的发病率略高。

3. 病因学　病因未知。可能在基因或免疫易感性的基础上，有不同的感染性病因。超抗原和细胞毒性 T 细胞可能也在发病中起作用。

4. *病理学* 广泛性血管炎，中小动脉好发，但全身血管均可受累。亦可出现全身性免疫反应、多器官免疫激活。

（二）诊断

1. *症状*

（1）诊断标准：典型的川崎病表现为发热持续 5d 及表 16.9 中至少 4 条诊断标准。

对于满足标准不足 4 条的患者，若有证据表明冠状动脉改变，亦可诊断为川崎病。若患者高热且满足至少 4 条经典标准，发热至第 4 日时即可确定诊断。

（2）其他受累器官：除在诊断标准中提及的表现外，以下器官系统亦常受累。

①心血管系统：冠脉异常（动脉瘤、扩张及后期冠脉狭窄，发生率 15%～25%）、心肌炎（在 50% 以上的病例中）、心包炎、瓣膜反流（尤其是主动脉瓣和二尖瓣反流）、充血性心力衰竭、心律失常、非冠脉的动脉瘤（髂动脉、股动脉、腋动脉或肾动脉）和雷诺综合征。

②胃肠道：常表现为呕吐、腹痛、腹泻、胆囊积水、罕见急腹症（麻痹性肠梗阻）、肝脾大。

③呼吸道：咳嗽、声音嘶哑和鼻炎。

④中枢神经系统：常表现为明显易怒、无菌性脑膜炎，罕见周围性面瘫和听力丧失。

⑤泌尿道：排尿困难、无菌白细胞尿症，极罕见肾衰竭。

⑥肌肉、关节：疾病的第 1 周常出现多关节（如指关节）的关节炎、关节痛；疾病第 10 天后，关节炎、关节痛通常出现在大关节（如膝关节、踝关节）。

⑦眼：前部葡萄膜炎，无特殊治疗的自发恢复，无须特殊治疗可自愈。

（3）冠状动脉瘤：川崎病最需要注意的并发症是冠状动脉瘤，在未治疗的患儿中发生率为 15%～25%。根据经验，当 5 岁以下儿童的冠状动脉直径超过 3mm 或管腔比紧邻处管腔大 1.5 倍时，就会出现冠状动脉瘤。在川崎病中，冠状动脉瘤几乎总是侵犯冠状动脉的近段，总体而言易于被超声心动图探查到。儿童发生与发热性疾

表 16.9 川崎病的诊断标准

发热	● 反复发热至少 5d，抗生素治疗无效，高热可至 40℃ ● 未经治疗的发热通常可持续 10d ● 解热药治疗仅短暂有效
结膜炎	● 通常是双侧、非化脓性结膜炎 ● 发热后不久开始出现 ● 持续约 10d
四肢症状	● 急性：手掌或足掌红斑，手或足水肿 ● 亚急性：疾病的第 2～3 周出现手指或足趾甲周围脱皮
多形疹	● 多形疹主要见于躯干 ● 通常在发热开始后 5d 内出现 ● 通常是斑丘疹，亦可出现猩红热样红斑，可能类似紫癜或多形性红斑
嘴唇和口腔症状	● 嘴唇发红、干燥、开裂和肿胀 ● 杨梅舌，黏膜明显发红
颈部淋巴结病	● 通常是单侧颈部淋巴结肿大（＞1.5cm） ● 是经典标准中最少见的症状

病相关的冠状动脉瘤，是川崎病的特异性表现。

在急性病程后的数年内，冠状动脉瘤依然可发生血栓或狭窄，并导致心肌梗死、心律失常和心源性猝死。急性病程后 4 周是心肌梗死危险性最高的时期，可能表现为非典型性症状。

发生冠状动脉瘤的危险因素包括：

①年龄＜ 1 岁或＞ 6 岁。

②男性。

③发热≥ 14d。

④血钠＜ 135mmol/L。

⑤血细胞比容＜ 35%。

⑥白细胞＞ 12 000/μl。

（4）不完全性川崎病。当出现发热伴 4 条以下经典症状时，可诊断为不完全性川崎病。该病在 1 岁以下儿童更常见，有时可为致死性的，因为在该年龄组中冠状动脉瘤常发。炎症指标显著升高和不明原因的发热（尤其是在婴儿中）通常提示不完全性川崎病。

2. 鉴别诊断　川崎病的鉴别诊断主要包括免疫性和感染性的发热性疾病。

（1）病毒感染：麻疹、风疹、3 日热、巨细胞病毒、人细小病毒 B19、腺病毒和肠道病毒。

（2）细菌性疾病：猩红热、毒性休克综合征、葡萄球菌烫伤样皮肤综合征和钩端螺旋体病。

（3）自身免疫病：幼年型特发性关节炎全身型（Still 病）、风湿热和结节性多动脉炎。

（4）药物：Stevens-Johnson 综合征。

（5）其他疾病：如汞中毒。

3. 实验室检查　急性期几乎所有患者均表现有白细胞增多（＞ 15 000/μl）和 ESR、CRP 水平升高。较晚期的特点是血小板增多（＞ 500 000/μl）。

（1）以下总结川崎病的典型实验室检查所见

①白细胞增多，核左移。

② ESR 和 CRP 水平升高。

③贫血。

④明显的血小板增多（通常于疾病的第 2 ～ 3 周后）。

⑤转氨酶升高、胆红素升高（累及肝脏的表现）。

⑥低白蛋白血症（尤其是在长病程、严重病例中）。

⑦低钠血症（可能是抗利尿激素异常分泌的表现）。

⑧血脂异常（急性期胆固醇和 HDL 降低）。

⑨脑脊液细胞增多（出现于 33% ～ 55% 的患者中，通常脑脊液蛋白质水平不会升高）。

⑩无菌白细胞尿症。

⑪无菌性关节液白细胞增多。

（2）用于鉴别诊断或并发症诊断的实验室检查

①血培养、咽拭子、粪便培养和抗链球菌素滴度。

② ANA。

③血清学检查（麻疹、EB 病毒、风疹、巨细胞病毒、细小病毒、腺病毒和肠道病毒）。

④尿素和肌酐检查。

⑤对于疑似心肌炎或心肌梗死者：心肌酶（CK、CK-MB、LDH 和肌钙蛋白 I）。

⑥对于疑似弥散性血管内凝血（DIC）者：凝血酶原时间（Quick 试验）、INR、PTT 和纤维蛋白原。

4. 心电图　川崎病的心电图改变通常无特异性。可能出现心律失常伴 PQ 间期延长及非特异性复极化干扰（ST 段或 T 波改变）。

儿童的心肌梗死通常难以诊断。深而宽的 Q 波（＞ 0.35mV 和 35ms）对心肌梗死具有提示意义。在疾病的最初两周，此改变也可能提示心肌炎。但在最初的 2 周后，尤其需要考虑的是心肌梗死。梗死的另一提示指标是 ST 段抬高约 2mm 及 QTc 间期延长约 440ms 伴其他表现。

5. 超声心动图 开始怀疑川崎病时即存在超声心动图的指征。对于简单的病例，2 周后和 6～8 周后随访复查有意义。对于具有高冠状动脉异常风险的儿童，应更频繁复查。若有冠状动脉瘤存在的证据，则在急性病程康复后，也应每年至少复查一次。

超声心动图需探查如下指标：

（1）冠状动脉的回声反射性（在其他冠状动脉改变出现之前，即可出现冠状动脉回声增强）。

（2）冠状动脉异常，如冠状动脉瘤、冠状动脉扩张或狭窄。

（3）左心室功能。

（4）主动脉根部扩张。

（5）瓣膜功能不全（尤其是二尖瓣和主动脉瓣反流）。

（6）排除局部心肌运动障碍（指向局部缺血）。

（7）检测或排除心包积液。

（8）排除非冠状动脉的动脉瘤（尤其是腹部血管和锁骨下动脉）。

6. 心导管 通常不提倡冠状动脉造影，即使已探查到轻度的冠脉扩张或梭形冠状动脉瘤。若对于更严重的检查结果须行心导管术，通常也在疾病发生 6～12 个月后实施。若怀疑心肌缺血，则表明应立即行导管术。冠状动脉造影应与腹主动脉和锁骨下动脉造影相结合。

7. 磁共振 用磁共振评估冠状动脉改变可达到与冠状动脉造影评估同等效果。

8. 运动试验 运动试验是检测运动时心肌缺血的必要手段，但不应在急性期进行。

（三）治疗

为了降低冠状动脉瘤的风险，治疗应在病程第 10 天前开始；但若在病程 10d 后才得到诊断，即时开始治疗依然是有意义的。

标准治疗方案是静脉给予免疫球蛋白和阿司匹林。疗程需依据疾病情况和是否出现冠脉改变而决定。

急性期治疗

（1）阿司匹林（ASA）

①剂量：急性期 80～100mg/（kg·d），分 4 次给药 [低剂量 20～50mg/（kg·d）可能达到相同药效]，退热 48～72h 后减药至 3～5mg/（kg·d），单次给药。

②疗程：若无冠状动脉瘤，6～8 周后可停用阿司匹林；若可能存在冠状动脉瘤，则治疗应该持续，直到冠状动脉病理学改变完全消失。

③风险：有瑞夷综合征（Reye syndrome）风险，尤其与水痘或流感病毒感染相关。若临床上怀疑存在这些疾病，需终止应用阿司匹林。另外，对于 6 岁以上、需长期应用阿司匹林的儿童，建议每年注射流感疫苗。水痘疫苗注射后 6 周内尽可能不用阿司匹林。

（2）静脉给予免疫球蛋白：剂量：2g/kg，单次 12h 以上静脉输液。

疫苗相关注意事项：免疫球蛋白输液后 11 个月内不能接受麻腮风三联疫苗和水痘疫苗，因为免疫球蛋白可能与注射的被动抗体发生潜在反应，从而影响疫苗的长期效果。儿童可能可以更早接受疫苗注射，但加强针需在输液至少 11 个月后接受。

（3）类固醇：目前还没有明确的证据表明类固醇在疾病的急性期有好处。但类固醇可在对静脉应用免疫球蛋白无效、疾病进展的患者中使用。

10%～20% 的患者单次静脉应用免疫球蛋白无效。对于此类病例，应给予免疫球蛋白 2g/kg，静脉输液 12h 以上。若反复给予免疫球蛋白病情无改善，可使用甲泼尼龙 30mg/kg，静脉输液 2h 以上，持续 1～3d。

（4）其他治疗方案：基于个别病例报告的其他治疗方案包括血浆置换、抗细胞因子单克隆抗体和细胞毒性药物阿昔单抗、环磷酰胺。

（5）巨大动脉瘤（＞8mm）：建议用苯丙香豆素或华法林抗凝以降低血栓形成和随后动脉瘤狭窄的风险。

（6）心肌梗死及其相关的冠脉狭窄的治疗：此类情况需行溶栓治疗和常用的旁路移植手术。由于冠状动脉内常存在钙化灶，经皮冠状动脉腔内成形术（PTCA）通常难以实施且风险较高。

（7）长期治疗和随访：取决于是否出现冠状动脉异常（表 16.10）。

（四）预后

冠状动脉瘤的预后取决于动脉瘤的大小和形状。直径＜8mm 的梭形冠状动脉瘤预后最佳。由于内膜增生和血管纤维化，直径＞8mm 的巨大动脉瘤中，有高达 30% 可发展为冠脉狭窄，并可导致心肌梗死、心律失常和心源性猝死。

表 16.10　川崎病后的长期治疗和随访（Newburger et al.2004 年）

风险等级	治疗	活动限制	复查	血管造影
Ⅰ级：未曾检查到冠状动脉异常	初次治疗 6～8 周后无额外治疗	6～8 周后无限制	每 2～5 年复查心脏，1 年后可行超声心动图	不建议
Ⅱ级：一过性冠状动脉扩张（6～8 周后不再检查到扩张）	初次治疗 6～8 周后无额外治疗	6～8 周后无限制	每 2～5 年复查心脏，1 年后可行超声心动图	不建议
Ⅲ级：主要冠状动脉支上单个、小到中等大小的动脉瘤（3～6mm）	ASA 3～5mg/（kg·d），直到动脉瘤确认消失	11 岁以下：6～8 周后无限制 11～20 岁：取决于运动试验结果	每年行心脏检查，包括心电图、超声心动图，11 岁以上患者必要时可行运动试验	对怀疑有心肌缺血者建议行血管造影
Ⅳ级：一个以上较大动脉瘤（约 8mm），或单支冠状动脉上多个动脉瘤但未造成阻塞	ASA 长期治疗，3～5mg/（kg·d）；对于巨大动脉瘤者，结合用华法林 / 苯丙香豆素或低分子量肝素治疗	不可参与接触性运动（有出血风险），其他运动取决于运动试验结果	每 6 个月行心脏检查，包括心电图、超声心动图，必要时行运动试验	初次血管造影应在病后 6～12 个月后，若临床检测结果较好，可提早时限；可能存在心肌缺血时复查
Ⅴ级：冠状动脉阻塞	ASA 长期治疗，3～5mg/（kg·d），对于顽固性巨大动脉瘤，可结合用华法林 / 苯丙香豆素或低分子量肝素治疗	不可参与接触性运动（有出血风险），其他运动取决于运动试验结果	每 6 个月行心脏检查，包括心电图、超声心动图，必要时行运动试验	血管造影亦可用于评估治疗方案

及时以免疫球蛋白治疗，可在 95% 的病例中预防此类巨大动脉瘤的形成。在快速治疗下，预后良好。

川崎病总体死亡率为 0.1%～2%。大部分死亡病例中，患者死于疾病开始后 15～45d。

（李 飞 译）

六、心脏肿瘤

（一）概述

1. *流行病学* 原发性心脏肿瘤在儿童中罕见。目前，儿童中最常见的心脏肿瘤是横纹肌瘤，其中 50% 以上的病例伴有结节性硬化。

依据组织学标准，儿童中几乎所有原发性心脏肿瘤都是良性的。恶性心脏畸胎瘤和肉瘤罕见。继发性恶性心脏肿瘤亦罕见，且与淋巴瘤、白血病、成神经细胞瘤及肉瘤相关。

2. *病理学* 以下是儿童中最常见的心脏肿瘤。

（1）横纹肌瘤：横纹肌瘤是目前儿童中最常见的心脏肿瘤，构成超过 50% 的儿童心脏肿瘤，其中 50% 以上的病例伴有结节性硬化。最常见的病变部位是室间隔，但通常见于心内多个部位。瘤体大小从数毫米至数厘米不等。横纹肌瘤可造成血流阻塞和心律失常，必须以手术摘除。然而，常见自发性消退。

> **注**
> 横纹肌瘤是儿童中最常见的心脏肿瘤。该病常多发，且通常与结节性硬化相关。

结节性硬化的其他典型症状包括中枢神经系统和肾脏肿瘤、皮脂腺腺瘤、色素减退（白斑）、癫痫和精神发育迟缓。

（2）纤维瘤：心脏纤维瘤通常是单发的实体瘤，理论上可见于心脏的所有区段，但通常位于游离心室壁或室间隔。肿瘤的大小可达数厘米，偶尔可形成钙化。纤维瘤可导致心脏的血流阻滞，也可造成心律失常。通常可行手术切除，但可能需要保留部分瘤体以避免损伤周围心肌。

（3）畸胎瘤：畸胎瘤是胚胎肿瘤，瘤内包含来自全部三个胚层的组织。畸胎瘤主要见于胎儿和新生儿，通常位于心底部靠近大血管处，被心包组织包裹。畸胎瘤可压迫主动脉和肺动脉，亦可导致心包积液。通常可行手术摘除。

（4）黏液瘤：黏液瘤是青少年和成年人最常见的心脏肿瘤，在较小儿童中罕见。典型黏液瘤位于左心房，极少位于右心房，几乎从不发生于心室。黏液瘤通常有蒂，经常会因"撞到"左心房及二尖瓣而造成一些问题。黏液瘤也可成为血栓的发源点，可造成体循环栓塞。右心房黏液瘤可影响三尖瓣病变造成肺循环栓塞。首选治疗是手术切除黏液瘤。

（二）诊断

1. *症状* 心脏肿瘤的临床症状通常无特异性，且主要和肿瘤发生的部位及其大小相关。心脏肿瘤有时是在行胎儿超声检查或超声心动图时偶然发现的。

晕厥和胸痛是可能出现的非特异性症状。肿瘤伸入心室腔可能导致流入道或流出道的阻塞。主要临床表现为低心排血量，亦可出现心律失常和传导障碍。横纹肌瘤时可发生预激综合征；肿瘤组织可成为附加的传导通路。发生于瓣膜附近的肿瘤可能造成瓣膜狭窄或瓣膜反流，从而导致相应的心脏杂音。有蒂的肿瘤（尤其是黏液瘤）亦可能影响瓣膜功能，并成为栓塞形成的发源点。

累及心包的肿瘤通常造成心包积液的症状。

全身症状（如发热、乏力、体重下降和肌肉疼痛）是黏液瘤的典型表现。

当肿瘤破裂或在肿瘤表面形成血栓时,可造成血栓栓塞。

2. 心电图　可显示心房或心室肥厚的征象。在较大肿瘤中可出现 ST 段改变。这些复极化干扰现象亦可能提示心肌缺血。根据肿瘤发生的位置不同,也可能出现室上性和室性期前收缩及心动过速。传导障碍(房室阻滞、束支阻滞)也是典型表现。预激综合征可能出现于横纹肌瘤时。

3. 胸部 X 线　心脏肿大,不寻常的心脏轮廓或心脏阴影钙化可能是心脏肿瘤的征象。

4. 超声心动图　超声心动图是首选的诊断方法,可用于探测肿瘤并确定其大小和位置。多普勒超声可用于评估肿瘤是否造成流入道或流出道阻塞或心脏瓣膜损伤,亦可用于评估收缩和舒张功能。心包积液提示腹腔内肿瘤,通常是非心脏原发性恶性肿瘤的一种表现。表 16.11 总结了典型的超声心动图表现。

表 16.11　儿童和青少年中常见心脏原发肿瘤的典型超声心动图表现

肿瘤类型	典型表现
横纹肌瘤	多发壁内肿瘤,大小各异
纤维瘤	单发壁内肿瘤,源于室间隔或游离心室壁,大小各异
黏液瘤	左心房的有蒂肿瘤,源于房间隔
畸胎瘤	囊性肿瘤,源于大血管附近,周围心包组织,有心包积液

5. 磁共振　磁共振可提供关于肿瘤位置与周围组织的边界和一致性的详细信息。对造影剂的摄取情况可提供关于肿瘤的组织学信息。

6. 心导管　只有某些特殊病例适于行心导管术。由于肿瘤播散的风险,严禁行肿瘤组织活检。

(三)治疗

目前为止,手术切除是心脏肿瘤的唯一治疗方法。

肿瘤切除术的适应证包括:

1. 肿瘤造成充血性心力衰竭。

2. 室性心律失常药物治疗无效者。

3. 肿瘤造成流入道或流出道阻塞,或相关瓣膜功能受损。

对于多发横纹肌瘤的无症状患者,建议等待肿瘤的自然消退。纤维瘤通常可以完全摘除,黏液瘤通常也易于切除。为防止复发,需注意移除黏液瘤的整个根部。

对于极少数非常巨大的肿瘤,不适合手术切除的,此时心脏移植是最后的治疗选择。

(四)预后

对于与结节性硬化相关的横纹肌瘤,80% 的患者可在出生后第一年内自发消退。未切除的纤维瘤需常规复查,因为该类肿瘤可能有继续生长的趋势。手术切除后需定期随访。某些肿瘤可能出现复发,尤其是横纹肌瘤或不完全切除的肿瘤。

(李　飞　译)

第17章 心 肌 病

一、扩张型心肌病

（一）引言

1.定义　扩张型心肌病（Dilated cardiomyopathy，DCM）是一种以全部心腔扩张为特征的心肌病变（图17.1），尤其以左心室扩张最为显著。DCM往往伴有心脏收缩和舒张功能减退。

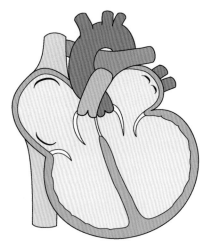

图17.1　扩张型心肌病（DCM）的特征性表现是所有心腔扩大，尤其以左心室扩张最为显著

2.流行病学　扩张型心肌病在儿童时期很少见，但仍然是儿童最常见的心肌病。发病率为十万分之0.5～2.6。各年龄段均有发病，往往2岁之前开始出现症状。男孩发病率略高于女孩。

3.病因　对于大多数患儿来说，病因不明（原发性）。检测到触发因素的病例被称为继发性心肌病（表17.1）。继发性心肌病最常见的病因是心肌炎。继发性DCM的主要诱因包括代谢障碍、使用蒽醌类化疗药和神经肌肉性疾病（如Duchenne肌萎

缩）。长时间心律失常也可导致出现DCM的临床表现。缺血性心肌损伤并不是DCM的病因，儿童心肌缺血性病变包括心肌梗死（川崎综合征），或左冠状动脉起源于肺动脉（Bland-White-Garland综合征）。

超过1/3的DCM有遗传或家族史。最常见的遗传类型为常染色体显性遗传。但常染色体隐性遗传、X-性染色体和线粒体遗传类型也被报道过。这些遗传性疾病主要是编码心肌蛋白的基因异常如肌动蛋白、肌间线蛋白、肌营养不良蛋白和TAZ蛋白。

> **注**
>
> 由于DCM的家族性发病倾向，DCM患者的家族成员必须接受心脏超声排查，而且需要定期排查，因为DCM也可能为迟发型。

4.病理改变　心肌收缩障碍是主要病理表现，心腔扩大及舒张末压升高导致室壁张力增加。心腔扩大由肌小节内肌动蛋白-肌球蛋白骨架重构导致。组织学检查显示心肌细胞肥大、增生及纤维化。渐进性心肌纤维化降低心脏顺应性，进一步导致舒张功能障碍。

（二）诊断

1.症状　主要的临床症状是充血性心力衰竭的症状：疲劳、生长迟缓、出汗、体寒、皮肤苍白、毛细血管充盈时间延迟、呼吸浅快、呼吸困难、心动过速、劳力性紫绀、肝大及水肿。腹痛（肝脏充血引起）和恶心是心力衰竭的不典型症状。心悸提示室上性或室性心律失常。严重心脏扩大可能引起胸腔局部膨出。

表 17.1　扩张型心肌病（DCM）的病因

病毒感染（心肌炎）	柯萨奇、腺病毒、艾克病毒、EB 病毒、巨细胞病毒、疱疹病毒、HIV、风疹、麻疹、腮腺炎、水痘、流感、人细小病毒 B19、丙肝、脊髓灰质炎和狂犬病毒
细菌感染	白喉、支原体、结核、莱姆病和脓毒血症
寄生虫	刚地弓形虫、蛔虫
真菌感染	组织胞浆病、曲霉菌、念珠菌和隐球菌
神经肌肉性疾病	Becker、Duchenne、Emery-Dreifuss、肢体 - 腰肌萎缩；高肌张力肌萎缩、Friedreich 共济失调、Kearns-Sayre 综合征、先天性肌病和 Barth 综合征
营养元素摄入不足	神经性厌食，铜、铁、硒和维生素 B_1 缺乏
免疫性疾病	风湿热、类风湿关节炎、系统性红斑狼疮、皮肌炎和川崎综合征
血液疾病	珠蛋白生成障碍性贫血、镰状细胞贫血
药物及毒素	蒽醌类、环磷酰胺、氯喹、可卡因、三环类抗抑郁药、干扰素、乙醇和激素
内分泌异常	甲减 / 甲状腺功能亢进、甲状旁腺功能减退、嗜铬细胞病和低血糖
代谢异常	糖原储存疾病、肉毒碱不足、β 氧化或脂肪酸转运障碍、遗传性共济失调多发性神经炎样病、黏多糖贮积症、寡糖沉积症、线粒体疾病、糖代谢 / 丙酮代谢及三羧酸循环障碍和含铁血黄素沉积症
心肌缺血	Bland-White-Garland 综合征、心肌梗死
心律失常	室上性心动过速 / 室性心动过速
畸形	猫叫综合征
家族性 DCM	不同遗传形式，大多数为常染色体显性遗传，主要累及心肌蛋白编码（肌动蛋白、肌间隙蛋白和肌萎缩蛋白）

2. 听诊　心脏听诊往往可闻及奔马律，提示心力衰竭。第一心音往往很柔和。长期肺充血会导致肺高压，此时会出现第二心音亢进。心尖部闻及收缩期杂音提示二尖瓣反流。肺部湿啰音提示肺水肿。

3. 实验室检查　B 型脑钠肽（BNP）可作为心力衰竭的标志物。实验性炎症标志物和心肌酶如肌钙蛋白 I、CK-MB 在心肌炎时升高。有助于鉴别原发性和继发性心肌病的实验室指标有：

（1）血液 / 血浆

①血常规。

②病毒滴度：柯萨奇、腺病毒、埃可病毒、EB 病毒、巨细胞病毒、疱疹病毒、HIV、风疹病毒、麻疹病毒、腮腺炎病毒、水痘病毒、流感病毒、细小病毒 B19、丙肝病毒和脊髓灰质炎病毒。

③铁、铁蛋白（血色素沉着症）。

④血气分析、乳酸、丙酮酸、β- 羟基丁酸、乙酰乙酸酯（空腹和餐后）、血氨和血糖（线粒体病、酸中毒和脂肪酸转运 / 氧化障碍）。

⑤肉毒碱（脂肪酸转运 / 氧化障碍）。

⑥脂肪酸、β- 羟基丁酸（低血糖；脂肪酸转运 / 氧化障碍）。

⑦肌酸激酶（肌病）、肌酸激酶同工酶（CK-MB）和肌钙蛋白。

⑧ BNP。

⑨谷丙转氨酶（ALT）、谷草转氨酶（AST）、肌酐和尿素（肝病、系统性疾病）。

⑩串联质谱（TMS；包括脂肪酸氧化障碍）。

①白细胞内酸性 α- 葡萄糖苷沉积症（婴儿 Pompe 病）。

（2）尿液

①酸中毒（器官酸中毒、呼吸链缺陷和脂肪酸氧化障碍）。

②尿中出现糖胺聚糖、寡糖（黏多糖症、糖蛋白沉积症）。

4. 心电图 ECG 常有异常，但一般无特异性改变。DCM 时常见的 ECG 表现有：

（1）窦性心动过速。

（2）左心室肥厚征象。

（3）低电压。

（4）复极障碍。

（5）心室间传导障碍，左束支阻滞、二度房室传导阻滞。

（6）病理性 Q 波提示心肌缺血（Bland-White-Garland 综合征有特征性前侧壁心肌缺血，在 I、aVL、V_5、V_6 导联上有深 Q 波，ST 段上抬等）。

（7）心律失常：室性心律失常，也可有房扑 / 房颤。

5. 胸部 X 线 胸部 X 线上有心脏扩大表现，是左心房、左心室扩大结果。左心房扩大还会引起气管分叉角度增大、左主支气管上抬。还可有肺淤血、肺水肿征象，部分病例有胸腔积液。

6. 心脏超声 DCM 在心脏超声检查的指征表现为心室腔扩大，特别是左心房、左心室扩大及收缩力减退（图 17.2）。扩大的左心室收缩力差、射血分数、每搏量显著降低，这些指标也反映病程进展。此外，DCM 还伴有舒张功能障碍。肝静脉和下腔静脉扩张，反映右心衰竭超声检查时还应描述有无心包、胸腔积液以及心房、心室有无血栓。

冠状动脉必须探查以排除 Bland-White-Garland 综合征（左冠状动脉开口于肺动脉）和川崎综合征（冠状动脉瘤）。

多普勒彩超可探查二尖瓣、三尖瓣反

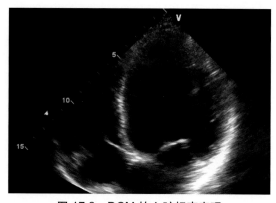

图 17.2 DCM 的心脏超声表现

注：心尖部四腔心切面可见左心室明显扩张

流，这往往是瓣环扩张的结果。使用伯努利公式可通过三尖瓣反流来估测右心室压。

> **注**
>
> 在扩张型心肌病患者中，冠状动脉起源异常必须予以排除。

7. 心导管 心导管检查的适应证主要是排除冠状动脉异常和进行心肌活检。心肌活检可助鉴别心肌炎后心肌病和其他特发性心肌病。但该检查亦有风险，尤其是对心功能严重受损的患者。心肌炎的病理改变为淋巴细胞和巨噬细胞浸润及检出病毒基因。

血流动力学监测显示左心室、右心室舒张末压升高，房内压升高，心排血量减少，有时合并肺高压。

8. 磁共振 MRI 是心脏超声的补充检查。

9. 鉴别诊断 以下疾病须予以鉴别：

（1）冠脉异常，特别是 Bland-White-Garland 综合征。

（2）结构性心脏缺陷导致左心室功能障碍或心腔扩大（如重度主动脉狭窄、主动脉缩窄和二尖瓣反流）。

（3）其他类型的 DCM（表 17.1）。

（三）治疗

原发性 DCM 无特异性治疗。其余治疗

同心力衰竭治疗如利尿药、醛固酮受体拮抗剂、洋地黄类、ACEI 和 β 受体阻滞剂等。

利尿药改善心力衰竭症状，ACEI 减轻心脏后负荷和减少心室重构。洋地黄类的作用尚有争议。β 受体阻滞剂特别是卡维地洛在 DCM 治疗中有举足轻重的地位。它们有效地保护心肌免受肾上腺素的慢性刺激，但药物的使用剂量要谨慎、采用逐渐加量，它们也会导致心功能急剧恶化。

在心功能急性失代偿时，需使用儿茶酚胺和其他血管活性药物。多巴胺最为常用，它不止增加心肌收缩力，还减轻后负荷。它与磷酸二酯酶抑制药如米力农联用效果更佳。米力农是正性肌力药，它同时减轻心脏后负荷。对于部分病例，可尝试使用钙离子增敏药（左西孟旦）或联合使用肾上腺素和减轻后负荷药物（硝普钠）。

为预防血栓栓塞性事件，心功能差或房颤患者可使用抗凝药。

有症状的心律失常需要抗心律失常治疗。需要指出的是大多数抗心律失常的药物有负性肌力作用。因此，常常使用可达龙。如有顽固性室性心动过速，即使是儿童患者也可考虑置入自动除颤仪（AICD）。

对于左束支阻滞患者使用双心室起搏器也许会改善心室功能。双心室起搏可增加左右心室收缩的协调性。在儿童患者中，这种治疗方法尚在临床试验阶段。

心脏移植是最后的选择。DCM 是儿童心脏移植的主要适应证。有时需要使用辅助装置（如左心室辅助装置）来桥接至心脏移植。

肉毒碱缺乏导致的心肌病是可采用药物治疗的少数继发性心肌病之一。补充肉毒碱 [肉毒碱 100mg/kg 30min 输注，然后 100mg/（kg·d）连续静脉注射 24 ～ 72h，之后 50 ～ 100mg/（kg·d），每天 2 次] 可显著改善心功能。

新型治疗方法如使用生长激素或干细胞尚未在临床上应用。

（四）预后

由于 DCM 类别众多、病因各异，其预后难以一概而论，但总体预后不良。如果基础病因可查（如肉毒碱缺乏）则预后良好。近期有病毒感染并发展为 DCM 的患者预后较好。原发性 DCM 的预后主要取决于患者心功能、左心室舒张末压和心脏大小。

（刘义华　译）

二、梗阻性肥厚型心肌病

（一）概述

梗阻性肥厚型心肌病（HOCM）以前也被叫作原发性肥厚型主动脉瓣下狭窄或非对称性间隔肥厚。

1. 定义　肥厚型心肌病（HCM）是一种遗传性心肌肥厚疾病，且不能用其他病因解释如主动脉瓣狭窄。理论上，左心室任何区域均可被受累，但它往往累及室间隔；且肥厚为非对称性，在左心室左侧和主动脉瓣下更为显著（图 17.3）。

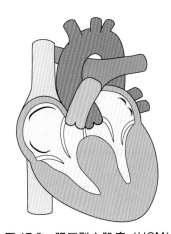

图 17.3　肥厚型心肌病（HCM）

注：此类心肌病的特征性改变是心肌肥厚且无特殊原因。在大多数情况下，室间隔受累最显著，左心室腔因此减小

如果心肌肥厚导致左室流出道梗阻则被称为梗阻性肥厚型心肌病（HOCM）。

2. *流行病学*　肥厚型心肌病（HCM）

的发病率为 1/500，它是儿童或 35 岁以下成人心源性猝死的主要原因。

遗传性：约有 50% 病例为常染色体显性遗传。约有 200 种基因突变被鉴定，这些突变基因主要编码肌小节蛋白（例如 β-MHC，肌球蛋白结合 C 蛋白及肌钙蛋白 T）。新基因突变位点也可能参与发病，某些突变与心源性猝死的高发风险相关。

3. 病理和血流动力学　HCM 的大体观是心肌肥厚，室间隔为甚，左心室腔缩小，从而导致程度不等的左室流出道梗阻。梗阻的原因一方面是因为室间隔肥厚凸向左室流出道，另一方面是二尖瓣异常前移进一步加重狭窄。另外二尖瓣前叶在收缩期向肥厚的室间隔运动（收缩期前向活动，SAM）。这种征象是文丘里效应的结果：左室流出道流速加快形成湍流，在收缩期旋涡吸引二尖瓣前瓣向室间隔靠近。

心肌收缩力增加的情况可加重左室流出道梗阻（如正性肌力药）。减轻前负荷和（或）后负荷（如减少容量、减轻后负荷药物和 Valsalva 动作）可增加左室流出道压差。

由于左心室硬度增加，引起左心室舒张功能障碍，进一步导致左心房扩大及肺静脉淤血。

冠脉血流相对不足会导致心内膜下相对缺血，肥厚心肌需氧量增加而冠脉血流供氧量不足，往往还合并心肌桥。心肌桥周围心肌收缩时会压迫冠脉，引起心肌桥冠脉内膜和中层增厚。

在 HCM 晚期，收缩性功能障碍会引起扩张型心肌病。HCM 的组织学特征是心肌细胞和心肌纤维排列紊乱。

（二）诊断

1. 症状　大多数病人无症状，所以并未诊断。如果怀疑 HCM，除了典型症状外，还应询问患者家庭中是否有心脏猝死和不明原因死亡（30%～60% 的儿童或年轻人家族史阳性）。

HCM 的典型症状有如下几条。

（1）心源性猝死：青少年心源性猝死的发生率最高，多发生于运动或体力活动时。室颤是导致猝死的始发事件。有时猝死可能是 HCM 的首发症状。

（2）呼吸困难：HCM 最常见的症状是呼吸困难。通常是左心室舒张功能障碍、充盈压升高、肺血回流入肺的结果。

（3）昏迷：昏迷是心律失常或应激时心输出量减少的结果。昏迷显著提高猝死的发生风险。

（4）胸痛：冠脉血供与肥厚心肌需氧量不匹配导致胸痛症状。

（5）心悸：心律失常导致心悸。

（6）心律失常：HCM 易发的心律失常类型为室上性和室性期前收缩、窦性停搏、房室传导阻滞、房颤和房扑、室上性和室性心动过速。室性心动过速是心源性猝死的的危险因素。

（7）心力衰竭：在儿童期心力衰竭症状鲜有发生。严重心力衰竭患者的原因往往是舒张期功能障碍和心内膜下心肌缺血。

2. 听诊　第一心音正常。如果左室流出道极度梗阻会发生反常地第二心音分裂，此时肺动脉瓣关闭早于主动脉瓣。心力衰竭时由于舒张期功能障碍会出现奔马律。

如果左室流出道梗阻，在第 4 肋间胸骨左缘可闻及响亮粗糙的收缩期杂音。运动或 Valsalva 动作会增加流出道压差而增加收缩期杂音响度。

合并二尖瓣脱垂时，在心尖部和腋中线处可闻及收缩期吹风样杂音。

3. 心电图　大多数患者在 ECG 上有异常表现，但无特异性。

（1）左心室肥厚征象：ST 段改变，在左胸前导联出现深 Q 波伴 R 波振幅减小或消失，双相宽大 P 波（二尖瓣型 P 波）。

（2）心律失常：期前收缩、房室传导阻滞、窦性停搏、房性异搏心律、左束支阻滞、房颤 / 房扑、室上性 / 室性心动过速以及罕见的预激综合征。

建议每年监测一次 Holter。如果监测到室速尤其要引起重视，出现室速预示预后不良，心源性猝死发生率高。

4. **心脏超声** 心脏超声可确诊 HCM。以下征象为 HCM 典型表现：

（1）室间隔和（或）左心室游离壁肥厚。

（2）左心室心腔狭小。

（3）左心室流出道梗阻（Valsalva 动作等减少前负荷的状态会增加流出道压差）。

（4）评估二尖瓣：通常可检测到二尖瓣连接异常（乳头肌、腱索）；同时还要评估二尖瓣反流情况。

（5）收缩期前向活动（SAM）：如果存在左室流出道梗阻，收缩期二尖瓣前叶向室间隔运动。该征象可通过 M 型超声心动图检出（图 17.4b）。

（6）舒张期功能障碍：典型表现为跨二尖瓣血流 E 峰减小，E/A 减小；不过，组织多普勒超声可更好地检测舒张功能。

> **注**
> HCM 患者需要每年接受至少一次心脏超声检查。HCM 患者家族成员需要紧密接受心脏超声检查，即使后者无异常，有时会出现迟发型 HCM（建议：家族成员年龄 < 18 周岁者，每年 1 次；> 18 岁者，每 5 年 1 次）。

5. **胸部 X 线** 胸部 X 线对 HCM 诊断敏感性不高。心影大小各异（正常或轻度扩大）。可能因为二尖瓣反流或舒张功能障碍出现左心房扩大。

6. **心导管** 由于心脏超声检查准确度很高，心导管检查的重要性不如从前。但在以下情况下需行心导管检查：

（1）评估左室流出道梗阻（可在药物应激下进行）。

（2）二尖瓣反流程度评估。

（3）评估舒张功能。

（4）冠状动脉造影（狭窄、心肌桥）。

（5）心肌活检：如果诊断不明确，可考虑心肌活检。

7. **磁共振** MRI 是定性、定量检测心肌肥厚的重要手段。此外，通过增强检查，MRI 可评估心肌损害（瘢痕）。

8. **运动试验** 运动试验是进行风险评估的重要手段。如果运动后出现显著血压升高或收缩压轻度增高或不升反降均提示猝死风险增加。运动后血压正常提示预后良好。氧耗量与患者症状和舒张功能障碍相关。有无必要进行运动试验一定要根据具体病例而定，因为该检查本身也存在风险。

9. **鉴别诊断** 继发性心肌病可发生于多种疾病，且于 HCM 临床表现相同，二者鉴别在于基因检查（表 17.2）。

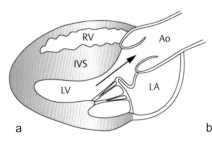
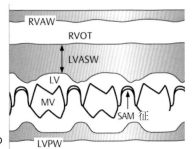

图 17.4 HOCM 时出现 SAM 征

注：在出现左室流出道梗阻时，二尖瓣前叶在收缩期凸向左室流出道（a）。该征象可能由文丘里效应引起：由于左室流出道出现湍流，二尖瓣前叶被抽吸到流出道，通过 M 型超声心动图可检测到 SAM 征（b）。RV. 右心室；LV. 左心室；LA. 左心房；IVS. 室间隔；Ao. 主动脉；MV. 二尖瓣；RVOT. 右室流出道；RVAW. 右心室前壁；LVASW. 左心室前间隔、室间隔；LVPW. 左心室后壁；SAM. 收缩期前向活动

以下实验室检查可排除特异性心肌病：

（1）血液

①血细胞分类计数。

②铁、铁蛋白（血色素沉积症）。

表 17.2　HCM 的鉴别诊断及继发性肥厚型心肌病

疾病	主要表现 / 诊断
沉积症 / 代谢性疾病	
糖原沉积症，特别是 Pompe 病（Ⅱ型糖原贮积症）	肝大、软瘫儿、Pompe 病：α-1，4- 葡萄糖苷酶缺乏，淋巴细胞空泡征
黏多糖贮积症	骨骼变形、特殊面容、肝大和神经运动发育迟缓
寡糖沉积症	骨骼畸形、面容变形、发育迟缓和黄斑草莓样斑点
神经节苷脂沉积症	渐进性发育迟缓、癫痫、共济失调、痉挛、肝脾大和黄斑
Gaucher 病	肝脾大、贫血、血小板减少、骨髓 Gaucher 细胞，酸性磷酸酶升高
Fabry 病	皮肤血管角化瘤、肾衰竭、肢端疼痛 / 麻木，α- 乳糖酶活性下降
丙酮代谢、柠檬酸循环、呼吸链障碍	检测乙酰乳酸、丙酮酸、3- 羟基丁酸、乙酰乙酯水平
脂肪酸 β 氧化障碍	低酮体低血糖昏迷、肝病、肌肉无力，继发性肉毒碱缺乏
脂肪酸转运障碍	肝病，血浆肉毒碱减少
Refsum 病	视网膜色素变性、共济失调、耳聋、智力正常、植烷酸升高、脑脊液蛋白含量增加
CDG 综合征	多发畸形、乳头内陷、生长缓慢、发育迟缓、电泳检测转铁蛋白和等电位聚焦
酪氨酸血症	肝衰竭、肝大
血色素沉积症	肝病、血清铁升高、血浆转铁蛋白升高
家族性高嗜酸性细胞血症	大量嗜酸性细胞，心肌内嗜酸性细胞浸润
神经肌肉性疾病	
Friedreich 共济失调	共济失调、高弓足和深部腱反射消失
Emery-Dreifuss 肌萎缩	X- 染色体相关遗传（男性受累）、红绿色盲、手肘异常、窦房阻滞和房室阻滞
肌紧张型肌萎缩	全身无力、面部双瘫、三角形嘴和足内翻
其他疾病	
心腔壁内心脏肿瘤	心肌内异常超声信号，伴横纹肌瘤和结节性硬化
激素 /ACTH 治疗	病史、随时间推移心脏病变减轻
糖尿病孕妇新生儿	孕妇糖尿病，病史、随时间推移心脏病变减轻
双胎输血综合征	单胎盘双胎，受血者受累
胰岛素诱导肿瘤	低血糖、高胰岛素血症，随时间推移心脏病变减轻
儿茶酚胺治疗	早产儿，随时间推移心脏病变恶化

③血气分析、乳酸、丙酮酸、β-羟基丁酸、乙酰乙酸酯（空腹和餐后）、血氨和血糖（线粒体病、酸中毒、脂肪酸转运/氧化障碍）。

④肉毒碱（脂肪酸转运/氧化障碍）。

⑤脂肪酸、β-羟基丁酸（低血糖；脂肪酸转运/氧化障碍）。

⑥肌酸激酶（肌病），CK-MB，肌钙蛋白。

⑦ALT、AST、肌酐和尿素（肝病、多系统疾病）。

⑧串联质谱（TMS；包括脂肪酸氧化障碍）。

⑨白细胞内酸性α-葡萄糖苷沉积症（Pompe 病）。

⑩转铁蛋白电泳和等电位聚焦（CDG综合征）。

（2）尿液

①酸中毒（器官酸中毒、呼吸链缺陷和脂肪酸氧化障碍）。

②尿中可见糖胺聚糖、寡糖（黏多糖症、糖蛋白沉积症）。

此外，继发性左心室肥厚需与 HCM 相鉴别。主动脉瓣狭窄、主动脉缩窄或高血压均可引起左心室肥厚。

10. 伴发综合征　HCM 常常与以下综合征并发：

（1）LEOPARD 综合征（雀斑综合征）。

（2）Noonan 综合征（矮小、胸廓畸形和头面部畸形）。

（3）Wiedemann-Beckwith 综合征（大舌、小头、低血糖和耳郭畸形）。

（4）多发性神经纤维瘤（咖啡牛奶斑、神经纤维瘤）。

（5）Costello 综合征（矮小、皮肤松弛、足底皮肤沟壑和五官异常）。

（6）心-脸-皮肤综合征（五官畸形、头发硬直和手掌角质化）。

（7）Alström 综合征（性腺低能征）。

（三）治疗

1. 治疗目的

（1）减少心源性猝死风险。

（2）减缓心肌肥厚进程。

（3）减轻症状。

2. 一般治疗　HCM 患者严禁体力活动：禁止竞技体育，特别是等长应力锻炼。可考虑的运动方式包括低强度、低负荷运动（如桌球、垂钓或高尔夫）。避免减少血容量，以免增加左室流出道阻塞。

3. 药物治疗

（1）指征：不管左心室梗阻的程度如何，所有有症状的患者都需要药物治疗。对于无症状、无左室流出道梗阻者是否需要药物治疗尚存争议。

（2）药物：β受体阻滞药和钙拮抗剂是首选。普萘洛尔和美托洛尔是常用的β受体阻滞药；而维拉帕米是最常用的钙拮抗剂。禁用大多数具有扩管作用的钙拮抗剂，因为它们会减少后负荷而增加左室流出道阻塞。

①β受体阻滞药，例如普萘洛尔[剂量：2～6mg/（kg·d），3～4 次/天]；β受体阻滞剂是药物治疗首选，尤其是对于 HOCM。其药理作用在于减轻运动诱导梗阻程度，减轻心绞痛症状及抗心律失常作用。

②维拉帕米[剂量：4～8mg/（kg·d），2～3 次/天]；维拉帕米有助于减轻梗阻，改善舒张功能。

> **注**
>
> 对于有梗阻症状的 HCM 患者禁用维拉帕米，因其可能诱发猝死。尽管β受体阻滞药或维拉帕米可改善症状，但不能减少猝死风险。

③可达龙[剂量：10mg/（kg·d），第 1 周内使用 2 次，此后 3～5mg/（kg·d）]常常被用于治疗相应心律失常（室性心律失常、房颤复发）。但其存在全身副作用（角

膜色素沉着、甲状腺功能减退、肺纤维化和皮肤光敏增加）应予以重视。

> **注**
>
> 在 HCM 患者中忌用正性肌力药，如洋地黄或儿茶酚胺，因为会增加梗阻。减轻后负荷药物如硝酸酯和利尿药应避免使用，它们会增加左室流出道阻塞。

4. 置入式自动除颤仪（AICD） AICD 置入的指征为心搏骤停复苏后，预防再次心搏骤停或治疗自发性及持续性室性心动过速。也可作为高危患者的初级预防措施。

5. 心脏起搏器 该治疗手段在于使用特殊的起搏模式来减轻左室流出道梗阻。出于此目的，应使用 DDD 模式，且房室间期很短，远远短于患者自身房 - 室间期。起搏器电极放置在右心室心尖部，以减轻流出道梗阻。但研究并未证实该疗法的临床获益。

6. 经皮室间隔心肌消融术（PTSMA）和经冠状动脉消融术治疗室间隔肥厚（TASH） 这是一种经导管的介入治疗方法。通过导管将无水酒精注入冠状动脉的室间隔分支以缓解室间隔肥厚。

该方法仅应用于成人或青少年，对于儿童并非常规选择。并发症包括致命性心律失常、完全房室传导阻滞及室间隔穿孔。

7. 外科治疗 对于有症状的患者，如果保守治疗无效，且左室流出道压差在静息时 > 50mmHg 或运动时 > 80mmHg，则具有手术指征。

> **注**
>
> 无症状的左室流出道梗阻不是手术指征。

手术方式为经主动脉瓣切除部分肥厚的室间隔基底部肌肉（Morrow 手术）。如果合并二尖瓣病变，则须同期手术，包括切除异常腱索、分离融合乳头肌或部分情况下二尖瓣置换。

术后几乎均存在不完全或完全左束支阻滞。常合并主动脉瓣轻度反流。部分病例因术后发生完全房室传导阻滞而需要置入起搏器。手术死亡率为 1%～3%。

8. 心脏移植 心脏移植是最后的治疗选择。对于非梗阻性肥厚型心肌病患者不能从室间隔肌肉切除获益的患者且药物治疗无效者，可考虑心脏移植。

（四）预后

高危患者每年死亡率为 2%～4%。心源性猝死的高发年龄段为 14～30 周岁，体力活动时易发。HCM 的少见并发症为心力衰竭、房颤、栓塞及转化为扩张型心肌病。

外科和药物治疗能显著改善症状和活动耐量。外科手术还能减少心源性猝死风险（术后联用维拉帕米效果更佳）。

然而，由于 HCM 异质性很强，其总体预后难以评估。风险评估必须根据多种危险因素个体化评估。以下因素往往是心源性猝死的高危因素：

1. 心搏骤停复苏后，或自发性、持续性室性心动过速。

2. 家族史阳性且有心源性猝死家属。

3. 高危基因突变。

4. 血压在压力下异常反应。

5. Holter 监测显示室性心动过速。

6. 极度左心室肥厚（左心室壁厚度 > 30mm；不过，该指标的意义尚有争议）。

（刘义华　译）

三、限制型心肌病

（一）概述

1. 定义 限制型心肌病（RCM）是以心室顺应性下降、心脏舒张功能障碍为主要特征的罕见疾病。收缩功能往往正常。该疾病可累及单个和双心室。典型临床表现是心力衰竭症状但收缩功能良好。由于心室充盈障碍，双心房扩大，而心室大小往往正常。

2. 流行病学　儿童中限制型心肌病罕见，占比不到儿童心肌病的 5%。在西方国家成年人中也极为罕见。而在热带地区较常见，可以被看成是心内膜弹力纤维增生症的亚型。

遗传因素：有家族多发倾向。部分病例提示常染色体显性遗传。

3. 病理和血流动力学　典型病变为左心室顺应性下降、舒张期充盈障碍，而收缩功能正常。心室大小往往正常但双房扩大。

组织学上，特发性 RCM 可见不同程度的心肌纤维化和心肌细胞肥大。

（二）诊断

1. 症状　首发症状为劳力性呼吸困难及活动耐量下降。体检发现心力衰竭体征如肝大、腹水、颈静脉充盈或水肿。

2. 听诊　常可闻及奔马律。第二心音亢进。出现房室瓣反流时可闻及收缩期杂音。

3. 心电图　ECG 可见各种类型异常，但无特异性。最常见表现为右心房和（或）左心房扩大 [高尖和（或）增宽 P 波]。还可见心室肥厚及 ST 段改变。因心房超负荷可出现室上性心律失常如房扑或传导阻滞（房室传导阻滞）。

4. 胸部 X 线　心房扩大可引起胸部 X 线上心影扩大。还可见肺充血表现。

5. 心脏彩超　心脏彩超显示心房显著扩大而心室大小正常，且心室收缩功能正常，但部分患者可有收缩功能减退和轻度心室肥厚。心室血栓较常见。在四腔心切面，心房明显扩大而心室较小（冰山征）。由于舒张功能障碍，二尖瓣跨瓣血流 E/A 比值增加。

6. 磁共振　如果怀疑继发性心肌病可行 MRI 予以排除。例如改变造影剂后心肌强化表现不同可能提示沉积症。

7. 心导管　如果怀疑有 RCM，应进行心导管检查。血流动力学检查是鉴别限制型心肌病和缩窄型心包炎的主要检查手段。在右心室、左心室内同步测压时，双心室内均存在舒张末压升高。对于限制型心肌病，左心室舒张末压高于右心室，而缩窄性心包炎时二者压力几乎相当。

限制型心肌病和缩窄性心包炎均有左、右心室压力曲线上的"平台下降征"，也被称为"平方根号征"：舒张压早期下降（dip），此后出现舒张压平台（plateau）（图 17.5）。在诊断时往往已有肺高压。

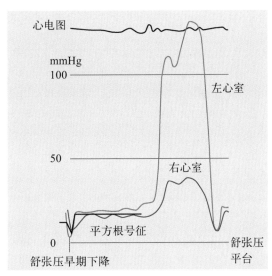

图 17.5　RCM 时典型的左心室、右心室内压力曲线

注：由于充盈受限，舒张压过早快速下降，形成舒张压平台（"平台征"或"平方根号征"）

8. 心肌活检　心肌活检用以排除继发性心肌病（淀粉样变性或结节病）。但心肌活检对 RCM 特异性病因诊断往往意义不大。

9. 鉴别诊断　特发性 RCM 是排除性诊断。特别是它应与缩窄性心包炎、继发性心肌病如炎症或沉积症相鉴别。最常见的鉴别诊断见表 17.3.

表 17.3　RCM 鉴别诊断和继发性 RCM

疾病	主要表现
缩窄性心包炎	左、右心室内压力相等，近期有心包炎病史、外伤或心脏手术
心脏压塞	心包积液
Ebstein 畸形	三尖瓣下移导致右心房扩大
淀粉样变	多个器官不定形蛋白沉积
血色素沉积症	实质脏器铁色素沉积
结节病	非干酪样肉芽肿
Fabry 病	脂质沉积病
Gaucher 病	脂质沉积病
Hurler 病	黏液稠厚症
糖原贮积症	糖原沉积
硬皮病	系统性硬化累及心脏
弹力纤维性假黄瘤	结缔组织病、心内膜增厚
化疗 / 放疗并发症	
类癌	皮肤红晕、腹泻和支气管堵塞
心内膜弹力纤维增生	非洲多见，热带地区儿童 RCM 最常见类型
高嗜酸性粒细胞综合征 /Loeffler 心内膜炎	嗜酸性粒细胞持续升高超过 6 个月原因不明，可能是嗜酸性粒细胞型白血病或寄生虫感染。嗜酸性粒细胞性心肌炎，程度不等，累及其他脏器（肺、骨髓、中枢神经系统）。使用激素或细胞毒药物治疗

（三）治疗

药物治疗仅用于改善症状。使用利尿药以改善心力衰竭症状，但要避免过量使用，RCM 对过度减少前负荷很敏感。ACEI 或钙拮抗剂有时可予以推荐。由于往往合并血栓栓塞性疾病，推荐使用抗凝或抗血小板聚集药物。唯一有效的根治方法为心脏移植。

（四）预后

儿童 RCM 预后很差。确诊后 2 年内约 50% 患儿死亡。其预后比肥厚型或扩张型心肌病更差，大多数患儿死于心力衰竭。

（刘义华　译）

四、致心律失常性右心室心肌病

（一）概述

等同于致心律失常性右心室发育不良（ARVD）。

1. 定义　致心律失常性右心室心肌病（ARVC）是遗传性心肌病，以非炎症性心肌细胞破坏并被脂肪和结缔组织替代为特征。这些变化是室性心动过速的开始。

2. 流行病学　致心律失常性右心室心肌病的患病率约为 1 : 5000，有明显的地区差异，在意大利北部尤其常见。它是 10%～ 20% 心源性猝死病因，主要影响年轻人和运动员。

遗传学：ARVC 的家族遗传性很早就被认识到。大多数情况下，ARVC 是常染色体显性遗传。已知的突变基因编码桥粒蛋白，包括 Ryanodine 受体、桥粒斑蛋白和亲脂蛋白 2。亲脂蛋白 2 基因突变可能是 ARVC 最常见类型。常染色体隐性遗传也有报道，包括 Naxos 病，它伴发手掌、足底过度角质化和毛发浓密。

3. 病理 可从与组织学上鉴别。在宏观和组织学上均可见右心室心肌脂肪纤维浸润增加（纤维脂肪瘤病）。这个过程通常从右心室开始，然后扩散，可伴有左心室受累，室间隔一般未累及。该病变导致的结果是心功能受损。

（二）诊断

1. 症状 ARVC 常在 10～50 岁发病，多发生于 30 岁左右。诊断依据临床症状和检查结果，分为主要和次要标准（表 17.4）。

典型症状包括：

（1）心悸。

（2）晕厥。

（3）室性心动过速或期前收缩；通常源自右心室。

（4）室上性心律失常。

表 17.4 ARVC 的临床诊断标准（修改自 Marcus 等，2010 年）

主要指标	次要指标
I 整体和局部功能障碍及结构改变	
● 右心室局部无运动、运动障碍或室壁瘤；严重右心室扩张或严重右心室功能减退	● 右心室局部无运动或运动障碍、右心室轻度扩张或轻度右心室功能减退
II 室壁组织特点	
● 心内心肌活检发现右心室游离壁心肌为弥漫纤维组织取代伴或不伴脂肪浸润	● 心内心肌活检发现右心室游离壁心肌纤维化程度较轻伴或不伴脂肪浸润
III 复极障碍	
● > 14 岁患者右侧胸前导联（V_1，V_2，V_3）T 波倒置或压低（不伴完全性右束支阻滞，QRS 波群 ≥ 120ms）	● 在 > 14 岁患者 V_1、V_2、V_4、V_5 或 V_6 导联上 T 波倒置（无完全性右束支阻滞） ● 在 > 14 岁患者 V_1 ～ V_4 导联 T 波倒置且伴完全性右束支阻滞（RBBB）
IV 除极 / 传导异常	
● 右侧胸前导联 ε 波（V_1 ～ V_3）	● 信号平均化 ECG 检测到后电位 ● 右心室心肌传导延迟
V 心律失常	
● 非持续性或持续性室性心动过速，左束支阻滞形态，电轴左偏	● 源自右室流出道的非持续性或持续性室速，左束支阻滞形态（LBBB），电轴右偏或不定 ● Holter 显示 24h > 500 个室性期前收缩
VI 家族史	
● 一级亲属确诊 ARVC/D，符合当前诊断标准 ● 一级亲属在尸检或手术病检时确诊 ARVC/D ● 在亲属中筛查发现可能与 ARVC/D 相关的基因突变	● 一级亲属 ARVC/D 病史不明或无法确认 ● 一级亲属早发猝死（< 35 岁），怀疑 ARVC/D ● 在二级亲属病理学确诊 ARVC/D
● 最终确诊：2 个 /1 个主要指标 +2 个 /4 个次要指标 ● 临界确诊：1 个主要指标或 1 个次要指标或 3 个次要指标 ● 疑似诊断：1 个主要指标或 2 个次要指标	

注：ARVC/D 致心律失常性右心室心肌病 / 发育不良；RBBB. 右束支传导阻滞；LBBB. 左束支传导阻滞

Marcus FI，McKenna WJ，Sherrill D，et al.Diagnosis of arrhythmogenic right ventricular cardiomyopathy/dysplasia：proposed modification of the Task Force criteria.Eur Heart J，2010，31：806-814.

（5）心源性猝死。

尽管可检测到右心室扩张和功能受损，但心力衰竭症状罕见。以上症状常常被体力活动诱发。

2. 心电图　尽管 50%ARVC 患者 ECG 正常，其典型 ECG 表现为右胸前导联 QRS 波群＞ 110ms，QRS 波群后可见 ε 波（图 17.6）。右心室导联 T 波倒置是另一典型表现，但该表现在儿童无意义，儿童期胸前导联 T 波倒置可能无意义。如合并室性心动过速或室性期前收缩，它们往往来自右心室且形态异常。

3. 心脏彩超　典型的心脏彩超表现为右心室扩张、右心室壁变薄。局部无运动或运动障碍、室壁瘤、偶见肌小梁肥厚。

> **注**
> 影像学的发现不显著，并不能排除 ARVC。

4. 磁共振　MRI 对于 ARVC 的诊断意义较大。除了超声所见的形态学表现外，MRI 可检测到脂肪不典型增生，在 T_1 加权相上的高信号。注射增强剂后，可见纤维性不典型增生。

5. 心肌活检　如果决定进行心内膜心肌活检，通常需要开放式活检。因病灶往往较局限，心腔内心肌活检往往难以取到病灶组织，而常规导管心肌活检取的是室间隔组织，而此处往往未受累及。此时，有必要行开胸心肌活检。

6. 鉴别诊断　需与其他引起室性期前收缩、室速或右心室扩张的疾病相鉴别。

（1）心律失常的病因

① 源自右室流出道特发性心动过速。

② 长 QT 综合征。

③ 儿茶酚胺敏感性多形性室性心动过速。

④ 心肌炎。

⑤ 冠心病。

⑥ 心脏手术后心肌瘢痕。

（2）与右心室扩张相关的疾病

① Uhl 病（一种导致右心室心肌和右心室游离壁发育不良的罕见疾病，累及整个从心表至心内膜的所有心肌，右心室壁大体观如同薄纸）。

② 扩张型心肌病。

③ 房间隔缺损。

④ Ebstein 畸形。

心肌脂肪 - 纤维浸润并非 ARVC 的特异性表现，也可与其他疾病相关，如心肌炎、心肌梗死。

（三）治疗

目前治疗仅仅针对症状。而且大多数

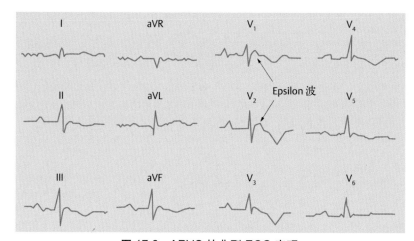

图 17.6　ARVC 的典型 ECG 表现

注：右胸导联出现 T 波倒置和 ε 波（Jaoude, Leclercq, Coumel, 1996）

治疗方法均有争议，特别是 ICD 置入。以下措施可予以推荐：

（1）不参加竞技运动或高强度运动。

（2）ICD 置入指征

①持续性室性心动过速或室颤的二级预防。

②高危患者（右心室形态 / 功能显著异常、左心室受累、家族成员心源性猝死）的一级预防。

（3）不宜置入 ICD 患者或置入 ICD 后频繁除颤者应予以抗心律失常治疗。但随着疾病进展该疗法需调整。

（4）对于那些尽管有 ICD 置入和抗心律失常治疗，但仍出现室性心动过速和 ICD 放电的患者，建议行心律失常灶的介入导管消融，由于病情进展，该治疗方法不一定适用。

（5）心脏移植是最终的治疗手段。

（四）预后

未经治疗患者 10 年死亡率高达 30%。抗心律失常治疗和（或）ICD 置入显著改善预后，尤其是高危患者。

（刘义华　译）

五、心内膜弹力纤维增生症

（一）概述

1. 定义　心内膜弹力纤维增生症(EFE)是一种心室心内膜弥漫性增厚疾病，主要累及左心室。其原发病因不明，或继发于引起左心室梗阻性病变（如左心发育不良综合征、主动脉瓣狭窄等）或代谢性疾病。

2. 流行病学　EFE 是一种极为罕见的疾病，其发病率近年来显著降低，具体原因不明，可能与近年来腮腺炎发病率下降相关。腮腺炎病毒被认为是导致 EFE 的可能病因。

遗传因素：该疾病往往散发，但亦有家族性发病报道。

3. 病理 / 血流动力学　EFE 是以心内膜增厚、心功能异常为特征的一种疾病。形态学上有 2 种 EFE：扩张型和缩小型。扩张型 EFE 更常见，全心扩大，主要累及左心房、左心室。左心室心内膜呈瓷瓶样增厚外观。乳头肌亦有病变。50% 的病例有主动脉瓣、二尖瓣受累。

缩小型 EFE 较少见，左心室大小正常或发育不良。双心房及右心室显著扩大肥厚，但仅有轻度或无纤维化。扩张型可转化为缩小型。

如前所述，流行性腮腺炎或柯萨奇病毒可引起胎儿心内膜心肌炎而导致 EFE，而左心室梗阻性疾病引起室壁张力过高导致心内膜下缺氧，也是可能的原因。

4. 伴发疾病

（1）继发性心内膜弹力纤维增生症可与引起左心室梗阻疾病并发，如：

①左心室发育不良综合征。

②主动脉瓣狭窄。

③主动脉缩窄。

④主动脉闭锁。

（2）代谢性疾病、自身免疫性疾病、炎症反应、心肌病或冠脉异常等也可引起继发性 EFE：

①全身肉毒碱缺乏。

②糖原沉积症。

③黏液稠厚症。

④心肌炎。

⑤新生儿或青少年系统性红斑狼疮。

⑥ Bland-White-Garland 综合征。

⑦扩张型心肌病、限制型心肌病。

（二）诊断

1. 症状　大多数患者出生 1 年内出现症状。EFE 常表现为心力衰竭症状，如喂养困难、发育迟缓、呼吸急促、心动过速、多汗和苍白。听诊可闻及奔马律。在胸骨左缘闻及收缩期杂音提示二尖瓣反流。

2. 心电图　EFE 的典型 ECG 表现为左心室肥厚，包括心肌劳损表现（ST 段倒置、左胸前导联 T 波倒置）。传导异常（左束支阻滞、房室传导阻滞）以及预激综合征也有报道。少数情况下，可出现与心肌梗死类似的心肌缺血表现。

3. 胸部 X 线　典型的胸部 X 线表现为全心扩大伴或不伴肺充血。

4. 心脏彩超　原发性 EFE 左心房、左心室扩大（在罕见的缩小性 EFE 中，左心室大小正常或发育不良）。超声上左心室心内膜的出现明显高信号，左心室功能减退，彩色多普勒超声上常见二尖瓣反流。为排除继发性 EFE，特别要关注左室流出道梗阻情况。个别情况下，胎儿超声可在子宫内诊断 EFE。

5. 心导管　血流动力学检查显示左心室舒张末压、左房压、肺动脉压和右心室压力升高。血管造影有时可见心肌缺血。

6. 磁共振　MRI 可见病变范围。

7. 心内膜活检　组织学检查显示增厚的心内膜内胶原纤维和弹力纤维堆积，而心肌细胞无特殊异常。

（三）治疗

继发性 EFE 的治疗方案为病因治疗。而原发性 EFE 的治疗主要为缓解症状。如有血栓栓塞风险，需进行抗凝治疗。个别病例可考虑切除增厚的心内膜。如果发展为心力衰竭晚期，心脏移植是最后选择。

（四）预后

总体预后不良，但个别病例可出现症状完全缓解。心力衰竭症状越早出现，预后越差。

（刘义华　译）

六、孤立性左心室心肌致密化不全

（一）概述

别称：海绵样心肌、心肌致密化不全。

1. 定义　孤立性左心室心肌致密化不全（NCC）是一种非常罕见的心肌病，表现为胎儿型心肌持续存在，心肌小梁化和心肌隐窝过深。心肌致密化不全很少单独发病，常与其他心脏畸形并发。

2. 流行病学　NCC 为极为罕见的心肌病。

遗传因素：NCC 被认为是一种遗传性心肌病，可散发也可家族性群发。编码 Tafazzin 蛋白的 G4.5 基因突变被鉴定为与心肌致密化不全相关。其他可导致 NCC 的突变基因包括编码心肌骨骼蛋白如 α- 肌萎缩蛋白或 Cypher/ZASP 等。

3. 病理学及血流动力学　在心肌不致密化的情况下，胚胎心肌未发生正常的致密化，持续存在众多肌小梁和隐窝，出现海绵样网状心肌纤维组织，正常心肌发育尚未完成。

4. 伴发疾病　与 NCC 有类似病变表现的疾病有：

（1）扩张型心肌病。

（2）室间隔完整型肺动脉闭锁。

（3）Ebstein 畸形。

（4）主动脉瓣二瓣化畸形。

（5）左心发育不良综合征。

（6）主动脉 - 左心室隧道。

（7）大动脉转位。

（8）室间隔缺损。

（9）预激综合征。

此外，神经肌肉性疾病也可出现心肌致密化不全（如 Barth 综合征，Charcot-Tooth 病，线粒体病）。

（二）诊断

1. 症状　NCC 患者的症状可能根据疾病的严重程度而有很大的不同。许多患者可长期无症状。如果心肌致密化不全不合并心脏畸形，很多患儿可直到成年才出现症状。典型症状包括心力衰竭、心律失常或血栓栓塞性疾病。不幸的是，心源性猝死可能是该病的始发表现。

2. 心电图　ECG 通常无特征性改变，包括束支阻滞、房颤、室性心动过速，窦性心动过缓或 WPW 综合征也有报道。

3. 胸部 X 线　疾病早期胸部 X 线无特殊，晚期可有心力衰竭表现如心影扩大。

4. 心脏超声　诊断主要依赖心脏超声。心室肌出现典型海绵样外观。室壁包括致密化心外膜和心内膜，两者之间存在众多肌小梁和肌隐窝。乳头肌也可能有类似的变化。一般而言，左心室受影响最大，但也可能累及两个心室。心脏彩超还可评估心室功能和心腔内血栓。成年人更倾向于出现心力衰竭表现，而儿童主要表现为心脏收缩功能异常。心脏彩超还可排除其他心内结构异常。

5. 心导管　心导管的目的在于评估血流动力学指标或进行心肌活检。

6. 磁共振　MRI 可助于评估心脏形态和心室功能。

（三）治疗

到目前为止，无根治方法，治疗目的在于改善症状。根据标准指南治疗心力衰竭。如果合并房颤或心室功能受损，因心律失常而须置入 ICD 的指征与扩张型心肌病类似。在心力衰竭晚期，心脏移植是最后的治疗选择。

（四）预后

NCC 总体预后差，心力衰竭、室性心动过速、血栓栓塞性疾病和心源性猝死风险增加等，显著增加了疾病的致残和致死率。

（刘义华　译）

第 18 章　心律失常

一、抗心律失常药物

（一）概述

抗心律失常药物在儿童心律失常的治疗中起着重要作用。但其使用必须严格权衡利弊。很多成年人的研究结果表明，Ⅰ类抗心律失常药物并不能降低死亡率，在室性心动过速和心肌缺血患儿中甚至会增加死亡率。然而，尚不清楚这些研究结果是否可以直接应用于儿童，因为儿童通常不会出现冠状动脉灌注的问题。此外，所有抗心律失常药物本身都具有致心律失常作用。而且大多数抗心律失常药物具有负性肌力作用。对中枢神经系统的不良影响也并不少见。

（二）分类

抗心律失常药物根据其作用机制和对动作电位的影响进行分类。它们通过影响离子通道（钠、钾、钙）和 β 受体起作用。表 18.1 列出了常用抗心律失常药物的适应证和性质概述，剂量总结在表 18.2 中。

1. Ⅰ类抗心律失常药物（钠通道阻滞剂）。

Ⅰ类抗心律失常药物会阻碍钠离子向细胞内转运。根据对动作电位的影响，它们被细分为 a，b 和 c 三个子类：

Ⅰa 类延长动作电位的持续时间：奎尼丁、普鲁卡因酰胺。

Ⅰb 类缩短动作电位的持续时间：利多卡因、美西律。

Ⅰc 类对动作电位的持续时间无影响：普罗帕酮、氟卡尼。

（1）Ⅰa 类抗心律失常药物：给予 Ⅰa 类抗心律失常药后，钠离子通道再活化变慢。因此，QRS 波持续时间延长。此外，该类抗心律失常药物可延长 QTc 间期。值得注意的是它们对窦房结和房室结具有副交感神经阻滞（抗胆碱能）作用，可增加心率，加速房室传导。由于房室传导缩短，患儿出现房扑可能诱发室性心动过速。Ⅰa 类抗心律失常药物很少用于儿童。

（2）Ⅰb 类抗心律失常药物：Ⅰb 类心律失常药物主要作用于心室。对心房和房室结的影响很小。该类药物的负性肌力作用不明显。利多卡因仅需静脉注射；而美西律需口服给药。该类抗心律失常药物很少用于儿童。

（3）Ⅰc 类抗心律失常药物：Ⅰc 类抗心律失常药物引起心房和心室率降低。它们还作用于传导系统，具有降低窦房结频率及延迟房室结和心室传导的作用。在心电图中表现为 QRS 复合波的持续时间增加。如果 QRS 增宽为初始值的 130% 以上，则应减少药物剂量。该类抗心律失常药物常用于儿童。

2. Ⅱ类抗心律失常药物（β 受体阻滞剂）　β 受体阻滞剂的常用药物是普萘洛尔、美托洛尔和艾司洛尔。其作用是减少心脏的交感神经 - 肾上腺素能刺激。β 受体阻滞剂对心脏有以下影响。

（1）负性变阈作用：降低心脏的兴奋性。

（2）负性变时作用：降低心率。

（3）负性传导作用：降低传导速度。

（4）负性肌力作用：降低心肌收缩力。

β 受体阻滞剂的典型适应证是窦性心动过速、室上性折返性心动过速、长 QT 综

表18.1 抗心律失常药物（概述）

分类	抗心律失常药物	适应证	心电图	副作用	常见相互作用	禁忌证	备注
Ⅰa	奎尼丁	房扑/房颤，与洋地黄合用以防止快速房室传导	QRS↑，QT↑	●胃肠道 ●中枢神经系统 ●低血压 ●负性肌力 ●致心律失常（尖端扭转型室性心动过速）	增加地高辛浓度	●长QT综合征 ●高度房室传导阻滞 ●窦房结功能障碍 ●奎尼丁超敏反应	●QRS延长至初始值的125%以上或QTc同期显著延长时减少剂量 ●首先给予测试剂量以明确可能的超敏反应 ●因副作用众多，已变得不重要
	双异丙吡胺	与奎尼丁类似，此外可用于室性心律失常	QRS↑，QT↑	●与奎尼丁相当 ●显著的抗胆碱能和负性肌力		●高度房室传导阻滞 ●窦房结功能障碍 ●心力衰竭	北美常用
Ⅰb	利多卡因	室性心动过速、心室扑动/颤动	QRS←→，QT（↓）	中枢神经系统		●高度房室传导阻滞 ●严重室内传导障碍	●仅静脉注射 ●仅有轻微的负性肌力作用
	美西律	室性心动过速、室性期前收缩	QRS，QT（↓）	中枢神经系统		严重心室内传导障碍	●静脉和口服 ●仅有轻微的负性肌力作用
Ⅰc	普罗帕酮	●室上性心动过速（特别是房室折返性心动过速、房室结折返性心动过速） ●室性心律失常	HR↓，PQ↑，QRS↑	●中枢神经系统 ●胃肠道 ●低血压 ●负性肌力	增加地高辛浓度	●窦结功能障碍 ●高度房室传导阻滞	●肝衰竭患儿药物蓄积的风险 ●如果QRS同期延长至初始值的130%以上或QTc同隔显著延长，则减少剂量
	氟卡尼	室性心律失常（特别是室性心动过速）、室上性心动过速（房室折返性心动过速、房室结折返性心动过速）	HR↓，PQ↑，QRS↑	与普罗帕酮类似，也显著致心律失常（特别是在成年人中）	中度增加地高辛浓度	●窦房结功能障碍 ●高度房室传导阻滞 ●心力衰竭	

273

续表

分类	抗心律失常药物	适应证	心电图	副作用	常见相互作用	禁忌证	备注
II	普萘洛尔	● 窦性心动过速 ● 室上性期前收缩、室性期前收缩 ● 室上性心动过速（房室折返性心动过速，房室结折返性心动过速） ● 长QT综合征 ● 儿茶酚胺	HR↓， PQ↑， QT↓	● 心动过缓 ● 房室传导阻滞 ● 负性肌力 ● 疲劳 ● 恶心 ● 支气管痉挛 ● 低血糖症		● 窦房结功能障碍 ● 房室传导阻滞 ● 支气管哮喘 ● 糖尿病 ● 失代偿性心力衰竭	● 非选择性β受体阻滞剂（抑制β₁和β₂受体） ● 不要与钙拮抗剂联合使用
	美托洛尔	与普萘洛尔类似	HR↓， PQ↑， QT↓	与普萘洛尔类似，但系统性副作用较少		与普萘洛尔类似	心脏选择性β受体阻滞剂
	艾司洛尔	室上性心动过速、室性心动过速	HR↓， PQ↑， QT↓	与普萘洛尔类似，但系统性副作用较少		与普萘洛尔类似	用于静脉治疗的短效β受体阻滞剂
III	胺碘酮	严重的室上性心动过速（包括房扑/房颤，交界性异位心动过速、室性心动过速）	HR↓， QT↑	● 甲状腺功能紊乱 ● 肺纤维化 ● 光敏性，角膜沉积 ● 如果快速静脉给药（α受体阻滞）会导致低血压	增加地高辛浓度	● 高度房室传导阻滞 ● 窦房结功能障碍	● 非常有效的抗心律失常药物，具有严重的心脏外副作用 ● 只有轻微的负性肌力作用 ● 半衰期很长 ● 不应与Ia类抗心律失常药合用 ● 如果与Ia类QTc间期≥0.53，减少剂量
III	索他洛尔	室上性心动过速、室性心动过速	HR↓， QT↑	● 窦性心动过缓 ● 低血压，支气管痉挛 ● 致心律失常（头端扭转型室性心动过速）		● 高度房室传导阻滞 ● 窦房结功能障碍 ● 支气管哮喘 ● 糖尿病 ● QT延长	● 钾通道阻滞剂和非选择性β受体阻滞剂 ● 比胺碘酮更常引起心律失常

续表

分类	抗心律失常药物	适应证	心电图	副作用	常见相互作用	禁忌证	备注
IV	维拉帕米	● 室上性心动过速，心房颤动/扑动 ● 左心室束支室性心动过速	PQ↑	● 血压下降 ● 呼吸抑制 ● 心动过缓 ● 房室传导阻滞 ● 负性肌力		● 新生儿和婴儿禁用静脉注射（明显的负性肌力） ● 高度房室传导阻滞 ● 窦房结功能障碍 ● 心力衰竭 ● 旁路通道传导（可增强旁路通道传导）	● 不要与β受体阻滞剂和Ia类抗心律失常药合并使用 ● 常备静脉注射钙作为解毒剂
其他	奥西那林	● 急性心动过缓 ● 二、三度房室传导阻滞	HR↑	● 心动过速 ● 室上性期前收缩，室性期前收缩 ● 恶心 ● 焦虑		● 心动过速 ● 快速性心律失常 ● 洋地黄诱导的房室传导阻滞（致心律失常风险增加）	β-拟交感神经药用于急诊静脉治疗
	阿托品	● 急性心动过缓 ● 二、三度房室传导阻滞	HR↑，PQ↓	● 致心律失常 ● 心动过速 ● 口干 ● 皮肤发红 ● 中枢神经系统副作用		● 心动过速 ● 青光眼	● 副交感神经 ● 对心室心肌几乎没有影响
	腺苷	阵发性室上性心动过速（房室折返性心动过速，房室结折返性心动过速）	● 短期房室传导阻滞 ● 短期窦性心动过缓	● 短暂：窦性心动过缓 ● 合并逸搏心律的房室传导阻滞 ● 支气管痉挛 ● 呼吸暂停 ● 恶心		支气管哮喘（但由于半衰期很短，仅为相对禁忌证）	● 极短的半衰期，快速推注进入尽可能接近心脏的静脉

续表

分类	抗心律失常药物	适应证	心电图	副作用	常见相互作用	禁忌证	备注
	地高辛	• 胎儿心动过速 • 降低房扑 / 房颤的心室率	PQ ↑	• 致心律失常		• 高度房室阻滞，严重的心动过缓 • 旁路通道（地高辛缩短了旁路通道的不应期，可能导致心室快速传导，例如房颤 / 房扑）	
	镁剂	• 尖端扭转型室性心动过速 • 缺镁的室性心动过速	HR ↓， PQ ↑	• 快速静脉给药：潮红 • 心动过缓 • 血压下降 • 房室传导干扰		• 心动过缓 • 高度房室传导阻滞 • 左心室功能不全 • 严重肾功能损害 • 重症肌无力	• 生理钙拮抗剂 • 不要静脉注射未稀释的镁剂

HR. 心率；PQ.PQ 间期；QRS. 心室复合波宽度

↑升高，↓减少，←→不变

表 18.2 抗心律失常药物（剂量）

分类	抗心律失常药物	静脉给药剂量	口服给药剂量
Ia	奎尼丁	每 3～6h，2～10mg/kg（不推荐静脉治疗）	15～60mg/（kg·d），分 4～5 次单剂量（硫酸盐制剂）。开始治疗前的测试剂量为 2mg/kg
	双异丙吡胺		婴儿：10～30mg/（kg·d） 幼儿：10～20mg/（kg·d） 儿童：10～15mg/（kg·d） 青少年：6～15mg/（kg·d）分 4 次单剂量（标准配方）或 2 次单剂量（缓释配方）
Ib	利多卡因	静脉注射 1mg/kg（可以每隔 5min 重复 2 次），然后以 20～50μg/（kg·min）连续静脉输液	
	美西律	3mg/kg 持续 15min，然后以 1mg/（kg·h）连续输注	5～15mg/（kg·d），分 3 次单剂量
Ic	普罗帕酮	0.5～1mg/kg	4～7mg/（kg·d），分 3 次单剂量，可增至 15～20mg/（kg·d）
	氟卡尼		最初以 1～3mg/（kg·d），分 3 次单剂量，逐渐增加至 3～8mg/（kg·d），分 3 次单剂量
II	普萘洛尔	0.01～0.1mg/kg 持续 10min，相同剂量可每 6～8h 重复一次（新生儿单次剂量 0.01mg/kg），幼儿最大 1mg，大龄儿童 3mg	以 0.5～1mg/（kg·d）开始[新生儿 0.25mg/（kg·d）]，分 3～4 次单剂量，逐渐增加至 2～6mg/（kg·d）的常用维持剂量，分 3～4 次单剂量
	美托洛尔	0.1mg/kg 缓慢静脉注射	1～2mg/kg 每日 2～4 次
	艾司洛尔	200μg/kg 缓慢静脉注射，然后以 50～200μg/（kg·min）连续静脉输液	
III	胺碘酮	负荷剂量：无脉搏或心室颤动的室性心动过速患儿 5mg/kg 快速静脉输液，血流动力学稳定患儿 5mg/kg 30～60min 静脉输液（每周 2～3 次），然后连续静脉注射 10～20mg/（kg·d）（溶于 5% 葡萄糖）	负荷剂量：幼儿 10～20mg/（kg·d）分 2 次单剂量，持续 5～14d；儿童和青少年 10mg/（kg·d）分 2 次单剂量，持续 5～14d 维持剂量：单剂量 5～7mg/（kg·d），逐渐降至最低有效剂量
	索他洛尔		80～200mg/m² BSA/d[相当于约 4mg/（kg·d）]，分 3 次单剂量（幼儿）或 2 次单剂量（大龄儿童），饭前 30min，不服用牛奶
IV	维拉帕米	0.1～0.2～0.3mg/kg，持续 2min（最多 5mg），如果不成功，可在 30min 后重复	4～8mg/（kg·d），分 3 次单剂量（标准配方）或 1 次单剂量（缓释配方）

续表

分类	抗心律失常药物	静脉给药剂量	口服给药剂量
其他	奥西那林	0.01 ～ 0.03mg/kg 静脉输液，后以 0.1μg/（kg•min）连续静脉注射	0.5 ～ 1mg/（kg·d），分 4 ～ 6 次单剂量
	阿托品	0.02 ～ 0.04mg/kg 静脉输液（最小剂量 0.1mg，最大剂量 1mg）	
	腺苷	0.1mg/kg（最大 6mg）快速静脉输液，然后用 0.9% 氯化钠快速冲洗，必要时 0.2（至 0.3 ～ 0.5）mg/kg 重复（最多 18mg）	
	镁剂	以 0.3 ～ 0.5mmol/kg 开始，静脉注射 30 ～ 60min，必要时可重复	

合征、有症状的室上性期前收缩、室性期前收缩和阵发性心动过速。β 受体阻滞剂的使用受到以下情况的限制：心室功能恶化、心动过缓、房室传导阻滞风险、支气管痉挛加重及低血糖诱发。

3. Ⅲ类抗心律失常药物（钾通道阻滞剂） Ⅲ类抗心律失常药包括索他洛尔和胺碘酮，其作用是阻断细胞的快速钾外流，此外还会阻断钠和钙通道以及 β 受体。引起动作电位持续时间延长。Ⅲ类抗心律失常药物影响心脏中从窦房结到心室肌所有类型的细胞，是最有效的抗心律失常药物之一，尤其是胺碘酮。它们具有室上性和心室作用效应。胺碘酮的负性肌力特性不太明显，因此如果采取适当的预防措施，即使心室功能较差也可使用。然而，胺碘酮的应用受到很多严重副作用的限制，包括角膜沉积物、光敏性（在阳光下需要避光）、甲状腺功能障碍（胺碘酮中的高碘含量）和不可逆的肺纤维化（罕见）。因此，需要定期进行眼科检查并测试甲状腺和肺功能指标。Ⅲ类抗心律失常药具有 2 ～ 7 周的半衰期。口服给药后，其效果在 4 ～ 10d 后出现；在静脉注射后，效果在几分钟内出现。

此外，Ⅲ类抗心律失常药物有时可明显延长心电图的 QTc 间期，因此存在导致尖端扭转型室性心动过速的风险。需要定期进行心电监护。

4. Ⅳ类抗心律失常药物（钙通道阻滞剂） Ⅳ类抗心律失常药物包括维拉帕米和地尔硫䓬。在所有钙拮抗剂中，只有维拉帕米具有抗心律失常作用。Ⅳ类抗心律失常药物是通过抑制缓慢钙内流起作用的。它们在心脏中起作用，特别是在窦房结和房室结。

钙通道阻滞剂不应使用于存在旁路通道的患儿，由于它们通过旁路通道促进传导，因此可导致房扑或房颤的患儿不受控制地传导至心室（触发心室颤动）。此外，由于该类药物具有负性肌力作用，在新生儿和婴儿中静脉推注给药是禁忌的，该作用在该年龄组中尤其明显。

5. 其他抗心律失常药物

（1）腺苷（嘌呤核苷）：腺苷导致房室传导的短期完全性阻滞。它还对窦房结具有负性变时效应。其具有极短的半衰期（< 10s），需要快速静脉推注给药。腺苷主要用于室上性折返性心动过速，可通过房室传导阻滞中止折返环路。它还用于室上

性心动过速的鉴别诊断，以明确心动过速的分类，例如在诊断不明的病例中用于区分室上性和室性心动过速。室性心动过速不受腺苷影响。心脏外相关的副作用是诱发支气管痉挛。

（2）阿托品（副交感神经）：阿托品通过竞争性抑制乙酰胆碱起作用。在心脏，它增加窦房结率并促进房室传导。

（3）间羟异丙肾上腺素（β- 拟交感神经药物）。间羟异丙肾上腺素增加窦房结率并增强心房、房室结和希氏束的冲动传导。它具有正性肌力作用和血管舒张作用。还可增加异位自动节律点的兴奋性并增加心肌耗氧量。

（4）地高辛：地高辛抑制 Na-K-ATP 酶。它通过降低窦房结率和抑制房室传导来影响心律。同时，它还增加心房和心室心肌的兴奋性，并导致异位冲动形成（心律失常风险)的增加。在具有旁路通道的患儿中，地高辛可能通过旁路通道促进传导。在房扑或房颤合并旁路通道的患儿中，心房冲动可能会不受控制地传导到心室，从而引发心室颤动。

（5）镁：镁是一种生理性钙拮抗剂。作为抗心律失常药，它是尖端扭转型室性心动过速的首选药物。

（6）抗心律失常药物联合治疗：由于存在增加不良反应的风险，抗心律失常药物可能不会与同类或亚类相联合。

此外，以下药物不得联合使用，或者只有在采取特殊预防措施时才能一起使用（表 18.3）：

● Ⅰa 类和Ⅲ类抗心律失常药物：QTc 间期的叠加延长。

● Ⅰa 类和 Ⅰc 类抗心律失常药物：QRS 持续时间的叠加延长。

● Ⅰa 类抗心律失常药和钙拮抗剂：叠加负性肌力作用和血管舒张作用。

● β 受体阻滞剂和钙拮抗剂：有窦性心

表 18.3　抗心律失常药物联合治疗的合适组合

分类	Ⅰa	Ⅰb	Ⅰc	Ⅱ	Ⅲ	Ⅳ
Ⅰa	－	＋	－	＋	－	＋
Ⅰb	＋	－	＋	＋	＋	n/a
Ⅰc	－	＋	－	＋	＋	n/a
Ⅱ	＋	＋	＋	－	－	－
Ⅲ	－	＋	＋	－	－	－
Ⅳ	－	n/a	n/a	－	－	－

注：＋：可能；－：只有采取特殊预防措施，才有可能或不可能；n/a：没有可用的参考资料

动过缓和房室传导阻滞的风险。

● β 受体阻滞剂和Ⅲ类抗心律失常药：胺碘酮和索他洛尔均具有 β 交感神经作用。

● 胺碘酮和钙拮抗剂：叠加血管舒张作用。

合适的联合用药（表 18.3）：

● Ⅰa 和 Ⅰb 类抗心律失常药物。

● Ⅰc 和 Ⅰb 类抗心律失常药物。

● Ⅰ类和Ⅱ类抗心律失常药物。

● Ⅰb 类和Ⅲ类抗心律失常药物。

● Ⅰc 和Ⅲ类抗心律失常药物。

（三）起搏器治疗

1. 概述　心脏起搏器是治疗心动过缓性心律失常主要的电子系统。它由起搏发生器单元和电极系统组成。起搏器单元产生的脉冲由电极传导到心内膜、心肌或心外膜，并导致心肌细胞去极化。

起搏脉冲的参数用幅度（以 V 或 mA 表示）和脉冲宽度（以 ms 表示，图 18.1）表示。

有效刺激所需的脉冲幅度通常为 1～5V，脉冲宽度为 0.2～0.6ms。随着脉冲幅度和宽度的增加，能量消耗增加，电池寿命减少。起搏器电池平均寿命为 5～6 年。

（1）起搏阈值：起搏阈值是刺激心脏所需的最小电刺激。特别重要的是，由于电极区域的炎症过程，起搏器置入后的第

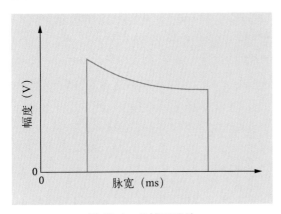

图 18.1　起搏器脉冲

注：起搏器脉冲由电压（V）或电流（mA）的幅度和脉冲宽度（ms）确定

一天内阈值显著增加。在接下来的几周内，阈值再次降低，通常在 3 ~ 4 个月后接近基线。不断向电极周围区域释放类固醇的现代电极可降低起搏阈值。

（2）电压阈值：电压阈值是指在无限长的脉冲宽度中引起一次刺激的最小幅度。实际上，通常使用 1ms 的脉冲宽度代替"无限长"脉冲宽度来确定电压阈值。

（3）脉宽阈值：脉宽阈值这一术语表示当电压阈值幅度两倍时，可触发有效刺激的脉冲宽度。已知这两个值，现代起搏器可以独立计算脉宽阈值 - 电压阈值曲线（图 18.2）。位于曲线上方的幅度和脉冲宽度的组合可引起有效刺激。出于安全原因，刺激幅度通常选择在脉宽阈值范围内 2 倍于阈值的数值。然后选择脉冲宽度与脉宽阈值大致一样长。另一种可能性是将脉冲宽度延长 3 ~ 4 倍。

（4）感知阈值：为了确保在心脏自主电活动时，心脏信号被起搏器监测到，因此必须确定电极的感知阈值。该值描述了刚好被电极检测到的自主心脏电活动的幅度。高值表示高阈值，低灵敏度。感知阈值设置越灵敏，肌肉电位等噪声信号被错误地识别为心脏电活动（过度感知）的风险越大，起搏器刺激将被抑制。另一方面，如果感知阈值过于不灵敏，则起搏器将不会识别自主心脏电活动，并且心脏电活动和起搏器脉冲间将存在干扰（感知不良，起搏器非同步）。

（5）起搏器电极：单极和双极电极之间存在区别（图 18.3）。在单极电极中，电极尖端是阴极，起搏器盒是阳极。在双极

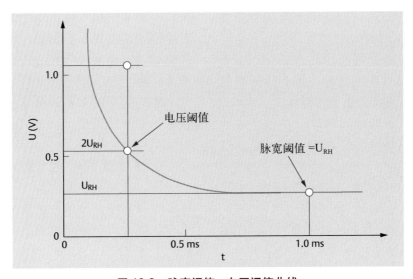

图 18.2　脉宽阈值 - 电压阈值曲线

注：电压阈值是最小的幅度，可以在无限的脉冲宽度中产生一个刺激。脉宽阈值定义为 2 倍于电压阈值幅度的脉冲宽度。位于曲线上方的幅度和脉冲宽度的组合引起有效刺激

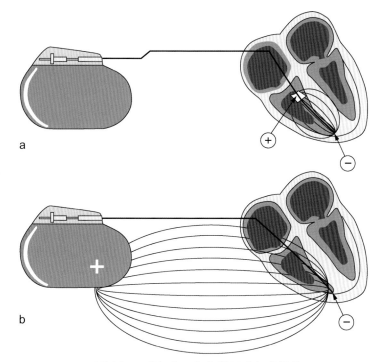

图 18.3　单极和双极起搏器电极的结构

注：a. 在双极电极中，阳极和阴极均位于电极尖端。优点是对外部来源干扰（肌肉电位）的敏感性较低，并且通常更好地感知自主心脏电活动。然而，心电图中双极电极的起搏器尖峰很小。b. 在单极电极中，阴极是电极尖端，起搏器壳体用作阳极。感知场相应地更大，从而允许来自外部源的干扰。优点是单极电极更薄并且在体表心电图中的起搏器尖峰清晰可见

电极中，阳极和阴极都位于电极尖端中。电极的主要特征如下：

　　①单极电极

　　• 能耗低。

　　• 体表心电图可见明显起搏器尖峰（容易评估）。

　　• 电极厚度小，经静脉置入时操作性好。

　　• 易受肌肉电位干扰。

　　②双极电极

　　• 很少引起肌肉或膈肌抽搐。

　　• 更好地感知行为。

　　• 体表心电图只有小的起搏器尖峰（通常很难评估体表心电图中的起搏器活动）。

　　2. 起搏器系统　起搏器根据刺激部位和自主电活动的感知进行分类。最多五个字符的代码描述起搏器的工作类型（表

18.4）。

　　起搏器对感知到的心脏自主电活动的反应可以是抑制或触发。在抑制中，起搏器被感知到的电活动抑制并且不触发电刺激。在触发中，起搏脉冲由感知到的事件触发。

　　频率调节系统可以使起搏频率适应身体应激。为了评估身体活动，多种传感器可检测诸如肌肉活动、QT 间期、温度和呼吸剧增等因素。该系统对窦房结功能障碍是有用的，如当心脏在应激下没有反应，心率相应增加（心脏变时功能不全）。

　　起搏器代码中的第五个字符表示刺激第三个心腔，如在双心室起搏器系统中。

　　儿童最常使用的起搏器系统解释如下：

　　（1）AAI：当自主心率低于程序干预频率时，起搏器刺激心房。自主电活动的存

表 18.4　NASPE / BPG 起搏器代码（北美起搏与电生理学会 / 英国起搏指南）

I	II	III	IV	V
起搏心腔	感知心腔	对感知事件的反应	频率调节	多部位起搏
0 = 无 V = 心室 A = 心房 D = 双腔（A+V） S = 单腔	0 = 无 V = 心室 A = 心房 D = 双腔（A+V） S = 单腔	I = 抑制 T = 触发 D = 双重（抑制 + 触发）	0 = 无 R = 频率调节	0 = 无 V = 心室 A = 心房 D = 双腔（A+V）

在抑制起搏器。置入该系统的前提条件是房室传导不受干扰。典型适应证是窦房结功能障碍。对于变时功能不全患儿，应选择具有频率调节（AAIR）的系统。

（2）VVI：当心室的自主心率低于程序干预频率时，起搏器刺激心室。该系统的缺点是由于起搏器不考虑心房电活动，所以心房和心室的收缩是不同步的。在儿童期，由于该类型起搏器具有非常小的起搏发生器，有时可置入新生儿身体。在这些

系统中通常也可应用频率调节（VVIR）。

（3）DDD：这是一个双室起搏系统，当自主心率低于程序干预频率时，以生理顺序（房室顺序）刺激心房和心室。如果存在自主心房电活动，心房起搏器的冲动就会受到抑制。如果心房率低于程序干预频率，则刺激心房。如果房室传导阻滞阻止心房电活动传导到心室，则根据编程的房室间期刺激心室（图 18.4）。DDD 系统用于房室传导阻滞。其最大的优点是保持

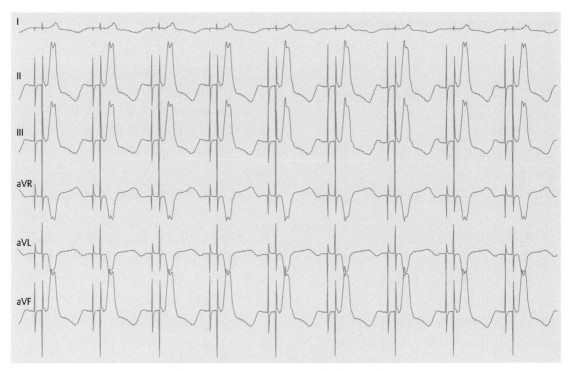

图 18.4　置入 DDD 系统后的起搏器心电图

注：该心脏起搏器心电图记录了患儿术后置入 DDD 模式的心外膜电极的临时起搏器。心房和心室刺激的尖峰清晰可见。QRS 复合波具有束分支阻滞的图形

了心房和心室的同步性。DDD 系统需要心房电极和心室电极。心房电极可能特别难以锚定在幼儿身上。如有必要，重新编程可以允许切换到 AAI 或 VVI 系统。DDDR 系统用于变时功能不全患儿。

附录：起搏器技术术语

干预频率

在没有自主电活动的情况下，如果心率低于干预频率，则起搏器开始刺激

上限频率

双心室系统中可达到的最大起搏频率。如果超过此速率，起搏器会从心房切换到心室的 2：1 传导

逸搏间期

最后一次自主电活动和第一个起搏器刺激之间的时距

滞后

如果起搏器感知到自主电活动，则逸搏间期延长到下一个起搏器冲动，这样心脏"有更多时间"在下一个起搏器冲动传递之前发生新的自主电活动

为了避免过度起搏，因此，仅当心率低于程序干预频率（如干预频率 60 次 / 分，滞后 50 次 / 分）时，"允许"起搏器发出刺激

这意味着当患儿的自主心率降至 50 次 / 分以下时，起搏器以 60 次 / 分的频率刺激。因此，有时心率低于程序干预频率。这可以防止不必要的干预并鼓励心脏的自主电活动

房室间期

心房和心室刺激之间，或感知心房内的自主电活动与心室刺激之间的时间间隔

不应期

起搏器刺激或感知之后，刺激和感知都不可能发生的时间间隔

心室后心房不应期（PVARP）

心室起搏后，心房水平既不能刺激也不能感知的时间段

交叉感知

心室电极错误地将感知到的心房刺激认为是心室信号。由于误判，起搏器不给予心室刺激。另一种可能性是心房电极错误地将心室脉冲感知为心房电活动

空白期

起搏器忽略相应心室或心房中所有信号的时间段。其目的是为了清除来自另一个心室或心房的所有信号。空白期是为了防止"串扰"。因此，如果心房空白期足够，则在心房中检测到的心室 R 波不会被误解为心房电活动

模式转换

当发生房性快速性心律失常时自动改变刺激模式，例如，从 DDD（R）切换到 DDI（R）或 VDI（R）。这可以防止房性心动过速 1：1 进入心室并诱发室性心动过速

感知不良

起搏器未感知到自主电活动。心电图：起搏器电刺激独立于 P 波或 QRS 波群。原因：电极故障或错位、感知阈值过高

过度感知

将心外信号（如肌肉电位）或心内信号错误评估为自主心脏电活动（如心房中 R 波的感知）。心电图：起搏器无刺激。在 DDD 系统中，如果在心房中感知到快速不适当的信号，也可以快速刺激心室。原因：几乎完全出现在单极电极（较差的传感特性），绝缘缺陷，感知阈值过低

无输出

起搏器冲动对心脏的无效刺激。心电图：起搏器尖峰，没有后续的 QRS 波群或没有随后的 P 波。原因：阈值增加、电池耗尽、电极故障。注意：心动过缓或心搏停止的风险

3. 流行病学　儿童时期永久性心脏起搏器治疗最常见于先天性心脏病术后房室传导阻滞或先天性完全性房室传导阻滞的儿童。先天性完全性房室传导阻滞主要发生在母亲患有自身免疫性疾病史的情况下，发病率约为 1/15 000 名新生儿。高达 5% 的心脏手术可引起术后完全性房室传导阻滞，约 50% 的病例无法恢复。发生房室传导阻滞风险的典型手术是在室间隔膜部房室结附近的手术（室间隔缺损修补、房室通道矫治、主动脉瓣手术和 Ebstein 畸形矫治等）。

在儿童和青少年中发生的窦房结功能

障碍，特别是心房区域手术后长期窦房结功能障碍（如心房调转术或 Fontan 手术），是永久性起搏器治疗的另一个重要指征。

4.适应证 根据现行指南的详细说明总结在表 18.5 中。最重要的是：

（1）有症状的先天性完全性房室传导阻滞。

（2）心脏手术后完全性房室传导阻滞持续时间超过 7 ～ 14d。

（3）窦房结功能障碍伴症状性心动过缓。

5.起搏器置入

（1）经静脉 - 心内膜途径：在常规手术中，电极在透视引导下通过锁骨下静脉或颈静脉进入右心房或右心室。然后用螺钉或锚定装置将电极锚定在心房或心室中。起搏发生器单元置入胸肌下或锁骨下方的皮肤下。

通常可以在体重超过 10kg 的儿童中进行经静脉途径置入电极。Fontan 手术后患儿无法经静脉进入心房或心室，所以对于此类患儿该方法是不可行的。

（2）剑突下途径和心外膜电极：在新

表 18.5　儿童永久起搏器治疗的适应证（根据 ACC、AHA 和 NASPE 2002 年推荐）

I 类（推荐起搏器置入的总体共识）

- 高度和完全性房室传导阻滞，伴有症状性心动过缓，进行性心室扩大，心力衰竭或心输出量减少
- 窦房结功能障碍，伴有与年龄不符的症状性心动过缓
- 心脏手术后高度或完全性房室传导阻滞，被认为是不可逆的或持续至少 7d
- 先天性完全性房室传导阻滞，伴有心室复合波增宽，复杂心室异位起搏或心室功能障碍的逸搏心律
- 新生儿先天性完全性房室传导阻滞，心脏结构正常，心室率低于 50 ～ 55 次 / 分，或与先天性心脏病相关，心室率低于 70 次 / 分
- 持续性心动过缓引起的室性心动过速（伴有或不伴有 QT 间期延长），并证明起搏器治疗有益

II a 类（相互矛盾的意见，但倾向于支持起搏器置入）

- 除地高辛外，抗心律失常治疗引起的心动过缓 - 心动过速综合征
- > 1 岁的先天性完全性房室传导阻滞，平均心室率低于 50 次 / 分或突然心搏停止时间超过基本周期持续时间的 2 ～ 3 倍或症状性变时功能不全
- 2：1 房室传导阻滞或完全性房室传导阻滞的长 QT 综合征
- 患有复杂先天性心脏病的儿童无症状窦性心动过缓，静息时心室率 <35 次 / 分或心搏停止超过 3s

II b 类（相互矛盾的意见，起搏器置入疗效的证据较少）

- 术后暂时完全性房室传导阻滞，随后恢复窦性心律，但残留双束支阻滞
- 无症状新生儿，儿童或青少年的先天性完全性房室传导阻滞，存在心室率可接受，QRS 波群复杂，左心室功能正常
- 患有先天性心脏病的青少年存在无症状的窦性心动过缓，静息时心室率低于 40 次 / 分或心搏停止超过 3s
- 伴有或不伴有症状的所有类型房室传导阻滞（包括一度）的神经肌肉疾病，由于特定传导组织功能损害的进展风险不可估量

III 类（不推荐起搏器置入的共识）

- 术后暂时完全性房室传导阻滞，随后恢复窦性心律
- 术后双束支阻滞，伴有或不伴有一度房室传导阻滞的无症状儿童
- 无症状二度房室传导阻滞文氏 I 型
- 青春期无症状窦性心动过缓，心室率最低约 40 次 / 分或心搏停止时间小于 3s

生儿或婴儿中，通常使用心外膜电极直接安置在心房或心室表面，然后将起搏发生器单元置入腹部肌肉下的腹膜前区域。

（3）手术并发症

① （晚期）出血。

②气胸。

③起搏器经静脉置入时的空气栓塞。

④起搏器囊袋或全身感染。

⑤血管或心肌穿孔，心包积液。

（4）起搏器相关并发症

①探头功能障碍（脱位、绝缘失效、探头损坏；心电图：无输出、感知不良或过度感知）。

②肌肉电位感知不正确。

③肌肉 / 膈肌抽动。

④阈值增加并刺激无效（无输出），特别是在愈合阶段。

⑤起搏发生器单元或电池故障。

⑥经外部干扰频率进行伪影编程（如 MRI、除颤器）。

⑦经静脉置入期间静脉血栓形成或血管闭塞。

（四）特殊起搏器应用

1. 临时起搏器　临时心脏起搏器主要用于心脏手术后发生房室传导阻滞或心律失常风险增加的儿童，在该类患儿中（如交界性异位心动过速、窦性心动过缓）起搏器治疗的益处是可预期的。术中应用心肌表面电极并通过皮肤引出体外。电刺激来自外部起搏发生器单元。后期只需将电极拔出，或在皮肤水平下方将其剪断很容易地移除电极。

临时起搏器电极也可经股静脉、锁骨下静脉或颈内静脉通过鞘管进入右心房或右心室。

2. 超速刺激　室上性心动过速（包括房扑）通过超速刺激（高频率心房刺激，例如 300 ～ 500 次 / 分）可能终止。由于左心房和食管的解剖位置接近，也可进行经食管超速刺激。

3. 外部刺激　在紧急情况下，可通过大的黏合电极进行外部刺激。目前大多数现代除颤器都具备此功能。然而，外部刺激是痛苦的，应该仅对无意识或深度镇静的患儿进行刺激。

4. 经食管刺激　在紧急情况下，应用经食管的特殊电极也可实现临时起搏器刺激。

（五）出院后调护

起搏器的设置和第一次测试在手术室进行。由于最初阈值的升高，手术后几天需进行下一次检查。然后分别在 1 个月和 3 个月后进行检查。一年两次的起搏器检查就足够了。电池即将耗尽时，检查应当更频繁。

在每次进行起搏器检查时，远程监控设置参数。该监测包括干预频率，电刺激幅度和宽度。并且进行阈值测试，如果需要，可调整参数。在儿童和青少年中，还需通过胸部 X 线定期监测(例如每年)探针位置。向所有起搏器患儿发放起搏器 ID 卡，其中包含有关起搏发生器单元、电极和当前设置的信息。

（六）日常生活中的行为

大多数电子设备对起搏器患儿是安全的。对起搏器无影响的电子设备包括收音机、电视、电脑、红外线遥控器、无线耳机、微波炉、陶瓷炉、安全气囊、固定电话及配套无线设备、超声波设备（由于可能存在距离置入物10cm 的热效应）和 X 光设备。

使用移动电话的患儿应在电话和起搏发生器单元之间保持不 <15 ～ 20cm 的距离（将手机放在另一侧的耳朵上，不要将其放在设备上方的胸袋中）。百货商店的防盗系统应该快速通过。使用电钻时，避免将其靠近胸部。使用电焊设备存在风险，严禁在变电站附近使用。

由于存在强磁场，应避免使用非常大

的扬声器（迪斯科舞厅、音乐会）。此外，低音振动会触发频率调节。

MRI 是禁忌的。如果紧急情况下必须进行 MRI，需在处理起搏器方面经验丰富的医师监督下进行。现在出现 MRI 兼容的除颤器（1.5T，而不是 3T），然而这些装置由于存在显著的伪影而不可能对胸部进行 MRI 检查。除非心脏疾病禁忌，否则应鼓励起搏器佩戴者进行身体活动。休闲运动可以进行。不建议参加接触式运动和骑马。绝对禁止武术、高低杠上的体操、跳台跳水和水肺潜水。

（七）抗心动过速起搏器和置入式心律转复除颤器

1. 抗心动过速起搏器　抗心动过速起搏器可以监测室上性和室性心动过速，并通过超速刺激终止心动过速。

2. 置入式心律转复除颤器　置入式心律转复除颤器（ICD）目前可用于患有恶性心律失常的儿童。ICD 可与心脏起搏发生器单元一样经膈下置入，并且可经静脉插入刺激电极。这些系统通常可通过超速刺激、心脏复律或除颤来终止室性心动过速。它们通常也有抗心动过缓进行刺激的可能性。在儿童时期置入 ICD 最常见的适应证是需要心肺复苏的心律失常，室性心动过速不能通过抗心律失常药物或导管消融等其他措施来控制，心肌病或长 QT 综合征。

（乔韩华　译）

二、窦性心律失常

（一）概述

1. 定义　在窦性心律失常中，心率存在阶段性波动。电刺激起源于窦房结，由自主神经系统调节。在儿童时期，窦性心律失常是生理性的。儿童心率变异性的丧失是病理性的，可能与神经病变有关。

2. 流行病学　在儿童期，窦性心律失常是生理性的，随着年龄的增长而减少。

迄今为止最常见的原因是呼吸性心律失常。

3. 病因　在呼吸性心律失常中，吸气时心率增快，呼气时心率减慢。原因可能是呼气时迷走神经张力升高。

（二）诊断措施

1. 症状　窦性心律失常几乎是无症状的。很少发生心悸等症状。

> **注**
>
> 头晕或晕厥等明显症状不能用呼吸性心律失常来解释。

2. 心电图　在心电图中，RR 间期存在变化，P 波形态可能存在离散变化（图 18.5）。吸气时心率增加和呼气时心率减少是其典型表现（助记：吸气→心率增加）。

3. 鉴别诊断　二度窦房传导阻滞莫氏 II 型：在二度窦房传导阻滞莫氏 II 型中，PP 间期突然变化。二度窦房传导阻滞的 PP 间期是正常 PP 间期的倍数。

窦性心律失常的诊断不需要进一步检查，如超声心动图，电生理检查或实验室检查。

（三）治疗

不需要治疗。

（四）预后

这种情况不是病理性的。

（乔韩华　译）

三、窦性心动过缓

（一）概述

1. 定义　当窦性心律的心率长时间低于正常水平时（参考值：新生儿 < 100 次 / 分，大龄儿童 < 80 次 / 分，青少年 < 60 次 / 分）。

2. 流行病学　窦性心动过缓经常发生，在许多情况下可以被认为是生理性的（如身体健康的运动员）。

3. 病因　必须区分窦性心动过缓的生

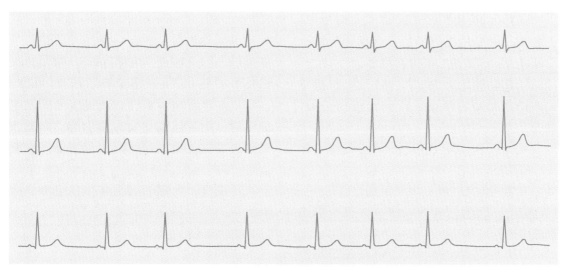

图 18.5　呼吸性心律失常

注：在心电图中可见 RR 间期的波动，以及心率的增加与减少之间的相位变化

理性和病理性原因。窦性心动过缓在身体健康的大龄儿童和青少年（高迷走神经张力）和睡眠期间是生理性的。

病理性原因：

（1）血管迷走神经性反应（血管迷走神经性晕厥，严重焦虑/惊恐表现）。

（2）早产（早产儿典型的呼吸暂停和心动过缓综合征）。

（3）甲状腺功能减退症。

（4）缺氧（如缺氧的新生儿）。

（5）体温过低。

（6）颅内压增高。

（7）机械迷走神经刺激（Valsalva 动作，眼球压迫试验）。

（8）黄疸。

（9）药物（如 β 受体阻滞剂、地高辛、抗抑郁药）。

（10）高钾血症。

（11）窦房结功能障碍。

4. 发病机制　窦性心动过缓是由于窦房结内脉冲形成减慢所致。

（二）诊断措施

1. 症状　窦性心动过缓通常无症状。很少发生头晕、心悸或晕厥等症状。在严重的情况下，如果心率减慢不足以产生足够的心输出量，则可能出现心力衰竭的症状。在病理性心动过缓中，运动时心率不会明显增加。

2. 心电图　存在规则的窦性心律（每个 QRS 复合波之前是 P 波，P 波矢量在 0°～90°）。P 波通常是扁平的（尤其在 II 导联中可见，有时甚至在 III 导联中是负的）。PQ 间期通常会延长，但一般会在应激下恢复正常。如果迷走神经张力很高，T 波通常是高尖的（超过 QRS 波群幅度的 2/3），特别是在心前导联。

如果窦性心律缓慢，则可以检测到逸搏收缩。在这种情况下，第二起搏点开始代替缓慢的窦房结功能。在房室结区域中出现的典型交界性逸搏收缩具有窄的 QRS 复合波。P 波通常隐藏在 QRS 波群中，或者在 QRS 波群之前或之后不久出现。如果长时间逸搏机制的频率高于窦房结频率，则发生房室分离，即心房和心室相互独立地搏动。在这种情况下，心房率略低于心室率。

（1）动态心电图：24h 动态心电图可用于记录心动过缓发作及其与症状的相关性。

（2）运动心电图：在生理性心动过缓中，应激时心率有适当的增加，而在病理性心动过缓中，应激时心率没有增加。

3. 实验室检查　如果怀疑是电解质紊乱、甲状腺功能减退、黄疸或药物中毒，要进行实验室检查。

4. 超声心动图　超声心动图可用于评估心脏功能。

5. 鉴别诊断　存在以下鉴别诊断：

（1）一度窦房传导阻滞（体表心电图无法诊断）。

（2）具有常规传导的窦房传导阻滞莫氏Ⅱ型。

（3）具有常规传导的二度房室传导阻滞莫氏Ⅱ型：在二度房室传导阻滞中，有的 P 波不跟随 QRS 波群，而在窦性心动过缓中，每个 P 波都跟随 QRS 波群。

（三）治疗

无症状患儿不需要治疗。如果存在继发性窦性心动过缓，应首先治疗根本病因。静脉注射阿托品、间羟异丙肾上腺素、异丙肾上腺素或肾上腺素可用于有症状患儿的急性期治疗。极少情况下，可能需要临时的外部或内部起搏器治疗。

在排除可治疗的病因后，症状性患儿应用起搏器（如 AAI 或 AAI-R 系统）治疗。通常情况下，这些窦性心动过缓的患儿存在窦房结功能障碍。

（四）预后

在大多数情况下，窦性心动过缓没有病理意义。可通过针对潜在病因来成功治疗继发性窦性心动过缓。如果心动过缓与窦房结功能障碍有关，治疗本身往往更困难。

（乔韡华　译）

四、窦性心动过速

（一）概述

1. 定义　在窦性心动过速中，心率长时间内高于正常水平（参考值：新生儿和婴儿＞180 次 / 分，幼儿＞160 次 / 分，大龄儿童＞140 次 / 分）。冲动形成的位置是窦房结，即 P 波的矢量在 0°～90°。窦性心动过速几乎不会超过 230 次 / 分。

2. 流行病学　窦性心动过速通常是生理性的，由身体或情绪应激引起。病理性原因很少见，但必须排除引起心动过速持续存在的病因。

3. 病因　生理原因是身体和情绪的应激反应。

病理原因：

（1）发热。

（2）疼痛。

（3）贫血。

（4）甲状腺功能亢进症。

（5）出血，休克。

（6）心力衰竭。

（7）肺心病（如肺栓塞）。

（8）低血压。

（9）直立性循环调节障碍，体位性心动过速综合征（POTS）。

（10）心肌炎。

（11）药物（如 β 拟交感神经药，抗胆碱药和儿茶酚胺）。

（12）兴奋剂（如尼古丁、咖啡因）。

4. 发病机制　窦房结被自主神经系统刺激更快速地去极化。心率的增加有时是增加心输出量的代偿机制（如在运动期间或在心力衰竭的情况下）。

（二）诊断措施

1. 症状　窦性心动过速通常无症状且耐受性良好。一些患儿主诉心悸。

2. 心电图　心率高于该年龄的正常值。每个 QRS 波群前面都有一个 P 波。P 波的矢量在 0°～90°。在 Ⅱ、Ⅲ 和 aVF 导联中通常存在高而尖的 P 波。PQ 间期缩短。ST 段可以从基线以下开始并上升。T 波经常变平。有时 T 波和 P 波合并。与突然开始和结束的折返性心动过速不同，窦性心动过速的心率不断增加并逐渐减少。

3. 鉴别诊断

（1）窦房结折返性心动过速：心动过速的原因是窦房结中或窦房结附近的折返机制。心动过速的开始和结束是突然的。心率通常在 150 ～ 250 次 / 分。

（2）房室折返性心动过速伴或不伴旁路通道（AVRT，AVNRT）：心动过速突然开始和结束。在房室折返性心动过速中，P 波隐藏在 QRS 波群中或紧跟在 QRS 波群之后。Ⅱ、Ⅲ 和 aVF 导联中的 P 波倒置。心率通常高于窦性心动过速。

（3）永久性交界性反复性心动过速（PJRT）：Ⅱ、Ⅲ 和 aVF 导联中的倒置 P 波是 PJRT 的典型表现。P 波以相对较大的距离跟随 QRS 波群。

（4）异位房性心动过速（EAT）：在 EAT 中，P 波矢量不同于窦性心律的矢量。如果异位起搏点位于窦房结附近，则鉴别诊断可能很困难并且可能需要进行电生理学检查。

（5）紊乱性房性心动过速（CAT）：这种形式的室上性心动过速也称为多源性房性心动过速（MAT）。该心律失常存在多个不同的心房起搏点作为电冲动的起源。相应地，心电图中存在不同的 P 波形态和不同的 P 波矢量。

4. 实验室检查　很少需要进行实验室检查。在个别情况下，以下检查是有用的：血清电解质包括钾、镁、钙，可能检测肌酸激酶 / 肌酸激酶同工酶、肌钙蛋白Ⅰ、药物水平和促甲状腺激素。

5. 超声心动图　在个别病例中需要超声心动图。它可用于排除或检查先天性心脏病并评估心脏功能。

6. 电生理学检查　电生理学检查很少用于区分鉴别诊断，如异位房性心动过速或窦房结折返性心动过速，同期可选择消融治疗。

（三）治疗

通常会针对病因进行处理。在某些情况下，应用 β 受体阻滞剂治疗可能有用。

（四）预后

大多数窦性心动过速是没有病理意义的生理反应。否则，预后取决于潜在的疾病。

（乔韩华　译）

五、窦房结功能不全

（一）概述

别称：病态窦房结综合征（SSS），心动过速 - 心动过缓综合征。

1. 定义　在窦房结功能不全中，窦房结作为心脏的主要起搏器，本身发生功能障碍或自主神经系统对窦房结的调节紊乱，导致窦房传导发生异常。窦房结功能不全会导致各种各样的房性心律失常，如窦性心动过缓、窦房传导阻滞和房颤等。

心动过速 - 心动过缓综合征指房性心动过速发生中，次级中心兴奋以逸搏心率介入，引起心动过缓。

窦房结功能不全常与房室传导障碍相关联，这被称为双结病变。

2. 流行病学　在儿童时期，窦房结功能障碍主要发生在心房手术后，尤其是在房间隔缺损的心房调转术、Fontan 手术、纠正异常的肺静脉连接后，甚至在房间隔缺损（尤其是上静脉窦缺损）闭合后也会发生。在结构正常的心脏，窦房结功能障碍是非常罕见的。

3. 病因

（1）心房手术和操作（心房手术，Fontan 手术，房间隔缺损修补术，纠正异常肺静脉连接或上静脉窦缺损）。

（2）炎症性心脏病（心肌炎）。

（3）心肌缺血（冠状动脉异常、川崎病）。

（4）心肌病。

（5）药物（地高辛、β 受体阻滞剂、钙通道阻滞剂和胺碘酮）。

（6）在成年人中，尤其是冠心病或高血压性心脏病。

4. 发病机制　窦房结功能障碍通常由于窦房结、心房壁、结内或心房内传导通路的直接或间接损伤，瘢痕形成或冠状动脉血供不足引起窦房结供血不足而导致。

（二）诊断措施

1. 症状　心动过缓可能引起头晕，晕厥和心力衰竭的症状。心动过速有时可引起心悸，呼吸困难和胸痛。心房颤动增加了动脉栓塞的风险。

2. 心电图　在 ECG 中同时或交替地发现各种房性心律失常。典型的发现是：

（1）窦性心动过缓。

（2）明显的窦性心律不齐。

（3）窦性停搏。

（4）窦房阻滞。

（5）慢性心律失常（异位心房节律，交界性心律失常，心室逸搏心律）。

（6）房扑 / 房颤。

（7）心动过缓 - 心动过速综合征（心动过缓与房性心动过速交替，通常以房颤或房扑的形式出现）。

在心电图中，应特别注意房室阻滞（双结病变）的发生。

24h 动态心电图（Holter ECG）。24h 动态心电图用于记录伴随或交替发生的不同心律失常，并阐明心律失常是否与症状相关。通过这种方式，Holter ECG 可用于决定是否需要起搏器。

运动心电图。在窦房结功能障碍中，存在变时性无能，即运动心电图中心率的增加是不充分的。窦房结对自主神经系统刺激的反应仍不充分。

3. 电生理学检查　在某些情况下，如当临床症状表明（24h 动态心电图）心电图中未记录明显的心动过缓时，电生理学检查可能是有用的。

窦房结功能障碍的典型发现是延长的窦房结恢复时间，即前一次高频电刺激后恢复窦性心律的时间。窦房结传导时间也可以在检查中确定。

4. 实验室检查　有用的实验室测试包括血清电解质，例如，K^+、Mg^{2+}、Ca^{2+} 和 CK / CK-MB、肌钙蛋白 I、药物水平（如地高辛、胺碘酮）及促甲状腺激素水平。

5. 超声心动图　超声心动图用于排除或检测先天性心脏缺陷并评估心脏功能。在进行诸如心房调转术或 Fontan 手术后，通过超声心动图检查以进行术后随访。

（三）治疗

无症状患儿通常不需要治疗。

对于主要症状为心动过缓的患儿，如果可行，应停止加强窦性心动过缓的药物（如 β 受体阻滞剂）。

患有严重心动过缓和有相应症状的患儿使用永久起搏器治疗。起搏器系统的选择取决于是否存在额外的变时性功能不全或房室传导紊乱及发生心动过速的频率。通常，选择 DDD 模式，因为房室传导阻滞通常在患有窦房结功能障碍的患儿和 Fontan 术或心房手术后发生。对于具有变时性功能不全的患儿，还应选择允许运动期间心率增加的频率自适应系统（"速率 - 反应"功能）。患有频发房性心动过速的患儿可以配备具有心房抗心动过速功能的特殊系统，该功能可识别并尝试通过心房过度刺激来传播房性心动过速。

心动过速患儿可能需要额外的抗心律失常治疗。通常使用Ⅲ类抗心律失常药（索他洛尔、胺碘酮）；也可选择联合使用胺碘酮和 β 受体阻滞剂。药物降低基本心率的同时可能需要置入起搏器进行抗心动过缓治疗。

有关药物治疗房颤的原发性治疗，请参见本章，十六和十七。

严重心动过缓的急性治疗是静脉注射阿托品，间羟异丙肾上腺素，异丙肾上腺素或肾上腺素或置入临时或经静脉插入电极的起搏器。

（四）预后

对于已经使用适当的起搏器系统治疗具有良好心室功能的有症状患儿，预后良好，这适用于心房调转术或 Fontan 手术后的大多数患儿。但心室功能受损患儿的预后差。

（张　超　译）

六、房室交界区逸搏心律

（一）概述

别称：房室逸搏心律，房室结节律。

1. 定义　如果窦房结不能起到起搏的作用，或者窦房结和心房之间存在更严重的传导障碍，房室结区可以承担起搏器的功能。房室交界区逸搏心律的心率通常约为正常年龄适宜心率的 2/3 ～ 3/4。如果只有一个心电活动，则称为房室逃逸收缩。

2. 流行病学　在窦性心动过缓中（如在睡眠期间或身体健康的个体中），甚至是具有健康心脏的人，也会发生房室交界区逸搏心律。

3. 病因　在以下情况下，房室交界区可以起到起搏功能：

（1）各种原因的窦性心动过缓（良好的身体状况，迷走神经张力增高，但颅内压增高，低体温）。

（2）窦房结功能障碍（如手术后尤其是心房手术后）。

（3）窦房阻滞。

（4）心肌炎。

（5）药物中毒（如地高辛）。

（二）诊断措施

1. 症状　患儿通常无症状；头晕、心悸的症状很少见。

2. 心电图　由于房室交界区逸搏心律的起源在房室结或希氏（His）束的区域中，因此心房激发是逆行的。因此，导联 II，III 和 aVF 中的 P 波是倒置的。P 波可以在 QRS 波群之前或之后。通常，P 波也可"隐藏"在 QRS 波群中，在 ECG 中不可见。根据电生理学观点，以前的分类是根据 P 波位置在 QRS 波群之前、之中或之后分为上、中、下房室逸搏心律，这种分类是不正确的。

由于心室的激发源自 His 束分叉上方的中心，因此 QRS 波很窄。与室上性期前收缩不同，房室交界区逸搏心律要晚于预期的 QRS 波。

房室交界区逸搏心律的另一个典型发现是房室分离，即心房和心室独立搏动。心房率和房室交界区逸搏心律的频率大致相等，因此窦性心律的 P 波围绕房室交界区逸搏心律的 QRS 波群振荡（图 18.6）。

折返节律：房室交界区逸搏心律与心房的逆行激发同时传递到心室。心电图表现为 QRS 波群之后有倒置的 P 波。在心房中，传导改变方向并穿过房室结朝向心室。如果心室不处在不应期，则会出现第二次心室收缩。因此，在 ECG 中有两个 QRS 波中有一个倒置的 P 波。

24h 动态心电图：用于记录心动过缓发

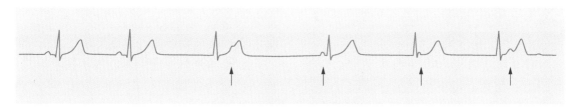

图 18.6　房室交界区逸搏心律

注：在心电图中，窦性心律后长时间停顿，房室交界区逸搏心律开始出现，表现为狭窄的 QRS 波群，之后发生房室分离。由于心房率与房室交界区逸搏心律的速率相似，P 波（箭头）在 QRS 波群周围振荡

作并将其与症状相关联。

运动心电图：在生理性心动过缓中，体力消耗时心率会有适当的增加。在这种情况下，窦房结再次接管起搏功能。由于病理原因（如窦房结功能障碍）引起的心动过缓，则心率不会增加。

3. **实验室检查** 仅偶尔进行实验室检查，例如疑似电解质紊乱，甲状腺功能减退和药物中毒。

4. **超声心动图** 超声心动图有时可用于评估心脏功能或明确心动过缓的原因。

5. **鉴别诊断** 在房室交界区逸搏心律中，应与室上性期前收缩相鉴别。与房室逸搏不同，室上性期前收缩在前一次窦性搏动之后比预期更早。

（三）治疗

与治疗窦性心动过缓原则相同。无症状患儿不需要治疗。在继发性窦性心动过缓中，首先治疗根本原因。

对于窦性心动过缓的急性期治疗，对于有症状的患儿给予静脉注射阿托品、异丙肾上腺素或肾上腺素。必要时应用临时起搏器。

在判定为难以治疗的情况下，有症状患儿应接受永久性起搏器治疗（如 AAI 或 AAI-R 系统）。

（四）预后

预后取决于潜在的疾病。如果排除了潜在的疾病，房室交界区逸搏心律在无症状患儿中不是病理性的。

（张　超　译）

七、游走心律

（一）概述

1. **定义** 游走心律是指在窦房结速率较慢时，存在心房中的次级中心接管起搏功能。除了 P 波的形状之外，PQ 间期也会改变。这些变化可以通过心脏起搏中心在心房中"游走"这一事实来解释。

2. **流行病学** 游走心律相对罕见。

3. **病因** 游走心律主要与窦性心动过缓有关，并且可观察到高迷走神经张力。游走心律很少发生窦房结功能障碍。

（二）诊断措施

1. **症状** 患儿通常无症状。心动过缓的症状，如头晕和心悸是罕见的。

2. **心电图** 在 ECG 中可以注意到 P 波的不同形态。例如，P 波的平坦化增加。此外，PQ 间期也会发生变化（通常会缩短）。心率大致保持不变。

3. **24h 动态心电图** 可利用 24h 动态心电图记录心动过缓发作并将其与症状相关联。

（三）治疗

通常不需要治疗。有症状的心动过缓或窦房结功能障碍应该治疗。

（四）预后

游走心律通常是良性节律紊乱，在迷走神经张力增加的青少年中没有病理意义。

（张　超　译）

八、加速性室性自主心律

（一）概述

1. **定义** 在加速性室性心律中，心室肌中的异位自主中心接管起搏功能，而不再是窦性心律。心率仅略高于窦性节律的心率。

2. **流行病学** 儿童期和青春期很少见。

3. **病因** 在儿童和青少年中，通常不会检测到潜在的结构性或器质性疾病。在成年人中，这种心律失常常发生在心肌梗死后再灌注期溶栓成功后。罕见的原因包括心肌炎或药物中毒（如地高辛）。

4. **发病机制** 发病机制尚不完全清楚。有猜想认为是由心室肌的异常自动节律性引起的。

（二）诊断措施

1. **症状** 患儿通常是无症状的；很少

有心悸。

2. 心电图　典型的心电图表现为束支阻滞样增宽的 QRS 波，其心率近似于窦性节律的心率。心电图显示典型的室性心动过速，但速度要低得多。有房室分离或逆行传导从心室进入心房（倒置 P 波后有 QRS 波）。窦性心律与加速性室性自主心律由于速度相似而相互竞争，因此常常在两种心律之间发生转换。融合节律有时发生在节律之间的转换过程中。

24h 动态心电图：可以检测到加速性室性自主心律的节段和窦性心律的节段。通常可以检测到室性期前收缩，其具有与室性自主心律相同的形态。生理或心理压力和心率的增加可抑制室性心律。

运动心电图：运动心电图显示室性自主心律通常在运动时被窦性心律所取代。

3. 实验室检查　通常不需要实验室检查。有时通过实验室检查来排除药物中毒（如地高辛）。

4. 超声心动图　需要超声心动图来排除（罕见）结构性或功能性心脏病。

5. 鉴别诊断　必须排除以下鉴别诊断：

（1）室性心动过速：室性心动过速的心率明显高于加速性室性自主心律的心率，加速性室性自主心律的频率与窦性心律的频率几乎相同。

（2）具有心室逸搏心律的三度房室传导阻滞：这些病例的心率远低于窦性心律的心率。三度房室传导阻滞中的 P 波与 QRS 波群没有规律关系。

（3）窦性阻滞的心室逸搏心律：在这种情况下，心率明显慢于窦性心律的心率。

（三）治疗

通常不需要治疗。存在器质性或结构性疾病时应该治疗。

（四）预后

在大多数儿童和青少年中，随着时间的推移，室性自主心律会消退（有时会在数年之后消退）。

（张　超　译）

九、室上性期前收缩（SVES）

（一）概述

1. 定义　室上性期前收缩（SVES）是指起源于希氏束（His 束）以上部位的过早收缩。

2. 流行病学　室上性期前收缩（SVES）非常普遍，常出现在心脏健康的人群中。

3. 病因　在大多数情况下，心脏健康的人 SVES 是原发性的，并且没有病理学意义。SVES 也发生在以下疾病中：

（1）获得性心脏病（如心肌炎、冠状动脉疾病）。

（2）心房超负荷的先天性心脏病。

（3）心房手术后（如 Mustard 或 Senning 心房调转术、Fontan 术）。

（4）电解质紊乱（尤其是低钾血症、低镁血症和高钙血症）。

（5）药物 [抗心律失常药（同时也会引起心律失常）、地高辛和拟交感神经药]。

（6）兴奋剂 / 药物：可卡因、咖啡因、尼古丁和酒精。

（7）甲状腺功能亢进。

（8）酸中毒和缺氧。

4. 发病机制　心脏电活动中心位于希氏束（His 束）以上部位。

5. 分类　根据起搏的位置，可将室上性期前收缩（SVES）分为 3 类：

（1）窦性期前收缩：起搏点为窦房结本身。早期 P 波的形状、大小及方向与正常窦性搏动的 P 波相同。一次期前收缩后，下一个窦性搏动的间隔相当于 2 个正常窦性搏动的间隔。

（2）房性期前收缩：P 波提前出现，形状与正常窦性搏动的 P 波不同，通常是变形的或双相的。P 波形态根据心房异位起搏点的位置而改变。PQ 间隔的长度取决于异位起搏点到房室结（AV 结）的距离。期前收缩的激动起源通常位于心房的下段（Ⅱ、Ⅲ 和 aVF 导联中的 P 波倒置）。

（3）房室交界区期前收缩：起搏点在房室结(AV 结)附近,心房出现逆行激发(II、Ⅲ 和 aVF 导联中 P 波倒置)。P 波会出现在 QRS 波群之前,之中或之后。以前的观点认为房室结上、中、下不同部位的期前收缩存在差异。然而，由于房室结区域内期前收缩起源的位置不能由 P 波的位置来确定，所以已经放弃了该分类。

附录：胎儿和新生儿房性二联律

房性二联律是一种特殊形式的室上性期前收缩，几乎出现在所有胎儿和新生儿中。在房性二联律中，每 2 次搏动有 1 个房性期前收缩，与心室不应期重叠，因此不会导致心室兴奋。这意味着心室率降低到窦性心律的一半左右。心电图显示，在窦性搏动的 QRS 波群之后，存在提早出现的 P 波，其后无 QRS 波群。这也被称为"阻滞"的房性期前收缩。这种"阻滞"是区分期前收缩和胎儿或新生儿心动过缓的重要依据。它们通常随着时间的推移自行消失并且预后良好。

（二）诊断措施

1. 症状　患儿通常无症状，很少主诉心悸。如果存在相关的异常情况(旁路传导、生理性双房室结)。SVES 可诱发室上性心动过速。

2. 心电图　SVES 典型的心电图表现如下：

（1）P 波提早出现，形态常发生改变，且向量和窦性 P 波不同。

（2）通常没有完全的代偿性间隙：期前收缩之前和之后的窦性搏动的间隔小于两个正常的 R-R 间期。这是因为过早的室上性期前收缩使窦房结去极化。接着在两个正常窦性搏动间隔后出现下一个窦性搏动（图 18.7）。

（3）QRS 波群变窄但不明显：QRS 波群通常会变窄但不变形。室上性期前收缩有一种例外：如果在窦性搏动后早期出现室上性期前收缩，心室部分可能仍然处于不应期，QRS 看起来变宽并且具有束支传导阻滞的特征。

（4）24h 动态心电图：24h 动态心电图用于评估室上性期前收缩的频率和运动的影响。此外，可以记录和排除阵发性心动过速和室上性心动过速。它也被用来评估抗心律失常治疗的效果。

（5）运动心电图：通常认为，在劳累或恢复阶段增加的室上性期前收缩（SVES）比在压力下消失的 SVES 更重要。

3. 鉴别诊断　区分异常传导的室上性期前收缩和室性期前收缩并不容易。然而，采用下列标准可以将两者可靠地区分开来（图 18.8）：

（1）异常传导的 SVES 典型特征

①在右束支传导阻滞中，通常出现 QRS 波群畸形。左束支的不应期短于右束支的不应期，因此，左束支上的 SVES 通常可以正常传导，而在右束支上难以继续

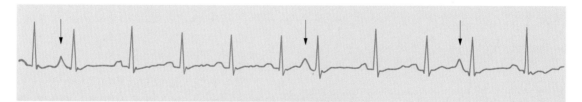

图 18.7　室上性期前收缩

注：心电图中有一个提前的 P 波（箭头所指），随后是一个狭窄的 QRS 波群，其形态与窦性心律的 QRS 波群相同。收缩前和收缩后窦性搏动之间的间隔小于两个正常 R-R 间隔（无完全代偿间歇）

传导。

② V₁ 导联中常存在三相 QRS 群（rsr'、rSR' 和 RSR'）。

③ P 波通常可以从前面的 T 波预测。

④没有完全的代偿间歇。

⑤期前收缩的初始偏转（初始向量，向量 10ms）与窦性搏动的初始偏转相同。

（2）VES 的典型特征

① V₁ 导联中的 QRS 波群通常是单相或双相的。

②没有提前出现的 P 波。

③经常存在完全的代偿间歇。

④期前收缩的初始偏转与窦性搏动的初始偏转不同。

4. 实验室检查 如果 SVES 异常频繁，或诊断存疑，行以下实验室检查：血清电解质包括 K、Mg、Ca、CK/CKMB、肌钙蛋白 I、TSH、药物筛查和药物浓度（如茶碱、地高辛）。

5. 超声心动图 超声心动图可以用来排除潜在的心脏病（如心脏缺损、心肌炎），但一般不需要行超声心动图检查。

（三）治疗

没有结构性心脏缺损儿童的 SVES，在没有任何症状或血流动力学异常时不需要治疗。

在有症状的患者中，先治疗基础疾病。β 受体阻滞药常用作抗心律失常治疗。如果治疗效果不显著或有 β 受体阻滞药的使用禁忌，可使用 Ic 类抗心律失常药物（如普罗帕酮）或Ⅲ类抗心律失常药物（如索他洛尔、胺碘酮）。

（四）预后

在没有结构性心脏缺损的无症状儿童中，SVES 通常没有意义。

对于"阻滞"性室上性期前收缩（主要发生于胎儿和新生儿，如房性二联律），心室率降低可能是引起血流动力学改变的重要因素。

（邓永鸿 译）

十、室性期前收缩

（一）概述

1. 定义 室性期前收缩（VES）是指

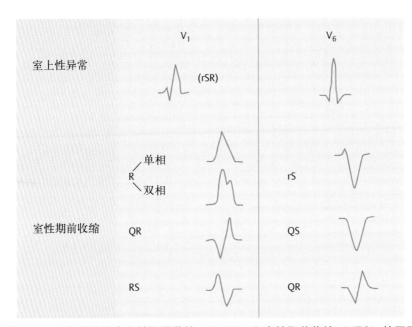

图 18.8 异常传导的室上性期前收缩（SVES）和室性期前收缩（VES）的区别

注：在异常传导的 SVES 中，V₁ 导联的 QRS 波群通常是三相的，而在 VES 中，通常是单相或双相的

起源于希氏束（His 束）内或 His 束下的异位起搏点提前产生的心室激动。通常起源于心室肌区。

2. 流行病学　即使在健康的患者身上也经常发生 VES。发病随着年龄的增长和心肌损伤的扩大而增加。

3. 病因　VES 通常可出现在健康人群中，但也出现在以下情况中：

（1）心脏病，如心肌病、心肌炎、心脏缺损（特别是心室负荷过重）和冠心病。

（2）心脏手术后。

（3）电解质紊乱（特别是低钾血症、低镁血症和高钙血症）。

（4）抗心律失常药（也可引起心律失常）、地高辛和拟交感神经药。

（5）兴奋剂 / 药物：可卡因、咖啡因、尼古丁和酒精。

（6）甲状腺功能亢进。

（7）酸中毒、缺氧。

4. 发病机制　VES 是由于心肌细胞自律性增强、折返机制或自发起搏引起的心室过早去极化。与前一个 QRS 波群（一对）的距离可相同或不同。每一个 VES 与前一个 QRS 波群的距离相同，表明折返机制或心肌自发起搏是潜在的原因。每一个 VES 与前一个 QRS 波群的距离不相同，表明在心肌中有不同的起搏点，以自己的速率"产生"收缩（室性并行心律）。

5. 分类　根据与窦性搏动相关的形态和频率将 VES 分为以下几类。

（1）单源（单形）VES：VES 的所有 QRS 波群具有相同的形态。

（2）多源（多形）VES：VES 的所有 QRS 波群具有不同的形态。

（3）二联律：每个正常窦性搏动后都有一个 VES。

（4）三联律：每个正常窦性搏动后都有两个 VES。

（5）2：1 期前收缩：两个正常窦性搏动后有一个 VES。

（6）3：1 期前收缩：三个正常窦性搏动后有一个 VES。

（7）二联：两个连续的 VES。

（8）三联：三个连续的 VES。

（9）爆发：超过三个连续的 VES。

> **注**
>
> 在德国和美国的术语中，"三联律"用法不同：
> 德国定义：1 个窦性搏动，2 个 VES
> 美国定义：2 个窦性搏动，1 个 VES（相当于德国 2：1 期前收缩）。

（二）诊断措施

1. 症状　VES 通常无症状，特别是 VES 仅是稍微提前时，受影响的人可能会感到心悸。当患者出现晕厥或晕厥前兆的时候通常与爆发性 VES 及 VES 引发的室性心动过速有关。

2. 心电图　以下心电图检查结果发现 VES：

（1）提早出现的 QRS 波群前没有 P 波。

（2）期前收缩之后完全性代偿间期：VES 之前、之后的窦性搏动之间的间隔相当于 2 个 RR 间隔（图 18.9）。说明在 VES 中，电活动没有折返进入心房。因此，作为起搏点的窦房结完全不受 VES 的影响。然而，窦性冲动会扩散到因 VES 而处于完全不应期的心室，因此只有下一个窦性冲动传导到心室才会产生反应。

（3）宽大、束支传导阻滞的 QRS 波群：VES 起源越远，QRS 波群的变形和变宽就越明显。右束支传导阻滞的 QRS 波群，VES 的起源可能在左心室中，反之亦然。

（4）不一致的 T 波：在 VES 中，T 波方向与 QRS 波群主波的方向相反。

（5）收缩 / 融合搏动结合：QRS 波群成为窦性搏动和 VES 的 QRS 波的复合物。因此，心室通过窦性搏动部分地去极化，另一部分通过 VES 去极化。

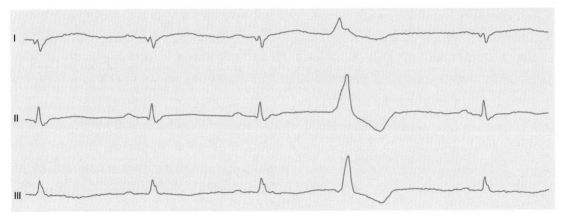

图 18.9　室性期前收缩（VES）

注：心电图显示，存在提早出现的 VES，宽大、束支传导阻滞的 QRS 波群，以及与 QRS 波群主波方向不一致的 T 波。围绕 VES 的两个窦性搏动之间的距离恰好相当于 2 个 R-R 间隔（完全性代偿间期）

（6）希氏束（His 束）期前收缩：显示为提早的狭窄的 QRS 波群，完全代偿性间歇。

（7）插入性室性期前收缩很少发生，通常发生在窦性心动过缓的情况下：在两个窦性搏动之间插入 VES 而不影响窦性心律。在窦性心动过缓中，发生 VES 之后，心室可以再次兴奋以进行下一次窦性搏动，因此不会漏掉窦性搏动。

（8）24h 动态心电图：进行 24h 动态心电图以评估以下情况：评估 VES 的频率，身体活动对 VES 的影响，排除或监测阵发性心动过速和室性心动过速。也可用于监测抗心律失常治疗的效果。

（9）运动心电图：通常认为压力下或恢复期增加的 VES 比压力下消失的 VES(良性 VES）更严重。

3. 鉴别诊断　异常传导的 SVES 和 VES 之间的区别见第 18 章，九。

4. 实验室检查　频发 VES 或初步诊断 VES 的行下列检查：血清电解质包括 K、Mg、Ca、TSH、CK/CK-MB、肌钙蛋白 I、药物筛选和药物浓度（茶碱、地高辛）。

5. 超声心动图　超声心动图可以排除潜在的心脏病（如心脏缺损、心肌炎和心脏肿瘤）。

6. 磁共振　可以针对 VES 和室性心动过速进行 MRI 检查，以排除导致心律失常的右心室发育不良（见第 17 章，四）。

（三）治疗

对于没有结构性心脏缺损的儿童，不引起症状或血流动力学变化的 VES 不需要治疗。

有症状的 VES 儿童应接受治疗。药物的选择取决于基础疾病：

1. 心脏结构和功能健康的患儿：Ic 类抗心律失常药（如普罗帕酮）或 β 受体阻滞药。

2. 心肌病 / 致心律失常的右心室发育不良：β 受体阻滞药最有前景。

3. 复杂心脏缺陷（术前 / 术后）：通常需要Ⅲ类抗心律失常药物（索他洛尔、胺碘酮）。

（四）预后

在没有结构性心脏病的无症状儿童中，VES 通常不显著。在运动过程中消退的单个 VES 通常是无害的。

如果存在以下情况，则风险更高：

1. 结构性心脏病。

2. 晕厥或心脏猝死家族史。

3. 由运动诱发或增加的 VES。

4. 阵发性室性心动过速。

除了 QT 间期延长的患儿外，R-on-T 现象在儿童中似乎没有意义。目前常用的 Lown 分类对儿童无预后价值。

（邓永鸿　译）

十一、房室结折返性心动过速

（一）概述

房室结折返性心动过速（AV nodal re-entrant tachycardia，AVNRT）。

1. 定义　房室结折返性心动过速（AVNRT）是指房室结有两个功能不同的传导通路引起的室上性心动过速。由于通路在功能上独立，房室结中的环路兴奋（房室结折返）导致心动过速。

2. 流行病学　房室结折返性心动过速是儿童和青少年第二常见的室上性心动过速，也是成年人最常见的室上性心动过速。AVNRT 通常在青春期才出现，在学龄儿童

中很少出现。AVNRT 几乎不发生在新生儿身上。患病率约为 2.25/1000 人。女性多发。

3. 发病机制　患儿房室结有两个功能上独立的通路：快速和慢速传导通路。在正常窦性心律中，兴奋仅通过快速通道从心房传导到心室。室上性期前收缩可导致快速通道阻塞，从而使下一次兴奋通过慢速通道从心房传导到心室。在心电图中，由于心房到心室传导缓慢，心动过速开始时 PQ 间期突然延长。

然后兴奋通过快速通道从心室回到心房。这会形成一个折返环路（AV 节折返见图 18.10）。兴奋通过慢速通路从心房传输到心室，心室的兴奋通过快速通路返回到心房，因此被称为"慢 - 快"心动过速。这种形式存在于 90% 以上的 AVNRT 中。在不常见的"快 - 慢"型心动过速中，传导刚好相反。

4. 分类

（1）"慢 - 快"心动过速（占 90% 以上）：

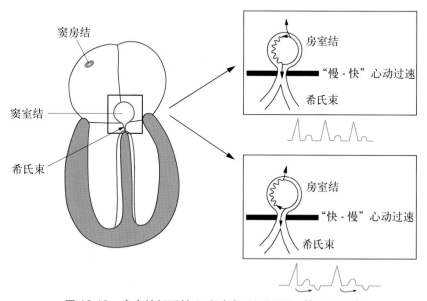

图 18.10　房室结折返性心动过速（AVNRT）的兴奋环路

注：在"慢 - 快"心动过速（典型形式）中，兴奋通过慢通路从心房传输到心室（波浪线），心室的兴奋通过快通路返回到心房。P 波常"隐藏"在 QRS 波中，在体表心电图中常不可见。在罕见的"快 - 慢"心动过速中，兴奋由心房通过快通路传导到心室，通过慢通路由心室传导到心房。心房的逆行激发较慢，因此 P 波与 QRS 波群存在一定距离，并且在体表心电图中通常可见

从心房到心室的传导是通过"慢通路"，从心室通过快通路回到心房。

（2）"快-慢"性心动过速（不到10%）：从心房到心室的传导是通过"快通路"，从心室到心房的传导是通过慢通路。

（二）诊断措施

1. 症状 这些症状取决于心动过速期间的心率和心动过速发作的持续时间。心动过速期间的典型症状是苍白、虚弱、呼吸困难、头晕、不适，如果心动过速持续存在，可出现心绞痛，晕厥少见。

心动过速突然发作，突然停止。

2. 心电图 窦性心律时，心电图正常。PQ间期可能相对较短。与房室折返性心动过速相比，没有预激。在心动过速期间，有以下典型症状，取决于AVNRT的形式。

（1）"慢-快"心动过速（常见）：QRS波群窄。在Ⅱ、Ⅲ和AVF导联中P波倒置，且紧邻QRS波群后出现。在大多数情况下，P波紧随QRS波群出现，以至于它们"隐藏"在QRS波群中，无法在心电图中显示出来。QP间隔小于0.07s。心率在150～250次/分。

（2）"快-慢"心动过速（罕见）：QRS波群也很窄。在Ⅱ、Ⅲ和AVF导联中P波倒置。由于从心室到心房的兴奋传导缓慢，跟随QRS波群的P波出现的较晚（RP间期>PR间期）。P波在QRS波群之间清晰可见，位于下一个QRS波群之前。心率在150～250次/分。在鉴别诊断中，必须考虑永久交界性折返性心动过速（PJRT，参见本章，十二）。然而，在PJRT患儿中，心动过速期间的心率通常较低，但持续时间很长。

（三）治疗

1. 急性期治疗 对于血流动力学不稳定的患儿（罕见），在短时麻醉或深意识镇静下进行电复律（与QRS波群同步），0.5J/kg。如果没有效果，能量可以增加到2J/kg。

（1）迷走神经刺激法：然而，大多数患儿通常血流动力学稳定，可以先尝试迷走神经刺激法，成功率为30%～60%。

①将装满冰水的袋子或冰袋放在脸上15～30s（水袋或冰袋用毛巾包裹）。

②诱发呕吐反射。

③对于年龄大一点的儿童，进行Valsalva动作或腹部加压训练15～20s。

④让患儿饮用冰水。

⑤单侧颈动脉窦按摩。

⑥倒立。

（2）腺苷：如果迷走神经刺激没有效果，可静脉注射腺苷。由于腺苷的半衰期极短，必须通过尽可能靠近心脏的静脉导管快速注射，并使用0.9%氯化钠立即冲洗，否则，腺苷会在作用心脏之前代谢掉。

最初静脉注射0.1mg/kg，如果无效，每2min增加一次，最多增加到单次剂量0.4mg/kg或总剂量18mg（成功率75%～95%，但约1/3的患儿出现心动过速早期复发）。

副作用包括面红、恶心、呕吐、胸痛、呼吸困难和支气管痉挛，很少出现心律失常，极少出现心搏骤停或室颤（备好急救设备）。

如果腺苷无效，可使用表18.6中列出的药物。

注意

警告：

维拉帕米禁止给新生儿和婴儿直接静脉注射（有电机械分离的风险），但对学龄儿童和青少年安全有效。

地高辛也可用于急性期的治疗，其缺点是大多数情况下需要大剂量静脉注射，这会导致此后基础节律非常缓慢。

腺苷是首选药物。

---

2. 长期药物治疗 出现以下情况需长

表 18.6　迷走神经刺激和腺苷治疗无效时房室结折返性心动过速（AVNRT）的急性治疗（来自 Pau 等，2000 年）

	静脉注射	静脉输液
氟卡尼	0.5 ～ 1mg/kg	3 ～ 6mg/(kg·d)
胺碘酮	5mg/kg 持续 30 ～ 60min	10 ～ 20mg/(kg·d)
普罗帕酮	1 ～ 2mg/kg	5 ～ 20mg/(kg·d)
维拉帕米（新生儿和婴儿禁用）	0.1mg/kg	1 ～ 7μg/(kg·min)
经食管过度刺激		

期使用药物治疗：

（1）复发性、持续性的、有症状的 AVNRT。

（2）每年室上性心动过速发作超 4 次。

（3）复发性、非持续性 AVNRT 及有心脏缺损时。

可用于预防 AVNRT 复发的药物见表 18.7。与具有辅助传导通路的 AVNRT 相比，地高辛对 AVNRT 有效。β 受体阻滞药也可以作为替代品。如果无效，应考虑使用 Ic 类抗心律失常药（如普罗帕酮、氟卡尼）或 Ⅲ 类抗心律失常药（如索他洛尔、胺碘酮）。

如果治疗无效，β 受体阻滞药与 Ic 类抗心律失常药物或胺碘酮的联合治疗可能有用。

> **注意**
>
> 与预激 AVRTT 不同，AVNRT 中不禁止使用地高辛和维拉帕米。

3. 射频消融术　射频消融术通过局部应用射频能量，"消融"房室结的慢传导通路。电生理学家称之为房室结的"调整"。

慢传导通路被"调整"，因为当这条通路被消融时，诱发房室传导阻滞的风险明显降低。

另外，冷冻消融术也应用于临床。在术中，导致心律失常的部位被冷冻（-75℃），优点是可以进行初始可逆结冰试验。

射频消融术或冷冻消融术适用于对药物治疗无效者，或对药物治疗不耐受的复发性、有症状的 AVNRTs。

这些方法通常适用于体重 15kg 以上的患儿。体重 15kg 以下的患儿并发症发生率明显增高。导管消融术安全可靠，目前适应证非常广泛，尤其是在年龄较大的儿童和青少年中。

（四）预后

与无辅助通路的房室旁路并折返性心动过速（AVRT）相比，AVNRT 几乎没有

表 18.7　房室结折返性心动过速（AVNRT）复发的药物预防（Paul 等，2000 年）

药物	剂量	备注
普罗帕酮	每天 3 ～ 4 次，每次 5 ～ 20mg/（kg·d）	
氟卡尼	每天 2 ～ 3 次，每次 1 ～ 8mg/（kg·d）	注：可导致心律失常
普萘洛尔	每天 4 次，每次 2 ～ 6mg/（kg·d）	
索他洛尔	每天 2 ～ 3 次，每次 2 ～ 8mg/（kg·d）	
胺碘酮	"负荷剂量"10mg/（kg·d），一次给药 8 ～ 10d，然后每周 5d，每次给药 3 ～ 5mg/（kg·d）	注：心脏之外的副作用
甲基地高辛	维持：每天 2 次，每次 10μg/（kg·d）	
维拉帕米	每天 3 次，每次 2 ～ 7mg/（kg·d）	注：新生儿和婴儿不得静脉注射

心脏猝死的风险。

射频消融成功率达90%以上。电生理干预后复发率为3%～5%。调整慢通道诱导房室传导阻滞的风险约1%，射频消融术的风险小于前者。

（邓永鸿 译）

十二、房室旁路并折返性心动过速

（一）概述

1. 定义 房室旁路并折返性心动过速（AVRT）是一种室上性心动过速，部分由旁路心动过速引起，以兴奋循环（折返）为基础。顺行旁路（心电图上可检测到的

δ波）并发室上性心动过速时被称为预激综合征（WPW综合征）。

2. 流行病学 房室旁路传导是儿童室上性心动过速的最常见原因。通常无其他器质性心脏病。也可能与心脏缺损有关，如房室瓣畸形（三尖瓣下移畸形、三尖瓣闭锁和l-TGA）。男女发病比例2：1。

AVRT最早出现在新生儿时期，在幼儿期/青少年期和青年期出现发病高峰。

3. 发病机制 在旁路传导中，心房兴奋通过两个不同速度的通路传导到心室肌。传导最初通过快速传导通路发生，体表心电图中表现为δ波（预激）（图18.11）。此后，心房兴奋通过传导缓慢的房室结传

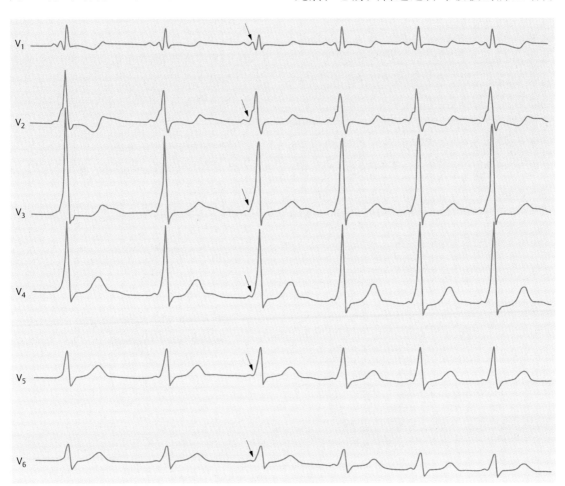

图 18.11 预激心电图

注：在三尖瓣下移畸形患儿的心电图中，QRS波群（箭头）的开始明显有一个δ波，以及一个短的PQ间期

导到心室，产生融合的心律，PQ 间期缩短。同一患儿的预激程度可能不同（手风琴效应）。兴奋越早通过心室肌的旁路传导，心电图中的复极紊乱就越明显。

正常窦性节律下，心房到心室的兴奋传导无论是通过房室结通路还是辅助路都取决于自主神经。如果迷走神经兴奋（如在睡眠期间），则房室结的传导率会降低，传导主要通过辅助通路进行（明显的预激）。当交感神经兴奋时（如在运动期间）则相反。

由于旁路的存在，因存在兴奋环路（折返），可能发生心动过速。术语"兴奋环路"是指通过一条通路（房室结或旁路）从心房传导至心室，并通过另一条通路从心室返回心房，从而在心房和心室肌之间形成电冲动。由于心房兴奋在这种环形的兴奋模式中是逆行的，P 波出现在 QRS 波之后。旁路有以下特征。

（1）通路的位置：原则上，旁路存在于房室瓣膜水平的任何地方。准确的位置可以通过体表心电图中的 δ 波或 QRS 群和心脏电轴的极性（见下文）来更精确地确定。一些通路（如 Mahaim 纤维）存在

典型的定位。

（2）传导方向：有些传导路径是双向的，另一些传导路径是顺行或逆行的。

（3）传导速度：传导速度可快（不递减）可慢，或延迟（递减）。

4. 分类　根据折返性心动过速时传导的性质和旁路传导的特性，可以分为以下类型。

（1）顺向传导：这是最常见的形式（约占 80%）。心动过速时的传导为正向传导，即兴奋通过房室结从心房传导到心室，通过旁路从心室传导到心房。从心房到心室的兴奋是通过房室结"正常"路径传导的，因此，在此类型的心动过速中，QRS 波群很窄（图 18.12）。

（2）逆向传导：逆向传导不太常见。心动过速时，兴奋由旁道从心房传导到心室，并通过房室结从心室传回到心房。在心动过速期间，QRS 波群相应变宽（图18.13）。

（3）间歇传导：通过旁路（预激）的传导只是间歇性的，因此在心电图中并不是总能监测到 δ 波。

（4）隐匿性旁路：如果旁路仅允许逆

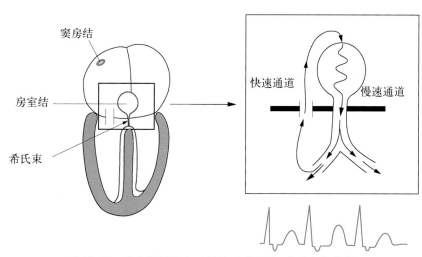

图 18.12　房室折返性心动过速（AVRT）中的顺向传导

注：在 AVRT 中，顺向传导是通过房室结从心房到心室。心动过速时，QRS 波群较窄。心房的逆行兴奋通过旁路传导途径进行。P 波紧随 QRS 波群之后出现，在导联Ⅱ、Ⅲ和 aVF 中 P 波倒置

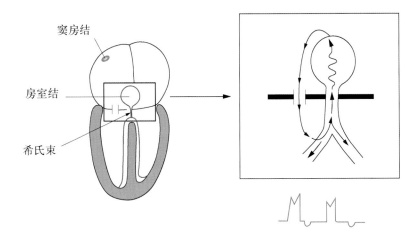

图 18.13　房室折返性心动过速（AVRT）中的逆向传导

注：在 AVRT 中，逆向传导是通过旁路从心房到心室。当一个心室比另一个心室兴奋得更早时，QRS 波群就会像束支传导阻滞一样变宽。兴奋通过房室结逆向激动心房。P 波紧随 QRS 波群之后出现，在 Ⅱ、Ⅲ 和 aVF 导联中 P 波倒置

行传导（如从心室到心房），则它是一个隐匿性旁路，因为体表心电图中永远检测不到 δ 波，所以它被称为隐匿性旁路。窦性心律和心动过速时心室波群狭窄。在所有房室折返性心动过速中，儿童的发病率占50%。相比之下，体表心电图中的 δ 波与开放的通路有关。

（5）马海姆纤维传导：马海姆纤维仅能顺行传导，可减缓和延迟传导。由于传导延缓，在窦性心律期间，预激通常不太明显。由于只经过此旁路顺行传导，在心动过速期间，QRS 波群就像束支传导阻滞一样变宽。

（6）持续性房室折返性心动过速（PJRT）：这是一种特殊形式的折返性心动过速。旁路只允许逆行传导，具有缓慢和明显的延迟特性。通常有一种 AVRT 的顺向传导形式，每天持续时间达 12h 以上（永久）。QRS 波群窄。由于旁路的传导明显延迟，P 波直到很晚才跟随 QRS 波群出现（RP/PR>1），且在 Ⅱ、Ⅲ 和 aVF 导联中倒置（图18.14）。与其他形式的 AVRT 相比，这种心动过速期间的心率通常要慢得多（通常

在 120 ～ 180 次 / 分）。从三尖瓣环到心肌或右心室束通常有一条较长的旁道。

> **注**
>
> 由于相对心动过速的心率，PJRT 的较慢，因此通常长期未被发现。

（二）诊断措施

症状取决于心动过速期间的心率和发作持续的时间。

以下症状可能是心动过速引起的：皮肤苍白、虚弱、呼吸困难、头晕、不适，如果心动过速时间较长，可能发生心绞痛。晕厥较少出现。

由于心率相对不快，PJRT 多在心电图中偶然被发现。

（三）并发症

最严重的并发症是诱发心室颤动。这种风险存在于有（间歇性）房颤及不应期很短的旁路（＜ 220ms）患儿。在这些情况下，房颤的高心房率可以通过旁路"不受控制"地传导到心室，从而诱发心室颤动。

此外，心动过速引起的心肌病可在长

期性心动过速中继续进展。这种并发症在 PJRT 患儿中并不少见，但长期未被发现。

经验法则：如果在 V_1 中主要是正向的 QRS 波群，旁路位于左侧；在 V_1 中主要是倒置的 QRS 波群，旁路位于右侧。

（1）心电图

1）下列是不同传导通路的典型心电图表现：

①顺向传导

窦性心律：PQ 间期短，QRS 波群增宽，有 δ 波。

心动过速：QRS 波群的宽度正常（图18.15），无 δ 波，P 波在 QRS 波群后不久出现（在 Ⅱ、Ⅲ、aVF 导联中倒置），典型心率为 180 ～ 250 次 / 分。

②逆向传导

窦性心律：PQ 间期短，QRS 波群增宽，有 δ 波。

心动过速：QRS 波群变宽，P 波在QRS 波群后较短时间内出现（但通常无法检测到），典型心率 180 ～ 250 次 / 分。

③隐匿性传导通路

窦性心律：PQ 间期正常，QRS 波群正常，无 δ 波。

心动过速：QRS 波群的宽度正常，P波在 QRS 波群后较短时间内出现（Ⅱ、Ⅲ、

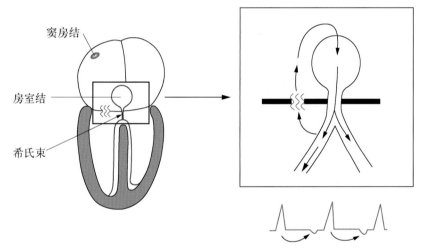

图 18.14　持续性房室折返性心动过速（PJRT）

注：在 PJRT 中，旁路传导具有很强的延迟特性。此外，旁路只能逆行传导。心房到心室的兴奋通过房室结进行传导。QRS 波群很窄。心房逆行兴奋通过旁路缓慢发生。相应地，P 波直到很晚才跟随 QRS 波群出现，在 Ⅱ、Ⅲ 和 aVF 导联中倒置

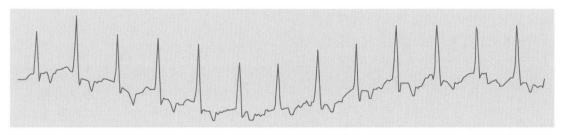

图 18.15　房室折返性心动过速（AVRT）有顺向传导的旁路，特点是 QRS 波群很窄。倒置的 P 波紧跟QRS 波群出现

aVF 导联中倒置），典型心率 180 ～ 250 次 / 分。

④马海姆纤维

窦性心律：PQ 间期正常，QRS 波群增宽，有 δ 波。

心动过速：QRS 波群增宽（左束支传导阻滞），P 波在 QRS 波群前，典型心率为 180 ～ 250 次 / 分。

⑤持续性房室折返性心动过速（PJRT）

窦性心律（通常每天只有几个小时）：PQ 间期正常，QRS 波群正常，无 δ 波。

心动过速（一天中的大部分时间）：QRS 波群宽度正常，P 波在 QRS 波群出现后较长时间后才出现（RP/PR>1），在 Ⅱ、Ⅲ、aVF 导联中 P 波倒置。心率相对较低（120 ～ 180 次 / 分）。

2）旁路的位置：根据体表心电图中 δ 波和 QRS 波群的极性，可以缩小范围，以便于旁路的定位（图 18.16）。

3）运动心电图：在劳累时消失的预激对患儿来说风险很低。在这些患儿中，旁路的有效不应期可能相对较长。

（2）电生理学检查：电生理学检测的用途之一是确定旁路的准确位置。可以确定有效不应期，它提供了心室颤动或心脏猝死风险的信息。同时，也可完成旁路的

射频消融。

（四）治疗

1. 急性期治疗　房室旁路折返性心动过速的急性期治疗与房室结折返性心动过速相同（见本章，十一）。

2. 长期药物治疗

（1）长期药物治疗的适应证随着年龄而变化。

新生儿和婴儿在第 1 次心动过速发作后进行预防复发治疗。不经长期药物治疗，这个年龄组的复发率在 90% 以上。出生后第 1 年内自愈率很高。如果患儿 1 年内没有复发，可以尝试间断疗法。

对于年龄较大的儿童，如果在 6 个月内发生两次心动过速需要进行药物治疗，如果儿童出现严重心动过速、晕厥或晕厥先兆，则需要长期治疗。对于慢性或持续性心动过速，为防止心动过速引起心肌病需长期治疗。

（2）药物的选择：长期治疗首选 Ic 类抗心律失常药、β 受体阻滞药或Ⅲ类抗心律失常药其中一种。如果一种药物效果不好，β 受体阻滞药与 Ic 类抗心律失常药或胺碘酮的联合治疗可能有效。在没有预激的患儿中，可用地高辛治疗或地高辛联合另一种抗心律失常药治疗。

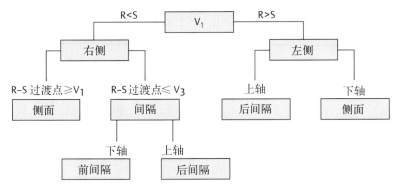

图 18.16　基于体表心电图的旁路定位算法

注：基于体表 ECG 定位旁路的算法有多种。简化算法使用了 V_1 导联中的 QRS 波群（R<S 或 R>S）的极性，胸导联中的 R-S 过渡点和 QRS 波群的电轴。在极少数的病例中，通过 V_3 和 V_4 导联在 R-S 过渡点，可以判断右侧旁路可能位于侧面或间隔中

> **注意**
>
> 注意：有典型预激综合征的患儿，禁用地高辛和维拉帕米，因为可能会缩短顺行旁路的有效不应期。

3. 射频消融术　在射频消融术中，旁路通过介入导管的射频热量"消融"。射频消融术对体重超过 15kg 的儿童安全可靠。对于较小的儿童，并发症发生率较高。

以下是射频消融术的适应证：

（1）成功复苏的预激综合征（WPW 综合征）。

（2）心源性猝死高风险的 WPW 综合征。在晕厥和通过旁道快速传导后，有很高的风险（房颤患儿的有效不应期 < 220ms 或 QRS 间期 < 220ms）。

（3）心动过速性心肌病导致左心室功能不良。

其他适应证包括体重超过 15kg 的儿童和青少年，他们常出现心动过速症状，抗心律失常治疗无效。许多中心也提供选择性射频消融术作为长期抗心律失常治疗的替代方案。

对于有预激综合征但体表心电图中没有心动过速的患儿，射频消融术的价值尚未完全确定。

射频和冷冻消融安全可靠，因此，特别是在体重超过 15kg 的较大儿童和青少年中，有广泛应用的趋势。

（五）预后

在 1 岁以下的婴儿中，85% 的旁路纤维化自愈；在 5 岁以下的儿童中，自发性治愈率仅为 20%。儿童和青少年旁路介入导管射频消融成功率达 95% 以上。普罗帕酮治疗预激综合征的成功率约为 80%。对于 PJRT，长期的药物治疗通常要困难得多。治疗通常仅限于用药物降低心率。

旁路患儿心脏猝死的风险主要取决于旁道的有效不应期。不应期越短，患儿就越容易受到伤害。儿童的临界水平是 220ms。

1. 下列情况提示风险较低

（1）体表心电图中存在间歇性预激综合征。旁路有一个较长的有效不应期。

（2）运动时预激综合征消失。

（3）房颤时 QRS 波之间的距离 > 220ms，这意味着旁路的有效不应期 > 220ms。

2. 下列情况提示风险较高

（1）晕厥先兆、晕厥或心肺复苏史。

（2）体表心电图显示持续性预激综合征。

（3）运动时持续性预激综合征。

（4）房颤时 QRS 波之间的间隔 < 220ms。这意味着有效不应期 < 220ms。由于心房冲动的快速传导，可能出现高心室频率，最后发展为心室颤动。

（邓永鸿　译）

十三、异位房性心动过速

（一）概述

别称：局灶性房性心动过速（focal atrial tachycardia，FAT）。

1. 定义　异位房性心动过速（Ectopic atrial tachycardia，EAT）由心房上非窦房结处的起搏点所引起的心率失常（图 18.17）。异位起搏点受到自主神经系统的刺激影响，所以心动过速时心率有昼夜变化并对外界刺激有反应。

2. 流行病学　EAT 不到所有室上性心动过速的 10%。

3. 病因　通常不是由于结构性心脏病所致。有时 EAT 发生在心房手术后（Fontan 手术、心房调转手术、ASD 闭合和肺静脉异位连接纠正术后）。它很少由心肌炎或心脏肿瘤引起。

4. 发病机制　EAT 是由心房细胞自律性增加引起的。这些细胞通常位于窦房结

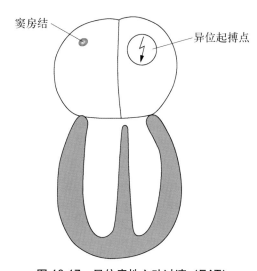

窦房结
异位起搏点

图 18.17　异位房性心动过速（EAT）

注：在 EAT 中，心动过速的起搏点位于窦房结外的心房

附近，或是左心房与肺静脉交界附近，但从理论上讲，它们可以在心房的任何地方。

（二）诊断措施

1. 症状　根据心动过速的频率，EAT 可以无症状或引起心悸和头晕等症状。类似于永久性交界性心动过速（参见本章，十二），持续的 EAT 损害心脏功能并导致临床症状，比如心动过速可诱发心肌病。

> **注**
>
> 在治疗心力衰竭或心肌病时，EAT 不应该被忽视或与窦性心动过速相混淆。成功治疗 EAT 后，心脏功能可以恢复。

2. 心电图　EAT 中 P 波的形态不同于窦性心律，其形态取决于异位起搏点的位置，由于异位起搏点位置不同，P 波形态可能会有轻微的差别。心房率通常在 150 ～ 200 次 / 分，只略高于相应年龄正常组。静息时的心率通常不是非常快，但在压力下可持续增加。刺激开始时心率逐渐缓慢增加和刺激结束后心率缓慢下降。心动过速是通常伴有一度或二度房室传导阻滞。

（1）在睡眠期间，心律会变成窦性。应特别注意睡眠期间和心动过速发作期间 P 波形态的差异。

（2）动态心电图：24h 动态心电图可用于记录心动过速发作，并用于比较心动过速与窦性心律 P 波的形态学差异。

（3）运动心电图：EAT 时，在外界刺激下，心律会增加。

3. 电生理学检查　电生理学检查可定位异位起搏点。在年龄较大的孩子和持续发生 EAT 的病例中，可以进行导管消融。

4. 实验室检查　进行实验室检查以排除其他可导致窦性心动过速的原因，包括贫血、电解质紊乱、心肌炎、甲状腺功能亢进和药物中毒。

5. 超声心动图　进行超声心动图检查以评估心脏功能并排除结构异常（心脏肿瘤）。

6. 鉴别诊断　通常很难将 EAT 与窦性心动过速区分开来，并且可能需要详细地分析 P 波形态。其他室上性心动过速，特别是 PJRT，也要进行鉴别。

（三）治疗

通常在腺苷，心脏复律或心房过度刺激的作用下 EAT 不能终止。然而，腺苷可用于鉴别诊断：给予腺苷后，可发生房室阻滞，但异位心房起搏点保持不受影响。腺苷可在窦房结水平引起短暂的窦性心动过缓。

药物治疗的目的是通过直接影响异位起搏点或是减慢房室传导速率来减缓心率。通常使用 β 受体阻滞药或 Ⅲ 类抗心律失常药（如胺碘酮、索他洛尔）。在其他难治性病例中，对于年龄较大的儿童可考虑导管消融。

（四）预后

在新生儿、婴儿和幼儿中，自愈率非常高，因此这些患儿可以接受药物治疗并观察。所以在年龄较大的儿童中，药物治疗往往很难，导管消融应该作为考虑的重点。经过有效治疗心动过速，心功能可恢复。

（姜烨凡　译）

十四、交界性异位心动过速

（一）概述

1. 定义　交界性异位心动过速是起搏中心位于房室节及希氏束近端（图18.18），心室被这个异位起搏信号所激发，并不会逆行传导至心房；心房的激发源自窦房结，与心室无关。心房、心室各自跳动，这种现象主要发生在心脏手术后的早期。

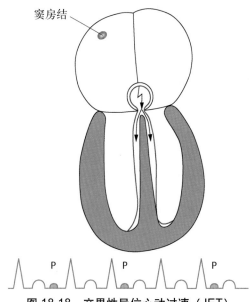

图 18.18　交界性异位心动过速（JET）

注：在房室结或希氏束近端有快速异位冲动。兴奋通常不从房室结区传导到心房。心房和心室各自独立地搏动（房室分离）。JET 在心脏手术后早期较为常见

2. 流行病学　交界性异位心动过速在心脏健康的人中非常罕见；主要发生于新生儿，家族遗传性很强。心脏手术后，交界性异位心动过速是一种非常可怕的并发症，通常发生在心脏手术体外循环结束后体温恢复阶段，或是发生在心脏手术后的

24h。

3. 病因

（1）体外循环术后（如法洛四联症矫正术后）。

（2）特发性，尤其是新生儿和幼儿，具有家族聚集性。

（3）极少数心肌炎或药物中毒（如地高辛）。

4. 发病机制　直接原因就是在窦房结及希氏束近端存在异位起搏信号，术后出现主要是因为房室结的直接创伤，体外循环术后再灌注反应不足，或麻醉剂的作用。

（二）诊断措施

1. 症状　患儿出现交界性异位心动过速后常会出现血流动力学异常。尤其是术后，由于心房和心室活动不协调，心动过速，耗氧量增加，患儿常会出现心力衰竭。

2. 心电图　在健康的新生儿中，发生交界性异位心动过速时的心室率通常是在 170～250 次/分。在术后发生的交界性异位心动过速，心室率可能高达 300 次/分。QRS 波群较窄，只有在原先传导束有信号刺激的情况下 QRS 波群才会变宽大。无论 QRS 波群如何，P 波都是由窦房结产生的，可以监测到较慢的窦性心室律。因此房室分离，其中心室比心房跳得快。术后，可以通过额外的导联线来诊断。只有少数信号逆行传导至心房，此时可以在Ⅱ、Ⅲ和 aVF 导联的 QRS 波群之后发现倒置的 P 波。偶尔会有"捕获节拍"，心房产生的信号和的心室收缩同时发生。

24h 动态心电图也用于监测抗心律失常的治疗。

3. 电生理学检查　在一些难治的个体，可考虑异位起搏点消融，但这种方法并不是术后的选择。

4. 实验室检查　实验室检查可排除心肌炎和药物中毒（如地高辛）。

5. 超声心动图　超声心动图可用于评

估心肌功能。

6. 鉴别诊断

（1）窦性心动过速：在窦性心动过速中，没有房室分离。

（2）AVNRT、AVRT： 在 AVNRT 或 AVRT 中，P 波隐藏在 QRS 波群中，或是紧随 QRS 波群出现，P 波在导联Ⅱ、Ⅲ和 aVF 中是倒置的。

（3）EAT、MAT：在 EAT 或 MAT 中，P 波形状不同，没有房室分离。

（三）治疗

对于先天性和术后交界性异位心动过速，最常见的抗心律失常药物无效。通常，只能降低心室率来稳定病情。对于先天性交界性异位心动过速，胺碘酮是最有效的药物。在难治性病例中可考虑导管消融。

对于术后出现的此类心律失常，可采用以下措施。

1. 胺碘酮：胺碘酮是治疗术后 JET 最有效的药物。通常只能降低心室率，但有时也可恢复窦性节律。

2. 最初， 在 30 ～ 60min 按 5mg/kg 体重静脉注射或输液，然后按 10 ～ 20mg/（kg·d）连续使用。可重复 2 ～ 3 次。

3. 在血流动力学允许的情况下减量或停用儿茶酚胺（儿茶酚胺有致心律失常的作用）。

4. 心房起搏：术中常规置入临时心外膜起搏电极让房室按顺序起搏。心房率高于 JET，因此，心房和心室的收缩可恢复一致，缺点是心房率非常快。

给患者降温可以降低心率，但目前很少使用。

（四）预后

在患有先天性 JET 的健康新生儿中，一年内通常可缓解。大多数情况下，药物不会直接将心律转为窦性心律，只能降低心室率。

术后出现 JET 是体外循环后比较严重的并发症，如果不及时治疗，术后早期死亡率高。24 ～ 72h 后，通常会出现自发缓解。在此之前，必须采用上述措施维持患儿稳定。

发生 JET 后，房室传导阻滞的风险增加，因此需监测 24h 动态心电图。

（姜烨凡　译）

十五、多源性房性心动过速

（一）概述

别称：紊乱性房性心动过速（chaotic atrial tachycardia，CAT）。

1. 定义　在多源性房性心动过速（multifocal atrial tachycardia，MAT） 中，心房中至少有除窦房结之外的 3 个异位起搏点（图 18.19）。因此，在心电图中除了窦性 P 波外，至少有 3 种不同形状的 P 波。

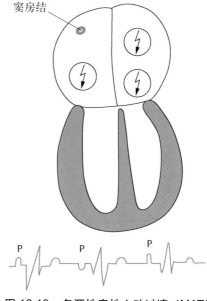

图 18.19　多源性房性心动过速（MAT）

注：在 MAT 中，除窦房结外至少还有 3 个异位起搏点。心电图中 P 波的形态也相应改变。PR 间期的长短取决于异位中心的位置

2. 流行病学　MAT 很罕见，可见于所有年龄的患儿，但多发于新生儿。

3. 病因　通常没有结构性心脏病。在老年人中，它常与导致右心房超负荷的肺

部疾病（如肺高压、支气管肺发育不良、肺栓塞和肺炎）有关。

MAT 的其他原因：

（1）心脏手术。

（2）心脏肿瘤。

（3）心肌炎。

（4）药物（如茶碱、地高辛）。

（5）缺氧、酸中毒和电解质紊乱。

（6）病毒性心肌炎。

4. 发病机制 可能由于心房中多个异位起搏点的兴奋性增加所致。

（二）诊断措施

1. 症状 心动过速通常可耐受，症状取决于心率，会出现心悸、头晕等症状。在长期的心动过速中，心功能会变差，并且可能会导致心肌病。

2. 心电图 可见不同的 P 波（通常见于导联 Ⅱ、Ⅲ 和 V_1），不同的 PQ 间隔和 P-P 段，以及不同的房室传导。心率不同，传导不同，因此 P 波后的 QRS 波群可能会有一个束支传导阻滞。心房率在 100 ～ 300 次 / 分，因此心电图变化很大，MAT 也被称为紊乱性房性心动过速（CAT）。

24h 动态心电图用于记录心动过速阶段并评估不同的 P 波形态。

3. 电生理学检查 由于有多个异位起搏点，通常不采用导管消融。

4. 实验室检查 实验室测试用于排除电解质紊乱，心肌炎和药物中毒（如茶碱、地高辛）。

5. 超声心动图 超声心动图可用于评估心脏功能并排除结构异常（如心脏肿瘤）。

6. 鉴别诊断 以下室上性心律失常可作为 MAT 的鉴别诊断：

（1）房扑或心房内折返性心动过速：导联 Ⅱ、Ⅲ 和 aVF 中的典型颤动波。与 MAT 相反，房颤中没有等电位线。

（2）EAT：在 EAT 中，除了窦性心律 P 波，只有一种其他 P 波形态。

（三）治疗

与 EAT 类似，在腺苷、心脏复律或心房过度刺激作用下，MAT 通常不能终止。治疗原则与 EAT 类似，通过直接影响异位起搏点或减慢房室传导速率来降低心率。通常可使用 β 受体阻滞药或 Ⅲ 类抗心律失常药（如胺碘酮、索他洛尔）。

抑制异位中心通常需要与胺碘酮和普罗帕酮或氟卡尼组合治疗。

如果存在潜在疾病，必须予以治疗。

（四）预后

总体而言，自发缓解率为 50% ～ 80%，在出生后一年内自愈率最高。

（姜烨凡 译）

十六、心房扑动和心房内折返性心动过速

（一）概述

1. 定义 心房扑动和心房内折返性心动过速（intra-atrial re-entrant tachycardia, IART）是由在心房内存在环形的信号传导通路所致。从心房到心室的传导既可以是不规则的，也可以是规则的。在房扑中，传导通路围绕三尖瓣。在 IART 中，传导通路围绕心房手术后的瘢痕或置入物周围。

2. 流行病学 房扑和 IART 在无心脏病的儿童中非常罕见。通常存在于有影响右心房的结构性心脏病患儿中。在没有结构性心脏病的患儿中，房扑和心房内折返性心动过速通常发生于胎儿和新生儿，是宫内心动过速的第二大主要原因。

3. 病因 IART 通常发生于心房手术之后，也可见于 ASD 修补、肺静脉异位连接矫治术后及法洛四联症术后。

房扑的常见原因是心肌病、房间隔动脉瘤、房间隔缺损和肌肉萎缩疾病（如肌营养不良症）。

4. 发病机制

（1）房扑：房扑或 IART 是由心房内环

形信号传导通路所引起，在典型的房扑中，电刺激沿着三尖瓣环在右心房逆时针方向通过"后峡部"——右心房的下腔静脉开口、冠状窦口和三尖瓣环之间的区域传导（图18.20）。

由于房室传导阻滞的"保护"功能，并非所有心房冲动都进入心室。在有旁路的患儿（如预激综合征）中，心房冲动可能以1：1传导，因此心室率相对较快。

在非典型房扑中，心电信号沿着上述通路传导。

（2）心房内折返性心动过速：心房手术后，折返性心电信号可沿着瘢痕组织或是置入材料传导，叫作心房内折返性心动过速（IART）。

（二）诊断措施

1. 症状　房扑伴几乎正常的心室率（如3：1传导），可以是无症状的。典型临床症状通常是心悸、心动过速、心律失常或脉搏短促。

心力衰竭通常发生在心功能不全患儿或是心室率很快或很慢的患儿。罕见晕厥，但可出现在预激综合征或是无保护房扑传导的患儿。血栓栓塞发生率较房颤患儿低。

2. 心电图　典型的房扑P波之间没有等电线。在 V_1、Ⅱ、Ⅲ、aVF 导联中P波是倒置的。

非典型房扑和IART，在Ⅱ、Ⅲ、aVF导联中P波是正向的。相反，在IART中，P波之间还会返回等电位线。

心房率在250～400次/分。由于二度房室传导阻滞的保护功能。心室率通常要低得多（图18.21）。通常有2：1或3：1的信号传导到心室，传导呈规律或不规律样。如果没有束支传导，QRS波群窄小。

3. 鉴别诊断

（1）房颤：在房颤中没有P波，且绝对发生心律失常。

（2）AT：MAT有多种P波形态，且心室率大于心房率。

4. 超声心动图　超声心动图用于排除潜在的心脏疾病（心脏缺陷伴心房超负荷或心房手术后）。在超声心动图中也可见不

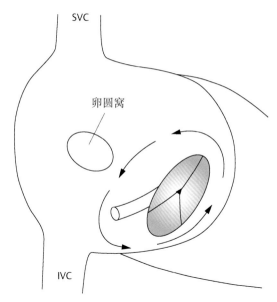

图 18.20　房扑的典型大折返机制

注：在典型的房扑中，电刺激沿着三尖瓣逆时针方向运动。这个大的折返回路涉及下腔静脉、三尖瓣和冠状窦口之间的"后峡部"。SVC. 上腔静脉；IVC. 下腔静脉

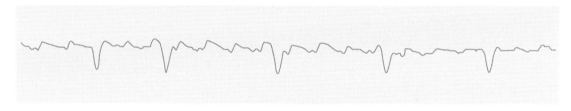

图 18.21　房扑

注：房扑波在心电图上清晰可见。由于二度房室传导阻滞，并非所有的心房兴奋都传导到心室

同的心房率和心室率。

经食管超声心动图应在心脏复律之前进行以排除心房血栓。

（三）治疗

在突发房扑或急性 IART，可经食管刺激或行心电图触发的心脏复律（从 0.5 ~ 2 J/kg 开始）。

在房扑或 IART 持续超过 48h 以上，需行经食管超声心动图以排除心房血栓，因为心房血栓可以导致栓塞。如果发现心房血栓，在电复律前至少应口服抗凝药 4 周以上（如苯丙香豆素或华法林）。

如果不适宜使用电复律或经食管刺激，可服用 β 受体阻滞药以减少心室率。

在成功转复为窦性心律后，某些情况下需要预防复发。术后患儿需服用 III 类抗心律失常药物（如胺碘酮、索他洛尔）或 β 受体阻滞药。Ic 类抗心律失常药物不应该单独使用，因为其可降低心房率，并通过 1 : 1 传导到心室。因此，Ic 类抗心律失常药物需与 β 受体阻滞药或钙拮抗剂联合使用，用于抑制 1 : 1 传导。

导管消融适用于难治性病例或因难以承受抗心律失常治疗副作用的患儿。反复发作房扑或反复发生 IART 的患儿需要口服抗凝药物治疗。

注

如果房扑或 IART 患儿合并窦房结功能障碍（病态窦房结综合征），电复律后可发生心动过缓，心脏复律期间必须有临时起搏器。

（四）预后

预后取决于潜在的疾病。新生儿由于心脏结构未发育完全，预后通常较好。患儿在心脏手术中由于在心房上操作，术后立即出现的 IART，也可能持续存在 IART。IART 在心脏手术后患儿中的发病率和死亡率明显增加。

（姜烨凡　译）

十七、心房颤动

（一）概述

1. 定义　在心房颤动中，心房内传导是无序的。由于兴奋不规则地扩散到心室，导致完全性心律失常。从功能上来说，心房是静止的，因此形成心房血栓的风险很高。

2. 流行病学　在成年期，心房颤动是最常见的心律失常，发病率随年龄增长而增加。在儿童期，心房颤动是罕见的，主要发生在儿童和青少年心脏手术后，或与左心房增大相关的先天性心脏病（如二尖瓣病变）。

3. 病因　在儿童时期，心房颤动通常由结构性心脏病引起，这种心脏病要么与心房负荷过重（特别是二尖瓣或主动脉瓣缺损）有关，要么需要对心房区域进行外科治疗（如心房调转术、fontan 术，ASD 闭合术后较罕见）。其他原因包括心肌炎、心肌病、甲状腺功能亢进、电解质紊乱或药物中毒（如地高辛）。特发性心房颤动极为罕见。在一些家族性遗传病中，可以检测编码钾通道的基因突变。

4. 发病机制　心房颤动是由于心房内存在多个折返回路，并在不同方向上无序地传导。由于心房没有有效的收缩和心室受到不规则传导的电刺激，心房颤动会导致血流动力学变化（图 18.22）。

（二）诊断措施

1. 症状　心房颤动的典型症状是：

（1）心悸、心动过速、心律失常和脉搏缺失。

（2）心室功能不全或传导非常快，或缓慢的心力衰竭患儿迹象。

（3）晕厥少见，但可能进展，特别是在患有预激综合征，且心房颤动波传导到心室的患儿中。在这些情况下，心房颤动可能发展为心室颤动。

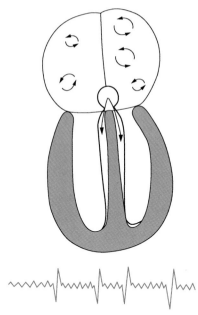

图 18.22 心房颤动的发病机制

注：在心房颤动中，心房有许多折返通路。在功能上，心房无效收缩。这些兴奋是随机传导到心室的，导致绝对心律失常。心电图有心房颤动波，以低振幅在基线周围波动

（4）血栓栓塞。

2. 心电图 在 ECG 中，心房颤动波是心房无序去极化的表现。心房颤动波在基线附近以低振幅波动并且具有非常不同的特性和形态。心房率在 400～700 次/分。

由于完全不规则的房室传导，绝对心律失常是随着不规则的 RR 间期而出现的。如果束支传导阻滞尚未存在，则通常较窄，但由于心房活动的异常传导，可能间歇性地发生具有束支传导阻滞模式的 QRS 波群。这种异常传导特别容易发生在 RR 间期，从长 RR 间期变化到短 RR 间隔（Ashman 现象）之后。

3. 鉴别诊断 必须和以下心律失常进行鉴别诊断。

（1）心房内折返性心动过速（IART）：在房扑或 IART 中，有锯齿 P 波，频率为 250～400 次/分。

（2）多源性房性心动过速（MAT）：

MAT 具有不同的 P 波形态。心房刺激通常以 1：1 的速度传导至心室。没有绝对的心律失常。

（3）交界区逸搏心律：如果颤动波如此平坦以至于几乎检测不到，那么在 P 波之前"没有"的窄 QRS 波群可能类似于交界逸搏心律。然而，在交界逸搏心律中没有绝对的心律失常。

4. 实验室检查 如果病因不明，可进行以下实验室检测：血清电解质包括钾、镁和钙的浓度。其他检测包括 CK/CK-MB、肌钙蛋白 I、药物（如地高辛、茶碱类）和促甲状腺激素水平。

5. 超声心动图 超声心动图用于排除潜在的心脏疾病（如心肌炎、二尖瓣病变、心房手术后或其他心脏缺陷伴心房超负荷）。

如果心房颤动持续超过 48h，应在复律前行超声心动图检查以排除心房血栓形成。

（三）治疗

两种基本治疗策略如下。

● 频率调节：如果由于快速 AV 传导导致绝对快速性心律失常，或由于房室传导非常缓慢导致的绝对缓慢性心律失常，可以通过治疗使心室率正常化。

● 节律调节：通过药物或外部电复律将房颤转换为窦性心律。

1. 保守治疗 如果房颤持续不到 48h，心房血栓和相关血栓栓塞的风险相对较低。因此，在这种情况下，可以在镇静下进行 ECG 触发的心脏复律(从 0.5～2J/kg 开始)以使节律正常化。或者在血流动力学稳定的患儿中，可以使用 Ic 类（如普罗帕酮、氟替卡因）或Ⅲ类（如索他洛尔、胺碘酮）抗心律失常药来恢复节律。

在持续超过 48h 或发病时间不明确的房颤患儿中，应进行经食管超声心动图检查。如果没有血栓，可以恢复节律。

但是如果检测到心房血栓，应该开始

使用苯丙香豆素或华法林进行抗凝治疗，并且至少在4周后才能尝试恢复窦性心律。否则在转变为窦性心律并恢复心房收缩后，心房血栓可能会脱落，从而导致血栓栓塞。

如果有必要在转换前降低绝对快速性心律失常的心室率，可以使用阻断房室传导的药物（如β受体阻滞药、地高辛或维拉帕米。注意：阿义马林、氟卡尼或胺碘酮用于预激综合征）。如果心室功能受损，胺碘酮可用于控制心率。阿吗灵、氟卡尼或胺碘酮可用来治疗预激综合征。

复律成功后，应继续使用苯丙氨酸或华法林进行至少4周的抗凝治疗，目标INR在2～3。如果房颤复发，可能需要永久抗凝治疗。

复律成功后，使用β受体阻滞药或Ⅲ类抗心律失常药进行长期的药物预防已证实有效。

2. 介入治疗　目前，大多数中心都选择通过介入导管消融治疗心房颤动。房颤永久性治愈成功率约为60%。

3. 手术治疗　迷宫手术及其众多改良术式都属于外科治疗。这些外科手术比较复杂且昂贵，主要通过心房部位的切口产生电隔离区域，从而消除房颤。在该手术中，通过左心房后壁的环形切口对肺静脉进行电隔离是特别重要的。

（四）预后

预后取决于原发疾病。慢性心房颤动往往不再转变为心房节律。在大多数情况下，仅给予药物来控制心房率和抗凝血以防止血栓栓塞。

（李华东　译）

十八、室性心动过速

（一）概述

1. 定义　在室性心动过速（ventricular tachycardia，VT）中，心动过速的起源位于希氏束分叉的远端。因此，QRS波束以束分支模式加宽。根据定义，如果存在一系列超过3个或3个以上的自发性室性电除极活动，则发生室性心动过速。心房和心室之间通常存在分离（房室分离）。然而，在大约50%的病例中，心房有心室兴奋的逆行传导。

2. 分类　根据持续时间和形态对室性心动过速进行分类。

（1）持续时间

非持续性：持续时间＜30s。

持续性：持续时间＞30s。

（2）形态学

单形：QRS波群的形态相同。

多态性：QRS波群形态不同（如尖端扭转性心动过速）。

3. 流行病学　室性心动过速在儿童期很少见，几乎都是由心脏病引起。

4. 病因　室性心动过速可能与先天性心脏病、心肌缺血或心脏肿瘤等心脏疾病有关。还有一些先天性综合征可能导致室性心动过速的发生，如长QT间期综合征、短QT间期综合征或Brugada综合征。

其他原因包括代谢紊乱，例如缺氧、酸中毒、电解质紊乱（低镁血症、高钾血症/低钾血症）、体温过低和药物中毒（如儿茶酚胺、地高辛、精神兴奋药、抗抑郁药、抗心律失常药和麻醉药）。

5. 发病机制　室性心动过速机制主要包括心室自律性增高，触发激动或折返机制。折返机制可能由瘢痕组织或假体材料引起。

（二）诊断措施

1. 症状　很大程度上取决于心室率和心室功能。典型症状包括心悸、头晕、胸痛、呼吸困难和晕厥，甚至功能性循环停止。在慢性心动过速中，心动过速引起的心肌病可能会发展。

2. 心电图　室性心动过速的典型心电图表现是QRS波群增宽伴束支传导阻滞。

单形室性心动过速 RR 间期规则，多态性室性心动过速 RR 间期不规则。心室率通常在 150 ～ 300 次 / 分。QRS 波群通常呈非典型结构，即与右束支传导阻滞或左束支传导阻滞的典型图像不对应。心前区导联中的 QRS 波群向量通常是一致的，呈持续正或持续负（图 18.24）。

（1）房室分离：室性心动过速的特征性发现是房室分离，其可以在约 50% 的病例中检测到。在这种情况下，心电图可以识别 P 波与 QRS 波群无关（图 18.23c）。

其他典型的发现如下。

（2）融合搏动：这些单独的特征是由于窦性搏动与来自心室异位中心的脉冲（窦性搏动与 VT 的 QRS 波群之间的混合图像；图 18.23a）融合引起的 QRS 形态差异（图 18.23a）。

（3）夺获搏动：在极少数情况下，P 波通过 AV 节点传导到由其激发的非顽固性心室组织，QRS 波群的形态对应于窦性搏动的形态（图 18.23b）。

24h 动态心电图用于记录室性心动过速并评估其频率、触发、发生率和与症状的相关性。

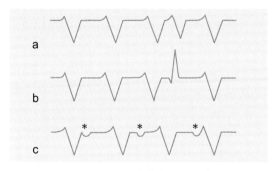

图 18.23 室性心动过速的典型心电图现象
注：a. 融合搏动；b. 夺获搏动；c. 房室分离。*=p 波

3. **电生理学检查** 在某些情况下，需要进行电生理学检查以准确定位室性心动过速的起源。对致心律失常病灶的消融也可能是一种选择。此外，可以测试室性心动过速是否可以通过心室刺激触发。

4. **实验室检查** 在许多情况下，确定以下实验室参数是有必要的：电解质包括钙、镁、CK、CK-MB 和肌钙蛋白 I，以及药物浓度检测以排除药物中毒。在怀疑遗传性疾病（如长 QT 间期综合征）的情况下，可以行相应的遗传分子测试。

5. **超声心动图** 超声心动图可用于排除或检测心脏结构性病变，其他心脏异常（如肿瘤）或心肌炎，以及评估心脏功能。

6. **鉴别诊断** 以下心动过速可能与室性心动过速相似，必须在鉴别诊断中考虑。

（1）具有预先存在的束支传导阻滞或异常房室传导的室上性心动过速（SVT）：可能难以区分具有束支传导阻滞或异常房室传导的室性心动过速与室上性心动过速，其中 QRS 波群也增宽。有房室分离，融合搏动或夺获搏动表明是室性心动过速。此外，室性心动过速中的 QRS 波群虽然加宽，但在形态上与右或左束支传导阻滞的典型图像不一致。

（2）具有逆向传导预激综合征的室上性心动过速（罕见）：这种类型存在最大预激 QRS 波群的畸形增宽。

（3）加速性室性心律失常：为局部良性心律失常，心室率仅略高于窦性心律。

（三）治疗

1. **急性期治疗** 血流动力学不稳定的患儿在短暂麻醉下进行 ECG 触发的转移。初始能量的剂量为 1 ～ 2J/kg。之后需要连续静脉输入胺碘酮以防止复发。

血流动力学稳定的患儿静脉注射的首选药物是阿米达酮。静脉内缓慢注射 5mg/kg，1 周 2 次；应准备紧急电复律的设备。使用静脉注射利多卡因或静脉注射 β 受体阻滞药。

如果观察到室性心动过速的发作（如在 ICU 或心导管实验室中），心前区直接捶击通常有效。

2. **长期治疗** 在心脏结构异常的无症

状患儿中,通常不需要长期药物治疗。然而,室性心动过速患儿心脏结构正常是相对罕见的。

在结构明显缺陷的心脏或先天性心脏缺陷的矫正手术后,通常会使用口服 β 受体阻滞药或胺碘酮进行长期治疗。导管消融可能是单形室性心动过速的适应证。

ICD 置入适用于多形性和血流动力学相关的室性心动过速。

有关个别特殊形式的治疗,请参阅下面的"特定室性心动过速"部分。

（四）预后

预后主要取决于心律失常的具体类型,以及潜在的心脏缺陷或遗传因素。在心脏手术后,甚至在手术后数年发生的室性心动过速会导致死亡率的增加。由于尖端扭转型室性心动过速和其他多形性室性心动过速经常发展为心室纤颤,因此心脏猝死的风险特别高。

结构正常心脏中的单形性室性心动过速在无症状患儿中具有相对良好的预后。

（五）特定室性心动过速

1. 儿茶酚胺诱导的室速　这是一种罕见的室性心动过速形式。该名称是指在运动或压力期间发生心动过速。原因是一种潜在的遗传疾病,导致肌浆网钙调节的破坏。选择的治疗方法是应用高剂量 β 受体阻滞药。在对 β 受体阻滞药无反应的病例中,AICD 常可以预防心源性猝死。在双向心动过速中,导管消融可能会有较好的效果。

2. "不间断"室性心动过速　这种形式的室性心动过速是永久性的。它的特征是发生时间超过 10%。它通常由错构瘤或浦肯野细胞瘤引起。它主要发生在 3 岁以内。无病理性心电图表现。通常这种室性心动过速耐受性相对较好,但可能会导致由心动过速诱发心肌病的发生。急性期治疗无效,抗心律失常药物通常也不会有效。在

可能的情况下,治疗包括导管消融或手术切除瘤体。

3. 右室流出道性心动过速　这是一种局灶性单形性心动过速,起源于右室流出道,主要发生在年轻人。它是儿童中最常见的特发性室性心动过速。心动过速期间的 ECG 显示左束支传导阻滞的图像和的 QRS 矢量约为 +90°（正常心轴）。由于速度缓慢,这种室性心动过速通常耐受良好,但随着时间的推移可能会导致心动过速引起的心肌病。心脏功能良好有症状的患儿可以用 β 受体阻滞药治疗。如果效果不佳,可行导管消融。

4. 左心室束状室性心动过速　别称:维拉帕米敏感性室性心动过速,Belhassen 心动过速。这种室性心动过速的原因是一种折返机制,涉及左心室间隔和左束支的后分支。这种室性心动过速很容易与室上性心动过速混淆,因为它们具有几个相似的特征:发生突然,相对狭窄的 QRS 波群,以及对维拉帕米的良好反应（唯一可以用钙拮抗剂终止的室性心动过速）。根据折返电路的位置,ECG 中存在右束支传导阻滞模式和左轴偏差。维拉帕米的长期治疗是最有效的,但导管消融也有很高的成功率。

以下特定的室性心动过速分别描述于:长 QT 综合征（参见本章,二十三）、短 QT 综合征（参见第 15 章,二十四）、Brugada 综合征（参见第 15 章,二十五）、致心律失常性右心室发育不良（参见第 17 章,四）和肥厚性心肌病（参见第 17 章,二）。

（李华东　译）

十九、心室扑动和心室颤动

（一）概述

1. 定　义　心室扑动包括频率在 200～300 次/分的心室脉冲,在心电图中有典型的发夹样曲线。室性心动过速和室颤的转变是相互的。室颤时,存在非常快

速的心室激动，导致功能性循环停止。心电图有不规则的颤动波，个别 QRS 波群无法区分。

2. 流行病学 在儿童时期，心室扑动和颤动都非常罕见，并且几乎总是发生在有潜在心脏疾病的情况下。儿童期最常见的原因是长 QT 综合征。

3. 病因 原因通常与室性心动过速的原因相对应（参见本章，十八）。心室扑动或心室颤动通常发生于长 QT 综合征的儿童。其他常见原因包括先天性心脏缺陷，尤其是与心肌肥厚或紫绀相关的心脏缺陷。即使在健康的心脏中，缺氧、电气事故、体温过低或药物也会引发心室扑动或心室颤动。

对于多形性室性心动过速，转变为心室扑动或心室颤动的风险较高。

4. 发病机制 心室微折返激动，通常与先前受损的心肌有关，构成了根本原因。心室扑动通常由室性心动过速引起。

（二）诊断措施

症状：心室扑动或心室颤动导致功能性循环停止。在 ECG 中有以下特征发现（图18.25）。

（1）心室扑动：室性心动过速，心率在 200 ～ 300 次 / 分。无法再识别 ST 段，没有检测到等电位线（发夹曲线）。

（2）心室颤动：基线附近的典型颤动波具有不同的形态和低振幅。没有单独的QRS 复合波可以识别。

（三）治疗

心室颤动或心室扑动是危及生命的紧急情况，需立即行抢救治疗。

当在心室扑动 / 心室颤动发作后立即观察到心跳停止时（如在 ICU 或在心脏导管室中），心前区捶击可能是有效的。

如果患儿没有脉搏，根据 APLS 或 EPLS 指南，必须立即开始心肺复苏（CPR）。患儿给予 100% 氧气通气。在持续心肺复苏的同时进行除颤。如果需要多次除颤，则必须在除颤之间继续进行心肺复苏。

心室扑动和心室颤动的治疗方法：

1. 除颤 4J/kg（即第 1 次和所有后续的

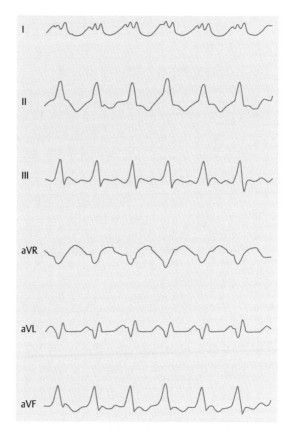

图 18.24 室性心动过速的心电图表现

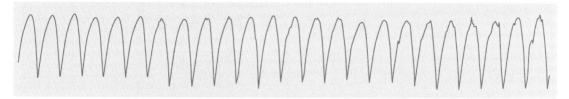

图 18.25 心室扑动。典型的心室扑动表现为发夹状 QRS 波群。不能区分等电位线或 ST 段

除颤）。

2. 立即继续心肺复苏，2min 后进行心律分析。

3. 如果持续存在室颤可电击心律，则以 4J/kg 进行第二次除颤。

4. 立即继续心肺复苏，2min 后进行心律分析。

5. 如果持续出现室颤可电击心律

（1）静脉注射或骨髓内注射肾上腺素 0.01mg/kg（相当于 0.1mL/kg 的 1∶10 000 稀释溶液）。

（2）此后立即以 4J/kg 进行第 3 次除颤。

6. 立即继续心肺复苏，2min 后进行心律分析。

7. 如果持续存在室颤可电击心律

（1）胺碘酮 5mg/kg，静脉注射或骨髓内注射。

（2）此后立即进行第 4 次除颤 4J/kg。

8. 如果存在室颤可电击心律，继续除颤，交替进行 2min 心肺复苏。

9. 心肺复苏期间，静脉注射或骨髓内注射肾上腺素每 3 ~ 5min 0.01mg/kg。

10. 消除致病因素：缺氧、血容量不足、电解质紊乱、体温过低、心脏压塞、血栓栓塞、中毒或张力性气胸。

11. 尖端扭转型或低镁血症，静脉注射或骨髓内注射镁 0.3 ~ 0.5mmol/kg。

成功转为窦性心律后，建议继续预防性静脉输入胺碘酮。

如果必须假设心室颤动是由不同的心律失常引起的，则应始终行电生理学分析以评估持续存在的风险。在大多数情况下，AICD 的置入用于二级预防。

（四）预后

短期预后主要取决于循环停止与治疗开始之间的时间。否则，预后主要取决于潜在的疾病。

（李华东　译）

二十、窦房传导阻滞

（一）概述

1. 定义　窦房传导阻滞（SA 传导阻滞）是指窦房结到心房肌的传导受阻或延迟。

2. 流行病学　在儿童和青少年时期，在心脏健康状况良好或心房手术后的患儿中，SA 传导阻滞常作为一种临床上不明显的间歇性疾病出现。

3. 病因　在病态窦房结综合征的情况下，窦房传导阻滞经常发生。在儿童期和青春期，病态窦房结综合征通常发生在靠近窦房结的心房区手术后（Mustard/Senning 心房调转术、Fontan 术、肺静脉异位连接矫正术或 ASD 修补术）。但在健康心脏或迷走神经张力较高的儿童和青少年（如运动员），间歇性 II 度窦房传导阻滞并不罕见。其他原因包括炎性心脏病或过量服用地高辛和其他抗心律失常药物（如 β 受体阻滞药、钙通道阻滞剂、索他洛尔和胺碘酮）。

4. 发病机制　从窦房结到心房的传导被延迟或完全阻断。窦房结激发和窦房结到心房肌的传导是没有反映在体表心电图上。心房的去极化首先表现为 P 波。因此，在体表 ECG 中，不可能诊断出一度窦房传导阻滞或将三度窦房传导阻滞与窦房结阻滞区分开。

5. 分类　与房室传导阻滞类似，窦房传导阻滞分为三个等级。

（1）一度窦房传导阻滞：从窦房结到心房肌的激发传导，不会损失心房和心室的激动。由于在体表 ECG 中未显示从窦房结到心房的传导，因此在体表 ECG 中不能检测到一度窦房传导阻滞。

（2）二度窦房传导阻滞：从窦房结到心房的传导间歇性中断。

① I 型（Wenckebach）：在 PQ 间期恒定的情况下，PP 间期变得越来越短，直到

最终完全没有心房动作（P 波）。然后，下一个暂停时间短于前一个 PP 间期的 2 倍。对越来越短的 PP 间期的解释：从窦房结到心房的传导延迟在开始时最明显，然后随着每次窦性搏动而减小，直到完全不存在传导。因此，P 波彼此更接近，直到最后不存在。

②Ⅱ型（Mobitz）：从窦房结到心房的传导间歇性完全中断。ECG 中产生的暂停是正常 PP 间期的 2 倍或数倍。

③三度窦房传导阻滞：在不同时期内从窦房结到心房的传导完全中断。在不同长度的暂停之后，出现逸搏心律（通常是房室逸搏心律）。在体表 ECG 中，三度窦房传导阻滞与窦房结阻滞无法区分。

（二）诊断措施

1. 症状　主要取决于所产生暂停的长度。

（1）一度窦房传导阻滞：总是无症状的。

（2）二度窦房传导阻滞：取决于随后的暂停和心室率，可能是心悸、头晕或晕厥（阿 - 斯综合征发作）。

（3）三度窦房传导阻滞：取决于暂停直到逸搏心律开始，可能是头晕或晕厥（阿 - 斯综合征发作）。

2. 心电图　在体表 ECG 中不能检测到一度窦房传导阻滞。三度窦房传导阻滞与体表 ECG 中的窦性停搏无法区分。

二度和三度窦房传导阻滞的特征如下。

（1）二度Ⅰ型窦房传导阻滞（Wenckebach 型）：PP 间期越来越短，PQ 间期恒定，直到 P 波和 QRS 波群完全不存在。产生的暂停时间短于之前 PP 间期的 2 倍（图 18.26）。

（2）二度Ⅱ型窦房传导阻滞（Mobitz 型）：没有一个 P 波和 QRS 波群具有恒定的 PP 间期。暂停时间是前一个 PP 间期的 2 倍或数倍（图 18.27）。

（3）三度窦房传导阻滞：完全没有 P 波和 QRS 波群（等于心脏停搏），直到逸搏心律开始。心室率取决于逸搏心律的速率。

3. 鉴别诊断　根据窦房传导阻滞的类型，可能存在以下差异诊断。

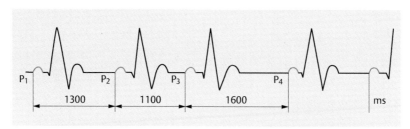

图 18.26　二度Ⅰ型（Wenckebach）SA 传导阻滞的心电图表现

注：P-P 间期越来越短，直到 P 波和 QRS 波群完全消失

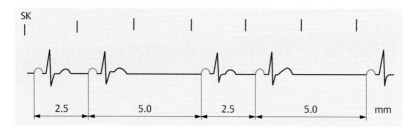

图 18.27　二度Ⅱ型（Mobitz）SA 传导阻滞的心电图表现

注：PP 间期是恒定的。P 波和 QRS 波群群突然消失。暂停时间是前一个 PP 间期的 2 倍

（1）一度窦房传导阻滞：窦性心动过缓。

（2）二度窦房传导阻滞：窦性心律失常、窦性心动过速。持续时间较长的常规 2 : 1 或多次阻滞的 II 型（Mobitz）会导致心动过缓。

（3）三度窦房传导阻滞：窦房结阻滞。

（4）病态窦房结综合征：在窦房结功能障碍中，同时存在不同的房性心律失常：窦性心动过缓、窦房传导阻滞、窦性停搏、房性心动过速和房扑/房颤。

4. 实验室检查　实验室检查可以排除电解质紊乱、心肌炎或药物中毒。

（1）24h 动态心电图：24h 动态心电图用于评估心动过缓（频率、持续时间和心率）、心跳暂停（频率、持续时间）和逸搏心律（频率、持续时间和速率）。如果发现其他心律失常如房性心动过速、房扑/房颤，则表明是病态窦房结综合征。

（2）运动心电图试验：如果在运动期间心率充分增加，儿童和青少年的二度窦房传导阻滞通常临床意义不大。

5. 超声心动图　超声心动图可用于排除或评估潜在的心脏疾病（如心房炎、心房区手术后心脏缺损伴心房超负荷）。

（三）治疗

间歇性窦房传导阻滞在无症状的时候不需要治疗。针对血流动力学稳定的患儿主要是病因治疗：纠正电解质紊乱、暂停大剂量药物治疗，以及停用可引起心动过缓的药物。

在有症状的心动过缓或心搏骤停中，急诊药物治疗包括：

1. 静脉注射阿托品 0.01 ～ 0.03mg/kg。

2. 如果效果不佳，异丙肾上腺素 0.01mg/kg 缓慢静脉注射或肾上腺素 0.01mg/kg 静脉注射（相当于 0.1ml 的 1 : 10 000 稀释液）。

有症状患儿（晕厥/晕厥先兆）的长期治疗是置入具有心房起搏系统（如 AAIR）

的起搏器。

（四）预后

预后取决于病因。在无结构性心脏病的无症状患儿中，间歇性一度或二度窦房传导阻滞不是病理性的。

（李华东　译）

二十一、房室传导阻滞

（一）概述

1. 定义　房室传导阻滞是指心房到心室的电脉冲传导受损。损伤可以发生在传导系统的不同部位：房室结、希氏束或希氏束分支区，它们分别被称为如超希氏束传导阻滞、希氏束内传导阻滞或亚希氏束传导阻滞。如果电脉冲完全被阻断，就会产生一种逸搏心律来接管心室的电刺激。

2. 流行病学　确切的发病率还不清楚。一度或二度 I 型房室传导阻滞（Wenckebach型）存在于许多个体中，部分没有临床意义——例如睡眠。男性比女性更容易受到影响，而且患病率随着年龄的增长而增加。胎儿或新生儿也可能发生房室传导阻滞，称作先天性房室传导阻滞。

3. 病因　如果迷走神经张力增加（如在睡眠中或运动员中），一度或二度房室传导阻滞可能是生理上的。房室传导阻滞发生在儿童时期，多存在结构性心脏病（特别是 ccTGA、Ebstein 畸形和房室间隔缺损）或为心脏手术后的并发症。房室传导阻滞很少由心脏炎症引起。

以下列出了房室传导阻滞的不同原因。

（1）生理上：迷走神经兴奋性增强（一度或二度房室传导阻滞，例如睡觉或身体健康的运动员）。

（2）医源性

①心脏手术后：术后房室传导阻滞可以是暂时的，也可以是永久的。心脏手术是获得性房室传导阻滞最常见的原因。传导系统的损伤或刺激可能发生房室传导阻

滞，特别是在房室交界操作后，如 VSD 关闭或扩大、ASD 关闭、房室流出道疏通、法洛四联症矫治、心房调转术，或二尖瓣、主动脉瓣置换术。

②心导管置入术：有 ccTGA 的患儿房室结向前和向上移动，希氏束在肺动脉的前边缘向心室移位，存在风险。

③通过导管用封堵器关闭 ASD。

④射频消融术 / 冷冻消融术的旁路通道或房室结再入。

⑤药物：β 受体阻滞药、地高辛、钙拮抗剂、三环类抗抑郁药和可乐定。

⑥辐照纵隔或胸肿瘤。

（3）感染 / 免疫原性

①心内膜炎、心肌炎。

②传染性 / 免疫：风湿热、莱姆心脏炎、查加斯病、锥虫病和白喉。

③ 免疫——新生儿的母亲抗体（抗 -SSA/Ro 和抗 -SSB/La）：母体自身免疫抗体是先天性三度房室传导阻滞最常见的原因。母亲通常没有症状。在有阳性自身免疫抗体母亲的所有孩子中房室传导阻滞应该被排除。

（4）结构性心脏病

①先天性心脏缺陷（特别是 ccTGA、Ebstein 畸形、房室间隔缺损和 ASD）。

②心脏肿瘤。

（5）神经肌肉疾病 / 线粒体病

① Kearns-Sayre 综合征（典型特征：视网膜病变、外眼肌麻痹、共济失调、脑脊液蛋白浓度增加房室传导阻滞和线粒体遗传模式）。患 Kearns–Sayre 综合征的患者心脏猝死风险很高，所以预防性起搏器置入一～三度房室传导阻滞。

②杜氏肌营养不良、肌强直性营养不良。

（6）其他

①先天性或获得性长 QT 综合征：明显 QT 复极化相延长，这会引起心房冲动

不能传播，并因此出现功能性的房室传导阻滞。

②家族性房室传导阻滞：一些文章中已经报道了一种常染色体显性遗传。例如 SCN5A 基因，一个钾通道的编码基因。

③传导系统特发性进行性纤维化或硬化（Lenègre 病）或心脏组织的结缔组织病变（Lev 病）。在老年患者中，Lev 病常与主动脉瓣和二尖瓣的钙化有关。

④镰状细胞危象：这可能是一种房室结的缺血性紊乱。

⑤心脏移植后，房室阻滞可能是排斥反应危象、冠状动脉病变所致，或是心脏手术、心脏导管术后的并发症。

⑥心肌梗死。

> **注**
>
> 先天性房室传导阻滞的最常见原因是与母体自身免疫性疾病（特别是红斑狼疮、Sjögren 综合征）相关的母体抗体对胎儿心脏传导系统的损害。母亲可能无症状，因此母亲自身免疫性疾病通常首先由孩子的房室传导阻滞诊断出来。伴有胎儿水肿的心力衰竭可能已经在子宫内发生。

4. 分类　房室传导阻滞分为一～三度。

（1）一度房室传导阻滞：PQ 间期延长，心房活动定期传导至心室（图 18.28a）。

（2）二度房室传导阻滞：房室传导的周期性阻断。

① Mobitz Ⅰ型（Wenckebach 型）：增加 PQ 间期的延长直至房室传导完全消失。在这种情况下，阻塞通常在房室节本身（图 18.28b）。

② Mobitz Ⅱ型：突然不再进行心房激动，PQ 间期没有预先延长。阻塞通常在希氏束中或远端（图 18.28c）。过渡到三度房室传导阻滞的风险增加。

如果房室传导没有规则的周期性（例如，2∶1、3∶1 或 4∶1），则将其称为

二度房室传导阻滞。

（3）三度房室传导阻滞：房室传导完全阻断。心房和心室独立搏动（心房和心室完全分离）。心室通过室性逸搏心律去极化（图18.28d）。阻塞部位越远，逸搏心律通常越慢（图18.29）。

（二）诊断措施

1. 症状　主要取决于房室传导阻滞的类型和由此产生的心室率。根据房室传导阻滞的类型，可能会出现以下症状。

（1）一度房室传导阻滞：无症状。

（2）二度房室传导阻滞

① Mobitz Ⅰ型（Wenckebach型）：几乎总是无症状的。

② Mobitz Ⅱ型：大多数患儿无症状。取决于心室率，可能出现头晕、脸色苍白、体能减弱或晕厥。可能进展为三度房室传导阻滞。

（3）三度房室传导阻滞：根据逸搏心律，可能会出现头晕、脸色苍白、身体虚弱或晕厥（Adams-Stokes发作）。

在先天性房室传导阻滞中，可能会发生宫内胎儿水肿。这些病例中的水肿是由于心室率低而可能发生心力衰竭的结果。出生后，根据逸搏心律，心脏衰竭可能会进展，但也可能无症状。心室逸搏心率通常为60～80次/分。由于母体抗体，受影响的新生儿可能有盘状皮肤病变。

2. 心电图

（1）一度房室传导阻滞：P波规则，随后是QRS波群，延长PQ间期。

（2）二度房室传导阻滞

① Mobitz Ⅰ型（Wenckebach型）：P波规则，PQ间期延长，随后是QRS波群，直到传导完全停止，P波后无QRS波群。

② Mobitz Ⅱ型：规则的P波，虽然不是每一个P波都被传导并伴随着QRS波群。P波的传导和阻断通常以固定的比率发生，例如2∶1或3∶1。心室率取决于传导和阻滞之间的比率。如果传导的破坏在希氏束中，则随后的QRS波群相对较窄并且不会严重变形。如果起源在交界区，则逸搏心律的QRS波群较窄，如果起源于心室，QRS波群则呈束支传导阻滞型增宽。

（3）三度房室传导阻滞：未传导至心室的规则P波。心室率取决于逸搏心律。

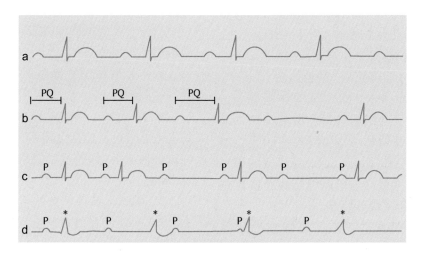

图18.28　房室传导阻滞各种形态的心电图

注：a. 一度房室传导阻滞：PQ间期延长。b. 二度房室传导阻滞 Mobitz Ⅰ型（Wenckebach）：增加PQ间期的延长，直至心室活动完全停止。c. 二度房室传导阻滞 Mobitz Ⅱ型：PQ间期保持恒定，室性动作间歇消失。d. 三度房室传导阻滞：房室传导完全性阻滞。心房（P波）和心室（QRS波群）是相互独立的

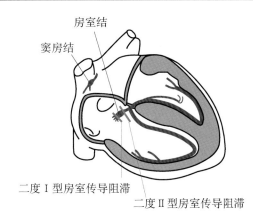

图 18.29　不同位置房室传导阻滞的形式

注：在二度Ⅰ型房室传导阻滞（Wenckebach 型）中，传导阻滞一般位于房室结区域；在二度Ⅱ型房室传导阻滞通常位于希氏束内或远端

因此，P 波和 QRS 波群彼此独立地出现（房室分离，图 18.30）。包括 QRS 群波的 PP 间期通常短于没有心室波的 PP 间期。这种现象被称为"室相性心律失常"或"室相性窦性心律失常。"如果存在交界区起源，则逸搏心律的 QRS 波群很窄，如果起源在心室，则以束支传导阻滞模式加宽。

24h 动态心电图可用于评估房室传导阻滞是连续发生还是间歇发生。此外，重要的是要观察房室传导阻滞是否进展为更高等级的阻滞。

3. 鉴别诊断

（1）阻塞性室上性期前收缩：二度房室传导阻滞的主要潜在鉴别诊断是阻塞性室上性期前收缩，其中 P 波提早出现并且通常隐藏在前面的 T 波中。这主要发生在胎儿和新生儿时期。

（2）心室自主心律：还必须将三度房室传导阻滞与心室自主心律区分开，其特征是其速率刚好低于窦性心律，因此心室自主心律通常比心室逸搏心律快。另外，在心室自主心律中不能检测到 P 波。

4. 实验室检查　实验室检查有助于确定房室传导阻滞的可疑原因：

（1）血清电解质，包括 K、Mg 和 Ca。

（2）CK/CK-MB，肌钙蛋白 I。

（3）血清学：如果怀疑感染，则检查伯氏疏螺旋体、链球菌等。

（4）如果怀疑肌营养不良，检查 CK、AST 和 ALT。

（5）怀疑线粒体病则进行血气分析测量乳酸。

（6）可能是药物因素（如地高辛）。

（7）胎儿和先天性房室传导阻滞的新生儿：检测母亲（患儿）血清中的抗 SSA/Ro 和抗 SSB/La 滴度。

5. 电生理检查　根据具体情况，可能需要进行电生理检查，用于确定房室传导阻滞的确切位置（在希氏束的上方、内部或下方）。当希氏束下部阻滞时，逸搏心律通常要慢得多，心搏停止的风险增加。它也可以在发生逸搏心律时进行测试。如果怀疑有心肌炎，也可考虑进行心肌活检。

6. 超声心电图　超声心动图主要用于排除潜在的心脏病（如心肌炎、ccTGA、Ebstein 畸形、房室间隔缺损和原发孔型房间隔缺损）。

（三）治疗

1. 紧急治疗　对于症状性心动过缓或心搏骤停，使用以下药物和措施：

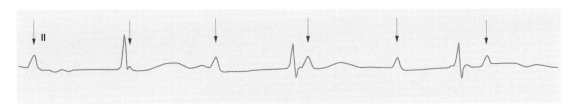

图 18.30　三度房室传导阻滞的心电图

注：心房（箭头所指为 P 波）和心室（QRS 波群）是完全独立的

（1）静脉注射阿托品 0.01 ～ 0.03mg/kg（最小剂量 0.1mg），如果不成功，给予间羟异丙肾上腺素 0.01mg/kg 缓慢静滴或肾上腺素 0.01mg/kg（相当于 0.1mL/kg 的 1 ∶ 10 000 稀释液）静脉注射。

（2）如果效果不充分，给予临时（经皮、经食管或经静脉）起搏器刺激治疗。

在这些措施中，如果发生循环停止，根据 APLS/EPLS 指南，必须行心肺复苏。

2. *病因治疗* 以下任何房室传导阻滞的潜在原因必须被及时处理。可能的措施是：

（1）停止延长 PQ 间期的药物（如地高辛、β 受体阻滞药和钙通道拮抗剂）。

（2）治疗心肌炎、莱姆病等。

3. *对症治疗* 对症治疗主要包括置入起搏器。对起搏器的需求取决于房室传导阻滞的程度和原因。对于有症状的患儿，需要使用起搏器，主要指标是：

（1）一度房室传导阻滞：无须治疗。

（2）二度房室传导阻滞

① Mobitz Ⅰ型（Wenckebach 型）：通常无症状，因此无须治疗。例外情况是有希氏束下部传导阻滞的患儿（在 Mobitz Ⅰ型中很少见）。这些通常具有宽 QRS 波群的患儿有更大的风险进展为更高级别的房室传导阻滞。在所有二度房室传导阻滞 Mobitz Ⅰ型和宽 QRS 波群的患儿中，建议进行电生理学检查以确定房室传导阻滞的位置。有症状的患儿均应用起搏器治疗。

② Mobitz Ⅱ型：所有有症状的患儿都应配有起搏器。此外，心脏起搏器是结下阻滞的适应证。

（3）三度房室传导阻滞

①所有有症状的患儿都应配有起搏器。

②对于逸搏心律的宽 QRS 波群，也推荐使用预防性起搏器治疗，因为这些患儿心脏猝死的风险更高。

③如果心率低于 50 次 / 分（儿童）或低于 45 次 / 分（青少年），建议采用预防性起搏器治疗，以防止心力衰竭。

（4）Kearns-Sayre 综合征：预防性永久性起搏器治疗适用于一～三度房室传导阻滞。

（5）术后二度或三度房室传导阻滞：如果术后二度或三度房室传导阻滞持续超过 7 ～ 14d，通常会置入起搏器，因为房室传导无法恢复。作为一项临时措施，通过术中常规放置的心外膜起搏器电极。

（6）先天性三度房室传导阻滞

1）如果已经诊断出三度房室传导阻滞，在分娩前，母亲可考虑接受类固醇或血浆置换术进行治疗，或考虑使用心脏变时药和（或）正性肌力药进行药物治疗，但这些措施的有效性尚未得到充分证实。

2）通常建议在以下情况下对新生儿进行起搏器治疗

①睡眠时平均心率＜ 50 次 / 分或＜ 45 次 / 分，没有器质性心脏病。

②血流动力学平均心率为 70 次 / 分，有显著的结构性心脏病。

③由于房室传导阻滞，暂停时间超过 3s。

④起搏器治疗的其他适应证：心脏肥厚、心室功能障碍、高心房率、宽心室波逸搏心律、复杂心室异位、应激下逸搏心律反应不足和 QT 间期延长。

允许房室顺序起搏的双室系统（DDD 或 DDDR 模式）通常适用于房室传导阻滞。在幼儿中，由于存在机械或血栓栓塞性血管闭塞的风险，经静脉置入起搏系统常无效或无法进行。在这些情况下，可经心肌或心外膜置入电极，然而这需要开胸手术。在幼儿中，还不能进行胸内起搏器置入，可将发生器放置在腹部皮肤下或胸膜内。在新生儿中，通常不可能置入相对较大的 DDD 发生器，因此将 VVI 置入作为临时过渡方案。

（四）预后

预后取决于房室传导阻滞的类型和原因：

1. 一度房室传导阻滞　无害，无病变。

2. 二度房室传导阻滞

（1）Mobitz Ⅰ 型（Wenckebach 型）：这种类型预后良好。它很少发展成更高级别的传导阻滞。

（2）Mobitz Ⅱ 型：二度房室传导阻滞 Mobitz Ⅱ 型经常发展成三度房室传导阻滞。

3. 三度房室传导阻滞　大多数三度房室传导阻滞患儿需要置入心脏起搏器。

4. 术后房室传导阻滞　大多数术后房室传导阻滞是一个暂时性问题。房室传导阻滞通常是传导系统区域水肿或出血的结果。一般而言，房室传导在 7～10d 恢复。当出现程度为二度或三度房室传导阻滞时，应当置入永久起搏器。

5. 先天性房室传导阻滞　房室传导阻滞的胎儿死亡率高达 30%～50%。在新生儿期进行诊断和治疗的患儿存活率为 94%。危险因素包括宫内确诊的房室传导阻滞、胎儿水肿、早产、弹力纤维增生症和心室功能受损。

（刘保庆　译）

二十二、束支传导阻滞

（一）概述

1. 定义　束支传导阻滞是由于束支的某些部分传导完全中断或延迟而引起的心室内传导障碍。根据传导通路中断的位置，心室相应区域的激发会被延迟。

2. 分类

（1）分类取决于传导通路中断的位置（图 18.31）

① 右束支传导阻滞（RBBB）：右束分支中存在阻滞。

② 左束支传导阻滞（LBBB）：左束分支中存在阻滞。

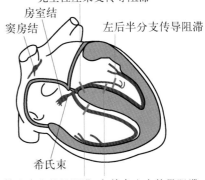

图 18.31　各束支在心脏传导系统中的位置

③ 左前半分支传导阻滞（LAH）：左束前半分支存在阻滞。

④ 左后半分支传导阻滞（LPH）：左束后半分支存在阻滞。

（2）根据受影响通道的数量，可分为以下几类

① 单束支阻滞：阻塞两个束支中的一个。

② 双束支阻滞：在双束支阻滞中，有一个右束支传导阻滞，另外还有一个左前或左后半分支阻滞。双束支阻滞主要发生在心脏手术后。伴有左前半分支的右束支传导阻滞并不罕见，例如，在法洛四联症矫正术后。也可能进展成三束阻滞，需要定期进行随访。

③ 三束支阻滞：在三束支阻滞中，右束支、左束支的 2 个分支全部发生阻滞。完全性房室传导阻滞，会带来相应的后果。

（3）根据传导干扰的程度，分为完全性束支传导阻滞和不完全性束支传导阻滞。

① 完全性束支传导阻滞：右束或左束支传导阻滞，其中一个束支传导完全中断。QRS 持续时间延长。

② 不完全性束支传导阻滞：右束支导阻滞或左束支传导阻滞，其中存在一个束支传导有轻微干扰。QRS 持续时间正常。

（二）完全性右束支传导阻滞

1. 流行病学　这是完全性传导阻滞最常见的形式。

2. **病因** 在儿童和青少年中，右束支传导阻滞（RBBB）尤其发生在室间隔缺损闭合术后。在纠正法洛四联症后，RBBB几乎总是会出现，在20%～50%的患者进行室间隔缺损闭合术后也会发生RBBB。RBBB也可能由右心室容量超负荷、炎性心脏病、冠心病、心肌病或高血压所致。特别是在老年人中，RBBB甚至可以在没有器质性心脏病的情况下发生。

3. **发病机制** 右束支传导发生中断。例如，在室间隔缺损闭合术中，从右心室缝合补片，因此右束支的病变比左束支的病变更容易发生。

在RBBB中，冲动最初通过左束支传导到心室。右心室直到冲动从左束穿过隔膜壁才被激发。因此，ECG具有更宽的QRS波群和复极化的改变。

4. **心电图** RBBB的典型心电图表现为（图18.32）：

（1）宽大的QRS波群。

（2）右心前导联（V₁、V₂）有高、宽、M型碎裂样QRS波群（RsR'、rsR'和rSR'）。上传点延迟。

（3）左心前导联有宽S波。

（4）以ST段压低为表现的复极紊乱。Ⅲ导联和右心前导联可能出现T波倒置。相应的左胸导联有轻微的ST段抬高。

（三）不完全性右束支传导阻滞

别称：不完全性RBBB。

1. **流行病学** 在健康儿童和青少年中

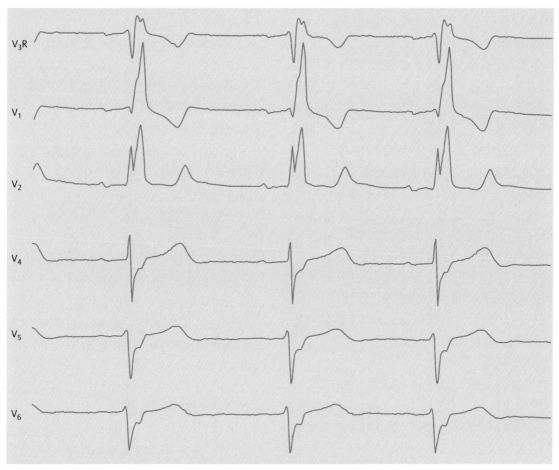

图 18.32 完全性右束支传导阻滞

注：右心前导联出现QRS波群增宽，呈M型碎裂。还有典型的复极化干扰

相对常见。不完全性 RBBB 也可能表明右心超负荷（如继发孔型 ASD）。

2. 病因　通常没有器质性病因。健康人也可出现。不完全性 RBBB 的最常见病因是：

（1）右心容量超负荷（如继发孔型 ASD）。

（2）甲状腺功能减退症。

（3）漏斗胸。

（4）心肌炎。

3. 发病机制　在心脏健康的儿童和青少年中，推测可能是右心室底部相对少量的浦肯野纤维减缓了该区域内兴奋的扩散。

4. 心电图　典型的心电图检查结果为（图 18.33）：

（1）正常的 QRS 间期。

（2）右心前导联的 QRS 波群类似于完全性 RBBB。

（3）对比完全性 RBBB，复极化干扰不存在或更少。

> **注**
>
> 具有 Rsr' 波形的不完全右束支传导阻滞在儿童和青少年中通常没有临床意义。然而，rsR' 波形（第二个 R 波大于第一个 R 波）可能是右心容量超负荷的征兆，并且经常发生在继发孔型 ASD 中（图 18.33）。

（四）完全性左束支传导阻滞

1. 流行病学　在儿童和青少年中，左束支传导阻滞（LBBB）很少见。它实际上仅在有器质性心脏病的情况下或在心脏手术后发生。

2. 病因　完全性 LBBB 的最常见原因是：

（1）心肌病。

（2）左室流出道手术术后（如主动脉或主动脉瓣狭窄的矫正）。

（3）左心肥厚的心脏缺陷（如主动脉瓣狭窄、梗阻性肥厚型心肌病）。

（4）心肌缺血。

（5）高血压。

（6）心肌炎。

本例为起搏器心电图（DDD 模式）。由于心室起搏器电极位于右心室，右心室在左心室之前受到刺激。这将产生一个完全性左束支传导阻滞的心电图图像。

3. 心电图　完全性左束支传导阻滞的典型表现有（图 18.34）：

（1）左心前导联（V$_4$ ～ V$_6$）可见宽 QRS 波群，伴明显的切迹或"M"形碎裂。

（2）上传点延迟。

（3）右心前导联的深 S 波。

（4）左心前导联复极化干扰（ST 段压

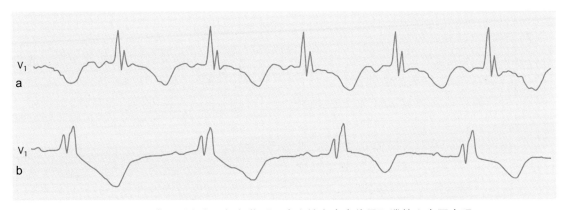

图 18.33　生理型和容量超负荷型不完全性右束支传导阻滞的心电图表现

注：在生理型不完全右束支传导阻滞中（a），第一个 R 波高于第二个 R 波（Rsr' 型）。在容量超负荷型中（b），波形是反向的：第一个 R 波小于第二个 R 波（rsR' 型）。最常见的原因是继发孔型 ASD

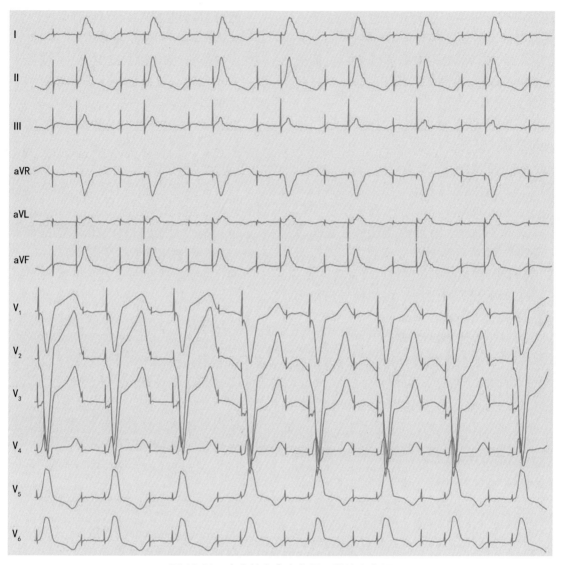

图 18.34　完全性左束支传导阻滞的心电图

注：可以看到左心前导联增宽的 QRS 波群增宽碎裂，以及典型的复极化干扰。在右心前导联，S 波明显较深

低或抬高，T 波倒置）。

（五）不完全性左束支传导阻滞

1. **流行病学**　不完全性左束支传导阻滞（LBBB）在儿童和青少年中极少见。

2. **病因**　不完全性 LBBB 的最常见原因是先天性心脏缺陷伴左心超负荷（如主动脉瓣狭窄、梗阻性肥厚型心肌病）。

3. **心电图**　不完全性 LBBB 的典型心电图特征：

（1）正常的 QRS 波群持续时间。

（2）左心前导联的 QRS 波变形（通常只是平缓的）。

（3）左心前区上传点出现延迟。

（4）V_1 和 V_2 导联中的 R 波非常小或不存在。

（5）心前导联突然发生 R-S 过渡。

（6）没有或只有非常小的复极紊乱。

（六）左前半分支传导阻滞

1. **流行病学**　在儿童和青少年中，左前半分支传导阻滞（LAH）通常只在心脏手术后发生。

2. 病因 在儿童和青少年中，心脏手术期间左束支前半分支受损通常是导致 LAH 的原因。由于右束支距离近，所以也会受累。然后导致双束支传导阻滞（RBBB+LAH）。

LAH 也可由心肌缺血、心肌病或心脏炎性疾病引起。由于左束支前半分支与右束支都是由左冠状动脉供血，因此双束支传导阻滞（RBBB+LAH）更容易在心肌缺血时发生。

3. 心电图 ECG 中的主要发现是电轴左偏。通常在左胸前导联中也存在深 S 波。QRS 波群宽度正常且不变形。

> **注**
>
> 在房室间隔缺损和三尖瓣闭锁中，显著的电轴左偏是一个特征性的心电图表现。然而，在这些病例中，电轴明显左偏的原因是传导系统的位置异常，而不是左束支前半分支阻滞。

（七）左后半分支传导阻滞

1. 流行病学 左后半分支传导阻滞（LPH）在儿童时期非常罕见。左束支后半分支比前半分支更不容易损伤，并且由于其位置，在心脏手术中风险不大。

2. 心电图 LPH 难以在 ECG 中诊断。典型的特征是电轴右偏和心前区导联中 R 波的缓慢增加。这些变化必须与右心超负荷区分开来。

（刘保庆 译）

二十三、长 QT 综合征

（一）概述

长 QT 综合征（Long QT syndrome，LQTS）是一种先天性 QT 间期延长，有时与腹腔形态改变有关。室性心律失常的风险显著增加，可发展为尖端扭转性心动过速，导致晕厥或心搏骤停，从而导致心脏猝死。

尖端扭转性心动过速是一种多态性室性心动过速，其振幅在零点附近扭曲，可发展为室颤。尖端扭转性心动过速通常发生在长 QT 综合征的背景下。尖端扭转性心动过速在正常 QT 区间内是非常罕见的。

除了 QT 间期的先天性延长之外，也有 QT 间期的获得性延长（如由于药物、电解质紊乱或心肌炎）。

QT 间期。QT 间期（表 18.8）从一开始就被定义为从 QRS 波群的开始到 T 波结束的时长间隔。因此，QT 时间间隔表示室心肌活化和恢复的持续时间。由于 QT 间期时间取决于心率，因此使用 Bazett 公式将其校正为 60 次/分（QTc 间隔）引线 II 的 QT 间期通常是最长的，在该处最佳测量：

$$QT_C 间期 = \frac{QT 间期}{\sqrt{RR 间隔}}$$

表 18.8 正常 QTc 的值

患者组	正常值 (s)	延长 QTc 间隔临界值 (s)	延长 QT 间期 (s)
儿童及 15 岁以下青少年	< 0.44	0.44 ～ 0.46	> 0.46
男性	< 0.43	0.43 ～ 0.45	> 0.45
女性	< 0.45	0.45 ～ 0.46	> 0.46

例：在一例患儿中，测量的 QT 间期为 0.4s。前两个 R 波之间的距离为 0.5s。本例中的 QTc 区间为 0.56s。

1. 流行病学 LQTS 的发病率约为 1/10 000。但这可能被低估了，因为 10% ～ 15% 的 LQTS 患儿心电图 QT 间期正常。最常见的 LQTS 为 1 型至 3 型。LQTS 每年在美国造成约 4000 人死亡。青少年和年轻人尤其受到影响。在 10 岁之前，男孩心脏性猝死的风险高于女孩，10 岁以后，男女患病的风险是相等的。

2. 病理学 QT 间期代表心室肌活化和恢复的持续时间。延迟恢复电刺激增加心室肌跨壁再通的发生，可能导致室性心律失常，包括尖端扭转性心动过速和心室颤动。LQTS 通常具有家族积聚性。它是由心脏离子通道（K、Na、Ca 通道）基因突变引起的。目前已经鉴定出导致 LQTS 的几个基因，至少可以鉴别出 10 种 LQTS。

3. 分类　LQTS 1～6 型分组为 Romano-Ward 综合征，具有常染色体显性遗传模式。

JLN 1 和 JLN 2 被称为 Jervell-Lange-Nielsen 综合征，与 LQTS 1 型和 LQTS 5 型影响相同的基因，但也与先天性内耳听力丧失有关。为常染色体隐性遗传。

LQTS 7 型被许多作者称为 Anderson 综合征。除了心脏离子通道，肌肉通道也受到影响。其他特征包括骨骼异常（如脊柱侧弯、矮小和周期性瘫痪等神经肌肉问题）。

LQTS 8 型也被称为 Timothy 综合征，与先天性心脏缺陷、行为问题、肌肉骨骼疾病和免疫系统疾病有关（表 18.9）。

4. 病因学　LQTS 有多种可能的病因，包括多种药物。以下列表仅包含导致 QT 间期延长的部分药物。完整的列表可在 www.longqt.org 或 www.torsades.org 上找到。

获得性 QT 间期延长的原因包括：

（1）抗生素：红霉素、甲氧苄啶、氨苄西林、左氧氟沙星和氯喹。

（2）抗真菌药：氟康唑、伊曲康唑和酮康唑。

（3）抗抑郁药：丙米嗪、阿米替林、地西帕明和多塞平。

（4）抗精神病药：氟哌啶醇、利培酮和氯丙嗪。

（5）抗心律失常药：Ia 类：奎尼丁、普鲁卡因胺和丙吡胺；Ic 类：氟卡尼；Ⅲ类：胺碘酮和索他洛尔。

（6）抗组胺药：阿司咪唑、特非那定和苯海拉明。

（7）免疫抑制药物：他克莫司。

（8）促动力药：氟哌啶醇、西沙必利。

（9）其他药物：美沙酮。

表 18.9　长 QT 综合征的分类

LQTS 类型	染色体位点	影响基因	影响的离子通道	伴发的畸形	患病率
LQT1	11p15.5	KVLQT1、KCNQ1	钾（IKs）		45%
LQT2	7q35～36	HERG、KCNH2	钾（IKr）		45%
LQT3	3p21～24	SCN5A	钠（INa）		7%
LQT4	4q25～27	ANK2、ANKB	钠、钾、钙		几乎无
LQT5	21q22.1～22.2	KCNE1	钾（IKs）		几乎无
LQT6	21q22.1～22.2	MiRPP1、KNCE2	钾（IKr）		几乎无
LQT7（Andersen 综合征）	17q23	KCNJ2	钾（IK1）	骨骼异常、周期性瘫痪	几乎无
LQT8（Timothy 综合征）	12q13.3	CACNA1C	钙（ICa-Lalpha）	先天性心脏病、行为异常、认知障碍、肌肉、骨骼疾病和免疫系统疾病	几乎无
JNL 1	11p15.5	KVLQT1、KCNQ1	钾（IKs）	内耳听力损失	几乎无
JNL 2	21q22.1～22.2	KCNE1	钾（IKs）	内耳听力损失	几乎无

（10）电解质紊乱：低钾血症、低钙血症和低镁血症。

（11）心动过缓：完全房室传导阻滞、严重心动过缓、病态窦房结综合征和体温过低。

（12）心肌功能障碍：心肌病、充血性心力衰竭、心肌炎和心脏肿瘤。

（13）内分泌疾病：甲状腺功能减退、甲状旁腺功能亢进和嗜铬细胞瘤。

（14）神经疾病：脑炎、脑外伤、脑出血和脑卒中。

（15）饮食失调：酗酒、厌食和饥饿。

上述药物可导致 QT 间期延长。因此，在 LQTS 患儿中，存在可显著增加尖端扭转型心动过速风险的副作用。

当一种延长 QT 间期的药物与另一种药物竞争时，也可能存在过度延长 QT 间期的风险。因此，必须考虑各自细胞色素 P450 同工酶的抑制剂和基质。

此外，还有一些药物具有促心律失常作用（如肾上腺素、β-2 模拟物、安非他命和哌甲酯等拟交感神经药），或可能导致电解质紊乱（如利尿药），应避免或至少在受影响患者中极为谨慎地使用这些药物。

（二）诊断措施

1. 病史　LQTS 通常在心脏事件(晕厥、心搏骤停)后诊断，或在心电图或家族史中偶然发现。

心电图中长 QT 间期患儿的病史中必须包括以下问题：

（1）晕厥 / 晕厥先兆的病史。

（2）晕厥 / 症状的触发。

（3）心悸。

（4）家族史:猝死、亲属(尤其是年轻人)的急救事件以及亲属的过早死亡。

（5）患儿自身或家庭成员的听力损失（如 Jervell–Lange–Nielsen 综合征）。

（6）患儿自身或家庭成员的肌肉问题、骨骼异常（如 Andersen 综合征）。

（7）患儿自身或家庭成员的行为障碍、认知障碍（如 Timothy 综合征）。

（8）药物史：使用可延长 QT 间期、降低钾或镁的水平或具有促心律失常作用的药物。

> **注**
>
> 某些类型的 LQTS 具有典型的可导致晕厥的触发因素：
> LQTS 1：劳累、游泳。
> LQTS 2：情绪紧张、突然的声响（闹钟、电话铃和门铃）。
> LQTS 3：夜间睡眠。

2. 实验室检查　定期测定包括钾、镁和钙在内的电解质。必须排除甲状腺疾病。心肌酶升高可能提示心肌炎。

通常在疑似病例中进行 LQTS 突变的分子遗传学检测。然而，由于明显的异质性，基因检测耗时、昂贵。只有约 50% 的患者有已知的基因突变，另外 50% 可能有未知的基因突变。因此，分子遗传学证据具有较高的特异性，但敏感性较低。

3. 心电图

（1）LQTS 的典型心电图表现为（表 18.10）：

表 18.10　最常见的几种 LQTS 的临床特征

类型	触发因素	心电图特征
LQTS 1	劳累、游泳	宽底 T 波
LQTS 2	声音信号、精神压力	T 波切迹
LQTS 3	休息和睡眠（心率慢的高危因素）	长等电位段伴 T 波高尖

1）QTc 间隔延长（正常值，见表 18.8）。

2）异常 T 波

①宽基底 T 波（LQTS 1 中常见）。

②凹陷 T 波（LQTS 2 中常见）。

③ T 波交替（形态各异的 T 波）。

3）长等电 ST 段（LQTS 3 中常见；图 18.35）。

4）心动过缓（20%）。

5）QT 离散度：不同心电图导联之间的 QT 间期变异性。约 100ms 的 QT 离散被认为是病理性的，提示存在异质性复极。它促进心律失常的发生。

此外，在 LQTS 的背景下，可能会出现以下发现：

6）二度房室传导阻滞：由于复极时间长，心房冲动仍可能遇到难治性心室肌不能传导。这会导致功能性二度房室传导阻滞。

7）多形性室性期前收缩、室性心动过速。

（2）运动心电图：运动心电图适用于在静息心电图中表现为临界长 QTc 间期的患儿。有时只有在压力下才能检测到 QTc 延长。QTc 间期的最大延长通常在约 2min 后的恢复期。注意：1/3 的患儿在运动试验期间或之后出现室性心律失常。

（3）24h 动态心电图：在评估 24h 动态心电图时，应特别注意以下几点：

① QTc 间期的变化取决于白天的压力和事件。

② T 波形态，T 波交替。

③心动过缓，房室传导阻滞。

④心动过速或室性心律失常，包括尖端扭转型。

4. 超声心动图　在先天性长 QT 综合征中，超声心动图检查结果通常是正常的。然而，也存在获得性的长 QT 间期形式，可能是由心脏异常引起的，如心肌病或心脏病。

5. 确诊　LQTS 的临床诊断基于 Schwartz 于 1993 年发表的研究结果（表 18.11）。诊断标准包括心电图结果、临床检查结果和家族史。应注意，影响心电图的药物会造成心电图假阳性结果。计算 QTc 间期的方式是 bazett 公式。在家族史中，一个被确诊为 LQTS 的家庭成员在 30 岁之前突然死亡，不同时计 2 次分。根据诊断标准，最大可能得分为 9 分。得分超过 3 分可以确诊 LQTS。

6. 鉴别诊断　在鉴别诊断中，LQTS 主要与获得性的 QT 间期延长和其他可能导致晕厥、危及生命的心律失常或心搏骤停的疾病区分开来：

（1）药物诱导的 QT 间期延长。

（2）内分泌或神经性 QT 间期延长。

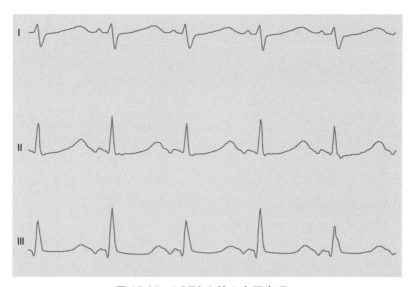

图 18.35　LQTS 3 的心电图表现

（3）心肌功能紊乱。

（4）心动过缓（心动过缓可能导致 QT 间期延长，另一方面，心动过缓也是 LQTS 诊断的重要标准，见表 18.11）。

表 18.11 Schwartz LQTS 诊断标准
（循环 1993；88:782-784）

标准		分值
心电图表现		
QTc 间期	> 480ms	3
	460 ～ 470ms	2
	男性 450ms	1
尖端扭转		2
T 波交替		1
至少 3 个导联见 T 波切迹		1
心率对年龄来说过低（休息时心率低于第 2 百分位）		0.5
临床表现		
晕厥	压力下	2
	无压力时	1
先天性听力丧失		0.5
家族史		
家庭成员有 LQTS 病史		1
有近亲 30 岁前不明原因猝死		0.5

（5）血管迷走神经性晕厥。

（6）癫痫发作。

（7）其他年轻时晕厥或心源性猝死的原因

①梗阻性肥厚型心肌病。

②致心律失常的右心室发育不良。

③ Brugada 综合征。

注

如果有证据证明或合理怀疑存在 LQTS，也应检查家庭成员是否有 LQTS。

（三）治疗

1. 一般措施　LQTS 患儿应注意：

（1）禁止竞技体育（尤其是 LQTS1 和 LQTS2）。

（2）避免游泳和水上运动或仅在监督下进行（尤其是 LQTS 1）。

（3）尽量减少声音警报（如闹钟、电话铃响，尤其是 LQTS 2）。

（4）指导家庭成员和教师学会心肺复苏。

（5）避免使用延长 QT 间期、导致钾、镁流失或心律失常的药物。

2. 药物治疗　预防性 β 受体阻滞药治疗适用于所有 LQTS 患儿。最常用的是普萘洛尔。其他 β 受体阻药剂可能同样有效。普萘洛尔通常 3mg/(kg•d)分 3 ～ 4 次给药，但较低剂量也可能有效。

对于 LQTS3，美西拉汀(钠通道阻滞药)与 β 受体阻滞药联合使用。缺钾、缺镁时可以补充钾、镁。

3. AICD　置入 AICD 是预防高危患儿心脏猝死最有效的治疗方法，适应证为：

（1）高危患儿（即使有常规治疗，仍有心搏骤停、心脏事件复发，如晕厥或尖端扭转等）。

（2）可能有心源性猝死家族史的患儿。

4. 起搏器治疗　心动过缓、窦性停搏和房室传导阻滞在 LQTS 患儿中更常见，易发生尖端扭转。置入起搏器应防止心律失常性心动过缓。心动过缓引起的尖端扭转是常见的，尤其是在 LQTS 3，因此，应特别考虑用起搏器治疗这类患儿。

大多数 AICD 现在也有起搏器功能，因此，通常最好使用这种 AICD，而不是没有除颤器的起搏器。

5. 左颈胸段脊柱切除术　在这个治疗方案中，手术切除左星状神经节和第 4 ～ 5 胸神经节，这是一种抗肾上腺素能治疗。它可能是高危患儿（尤其是 LQTS1）或尽管使用 β 受体阻滞药治疗但仍需 AICD 治疗患儿的一种替代治疗。

（四）预后

未经治疗的患儿死亡率为75%～80%，在β受体阻滞药治疗下，死亡率可显著降低。AICD能明显改善高危患儿的预后。

妊娠与心脏事件风险增加无关，但受累妇女在分娩后尤其容易受到伤害。

晕厥或心源性猝死的危险因素有以下几种：

1.QTc间期明显延长。

2.第一次发作的年轻人。

3.晕厥史。

4.有记录的尖端扭转或心室颤动。

5.先天性听力丧失。

（刘保庆　译）

二十四、短QT综合征

（一）概述

短QT综合征是一种离子通道疾病，与心电图中的QT间期缩短、晕厥、房颤等危及生命的心律失常有关。心脏猝死的风险增加。

1. 流行病学　短QT综合征非常罕见。它主要在没有潜在结构性心脏病的年轻人或健康人中发病。家族性聚类和孤立性病例均已被报道。

2. 病因　短QT综合征是一种遗传性离子通道疾病。迄今为止，编码钾通道的3个基因突变被认为是导致短QT综合征的原因。受影响的基因是KCNH2、KCNQ1和KCNJ2。

（二）诊断

1. 症状　临床表现可以无症状，也可有房颤和晕厥，甚至是心源性猝死。短QT综合征有时表现得很早。家族史上常有猝死。

2. 心电图　以下心电图表现是短QT综合征的典型表现。

（1）短QT间期：330ms的QT间期很可能是短QT综合征。

（2）高T波。

（3）清晰的U波。

短QT综合征的另一个典型特征是房颤。房颤转为窦性心律后，可观察到上述结果。

3. 鉴别诊断　在鉴别诊断中必须排除导致QT间期缩短的其他情况。主要有：

（1）高钙血症。

（2）心动过速。

（3）药物：儿茶酚胺、乙酰胆碱。

（三）治疗

唯一确定的治疗方法是置入AICD。抗心律失常药延长QT间期（如索他洛尔或奎尼丁）的药理学意义尚不明确。

（四）预后

由于短QT综合征最近才被报道，预后不明。然而，令人吃惊的是，短QT综合征有时以恶性心律失常甚至猝死的形式出现在幼童身上。

（刘保庆　译）

二十五、Brugada综合征

（一）概述

Brugada综合征是一种遗传性疾病，与其他健康人群体表心电图的典型变化（不典型的右束支传导阻滞和V_1～V_3导联的ST段抬高）有关，并增加晕厥、室性心动过速和猝死的风险。Brugada综合征是一种遗传性疾病，往往存在正常人体表心电图的典型改变（V_1～V_3导联不典型的右束支传导阻滞和ST段抬高），并增加晕厥、室性心动过速和猝死的风险。

1. 流行病学　该综合征的发病率仅在1991年确定，目前尚不清楚。典型心电图异常的患病率在0.4%～1%，这取决于研究和调查的种族。Brugada综合征主要影响年轻的健康男性，男性的发病率是女性的8倍。Brugada综合征很少在儿童中被诊断出来；它通常出现在40岁左右的人群中。

在亚洲，Brugada综合征被认为是50

岁以下青年人最常见的自然死亡原因。在菲律宾被称为"bangungut"、在日本被称为"pokkuri"、在泰国被称为"lai tai"的疾病可能与 Brugada 综合征有关。

2. 病因　Brugada 综合征是一种遗传性疾病，常染色体显性遗传。男性多发提示性别特异性突出，位于 3 号染色体上编码心脏钠通道的 SCN5A 基因受影响。已经有 60 多个已知的 SCN5A 基因突变。然而，只有 20%～30% 的 Brugada 综合征患儿可以检测到这种基因的突变。LQTS 3 也涉及 *SCN5A* 基因突变。

(二) 诊断措施

1. 症状　Brugada 综合征通常表现为室性心动过速或室颤的突然发作，无先兆症状。根据心律失常的持续时间，可能发生以下情况：

(1) 无症状发展。

(2) 心悸。

(3) 头晕。

(4) 晕厥。

(5) 心脏猝死。

询问复苏后猝死或存活的家族史是很重要。

> **注**
> 由于存在家族聚集性，患儿的家庭成员也应接受 Brugada 综合征检查。

2. 实验室检查　在 Brugada 综合征中，除了对 *SCN5A* 基因突变的分子遗传学检测外，血液化学检查没有特殊变化。确定某些实验室参数以消除鉴别诊断很重要。

(1) 血清电解质尤其是钙和钾：高钙血症或高钾血症可引起与 Brugada 综合征 (ST 段抬高) 相似的心电图改变。

(2) CK-MB、肌钙蛋白 I：排除心肌缺血，导致 ST 段抬高。

(3) 分子遗传学分析：如果临床上怀疑有 Brugada 综合征，则应检测 SCN5A 基因的突变，尽管只有 20%～30% 的病例可以检测到突变。

3. 心电图　Brugada 综合征的诊断建立在 12 导联体表心电图 (视觉诊断) 中。典型的标准是不典型的右束支传导阻滞和 ST 段鞍形或曲线 ("凹形") 抬高。这些变化可能是永久性的，也可能只是间歇性的，或者只有在特定的激发试验后才会发生 (见激发试验，隐匿性 Brugada 综合征)。

无论心电图的变化是永久性、间歇性还仅仅是刺激性的，都存在致死性室性心动过速的风险，这一点很重要。

根据心电图的变化，Brugada 综合征分为 3 种 (表 18.12，图 18.36)。

4. 激发试验　特别重要的是要鉴别患有隐匿性 Brugada 综合征的患儿，在这种综合征中，心电图的变化只是暂时的或在正常心电图中根本看不到。服用一类抗心律失常药物后，隐匿的形式可以被发现，或者以前只有轻微的 ST 段抬高可以被放大。如果 J 波的振幅增加到 2mm 或更大，则认为试验是阳性的。

(1) 激发试验应始终在心电图监测和复苏条件下进行。下列药物可用于激发试验：

表 18.12　基于心电图 V_1 ～ V_3 导联特征的 Brugada 综合征分型

心电图特点	1 型	2 型	3 型
J 波振幅	≥ 2mm	≥ 2mm	≥ 2mm
T 波	负相波	正相或双相波	正相波
ST 段	拱形	马鞍形	马鞍形
ST 段末端	平缓	抬高 ≥ 1mm	抬高 < 1mm

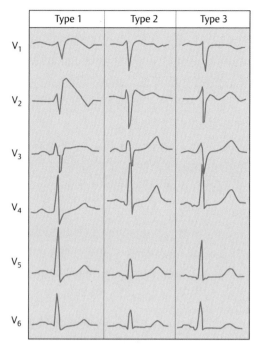

图 18.36　各种类型 Brugada 综合征中 ST 段的典型变化（另见表 18.12）（Wilde 等，2002 年）

①阿马林，1mg/kg，静脉注射超过 5min 或；

②氟卡尼，2mg/kg（最大 150mg），静脉注射超过 10min。

（2）中止标准为：

①阳性结果。

②室性心律失常。

③ QRS 波群增宽 30% 以上。

异丙肾上腺素应该是一种解毒剂。异丙肾上腺素能刺激导致诱发的心电图改变减少。

注

对于不明原因的晕厥或室性心动过速患儿，应考虑隐匿性 Brugada 综合征，必要时应进行药物激发试验。

5.影像学　超声心动图和（或）磁共振用于排除可能的鉴别诊断，如致心律失常性右心室发育不良、肥厚型心肌病、心肌炎或冠状动脉异常。

6.电生理学检查　电生理学检查用于检查是否可以诱发室性心动过速。然而，预测值并不清楚。在约 50% 的患儿中，也发现 HV 间期延长（希氏系统的房室束传导减慢）。

7.鉴别诊断　鉴别诊断主要包括右心前区导联 ST 段抬高的其他原因及其引起的晕厥或心源性猝死。

（1）右心前区导联 ST 段抬高的其他原因

①心肌缺血、心肌梗死。

②心肌炎、心包炎。

③致心律失常性右心室发育不良（epsilon 波）、心肌病。

④不典型右束支传导阻滞。

⑤左心室肥厚。

⑥自主神经系统变化（如迷走神经张力增高）。

⑦高钙血症、高钾血症。

（2）其他导致晕厥或心脏猝死的原因

①肥厚型心肌病。

②长 QT 综合征。

（三）治疗

唯一有效的治疗方法是置入 AICD。抗心律失常药物不能绝对预防猝死。在 Brugada 综合征中，AICD 的置入在过去有过晕厥和室性心动过速或心搏骤停存活的患儿中是明确的。然而，在无猝死家族史的完全无症状的患儿中是否也应安装 AICD 仍存在争议。此外，还有一些药物与 Brugada 综合征患儿的心律失常有关。这些药物应该避免使用。药物列表可在 www. brugadrugs.org 上找到。

（四）预后

没有适当的治疗（AICD），Brugada 综合征患儿预后不良。即使在隐匿性 Brugada 综合征中，猝死的风险也很高。约 1/3 已患有晕厥或室性心动过速的患儿在 2 ～ 3 年再次出现危及生命的心律失常。

（刘保庆　译）

第 19 章 心力衰竭

（一）概述

1. **定义** 心力衰竭是指心脏不能泵出有效的心输出量，以满足身体的代谢需要和提供足够的氧气。根据受累部位不同，分为左心衰竭、右心衰竭和全心衰竭。也可根据病程不同，分为急性心力衰竭和慢性心力衰竭。

2. **流行病学** 目前尚无儿童和青少年心力衰竭的确切流行病学数据。每千名出生人口中先天性心脏病发生 8 ~ 11 例，发生率约 1%。仅有少量发生心力衰竭症状，约占出生人口的 0.1% ~ 0.2%。

3. **病因** 心力衰竭是由先天性或后天性心脏病引起的，这种疾病会导致心脏体积或压力超负荷，或心肌功能不全（表19.1）。此外，心律失常可造成心排血量不足。

儿童先天性心脏病导致心脏容量或压力负荷过重是心力衰竭的最常见原因。容量过大如大室间隔缺损（VSD）、动脉导管未闭（PDA）或房室间隔缺损（AVSD）。压力负荷过重，如主动脉瓣狭窄（AS）、主动脉缩窄（COA）或二尖瓣狭窄（MS）。

临床上不同的先天性心脏病的心力衰竭症状有如下几类（表19.2）。例如，大量左向右分流型先天性心脏病常在出生后6 ~ 8 周肺阻力下降时发生心力衰竭。房间隔缺损（ASD）常在患者成年后发生心力衰竭。大部分法洛四联症患儿不发生心力衰竭，因为大量分流产生的影响被肺动脉狭窄中和了。

4. **病理生理** 身体通过各种代偿机制对心脏泵血能力下降做出反应，最初可改

表 19.1　急性和慢性心力衰竭的病因

病理性前负荷
● 分流缺损
● 瓣膜反流
病理性后负荷
● 瓣膜狭窄
● 流出道梗阻
● 动脉高血压
● 肺高压、肺栓塞、支气管阻塞
心肌收缩力减弱或心室充盈受限
● 心肌病
● 心肌炎
● 心包炎
● 心肌缺血
● 川崎病
● 心内膜炎
● 败血症
● 酸中毒
● 严重的低氧血症、外周缺氧
● 代谢紊乱
● 中毒性心肌损害（如蒽环类药物）
病理性心率
● 心动过速和心动过缓

善身体的血液供应，但随着时间的推移，心脏状况逐步恶化。

（1）神经内分泌系统激活：交感神经张力的增加及儿茶酚胺释放的增加起初会引起心率和收缩力的增加。然而，随着时间的推移，β肾上腺素受体下调，使儿茶酚胺对心脏的作用降低。由于体循环血管阻

表 19.2　先天性心脏病的典型表现

心脏病变	特征表现
胎儿期表现	
● 胎心过快 ● 完全性房室阻滞 ● 严重的瓣膜反流（如严重的三尖瓣下移畸形） ● 大的房室畸形 ● 重度贫血	临床表现：胎儿水肿
出生时的表现	
● 左心发育不良综合征（HLHS）伴限制性卵圆孔 ● 严重的瓣膜反流（如三尖瓣下移畸形） ● 严重的房室畸形	临床表现：心源性休克
出生第 1 周的表现	
● 大动脉转位（TGA） ● 完全性肺静脉异位连接伴肺静脉梗阻 ● 严重的主动脉或肺动脉狭窄 ● 左心发育不良综合征（HLHS）	临床表现：紫绀和心源性休克
● 早产儿动脉导管未闭（PDA）	早产儿不能像足月儿一样代偿容量超负荷
出生第 1 个月的表现	
● 主动脉重度缩窄	
● 早产儿室缺	早产儿不能像足月儿一样代偿容量超负荷
出生第 2～4 个月的表现	
● 房室间隔缺损 ● 大室间隔缺损 ● 大动脉导管未闭 ● 共同动脉干	左向右分流过多的心脏缺损常在 6～8 周肺血管阻力下降时出现症状
● 左冠状动脉异常起源于肺动脉（ALCAPA）	肺血管阻力下降时出现窃血现象

力增加，导致后负荷增加。

肾素 - 血管紧张素 - 醛固酮系统(RAAS)的激活导致血管收缩引起的后负荷增加，以及水钠潴留引起的前负荷增加。抗利尿激素（ADH）分泌增加导致水潴留。

压力和容量负荷的增加也会导致一氧化氮（NO）和钠尿肽（ANP，心房钠尿肽）、脑钠肽（BNP）和 C 型尿钠肽（CNP）的激活。它们引起血管扩张，并抑制 RAAS 和尿钠，实际上是一种反调节机制。

N 端前脑钠肽（NT-pro-BNP）是 BNP 的前体，也是心力衰竭的化学标志物。血清钠尿肽水平随着心力衰竭的加重而升高。

重组 BNP、奈西立肽，因其血管扩张作用，目前正用于治疗急性心力衰竭的临床试验。

（2）Frank–Starling 机制：前负荷的增加（如通过激活 RAAS 系统和增加 ADH 的分泌）引起心肌收缩力的增强和心排血量增加。但随着时间的推移，也会增加舒张末压和后负荷（也是神经内分泌代偿的后果），导致心泵功能减退。

（3）心肌肥厚：慢性容量负荷过重导致心腔扩张致离心性肥厚。与之相反，压力负荷过重会导致向心性肥厚，心壁厚度增加。这些重塑过程起初改善了心脏的泵血功能，但随着肥厚的加重，心肌需氧量不成比例地增加。

（二）诊断

1. 症状 大多数患儿为全心衰竭，很难区分右心衰竭和左心衰竭。

婴幼儿有喂养困难、发育不良、呼吸急促和出汗增多（尤其是前额）的病史。较大儿童的主要症状是呼吸困难或在压力下呼吸短促、易疲劳，眼睑或足部水肿。

在临床检查中，以下症状和体征提示有心力衰竭发生。

（1）心动过速：由于交感神经张力增加。

（2）奔马律：第 3 或第 4 心音可能是僵硬的心室快速充盈的体征。

（3）四肢冰冷、皮肤苍白，毛细血管再灌注时间延长：交感神经激活时周围血管收缩和周围灌注减少的体征。

（4）呼吸急促、呼吸困难、肋下及肋间凹陷和端坐呼吸：呼吸急促是肺血流量过大、肺水肿的临床表现，伴有心力衰竭

进展，通气功能持续受损。呼吸困难，伴肋下及肋间凹陷。肺水肿会导致细啰音。频繁的肺部感染也是由于肺血流量过大造成的。干咳也可能是肺血流过多或肺充血的体征。

（5）脉搏迟缓：触诊时动脉搏动。

（6）奇脉。

（7）紫绀：肺水肿是外周氧气利用率增加或气体交换差的体征。紫绀也可能是右向左分流增多的体征。

（8）肝大：右心衰竭或全心衰竭时出现全身静脉充血的体征。

（9）颈静脉怒张：主要发生在年龄较大的儿童和成年人身上，是体循环静脉淤血的体征。在幼儿中很少见到。

（10）水肿：主要是儿童眼睑水肿。周围性水肿较成人少见。

与成年人一样，儿童心力衰竭根据严重程度分为 NYHA 4 级。分类标准已根据儿童特征予以修订（表 19.3）

2. 心电图 不是评估心力衰竭的特征性指标。窦性心动过速是典型的临床表现。心律失常是心力衰竭的原因之一，也需要排查。此外，潜在的心脏病变也可从心电图中发现（如心肌炎）。

表 19.3 纽约心脏协会（NYHA）儿童心力衰竭分级

NYHA 分级	症 状
I	日常活动不受限 普通的日常活动不会诱发症状（疲乏、大汗和呼吸急促）
II	日常活动轻微受限 安静时无不适 剧烈活动诱发症状（疲乏、大汗和呼吸急促）
III	日常活动严重受限 安静时无不适 稍有体力活动即诱发症状（疲乏、大汗和呼吸困难）
IV	任何活动，甚至安静时都有不适 任何活动，甚至安静时都有不适，症状包括大汗、呼吸困难或紫绀 卧床、心脏营养不良或恶病质

3. 胸部 X 线　心力衰竭的主要临床表现是心脏增大。此外，常有肺血流量增加的体征。间质性肺水肿时，表现为肺门处条纹增多；肺泡水肿时，表现为弥漫性混浊（俗称"磨砂玻璃"）。

4. 超声心动图　通过超声心动图可以诊断潜在的先天性或后天性心脏缺陷。心包或胸腔积液可以靠超声心动图确诊或排除。此外，还应评估心室的大小、壁厚以及收缩和舒张功能。左心室收缩功能可用缩短率和射血分数来描述。左心室舒张功能可用流入二尖瓣的血量计算。

5. 实验室检查　以下特征性的实验室改变是由于器官和组织灌注的恶化，或是在心力衰竭期间发生的代偿机制的标志：

（1）低钠血症：由水潴留或尿钠增加造成。

（2）乳酸上升：组织缺氧的表现。在分流型缺损中，组织低氧血症提示体肺循环失衡（肺灌注增加，体循环血流减少）。

（3）呼吸性酸中毒：肺血流增多或肺水肿引起 CO_2 堆积和氧分压降低。

（4）转氨酶增加：由于肝淤血，肝酶水平可能增加。

（5）肾功能参数升高：肌酐和尿素水平升高提示心力衰竭导致了肾衰竭的发生。

（6）尿比重增加：蛋白质和钠排量增加的结果。

（7）血浆儿茶酚胺水平升高：由于神经体液代偿机制，心力衰竭患儿血浆去甲肾上腺素和肾上腺素水平升高。在成年人中，去甲肾上腺素水平升高与预后不良有关。

（8）NT-pro-BNP：脑钠肽的前体，目前是临床常规实验室检查心力衰竭的标志物。

（三）治疗

在慢性心力衰竭的治疗中，首要的是病因的治疗。此外，必须消除加重心力衰竭的因素（如心律失常、感染和贫血）。在不同的阶段使用不同的药物来改善临床症状和长期病程。有时，药物治疗只是最终治疗（如先天性心脏缺陷的矫正手术）前的临时措施。

1. 病因治疗

（1）以下疾病可进行病因治疗

①先天性或获得性心脏病：目前，大多数心脏缺陷可以通过手术或导管介入治疗，或至少是姑息性治疗来矫正。对于未矫治的缺陷，后续可能需要进行抗充血药治疗。

②心律失常：心律失常可引起或加重心力衰竭，用抗心律失常药、心脏电复律或起搏器恢复心律。

③动脉高血压：应用降压药治疗动脉高血压。

④代谢性和储存性疾病：一些代谢性和储存性疾病可以针对病因治疗。因铁储积病引起的心肌衰竭可以用去铁灵降低铁负荷过重。甲状腺功能紊乱者，优选激素替代治疗。

（2）一般步骤（普通治疗）

①卧床休息，抬高上半身。

②如果出现呼吸系统症状需给氧。在左向右分流的心脏缺损和左心发育不良综合征（HLHS）中，给氧时需要注意肺阻力降低，左向右分流增加，导致肺血流增加，影响了体循环灌注。随着心力衰竭的临床症状加重，乳酸水平随之增加。

③在急性失代偿期，液体限制在正常年龄需求的 75%。住院患者每天称体重，并保持出入量平衡。

④维持正常体重（失代偿期严禁运动）。

⑤低盐饮食：避免高盐饮食如薯条，不要往食物中加盐。

⑥在急性失代偿时，可能需要镇静，以避免兴奋和不安引起的不必要的氧气消耗。注意大多数镇静药会引起血压下降，

并可能导致急性心脏失代偿。因此，在紧急情况下，可能会使用引起血压升高的氯胺酮。镇静时需备好急救药物以防万一。

⑦必要时行机械辅助通气：以消除呼吸费力，减少需氧量。

⑧代谢性酸中毒的代偿：酸中毒时儿茶酚胺的作用降低。

⑨贫血的代偿：严重贫血意味着心输出量增加以满足机体的需氧量。根据原发病不同，目标血细胞比容（Hct）水平控制在 30%～ 45%。

随着乳酸水平升高，代谢性酸中毒增加，儿茶酚胺的需要增加才能达到满足利尿的血压水平，中心静脉血氧饱和度较低（比动脉血氧饱和度低 40% 以上，是外周血氧摄取增加的标志）提示病情恶化。

2. 心力衰竭的药物治疗　慢性心力衰竭的药物治疗是分阶段的（表 19.4）。现代疗法的主要目的是突破最终会导致预后恶化的神经体液代偿机制。因此，应用了 ACEI 和 β 受体阻滞药。利尿药和强心苷主要用于症状治疗。

（1）ACEI：ACEI 是治疗慢性心力衰竭的基础用药，适用于 NYHA 1 级及以上的患儿（表 19.5）。它们改善血流动力学状况和心室功能，抑制 RAAS 系统，降低神经体液活性。但需谨慎应用，逐渐增加 ACEI 的剂量，因为它们可能导致血压下降并引起肾衰竭。它们也可能导致血钾升高，

特别是在与螺内酯合用时。如果由于干咳、刺激性咳嗽而不能耐受 ACEI 者（典型的副作用，但在儿童中非常罕见），可换成血管紧张素拮抗剂。

（2）β 受体阻滞药：β 受体阻滞药也是长期抗充血治疗的一环（表 19.5）。它们保护心脏免受慢性 β- 肾上腺素能的刺激，降低心脏的需氧量。没有内在交感神经活性的 β 受体阻滞药主要用于治疗儿童心力衰竭，主要是美托洛尔、普萘洛尔、比索洛尔或卡维地洛。

β 受体阻滞药适用于 NYHA II 级及以上（如存在高血压，则适用于 I 级）患儿。但这些药物只能用于病情稳定的患儿，用量需逐渐增加，并在密切监测下使用。剂量增加，2～ 3 个月才能达到目标剂量。如果在 β 受体阻滞药治疗期间心力衰竭恶化或血压下降，则必须减缓剂量增加，并优化抗充血治疗。支气管狭窄和明显的房室传导阻滞者禁用。

（3）醛固酮拮抗剂：醛固酮拮抗剂用于 NYHA III 级及以上心力衰竭的辅助治疗（表 19.5）。在成年人中，醛固酮拮抗剂对预后的益处超过利尿作用，但有发展为高钾血症的趋势，可能与联合应用 ACEI 相关。醛固酮拮抗剂也可用于有低钾血症的 NYHA II 级心力衰竭患儿。

（4）利尿药：利尿药适用于有液体潴留的情况，通常是指 NYHA III 级及以上的

表 19.4　慢性心力衰竭分级药物治疗

药物	NYHA I	NYHA II	NYHA III	NYHA IV
ACEI	+	+	+	+
β 受体阻滞药	仅用于高血压	+	+	+
袢利尿药	－	仅用于水潴留	+	+
噻嗪类药	仅用于高血压	仅用于水潴留	加强袢利尿药的作用	加强袢利尿药的作用
醛固酮拮抗剂	－	仅用于低钾血症	+	+
强心苷	－	－	+	+

表 19.5 治疗慢性心力衰竭药物推荐剂量（DGPK 德国儿童心脏病协会 2007 年指南）

药物	初始剂量 [mg/（kg·d）]	目标剂量 [mg/（kg·d）]
ACEI		
卡托普利	3×0.1	1～3
依那普利	2×0.03	0.15～0.3
β 受体阻滞药		
倍他乐克	2×0.1～0.2	1～2.5
卡维地洛	2×0.05～0.1	0.5～0.8
比索洛尔	1×0.02	0.15
利尿药		
呋塞米		2（～10）
氢氯噻嗪		2～4
螺内酯		2～4
强心苷		
地高辛	目标血清水平 0.5～0.9ng/ml	

心力衰竭（表 19.5）。然而，利尿药可引起神经体液代偿机制的不良刺激，因此，常联合 ACEI、β 受体阻滞药及醛固酮拮抗剂使用。通常使用髓袢类利尿药，如效果不佳，可联合噻嗪类利尿药使用。应监测患儿钾、镁的流失情况。氯离子丢失可能引起碳酸氢盐的吸收增加，导致低氯性代谢性碱中毒。此外，髓袢类利尿药可能有耳毒性，也可引起肾钙质沉着症。

（5）强心苷：近年来，强心苷类药物在心力衰竭治疗中的重要性有所下降，目前认为它适用于 NYHA Ⅲ级及以上的心力衰竭（表 19.5）。需维持较低的血清水平。强心苷对降低心率和神经体液代偿有潜在的积极作用。利尿药治疗时可能发生低血钾，会增加洋地黄毒性，需密切监测。

（6）磷酸二酯酶抑制药和钙增敏药。磷酸二酯酶抑制药（如米力农）和钙增敏药（左西孟旦）可静脉用药，治疗难治性心力衰竭。它们通常作为其他措施如置入

机械辅助装置或心脏移植前的过渡治疗。

（7）心内除颤器：心内除颤器（ICD）用于心力衰竭患儿因室性心动过速晕厥或复苏后的二级预防。

（8）心脏再同步化治疗：双心室起搏器刺激可优化心肌收缩过程，可用于严重心力衰竭和左束支传导阻滞引起的非同步心室收缩的患儿。

（9）心脏移植：心脏移植是治疗高死亡率难治心力衰竭患儿的最后选择。

3. 急性心力衰竭的药物治疗 急性心力衰竭药物治疗的首要任务是增加心肌收缩力，维持足够的血压以及降低后负荷（表 19.6）。难治性心力衰竭，可能需要机械循环辅助装置（VAD 或 ECMO，见第 27 章）作为过渡治疗。

（1）儿茶酚胺类药：儿茶酚胺通过激动 β_1 和 β_2 受体作用于心脏。它们引起心肌收缩力增加和心率增快，并加速兴奋的传导和冲动形成。α 受体介导血管收缩，β_2 受体介导血管舒张。需要注意的是，儿茶酚胺会增加心肌耗氧。

不同的儿茶酚胺以各种不同的方式激动对应的受体，作用方式也各不相同（表 19.7）。

（2）多巴胺：多巴胺通过激动 β_1 受体具有正性肌力作用，并通过激动 α 受体引起血管收缩。激动特定的多巴胺受体可引起肠系膜和肾脏的血管扩张。然而，多巴胺的作用是剂量依赖性的。小剂量的主要作用是增加肾灌注；中等剂量增加收缩力；大剂量时，主要引起血管收缩。

以前，多巴胺常低剂量使用，以刺激利尿（"肾剂量"），但现在人们对它的使用更加谨慎，不再常规使用。且多巴胺已被证明没有肾脏保护作用。多巴胺还会导致肠绒毛微循环恶化，抑制神经垂体激素的形成，并引起细胞和体液免疫的变化。因此，多巴胺不再在心力衰竭的治疗中起作用。

表 19.6　治疗急性心力衰竭的基本药物剂量（根据 2007DGPK 指南修改）

药 物	剂 量
儿茶酚胺类药	
多巴胺	5 ～ 10（～ 15）μg/（kg·min）
肾上腺素	0.01 ～ 0.5 ～ 2μg/（kg·min）
去甲肾上腺素	0.01 ～ 0.1 ～ 1μg/（kg·min）
磷酸二酯酶抑制药	
米力农	至少 15min 内给予 50ug/kg 作为负荷量，之后 0.25 ～ 1μg/（kg·min）
血管扩张剂	
硝普钠	0.5 ～ 5μg/（kg·min）（如果长期或大剂量使用，加 10 倍剂量的硫代硫酸钠）
硝酸甘油	0.5 ～ 3μg/（kg·min）（降低前负荷） 3 ～ 20μg/（kg·min）（降低后负荷）
一氧化氮	2 ～ 5 ～ 40ppm（混入气体中吸入）
前列环素（依前列醇）	5 ～ 20ng/（kg·min）
伊洛前列素 IV	0.5 ～ 4ng/（kg·min）
利尿药	
呋塞米	每次 0.5 ～ 1 ～ 2mg/kg 静脉注射 10（～ 20）mg/（kg·d）持续

表 19.7　不同儿茶酚胺类药的血流动力学作用

儿茶酸胺	心排量	收缩力	心率	体循环血管阻力	肺循环血管阻力
多巴胺	↑↑↑	↑	↑	↓	↓
去甲肾上腺素	↑	↑	↔	↑↑	↔
肾上腺素	↑↑	↑	↑	↑	↑
• 0.5 ～ 3μg/（kg·min）	↑	↑	↑	↓	↓
• 3 ～ 8μg/（kg·min）	↑↑	↑	↑	↓	↓
• > 8μg/（kg·min）	↑↑	↑	↑	↑↑	↔（↑）

（3）多巴酚丁胺：多巴酚丁胺通过激动 β_1 和 β_2 受体提高心肌收缩力，降低全身阻力。由于可增加心率和心输出量，多巴酚丁胺是儿茶酚胺类正性肌力药的首选。然而，由于血管扩张作用，如果心输出量增加不足，血压可能会下降。多巴酚丁胺常与米力农结合。与去甲肾上腺素联合使用可增加血压。

（4）肾上腺素：肾上腺素能有效地激动 α 和 β 受体。在小剂量时，会引起心肌收缩力和心率增加；在大剂量时，主要作用是血管收缩。肾上腺素被用作严重急性心力衰竭的过渡治疗，但它会引起心肌耗氧量的增加。它也是儿茶酚胺类复苏的首选，经常与米力农或硝普钠联用。

（5）去甲肾上腺素：与肾上腺素相比，去甲肾上腺素对血管收缩力的增加没有对阻力的增加那么明显。因此，当遇到败血症或过敏反应引起的严重低血压时，需应用去甲肾上腺素增加全身阻力。

（6）磷酸二酯酶抑制药。磷酸二酯酶抑制药抑制环腺苷酸（cAMP）的分解，引起细胞 cAMP 水平升高，导致心肌收缩力增加和血管扩张（全身阻力降低）。因此，磷酸二酯酶抑制药被称为"正性肌力 - 血管扩张剂"。与儿茶酚胺相比，磷酸二酯酶抑制药的半衰期更长，更难掌控。

最常用的磷酸二酯酶抑制药是米力农和依诺西酮，用于治疗严重的急性心力衰竭，常与儿茶酚胺联合使用。

（7）血管扩张药：在小儿心脏重症监护病房，硝普钠和硝酸甘油是常用的血管扩张药，可减少体循环阻力，减轻后负荷。一氧化氮和前列腺素（前列环素、伊洛前列素）用于降低肺血管阻力。

（8）硝普钠：硝普钠是强效一氧化氮供体，对血管平滑肌有很强的扩张作用，半衰期仅数分钟，需要持续避光静脉输入。硝普钠含氰化物，长期大剂量静脉输入时需加入 10 倍剂量的硫代硫酸盐解毒。硝普钠用于治疗急性左心衰竭。

（9）硝酸甘油：硝酸甘油也是一种一氧化氮供体，但不如硝普钠强效。小剂量时，主要扩张静脉。大剂量时对动脉也起作用。

（10）一氧化氮（NO）：NO 直接作用于平滑肌起血管扩张作用。当吸入的气体中加入 NO 时，它对肺血管阻力有高度选择性的作用，常用于选择性地降低肺血管阻力，如肺动脉高压。然而，NO 与血红蛋白起反应会引起高铁血红蛋白。必须定期监测高铁血红蛋白浓度，不得超过 3%。此外，必须持续监测吸入气体中的 NO_2 浓度，NO_2 浓度超过 3ppm 的可导致中毒性肺水肿。

（11）前列环素：前列环素属于前列腺素类药，是一种必须连续静脉输入的短效血管扩张药。合成的前列环素称为依前列素。它同时作用于肺动脉和全身动脉，主要用于降低肺血管阻力，治疗严重的肺阻力危象。也作为肺动脉高压和肺源性心脏病的过渡治疗。主要副作用包括血压下降和抑制血小板聚集。

（12）伊洛前列素：伊洛前列素也属于前列腺素类药，但其半衰期较依前列素长 20 ～ 30min。它可以雾化吸入使用。

（13）利尿药：利尿药通常采用静脉注射治疗急性心力衰竭，可降低前负荷。呋塞米（速尿）最常用，有时与另一种袢利尿药依他尼酸联用。

（14）机械循环辅助：机械循环辅助可能成为治疗难治性心力衰竭的必要手段。小儿心力衰竭可选择置入"心室辅助装置"（VAD）或 ECMO（参见第 27 章），作为心脏功能恢复或心脏移植前的过渡治疗。

（15）心脏移植：心脏移植是最后的选择，但由于供体严重短缺，手术受到了限制。

（四）预后

心力衰竭的预后在很大程度上取决于潜在的病因。先天性心脏病是儿童心力衰竭最常见的原因，通常可以通过手术或导管介入治疗予以纠正或减轻。有关心肌病和心脏移植的预后，请参阅相关章节。

（曾　珠　译）

第 20 章　动脉高血压

一、概述

（一）定义

动脉高血压是指收缩压和（或）舒张压超过特定性别组第 95 百分位（根据年龄和体型不同划分）（表 20.1）。至少需要分别测量 3 次。

以下公式可以作为经验判断血压上限：

1. 1 ～ 10 岁儿童

收缩压（mmHg）：100 +（年龄 ×2）

舒张压（mmHg）：60 +（年龄 ×2）

2. 11 ～ 17 岁的儿童和青少年

收缩压（mmHg）：100 +（年龄 ×2）

舒张压（mmHg）：70 +（年龄 ×2）

（二）流行病学

目前，德国儿童和青少年的高血压发病率为 1%～ 3%，且仍在增加。

（三）分类与病因

高血压分为原发性高血压和继发性高

表 20.1　儿童和青少年 24h 动态血压监测的正常值与性别、身高的关系（Soergel 等，1997 年）

男孩的平均值（mmHg）					
白天		夜间		24h	
身高（cm）	第 50 百分位	第 95 百分位	第 50 百分位	第 95 百分位	第 50 百分位	第 95 百分位

身高（cm）	第 50 百分位	第 95 百分位	第 50 百分位	第 95 百分位	第 50 百分位	第 95 百分位
120	112/73	123/85	95/55	104/63	105/65	113/72
130	113/73	125/85	96/55	107/65	105/65	117/75
140	114/73	127/85	97/55	110/67	107/65	121/77
150	115/73	129/85	99/56	113/67	109/66	124/78
160	118/73	132/85	102/56	116/67	112/66	126/78
170	121/73	135/85	104/56	119/67	115/67	128/77
180	124/73	137/85	107/56	122/67	120/67	130/77

女孩的平均值（mmHg）					
白天		夜间		24h	
身高（cm）	第 50 百分位	第 95 百分位	第 50 百分位	第 95 百分位	第 50 百分位	第 95 百分位

身高（cm）	第 50 百分位	第 95 百分位	第 50 百分位	第 95 百分位	第 50 百分位	第 95 百分位
120	111/72	120/84	96/55	107/66	103/65	113/73
130	112/72	124/84	97/55	109/66	105/66	117/75
140	114/72	127/84	98/55	111/66	108/66	120/76
150	115/72	129/84	99/55	112/66	110/66	122/76
160	116/72	131/84	100/55	113/66	111/66	124/76
170	118/72	131/84	101/55	113/66	112/66	124/76
180	120/72	131/84	103/55	114/66	113/66	124/76

血压。继发性高血压是由一些可以治疗的因素引发的。

（四）原发性高血压

原发性高血压的原因不明。可能与多种因素有关，包括遗传倾向、环境因素、生活方式和种族起源。美国有研究表明，即使在儿童和青少年中，原发性高血压也在增加。这些患儿中有许多是肥胖的，并且有高血压家族史。这种类型的高血压和脂代谢异常及糖耐量异常（代谢综合征）有关，特别是超重患儿。

（五）继发性高血压

1.肾病 约占继发性高血压的 90%。

（1）肾血管疾病：新生儿高血压中大约 50% 有肾血管疾病。

①先天性肾动脉狭窄。

②全主动脉复杂的畸形（主动脉中段综合征）。

③纤维肌肉发育不良引起的肾动脉狭窄（与 I 型神经纤维瘤病相关）。

④肾血管血栓形成（尤其是脐带血管导管术后）。

⑤肾移植术后。

（2）肾实质疾病：肾实质疾病是婴儿和学龄儿童继发性高血压的最常见因素。例如：

①局灶性节段性肾小球硬化。

②系膜增生性肾小球肾炎。

③膜增殖性肾小球肾炎。

④急性进展性肾小球肾炎。

⑤ IgA 肾炎。

⑥糖尿病肾病。

⑦ HIV 肾病。

⑧肾实质瘢痕和反流性肾病。

⑨血管炎（系统性红斑狼疮、肉芽肿性血管炎和多血管炎）。

⑩溶血性尿毒症综合征。

⑪多囊肾（在常染色体隐性遗传中，严重高血压通常在出生时就已存在）。

⑫ Alport 综合征。

⑬肾发育不良。

⑭代谢性疾病（如膀胱炎、草酸中毒）。

2.心血管病

（1）主动脉缩窄的主要症状：上肢血压升高，下肢血压降低（即使在手术或导管介入术后，上肢仍会持续高血压）。

（2）其他罕见因素

①主动脉弓发育不良。

②主动脉中段综合征。

③大动脉炎。

④主动脉瘤。

⑤颈动脉狭窄。

⑥川崎病后。

3.内分泌疾病

（1）库欣综合征，类固醇治疗。

（2）肾上腺性征异常症。

（3）嗜铬细胞瘤（儿童罕见，通常与 I 型神经纤维瘤有关）。

（4）神经母细胞瘤（然而，常不伴高血压）。

（5）甲状腺功能亢进危象。

（6）醛固酮增多症、假性醛固酮增多症（如低钾血症、碱中毒）。

4.神经源性疾病

（1）颅内压（如脑肿瘤、外伤）。

（2）中枢神经系统炎症（如 Guillain-Barré 综合征，脑炎）。

5.药物和毒性因素

（1）药物：类固醇、环孢素 A、拟交感神经药和咖啡因。

（2）甘草摄入过量。

（3）汞中毒。

6.其他原因

（1）支气管肺发育不良。

（2）高钙血症。

（3）卟啉症。

（4）先天性卵巢发育不良。

（5）马方综合征。

（6）镰状细胞性贫血。

（7）睡眠呼吸暂停。

> **注**
>
> 排除原发性高血压。患儿越小，血压越高，继发性高血压的可能性越大。在儿童中，75%以上的病例是继发性高血压。青少年中约有50%的病例是继发性高血压。
>
> 继发性高血压最常见的原因是肾病。最常见的心血管原因是主动脉缩窄。

二、诊断措施

（一）症状

高血压起初无症状，常在测量血压时偶然发现。

典型症状包括头痛、头晕、呕吐、鼻血、面色苍白、视物模糊及继发性高血压潜在疾病的症状。在高血压危象中，主要症状是神经系统症状，如头痛、视物模糊和意识丧失直至癫痫发作。肺水肿时可能发生严重的呼吸困难。

（二）病史

需要详细询问：

1. **新生儿期**　脐带血管置管、早产和支气管肺发育不良。

2. **药物史**　类固醇、拟交感神经药、激素（如避孕药）和环孢素 A 的使用。

3. **家族史**　高血压、心肌梗死、脑卒中和代谢紊乱（如糖尿病、脂代谢紊乱）。

（三）体格检查

体检的临床表现详见表 20.2。

定期测量血压作为筛查或手术前测量十分必要，尤其是对有以下危险因素的患儿：肾病、心脏病、糖尿病、Ⅰ型神经纤维瘤、Turner 综合征、马方综合征、肥胖、早产、家族史和正在使用类固醇、环孢素 A、拟交感神经药或激素的患儿。

测量血压时取坐位。袖带的宽度应该是上臂长度的 2/3 左右。袖口太窄会导致测

表 20.2　临床表现与可能的诊断

临床表现	可能的诊断
上下肢存在血压差异，股动脉搏动减弱	主动脉缩窄，主动脉中段综合征
腹部血管杂音	肾动脉狭窄，主动脉中段综合征
纹路、肥胖和生长迟缓	库欣综合征
光敏、关节痛	系统性红斑狼疮
咖啡牛奶斑	Ⅰ型神经纤维瘤
皮肤色素不足（白斑）	结节性硬化症
身材矮小和贫血	慢性肾衰竭
心动过速，甲状腺肿	甲状腺功能亢进
圣痕综合征	Turner 综合征，马方综合征

得的血压比实际值高；袖口太宽会导致测得的血压比实际值低。

> **注**
>
> 测量一侧上臂有高血压的患者，还必须再测量另一侧上臂和下肢血压。

持续测量血压者，袖带须绑在活动少的上臂，主动脉缩窄者测量右臂血压。白天间隔 15min，夜间间隔 30min 测量 1 次。记录患儿的活动清单。

除了收缩压、舒张压和平均压，夜间血压大幅度下降需引起注意。正常情况下，夜间血压比白天下降 10%～20%。夜间血压如无下降，提示可能存在继发性高血压。

（四）超声心动图

超声心动图常用来排除主动脉缩窄、主动脉弓发育不良或主动脉中段综合征。此外，左心室肥厚也需排除，同时确定舒张和收缩期后壁的厚度。

（五）腹部及腹膜后超声检查

超声检查评估肾脏大小和肾实质，排除肾脏异常（囊肿、反流）和肾实质瘢痕。多普勒超声扫描肾动脉，可排除肾动脉狭

窄。此外，还要评估肾上腺，以及排除腹部肿瘤。

（六）肾显像

应用 ACEI 后，肾动脉狭窄后肾血流量明显减少。如果检查呈阳性，应随后进行肾血管造影。

（七）肾血管造影

肾血管造影是诊断肾动脉狭窄的金标准。治疗肾血管狭窄时，导管介入球囊扩张或支架治疗可同时进行。此外，还可选择性测定左、右肾动脉肾素活性。

> **注**
>
> 肾血管造影是诊断肾动脉狭窄的金标准。

（八）螺旋 CT/ 磁共振

一般来说，螺旋 CT/ 磁共振可以对较大患儿的肾血管做出很好的评估。

（九）眼底镜检查

眼底镜检查可排除继发性高血压性视网膜病变。

（十）实验室检查

标准的诊断学检查包括：

1. 全血细胞计数、Na、K、Cl、pH、肌酐、尿素、血糖、胆固醇、总蛋白、白蛋白、血浆肾素和促甲状腺激素。

2. 尿液：尿常规、尿儿茶酚胺（香草扁桃酸）。

其他需要考虑的诊断检查包括 24h 皮质醇、醛固酮、促肾上腺皮质激素、C3/C4补体、抗核抗体、血气分析和 HIV。

三、治疗

除了病因治疗外，治疗目标还包括缓解症状、预防终末器官损伤及减少并发症，如心血管疾病发病率的增加。

（一）常规治疗

以下一般措施可改善高血压：

1. 低盐饮食(少于 100mmol 或 2.5g/d)。

2. 富含钾和钙的饮食（肾衰竭除外）。

3. 降低体重。

4. 增加体力活动（但难以控制的高血压患者禁止等长负荷运动，如力量训练或竞技自行车）。

5. 戒烟酒。

6. 治疗其他疾病，如高胆固醇血症或糖尿病。

（二）病因治疗

继发性高血压需治疗病因。典型病因和治疗如下：

1. 主动脉缩窄　手术、球囊扩张或支架置入术。

2. 肾动脉狭窄　手术、球囊扩张或支架置入术。

3. 产生激素的肿瘤　手术切除。

4. 甲状腺功能亢进　抗甲状腺药物。

5. 药物性高血压　更换药物。

（三）药物治疗

对于已经存在症状的严重高血压或有终末器官损害者，需药物治疗。如果有其他危险因素，如糖尿病或慢性肾衰竭，应及早开始轻度高血压的药物治疗（定义：轻度高血压，血压＞第 95% 分位；中 / 重度高血压,血压＞95% 分位 10mmHg 以上）。表 20.3 总结了药物分类；剂量见表 20.4。

（四）降压治疗原则

降压药的选择取决于潜在疾病（表20.5）。应缓慢给药，并定期监测血压。半衰期较长的药物需提高依从性。

治疗通常从 1 种药开始。如果效果不佳，再联合具有互补作用机制的药物。如利尿药和 ACEI 联用，或利尿药和 β 受体阻滞药联用。

（五）高血压危象的治疗

高血压危象时，血压高出相应的第 95 百分位 1/3 以上。主要临床表现有神经症状——高血压脑病，如头痛、意识改变、视觉障碍或癫痫发作。此外，还可能发生

表 20.3　降压药

药物种类	作用机制	副作用	禁忌证	特点
ACEI	抑制血管紧张素 I 转化为血管紧张素 II，从而使血管扩张，醛固酮↓	高钾血症、干咳	妊娠、主动脉缩窄、双肾动脉狭窄、急慢性肾衰竭和高钾血症	
血管紧张素 II 拮抗剂	阻断血管紧张素 II 受体	高钾血症	妊娠、主动脉缩窄、双肾动脉狭窄、急慢性肾衰竭和高钾血症	没有干咳的副作用，其他方面和 ACEI 类似，儿童用药经验较少
钙拮抗剂	降低平滑肌细胞钙离子内流	心动过速、头痛、面色潮红、水肿、糖耐量低和牙龈增生	心力衰竭，维拉帕米/地尔硫䓬：房室传导阻滞、房扑、房颤、新生儿	硝苯地平半衰期短，用于高血压危象；氨氯地平半衰期长，用于长期治疗
β受体阻滞药	抑制交感神经系统的活性	负性肌力作用、心动过缓、支气管收缩、脂质代谢紊乱、低血糖和胎儿病	支气管哮喘、妊娠、房室传导阻滞，谨慎用于糖尿病和心力衰竭患儿	
利尿药	增加肾脏对水和钠的排泄，减少血容量	袢利尿药：低钾、高钙尿、肾钙质沉着、耳毒性 噻嗪类：高血糖、高血脂	低血容量 噻嗪类：高胆红素血症 袢利尿药：高钙尿、肾钙质沉着 保钾利尿药：高钾血症、糖尿病肾病	
血管扩张药	直接作用于血管平滑肌	水钠潴留、头痛、心动过速	米诺地尔：嗜铬细胞瘤、充血性心力衰竭 硝普钠：颅内压升高，主动脉缩窄	硝普钠：用于 ICU 高血压危象的治疗（注意氰化物中毒的风险）
外周α受体阻滞药	通过抑制突触后α肾上腺素受体舒张血管	直立性低血压、水钠潴留		极少用于儿童
中枢性α受体激动药	中枢性交感神经抑制药	镇静、口干、停药后反弹现象		强效抗高血压药物，由于其副作用，通常作为第二选择

表 20.4　抗高血压药物的剂量（2007 年修订）

药物	剂量	最高剂量
ACEI		
卡托普利	0.3 ～ 6mg/（kg·d），分 2 ～ 3 次口服	450mg/d
依那普利	0.08 ～ 0.6mg/（kg·d），分 1 ～ 2 次口服	40mg/d
雷米普利	0.05 ～ 0.2mg/（kg·d），分 1 ～ 2 次口服	10mg/d
血管紧张素 II 拮抗药		
氯沙坦	0.7 ～ 1.4mg/（kg·d），1 次口服	100mg/d（较少用于儿童）
钙拮抗剂		
硝苯地平缓释片	0.5 ～ 2mg/（kg·d），分 3 次口服	80mg/d
氨氯地平	0.1 ～ 0.6mg/（kg·d），分 1 ～ 2 次口服	10mg/d
β 受体阻滞药		
美托洛尔缓释片	1 ～ 6mg/（kg·d），分 2 次口服	200mg/d
阿替洛尔	0.5 ～ 2mg/（kg·d），分 1 ～ 2 次口服	100mg/d
普萘洛尔	1 ～ 5mg/（kg·d），分 3 ～ 4 次口服	640mg/d
利尿药		
呋塞米	0.5 ～ 6mg/（kg·d），分 2 ～ 4 次口服	600mg/d
氢氯噻嗪	1 ～ 3mg/（kg·d），分 2 次口服	50mg/d
螺内酯	1.5 ～ 4mg/（kg·d），分 1 ～ 2 次口服	100mg/d
直接血管扩张药		
肼屈嗪	0.75 ～ 7.5mg/（kg·d），分 4 次口服	200mg/d
米诺地尔	0.2 ～ 0.5mg/（kg·d），分 1 ～ 2 次口服	50 ～ 100mg/d
中枢性 α 受体激动药		
可乐定	2.5 ～ 25μg/（kg·d），分 3 次口服	2.4mg/d
外周 α 受体阻滞药		
哌唑嗪	0.05 ～ 0.5mg/（kg·d），分 2 ～ 3 次口服	20mg/d

急性肺水肿。

高血压危象时，1h 内将血压降低 25% 就可以了。为了避免血压下降过快引起并发症，应在 12h 内缓慢降压至完全正常。药物列表见表 20.6。

四、预后

高血压是动脉粥样硬化、冠心病、脑血管病及慢性肾衰竭等疾病发生、发展的主要危险因素，是导致发病和死亡的重要原因。

表 20.5　根据基础疾病或伴发疾病来确定抗高血压药物

高血压 / 伴发疾病	首选降压药	说　明
原发性高血压	ACEI	尤其是那些肥胖患儿，β 受体阻滞药对其脂肪代谢和肥胖有不良影响
	β 受体阻滞药	糖尿病患者慎用
糖尿病	ACEI	尽量不用 β 受体阻滞药
肾动脉狭窄 / 主动脉缩窄术前及术后残余高血压	β 受体阻滞药	其他治疗：手术或导管介入
肾实质疾病	ACEI	此外，抗蛋白尿治疗；可能对肾脏实质性疾病的预后有益；小剂量起，逐渐增加；监测肌酐和血钾
皮质醇增多症	利尿药	
嗜铬细胞瘤		没有同时使用 α 受体阻滞药时，禁用 β 受体阻滞药
透析患者，肾移植患者	钙拮抗剂	

表 20.6　治疗高血压危象的药物

药物	剂　量	说　明
硝苯地平滴剂	0.1 ～ 0.5mg/kg 口服或舌下含服（最高单次剂量 10mg）	15 ～ 30min 后可重复使用
乌拉地尔注射液	1 ～ 3mg/kg 缓慢静脉注射，然后 0.5 ～ 1mg/（kg·h）持续静脉输液	
硝普钠	0.5 ～ 5（～ 10）μg/（kg·min）持续静脉输液	有效的抗高血压药物。输液速度根据效果而定。高剂量或长期注射有氰化物中毒的风险，因此，需加入 10 倍量的硫代硫酸钠。注射时需避光
呋塞米	0.2 ～ 1mg/kg 静脉注射	急性肺水肿

（曾　珠　译）

第21章 肺 高 压

一、概述

（一）定义

安静时平均肺动脉压 > 25mmHg 或运动时平均肺动脉压 > 30mmHg 时称肺高压。

肺血管阻力升高是指肺血管阻力增加到 3 Wood 单位 $\times m^2$。它是肺动脉血管病的标志，早期可逆，晚期不可逆（不变）。

（二）流行病学

特发性或家族性肺高压在儿童时期极为罕见。普遍认为每百万人中有 2 例。

（三）发病机制

肺动脉压（PAP）由三个因素决定：

LAP = 左心房压

Q_p = 肺血流量

R_p = 肺血管阻力

$$PAP = LAP + Q_p \times R_p$$

正常情况下，新生儿出生时肺动脉压升高，并在几周内迅速下降，6 ~ 8 周后达到 1 ~ 3 Wood 单位 $\times m^2$ 的正常成人水平。后来肺血管肌层变薄，动脉增粗，新的动脉和小动脉发育。

肺动脉压升高导致肺血管床改变，血管收缩，小血管血栓形成及重塑（包括平滑肌和内皮细胞增生）。这些过程使肺高压加重，导致肺动脉病变，并因保护性和破坏性因素失衡而持续存在。血管扩张药（如前列环素、NO）具有保护作用，血管收缩剂（如血栓素、内皮素）具有破坏作用。前列环素和 NO 通过抑制血小板聚集和平滑肌细胞及内皮细胞的增殖起保护作用。缺氧可使肺高压加重。

如果肺高压是由于左向右分流型心脏病导致的血流量增加引起，肺血管持续超负荷，会导致肺动脉病变，肺血管阻力增加。当肺血管阻力超过体循环，则反向分流，并出现紫绀（艾森门格反应，参见第 22 章）。艾森门格反应发生的时间有差异，不仅取决于分流容量，还取决于心脏的结构缺陷和其他未知因素。房室间隔缺损、TGA 伴室间隔缺损及共同动脉干的患儿风险尤其高。对这类患儿来说，如果不及时纠正心脏缺陷，出生后第 1 年就可能发生不可逆的肺高压。然而，房间隔缺损患儿常常数十年都不发生肺高压。在 21-三体综合征和存在分流缺陷的儿童中，艾森门格反应通常比其他儿童更早发生。原因可能是上呼吸道阻塞导致缺氧和内皮素水平升高。

肺动脉高压的另一个原因是肺静脉充血，例如，如果存在左心疾病（如二尖瓣狭窄、二尖瓣反流、三房心或左心室功能不全）或肺静脉狭窄时，左心房压力升高。

肺高压的高压负荷导致右心室肥厚。如果右心室功能不全，不能克服肺部阻力，造成左心充盈不足，就会发生低血压和心血管休克。如果右心和左心（如 ASD 或 VSD）之间有连接，这种连接可能起溢流阀的作用，使左心充盈，以维持足够的心输出量。由于此时为右向左分流，紫绀发生。由于艾森门格反应中的溢流阀对于维持足够的心输出量至关重要，因此在这种情况下，禁止关闭分流缺损。

（四）病因

儿童肺高压最常见的症状有以下几种：

1. 先天性或获得性心脏病。
2. 新生儿持续性肺高压。

3. 特发性或家族性肺高压。

4. 慢性肺部疾病, 如支气管肺发育不良、囊性纤维化。

（五）分类

肺高压分类如下（Simonneau 等, 2004年）：

1. 肺动脉高压

（1）特发性。

（2）家族性。

（3）与下列情况伴发

① 胶原病。

② 先天性分流性缺损（ASD、VSD、PDA、AVSD、主 - 肺动脉窗、共同动脉干和单心室伴非梗阻型肺血流）。

③ 门脉高压、HIV 感染和百日咳。

④ 药物或中毒：例如, 安非他命、可卡因、食欲抑制剂、L- 色氨酸和菜籽油。

⑤ 其他疾病：例如, 甲状腺疾病、贮积病（如糖原贮积病、戈谢病）、先天性出血性毛细血管扩张、骨髓增生性疾病及脾切除术。

2. 肺动脉高压伴相关静脉和毛细血管受累。

（1）肺静脉闭塞性疾病。

（2）肺毛细血管瘤。

3. 新生儿持续肺高压（PPHN）。

4. 左心疾病中的肺高压 左心疾病、肺静脉狭窄及三房心。

5. 肺病和(或)低氧血症中的肺动脉高压。

（1）慢性阻塞性肺病、间质性肺病。

（2）支气管肺发育不良、先天性膈疝和肺发育不良。

（3）睡眠呼吸暂停综合征、慢性扁桃体肥大、颅面畸形、胸廓畸形和呼吸肌紊乱。

（4）发育障碍。

（5）暴露于高海拔地区。

6. 慢性血栓或栓塞性疾病中的肺动脉高压。

（1）近端肺动脉血栓闭塞。

（2）远端肺动脉血栓闭塞。

（3）镰状细胞性贫血。

（4）非血栓型肺栓塞（肿瘤、寄生虫和异物）。

7. 其他疾病：结节病、组织细胞病、淋巴管瘤病、硬皮病以及肺血管压迫（如肿瘤）。

原发性高血压和家族性肺高压以前被称为原发性肺高压, 其他均为继发性。

二、诊断

（一）症状

1. 易疲乏, 体能下降。

2. 劳累性呼吸困难、晕厥：由运动期间心输出量不能随之增加而引起。

3. 头痛。

4. 心绞痛症状：右心室缺血所致（右心室肌肉质量、升高的右心室压与冠状动脉供血的比率不协调）。

5. 右心衰症状（水肿、肝大、静脉淤血及腹水）。

6. 安静时紫绀（蓝唇病）是混合性静脉血氧饱和度下降, 心输出量减少的体征, 存在其他疾病（如实质性肺病）或右向左分流。

7. 支气管阻塞：常伴有肺高压。

8. 咯血：肺高压晚期症状。

肺高压的临床严重程度分为 4 类, 与心力衰竭相似（表 21.1）。

（二）听诊

在肺高压中, 可听到典型的响亮的第二心音。如果右心室扩张, 可能有低频收缩期杂音, 由三尖瓣反流引起。舒张期渐弱的杂音提示可能存在肺动脉瓣反流。

（三）心电图

心电图显示右心肥厚（电轴中度右偏, 肺型 P 波）、右心前区导联复极紊乱、（不完全）右束支传导阻滞、心动过速或心律失常。

表 21.1 肺高压临床分级（纽约心脏协会）

分级	症状
I	● 活动无限制 ● 正常活动，无症状（无呼吸困难、疲乏、胸痛、晕厥）
II	● 活动后轻微症状 ● 安静时无症状 ● 正常活动后不会引起症状
III	● 活动明显受限 ● 安静时无症状 ● 低于正常活动量就会引起症状
IV	● 不能承受任何压力 ● 右心衰竭症状 ● 休息时也存在呼吸困难和（或）疲乏 ● 任何活动都会出现症状

（四）胸部 X 线

根据疾病的阶段和程度，胸部 X 线发现以下变化：

1. 肺动脉段突出，肺门血管增宽，肺周血管破裂（肺门影中断，剪支现象）。

2. 右心增大，在侧面影像中，增大的右心室充满胸骨后间隙。

3. 急性期出现肺水肿。

（五）超声心动图

超声心动图是无创测定肺动脉压的标准方法。此外，它还可用于以下检查，典型表现有以下几种：

1. 排除或发现分流缺损或左心疾病引起的肺高压。

2. 评估右心室（肥厚、扩大）和右心房（扩大）。

3. 下腔静脉和肝静脉扩张。

4. 室间隔矛盾运动。

5. 通过三尖瓣血流或肺动脉反流速度评估右心室和肺动脉压力。在 VSD 中，右心室压力也可以通过缺损处的血流速度来评估。在 PDA 中，肺动脉压可通过动脉导管处的最大流速估算。

6. 多普勒可见典型的肺动脉血流曲线，右室流出道血流速度急剧上升，加速时间缩短（正常值 ≥ 120ms）。

7. 排除可能的心内血栓（必要时经食道超声心动图检查）。

（六）心导管

心导管是诊断肺高压的金标准。除血流动力学检测（右心房、右心室和肺动脉的压力）外，在血管造影中可以看到肺血管。还可以确定分流缺损的程度。

另一个重要部分是检测肺血管反应性。检查时，静脉注射或吸入标准的血管扩张药（伊洛前列素、NO 或氧气）。如果平均 PAP 与收缩压的比值，或肺血管阻力与体循环阻力的比值降低 20% 或更多，则认为血管反应性尚存，这得益于高剂量的钙拮抗剂治疗。

（七）闪烁扫描

通气灌注闪烁扫描用于排除慢性栓塞和通气灌注不良。

（八）磁共振 / 高分辨率 CT

磁共振用来排除肺实质疾病或心脏缺损。在螺旋 CT 中，使用造影剂可以排除或发现慢性肺栓塞。

（九）腹部超声

行腹部超声以排除肝硬化和门静脉高压。

（十）肺功能检查

肺功能检查常表现为轻度限制和外周气道阻塞，但也可完全正常。非特异性激发试验常呈阳性，从而导致误诊为支气管哮喘。CO 弥散量通常会降低。肺功能显著下降意味着可能有肺部疾病或胶原病。

（十一）肺活检，支气管肺泡灌洗

这些检查仅适用于原因不明的肺实质疾病。

（十二）6min 步行试验，心肺运动试验

这两种试验都被用来评估体能和监测疾病的进程。

（十三）夜间血氧测定/多导睡眠图

用于排除睡眠呼吸暂停综合征。

（十四）实验室检查

肺高压需进行以下实验室检查（Schranz，2006年）：

1. CBC、红细胞沉降率、CRP、电解质、尿酸、LDH、肝功能、铁、铁蛋白和BNP。

2. 易栓症筛查，包括PTT，D-二聚体，APC（活化蛋白C）抵抗，蛋白C，蛋白S，第Ⅱ、Ⅴ、Ⅶ和Ⅷ因子，血管性血友病抗原、血管性血友病的瑞斯托霉素辅助因子、抗凝血酶Ⅲ及磷脂抗体。

3. Hb电泳、免疫球蛋白定量、血浆儿茶酚胺分馏、甲状腺参数、血脂[包括Lp(a)，LDL的一种]、HIV试验、排除胶原贮积病（狼疮抗凝物、ANA、抗DNA抗体、CH-50补体和补体成分、抗着丝粒、类风湿因子、HLA分型、血清ACE水平）。

4. 遗传测试：约50%的家族性肺高压患儿可检测到骨形态发生蛋白受体Ⅱ（BMPR2）的突变。

三、治疗

（一）一般措施

必须避免引起呼吸困难、胸痛、头晕或晕厥等症状的活动。可以在海拔1200m以上的山区停留，但飞机上应有氧气。

由于患者易发生肺部感染，除常规疫苗接种外，还应该接种流感和肺炎球菌疫苗。细菌感染必须用抗生素进行系统治疗。

1. 氧气 在睡眠中通气不足的患者可以给予夜间吸氧。此外，吸氧可以改善某些患者的呼吸机制，例如行扁桃体切除术或腺样体切除术的患者。一般来说，氧分压小于60mmHg，血氧饱和度低于90%～93%的低氧血症患儿需给予氧气吸入。

2. 静脉切开术 高血细胞比容伴有血液高黏滞综合征（头痛、视物模糊及短暂性脑缺血发作）的患儿可从静脉切开中获益。只有血细胞比容在65%～70%，血红蛋白大于20.5g/dl时才建议静脉切开。由于血液高黏滞综合征常与铁水平降低有关，应考虑适当的补充铁。

3. 抗凝 在不增加出血风险的前提下使用抗凝药物。抗凝药物是用来预防由于肺血流量减少而引起的肺血管床血栓形成。服用华法林或苯丙香豆素维持INR在1.5～2.5。值得注意的是，艾森门格综合征患儿有很高的出血风险，因此，必须根据具体情况决定是否使用抗凝药物。

4. 地高辛 地高辛在肺高压中的作用尚不明确。地高辛可用于慢性心力衰竭，或与大剂量钙拮抗剂联合以补偿其负性肌力作用。

5. 利尿药 利尿药适用于右心衰竭（水肿），但须避免容量丢失过多。否则，右心室前负荷大幅下降，会导致心输出量急剧下降。此外，体液不足会增加血栓形成的风险。

（二）特异性药物治疗

特异性药物治疗的目的是使肺血管扩张，延缓肺血管重塑过程（表21.2）。

药物治疗对肺血管反应性试验阳性的患儿比对阴性的患儿更有效。

1. 钙拮抗剂 钙拮抗剂适用于有血管反应性的患儿。与动脉高血压的治疗相比，肺高压需要较高的剂量，必须根据具体情况缓慢增加剂量（避免严重低血压的风险）。儿童对钙拮抗剂治疗的反应往往比成年人好。

2. 前列环素/前列腺素 无论血管反应性试验结果如何，均可使用前列腺素类药物。它具有舒张血管、抑制血小板聚集及提高肺动脉高压患儿生活质量、体能和生存率的作用。常用的前列腺素类药物如下。

（1）持续静脉注射依前列醇（经中心静脉导管）：如果输注突然中断，可能会危及生命。

表 21.2 肺高压的特效药

药物	剂 量	主要副作用
钙拮抗剂		
氨氯地平	数月内逐渐增加剂量，直至最大剂量 0.2～0.6mg/（kg·d），分 1～2 次使用	低血压，需定时监测血压
磷酸二酯酶抑制药		
西地拉非	1～2[最大 3mg/（kg·d）] mg/（kg·d），分 3～4 次口服	头痛、面色潮红和黏膜肿胀
内皮素拮抗药		
波生坦	＜10kg：口服 15.6mg，每天 1 次，持续 4 周；接着 15.6mg，每天 2 次 （或者 1～2mg/kg，每天 2 次，持续 4 周；接着 2～4mg/kg，每天 2 次） 10～20kg：口服 31.25mg，每天 1 次，持续 4 周；接着 31.25mg，每天 2 次 20～40kg：口服 31.25mg，每天 2 次，持续 4 周；接着 62.5mg，每天 2 次 ＞40kg：62.5mg，每天 2 次，持续 4 周；接着 125mg，每天 2 次	肝毒性、致畸性、贫血、面色潮红、晕厥和酶诱导（维生素 K 拮抗药、避孕药）
前列环素 / 前列腺素		
伊洛前列腺素吸入剂	0.25～0.5μg/kg 吸入，每天 6～8 次（儿童的剂量不统一）	头痛、腹泻、恶心、面色潮红和晕厥
伊洛前列腺素	0.5～2ng/（kg·min），静脉注射，剂量可增加	
依前列醇	开始 2～4ng/（kg·min），静脉注射，根据症状和耐受情况，每 2～4 周增加 1～2ng/（kg·min） 逐渐减量，不要突然停药	
贝前列素	口服，由于长期效果不佳，不建议儿童使用	
曲前列环素	口服	局部有刺激，不建议儿童使用，皮下注射
NO		
NO 吸入剂	5～20ppm，不要突然停药	停药后会反弹，高铁血红蛋白血症

（2）长期皮下注射曲前列环素：但注射部位常有局部副作用，所以不常使用，尤其是对皮下组织较薄的幼儿。

（3）伊洛前列腺素可以吸入给药，但需要特殊的雾化器。此外，伊洛前列腺素也可持续静脉输入。

（4）贝前列素口服：其效果存在争议。

3. 磷酸二酯酶抑制药 磷酸二酯酶 V 抑制药可阻断 cGMP 的分解，从而增加 NO 活性。西地那非目前也用于儿童和婴儿。通过联合吸入伊洛前列素或波生坦来实现加性效应，后者通常用于治疗支气管肺发育不良所致的肺高压。

4. **内皮素拮抗剂** 波生坦长期口服可改善临床症状。由于存在肝毒性和致畸性，临床使用有限。此外，使用波生坦者常发生贫血。还应注意的是，波生坦可能引起酶诱导，从而使维生素K拮抗药和避孕药的代谢增加。

5. **吸入NO** 吸入性NO是一种肺血管扩张剂，半衰期很短，还能抑制血小板聚集。主要用于机械通气患儿，如新生儿持续性肺高压或先天性心脏病术后肺高压的治疗。已有门诊治疗成功的案例。突然停止治疗可能导致反弹，因此治疗量应逐渐减少。此外，还可能形成高铁血红蛋白和NO_2，因此需要进行相应的监测。

6. **联合治疗** 如果一种药物治疗效果不佳，可以考虑联合治疗，例如前列腺素类药物（静脉注射或吸入）与西地那非或波生坦联合治疗。

（三）介入和手术治疗

1. **房间隔造口术** 如果保守治疗无效，尤其是发生晕厥时，可行房间隔造口术，尤其是在肺高压导致右心衰竭或左心室充盈减少时。右心室的压力通过人工心房开口作为溢流阀而得到缓解。此外，左心房和左心室被分流再次充分充盈，心输出量增加。然而，由于右向左分流，出现紫绀。这种手术的风险并不小。在某些情况下，房间隔造口术用来桥接移植术。另一种情况是建立Pott吻合（即通过手术或介入建立左肺动脉和降主动脉之间的分流）。这样做大大缓解了右心的压力，并将静脉血引向身体的下半部分，从而避免心脏和大脑接受大量静脉血。

2. **肺移植** 心肺移植是难治性重症患儿的最后选择。到目前为止，手术预后不佳。另一个重要问题是缺乏捐赠器官。肺移植治疗肺高压的预后比其他肺疾病的预后差。1年存活率略高于50%，5年存活率仅40%。

四、预后

肺高压是一种严重的疾病，预后差。特发性或家族性肺高压无法治愈，但可以显著延缓进展，改善症状。如无有效药物治疗，大多数特发性肺高压患儿在确诊后1年内死亡。艾森门格反应患儿5年生存率为80%。在先天性分流缺损中，最重要的措施是在发生不可逆性肺高压之前及时手术或导管介入矫正。

（曾 珠 译）

第 22 章 艾森门格综合征

一、概述

别称：艾森门格反应。

（一）定义

艾森门格综合征是一种继发性的肺高压症，是由原来左向右分流型的心脏病，因进行性肺动脉阻力增加而导致的分流逆转。

由于左向右分流，肺动脉血流增加，肺动脉阻力越来越大，直到由于肺血管重塑（不可逆的肺血管阻力增加）而变得不可逆转。当肺动脉阻力超过全身阻力时，出现右向左分流和紫绀。艾森门格综合征不是先天性心脏病，而是未矫正的分流缺陷长期造成的结果。

（二）流行病学

如今艾森门格综合征的患儿在发达国家中比较罕见，因为几乎所有的先天性心脏病都能在其发展成为艾森门格反应前通过手术得到矫正。艾森门格综合征的患者大都为成年人，例如，未接受手术的21-三体综合征和房室间隔缺损的患儿，或患有复杂先天性心脏病接受姑息性体-肺分流术的患儿。

（三）发病机制

由于左向右分流导致肺血流量增加，此外，在大型室间隔缺损中，体循环的压力也会不受限制地转移到肺循环中。随着时间的推移，肺血流量的增加，尤其是当压力超负荷时，会导致肺血管的重塑。组织学上，肺血管中层肥大，内膜增生，肺血管纤维化，继而导致肺血管阻力逐渐增加。如果肺阻力超过全身阻力，肺部血流受阻，就会导致原左向右分流发生逆转，

出现从右向左分流及紫绀。此外，由于肺动脉血流量不足，这期间心输出量也不能得到充分增加。

> **注**
> 在不可逆的肺阻力增加之前，必须通过手术矫正心脏缺陷。

（四）病因

理论上，任何左向右分流的心脏病都可能发生艾森门格反应，最常见的是以下疾病：

1. 完全性房室间隔缺损。
2. 共同动脉干。
3. d-TGA 合并室间隔缺损。
4. VSD。
5. PDA。
6. 主-肺动脉窗。
7. 复杂性先天性心脏病体-肺动脉分流术后。

二、诊断措施

（一）症状

艾森门格综合征肺血管的形态学改变通常始于儿童时期，然而，早期患儿往往没有明显症状。随着肺阻力增加，患儿开始出现心力衰竭，直到青春期或成年期才会出现严重症状。主要是严重的紫绀和体力的下降，直至出现严重的心力衰竭。

后期并发症主要是慢性低氧血症或在压力下肺血流量不足所导致的一系列症状。

1. 心脏并发症

（1）低氧血症导致的心力衰竭加重。

（2）心律失常（尤其是房扑/房颤）。

（3）心绞痛。

（4）晕厥，心源性猝死，如心律失常或由于肺血流量不足、肺高压导致的心输出量减少。

（5）矛盾性栓塞（右向左分流的结果，血液黏度增加导致栓塞的高风险）。

（6）心内膜炎。

（7）中央肺血管增大。

2. 血液并发症

（1）慢性低氧血症导致的红细胞生成增加。

（2）高黏血症综合征（由于高血细胞比容和缺铁而导致红细胞变形能力异常）。

（3）缺铁（通常是出血或失血的结果）。

（4）中性粒细胞减少和血小板减少。

（5）出血倾向（凝血因子合成减少、血小板功能障碍、血小板减少）。

3. 肺部并发症

（1）咯血，肺出血。

（2）肺脓肿。

4. 神经系统并发症

（1）脑卒中、短暂性脑缺血发作（由房颤引起的出血或血栓栓塞事件）。

（2）脑脓肿。

（3）耳鸣、视力障碍、感觉不良、肌痛和头痛（由"高黏血症"引起）。

5. 肾脏并发症

（1）蛋白尿，血尿。

（2）进行性肾衰竭。

6. 代谢并发症

（1）高尿酸血症。

（2）高胆红素血症和胆结石。

（3）肾结石。

7. 骨骼并发症　关节痛（肥厚性骨关节病，局部细胞增生伴骨膜炎）。

（二）临床检查

临床检查中的主要体征是中枢性紫绀，通常在休息时用脉搏血氧测定法测定血氧

饱和度在 80% 左右，在应力作用下，血氧饱和度进一步降低。

由于慢性低氧血症导致的以表玻璃样指甲和杵状指为主要特点的典型营养失调。

（三）听诊

由于肺高压和心脏缺陷，通常可以听到响亮的（爆裂）第二心音；如果右心室扩张，可能闻及低频收缩期杂音（三尖瓣反流）；舒张期递减杂音提示肺反流。由于两个心室的压力大致相等，艾森门格综合征患儿不再能听到室间隔缺损的典型杂音。

（四）实验室检查

艾森门格综合征患儿的典型实验室检查结果如下：

1. 高血细胞比容（高达 70%～90%）。

2. 血小板减少症（50～150/nl）。

3. 白细胞减少症

4. 小细胞和低色素红细胞，缺铁。

5. 尿酸和胆红素升高。

6. 低凝：INR 延长，PTT 和出血时间延长。

7. 尿液：蛋白尿、血尿。

（五）心电图

根据心脏缺陷，心电图通常有右心肥厚（电轴右偏，肺性 P 波）、右心前导联可能出现复极紊乱、右束支传导阻滞（不完全）、心动过速或心律失常（尤其是房扑或房颤）。

（六）胸部 X 线

根据疾病的阶段和程度，胸部 X 线检查可以发现以下变化：

1. 肺动脉段突出，肺门变宽和肺周围血管破裂（肺门截断征）。

2. 右心扩大：在侧位可见扩大的右心室充满胸骨后间隙。

（七）超声心动图

超声心动图是诊断潜在分流缺损的标准无创方法，在艾森门格综合征的患儿中，

超声心动图也可评估以下情况：

1. 右向左分流。

2. 心室功能评估。

3. 右心室（肥厚、扩张）和心房（扩张）的评估。

4. 通过三尖瓣反流或肺反流的流速来估计右心室和肺动脉的压力；在室间隔缺损中，右心室压力也可以根据穿过缺损的流速来估算；可以使用动脉导管的最大流速来估计动脉导管未闭中肺动脉的压力；同样，也可以在体-肺动脉分流中，使用分流通道的流速来估算肺动脉压力。

5. 多普勒检查中肺高压的典型表现是右室流出道流速急剧增加，加速时间缩短（正常≥120ms）。

（八）心导管

除了血流动力学测量包括右心房、右心室和肺动脉的压力以及肺循环阻力外，还可以通过血管造影观察肺血管，同时也可以确定从右向左分流的范围。心导管检查的一个重要部分是检测肺血管反应性，为此，需要使用标准化肺血管扩张剂（NO、伊洛前列素和氧气），可通过静脉注射或吸入的方法给药。

（九）磁共振

右向左分流可以在磁共振中被量化，此外，也可以详细观察到心脏的结构。

（十）6min 步行试验、心肺运动试验

这两种测试都可用于评估身体能力和监测疾病进程（尤其是在药物治疗过程中），但需要谨慎操作。

三、治疗

通常采取对症治疗而不是治疗原发病，旨在改善心力衰竭和肺动脉高压的症状，以及管理和预防慢性低氧血症的并发症。

（一）一般治疗措施

避免液体过度消耗，避免高温和高湿度，因为这些因素可导致周围血管扩张，从而增加右到左的分流。避免使用血管扩张剂，可以航空旅行，但应提供额外的氧气支持。某些患儿也会从夜间吸氧中获益。

（二）心力衰竭的药物治疗

1. **地高辛** 地高辛对艾森门格综合征右心衰竭患儿的益处尚不完全清楚。

2. **利尿药** 利尿药适用于伴有水肿的右心衰竭患儿，但必须避免液体耗尽。否则，右心室前负荷可能会过度降低，导致心输出量急剧下降。此外，如果液体耗尽，血液的流变性也会发生恶化。

（三）肺高压的药物治疗

肺血管扩张剂（如前列环素、内皮素拮抗剂、西地那非），肺高压的药物治疗已在第21章进行了阐述。对于艾森门格综合征的患儿，类似的原则也适用于原发性肺高压的患儿，但目前几乎没有相关的循证医学数据支持。

1. **抗凝药** 由于艾森门格综合征患儿的出血风险增加，因此，不推荐常规抗凝治疗用于原发性肺高压的患儿。由于这些患儿存在血小板功能障碍，因此也应避免使用抗血小板凝集药物。

2. **放血疗法** 除了血细胞比容超过65%，且存在与血液高黏状态相关的症状，通常不建议进行放血疗法。通常情况下，可以排出 500～1500ml 的血液，并使用等量的晶体和胶体取代。当然，应该先排除液体消耗引起血细胞比容升高。

3. **铁替代治疗** 艾森门格综合征患儿应积极治疗缺铁，缺铁通常是放血疗法的结果，导致红细胞变形能力降低，从而对血液的高黏度产生不利影响。

4. **避孕** 患有艾森门格综合征的妇女必须避免妊娠，最好的避孕方法是进行输卵管结扎，采用雌激素避孕会增加血栓形成的风险。

5. **心内膜炎的预防** 艾森门格综合征患儿罹患心内膜炎的风险很高，因此，除了采取保持良好的口腔卫生可能与菌血症相关的干预措施外，还必须预防性地进行抗生素治疗，有症状的细菌感染需要系统的抗生素治疗。

（四）手术治疗

心肺移植在某些情况下可以作为外科治疗手段，但这种治疗方案严重受限于供体器官缺乏及短期和远期预后不良（5 年生存率低于 30%）。此外，也有个别病例报告采用手术矫正心脏缺损和肺移植相结合的方式，但移植的最佳时间尚不清楚。

四、预后

1. 远期预后　艾森门格综合征是一种严重的疾病，预后大多不良，但诊断后平均预期寿命高于原发性肺高压患儿。包括儿科患儿在内的研究表明，艾森门格综合征患儿的平均预期寿命为 25～35 岁。危险因素包括晕厥、右房压升高和休息时严重紫绀伴血氧饱和度低于 80%。最常见的死亡原因是心源性猝死、心力衰竭和咯血，而非妊娠或脑脓肿。

2. 门诊检查　艾森门格综合征患儿需要持续地心脏护理，由于疾病的复杂性，患儿要与先天性心脏病专家保持密切联系对疾病有很大的帮助。

3. 生活方式和体能　艾森门格综合征的青少年和成人的体能均严重受限，由于心源性猝死的风险很大，应禁止参加竞技体育。如果氧饱和度在 80% 以上，心室功能良好，且无症状性心律失常，则可进行轻度运动。

艾森门格综合征患儿必须避孕，因为这对母亲和胎儿有很大的风险，胎儿死亡率约为 25%，产妇死亡率高达 50%。

> **注**
>
> 应告知患有艾森门格综合征的妇女绝对禁止妊娠。

手术会对艾森门格综合征患儿构成重大风险（麻醉导致全身阻力下降、出血、血管内容积减少、血栓形成和矛盾栓塞）。

（刘兴红　译）

第23章 累及心脏的疾病综合征

一、概述

表23.1概述了与先天性心脏缺陷相关的最常见综合性疾病。马方综合征和类马方综合征在本章，二、中单独讨论。

二、马方综合征

（一）概述

1.定义 马方综合征是一种结缔组织的常染色体显性遗传疾病，通常累及多个

表23.1 与先天性心脏病相关的最常见的综合性疾病概述

疾病	特点	相关心脏缺陷	备注
21-三体综合征（唐氏综合征）	身材矮小、全身性肌张力减退、猿纹、趾间距离宽大（1、2趾间距离大）、第5指侧弯、短头畸形伴先天性愚型斜眼、内眦赘皮、巨舌、布鲁什菲尔德斑、精神运动迟缓、平均智商50（差异性大）、环状胰腺和先天性巨结肠症	AVSD、VSD、法洛四联症、PDA、罕见的主动脉缩窄和主动脉瓣狭窄	最常见的染色体异常，发病率为1：650；发病率随着母亲年龄的增长而增加，40%～50%的儿童有心脏缺陷，其中约50%有AVSD
18-三体综合征（爱德华综合征）	宫内发育迟缓、短躯干、小乳头、小头畸形、颅面异常（枕部突出、低位耳、小口、小颌）和肾异常；典型的手部位置：手指弯曲，示指和小指弯曲在中指和环指之上	VSD（几乎均存在，通常为位置较偏的室缺）、心脏瓣膜病（"多瓣膜病"，如增厚的小叶、长腱索、乳头肌发育不良或缺失）、右室双出口和法洛四联症	第二常见的染色体异常，发病率为1：3500，预后不良，大多数患儿在出生几周内死亡，只有10%的患儿可存活1年，部分患儿可活到成年，但大多存在严重的精神发育迟滞
13-三体综合征（Patau综合征）	小头畸形、头皮缺损、小眼畸形、眼组织残缺、唇腭裂、手指屈肌挛缩、摇篮脚、多指（趾）畸形、肾异常和智力缺陷	PDA、VSD、ASD、瓣膜畸形和主动脉缩窄	发病率为1：（4000～10 000），心脏缺陷发生率为80%，大多数患儿有复杂的心脏缺陷；预后与18-三体综合征一样差，出生后1年内死亡率为80%～90%
22p-三体/四体综合征（"猫眼"综合征）	轻度精神发育迟缓、高血压、虹膜缺损、耳畸形和肾发育不良（表型变异性大）	肺静脉异位引流、法洛四联症、VSD、永存左上腔静脉、下腔静脉阻塞和三尖瓣闭锁	40%的患儿出现心脏缺陷

续表

疾病	特点	相关心脏缺陷	备注
Turner 综合征 (45, X0)	先天性淋巴水肿（大多是病理性的）、身材矮小、翼状胬肉、手指短小、两乳间距大、卵巢发育不良和肾脏畸形	主动脉缩窄、二叶主动脉瓣、主动脉瓣狭窄、左心发育不良综合征、主动脉扩张和主动脉夹层	
Noonan 综合征	身材矮小、翼状胬肉、胸部畸形、先天性淋巴水肿、隐睾和智力迟钝（通常较轻）	黏液瘤性肺动脉瓣狭窄、肥厚型心肌病、ASD 和 VSD	受影响基因：多数为 PTPN11 突变，极少数为 KRAS 和 SOS1，常染色体显性遗传，表型与 Turner 综合征相似
22q11 染色体微缺失（Digeorge 综合征、腭心面综合征、Shprintzen 综合征、"锥干畸形面容" CATCH 22）	心脏畸形、异常面容、胸腺发育不良、腭裂、低钙血症、不同程度的智力低下及显著的基因型 - 表型不一	主动脉弓离断、共同动脉干、法洛四联症、肺动脉闭锁伴 VSD、VSD 和主动脉弓畸形	发病率为 1：5000，3/4 患儿存在咽囊畸形；基因表达的巨大变异性可通过该综合征的不同名称反应，这些名称现在被概括为 22q11 染色体微缺失；约 80% 的患儿存在心脏缺陷，典型的是心脏锥干畸形，主要影响的是大血管 22q11 基因微缺失的患儿应经常检查免疫缺陷
Holt-Oram 综合征	上肢畸形	ASD、VSD、肺静脉异位引流和传导障碍	受影响的基因：TBX5，常染色体显性遗传，约 75% 的患儿出现心脏畸形，典型的是 ASD
Alagille 综合征	肝内胆汁淤积（胆道闭锁）、典型面容 [前额和下巴突出、眼深凹、前房形态异常（后胚胎环）]、蝴蝶椎骨	外周性肺动脉狭窄、法洛四联症、肺动脉瓣狭窄、ASD 和 VSD	受影响的基因：JAG1 和 NOTCH2，常染色体显性遗传，约 90% 的患儿出现心脏缺陷，外周性肺动脉狭窄是典型特征
Ellis-van Creveld 综合征（软骨组织发育不良）	身材矮小、四肢短小、外胚层发育不良（指甲发育不良、牙齿畸形）、多指/趾、胸廓狭窄，通常智力正常	单心房、原发孔型 ASD 和 VSD	受影响的基因：EVC，常染色体隐性遗传，约 50% 的病例出现心脏畸形，并对胚胎时期的动静脉通道产生影响
Williams-Beuren 综合征（"小妖精脸"综合征）	身材矮小、智力低下、妖精样面容伴面中部发育不良、牙齿发育不良、语言技巧非常好、行为友好、有时有社交障碍和声音嘶哑、高钙血症、生殖腺发育不良和动脉高压的早期倾向	主动脉瓣上狭窄、（外周性）肺动脉狭窄、主动脉缩窄、冠状动脉狭窄和肾动脉狭窄	发病率为 1：（10 000 ～ 20 000），影响基因：弹力蛋白基因（ELN1），7q11.2 微缺失，约 75% 的病例出现心脏缺陷，主动脉瓣上狭窄是典型的特征，周围性肺动脉狭窄、主动脉缩窄和周围动脉狭窄较少见

疾病	特点	相关心脏缺陷	备注
VATER 联合征(VACTERL 联合征)	脊椎、肛肠、心脏、气管食管(气管瘘)、食管(食管闭锁)、肾脏的粘连融合以及肢体异常和宫内发育迟缓	广泛的心脏畸形，最常见的是 VSD、单脐动脉	发病率约为 1：6000，大部分为散发，约 50% 的病例存在心脏畸形
CHARGE 联合征	眼组织缺损、心脏畸形、鼻后孔闭锁、发育迟缓、生殖器发育不良和耳畸形	锥干畸形（法洛四联症、右室双出口、共同动脉干）、主动脉弓异常（血管环、畸形动脉、主动脉弓离断）	受影响的基因：*CHD7*、*SEMA3E*，约 70% 的病例存在心脏畸形，典型的是心脏锥干畸形和主动脉弓异常
LEOPARD 综合征	着色斑病（皮肤色素沉着）、心电图改变、眼部异常、肺动脉狭窄、生殖器异常、发育迟缓和耳聋	肺动脉瓣狭窄、肥厚性心肌病和传导障碍	受影响基因：*PTPN11*，超过 70% 的病例存在心脏缺陷，肺动脉瓣狭窄是典型表现
Smith–Lemli–Opitz 综合征	第 2 和第 3 趾并趾、身材矮小、小头畸形和生殖器异常	ASD、VSD、AVSD 和肺静脉异位连接	所有成活的病例中发生率为 1：20 000，受影响的基因 DHCR7，常染色体隐性遗传

器官和系统（如骨骼、眼睛、心脏和循环系统）。典型症状包括身材高大、蛛网膜畸形、异位扁桃体、二尖瓣脱垂和主动脉根部扩张，这可能导致主动脉夹层。心血管系统的累及程度是决定预后的因素。

2. 发病机制　发病率约为 1：10 000，可能更高。

马方综合征通常是纤维蛋白 -1（FBN1）的一个基因发生突变，是常染色体显性遗传，其中多达 1/3 的病例涉及新的突变。纤维蛋白是微纤维的糖蛋白，是细胞外基质的主要成分。

然而，某些马方综合征的患儿中，没有发现 *FBN1* 基因突变，其中一些患儿编码转化生长因子 β（TGFβ）受体的基因（*TGFBR1* 或 *TGFBR2*）发现突变。TGFβ是一种转录因子，在各种器官系统的发育中起着重要作用。

（二）诊断措施

马方综合征的诊断依据是家族史、突变分析和临床症状。

1. 症状

（1）Ghent 疾病分类标准：Ghent 标准（表 23.2）总结了马方综合征的诊断标准，包含多个系统的临床症状。诊断过程需要临床和影像辅助及家族史和基因检测。成年人马方综合征患者往往符合该诊断标准，但儿童通常只有部分症状，使得临床诊断较困难。

如果符合以下标准，可以诊断马方综合征：

①两个系统的症状符合主要标准且有第三系统的累及，或者；

②有病理性突变、符合一条主要标准且有器官累及，或者；

③有带病亲属、符合一条主要标准且

表 23.2　Ghent 标准 - 马方综合征症状

器官系统	主要标准	次要标准	器官系统受累标准
骨骼	满足以下其中 4 条 = 1 个主要标准： ● 鸡胸 ● 带手术指征的漏斗胸 ● 身体上半部分 / 下半部分或手臂横径 / 臂长比例 > 1.05 ● 拇指或手腕征阳性，图 23.1 ● 脊柱侧弯 > 20° 或脊椎滑脱 ● 内踝移位导致的扁平足 ● 髋臼前突 ● 肘关节外展受限（< 170°）	● 轻度漏斗胸 ● 关节松动 ● 由于缺乏空间导致的高腭（哥特式）及牙齿畸形 ● 多头指骨，眼球内陷，颌后缩，面骨发育不良 ● 下斜眼	2 个主要标准或 1 个主要标准加 2 个次要标准
眼	● 晶状体异位	● 角膜异常扁平 ● 眼球前后径过长 ● 虹膜 / 纤毛肌发育不良	1 个主要标准或 2 个次要标准
心血管	● 升主动脉扩张，包括主动脉窦部，伴或不伴主动脉瓣反流 ● 主动脉夹层	● 二尖瓣脱垂 ● 年龄 < 40 岁的患者出现肺动脉扩张（排除肺动脉狭窄） ● 年龄 < 40 岁的患者出现二尖瓣瓣环钙化 ● 年龄 < 50 岁的患者出现胸 / 腹主动脉扩张或夹层	1 个主要标准或 1 个次要标准
肺		● 自发性气胸 ● 肺尖气肿	1 个次要标准
皮肤		● 萎缩纹（非体重减轻或妊娠引起） ● 复发性疝及瘢痕疝	1 个次要标准
硬脑膜	● 腰骶部硬脊膜膨出		1 个主要标准
家族史 / 遗传史	● 马方综合征直系亲属 ● FBN1 突变是已确认的马方综合征的致病因素 ● 来源于亲属的 FBN1 基因单倍遗传具有显著的患病倾向		1 个主要标准

有器官累及。

（2）心脏症状：马方综合征患者的心脏症状总结如下：

①升主动脉扩张伴主动脉撕裂风险。

②降主动脉或腹主动脉扩张。

③主动脉瓣反流。

④近端肺动脉干扩张。

⑤ 1 个或 2 个房室瓣膜增厚或脱垂（尤其是二尖瓣脱垂），伴或不伴瓣膜反流。

⑥二尖瓣瓣环钙化。

⑦主动脉旁血管瘤。

⑧冠状动脉近端囊性中层坏死（冠心病）。

⑨心电图变化：房室传导阻滞、复极紊乱（QT 间期延长，U 波）和室性心律失常（尤其是左心室舒张功能受损的患儿）。

⑩扩张型心肌病。

⑪心源性猝死。

2. 听诊　二尖瓣脱垂在收缩期可闻及瓣叶脱垂进入左心房的"咔嗒声"，在进行等长运动（如蹲下）后，声音会更加清晰。二尖瓣反流引起收缩期杂音，通常是粗杂音，可在整个心前区闻及，并辐射到腋窝。

主动脉瓣反流通常会引起相对较柔和的舒张早期杂音，并有逐渐减弱的特征，频率较高，通常被称为"倒水声"。

3. 心电图　马方综合征患儿的心电图可表现为：房室传导阻滞、复极紊乱（QT间期延长、U波）和室性心律失常（尤其是左心室舒张功能受损的患儿）。

4. 超声心动图　由于胸部畸形，马方综合征患儿超声心动图检查常很困难，应注意以下心脏表现：

（1）升主动脉扩张，主动脉根部直径的正常上限为 $1.9cm/m^2$ 体表面积，与年龄和性别无关。

（2）主动脉其余部分或肺动脉扩张。

（3）二尖瓣脱垂伴或不伴二尖瓣反流。

（4）主动脉瓣反流。

（5）降主动脉和腹主动脉或其他血管的动脉瘤。

（6）主动脉夹层。

在可疑病例中，需要采用经食管超声来确诊主动脉夹层。

5. MRI/CT　MRI 是确定主动脉各段夹层的首选方法，至少要对所有主动脉根部的直径测量值超过正常上限 1.5 倍的患儿进行 MRI 检查。但在急性主动脉夹层和血流动力学不稳定的患儿中，可能没有足够的时间来进行该项检查。

6. 鉴别诊断　与马方综合征特征相似，但不完全符合 Ghent 标准或没有 *FBN1* 基因突变的综合征称为类马方综合征。与典型的马方综合征一样，主动脉夹层的风险大大增加，与马方综合征的鉴别诊断见表 23.3。

（三）治疗

马方综合征患儿的照护是一项跨学科的工作，需要（儿科）心脏病学家、眼科医师和骨科医师的共同合作，以下讨论心

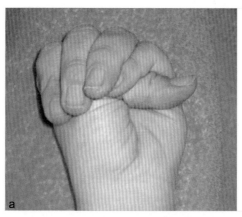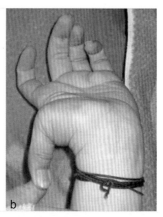

图 23.1　马方综合征患儿阳性拇指征和（a）和指掌关节过度伸展征（b）

表 23.3 马方综合征的鉴别诊断

疾病	症状	基因突变	备注
二尖瓣脱垂综合征	二尖瓣脱垂、主动脉扩张、骨骼和皮肤受累	*FBN1* 或未知的基因	
Ⅱ型马方综合征	与马方综合征相似，但无异位扁桃体	*TGFBR1* 或 *TGFBR2*	可能发生更严重的血管并发症
Weil-Marchesani 综合征	患儿往往身材矮小，手指短小，关节僵硬，视力减退	*FBN1*（常染色体显性）*ADAMTS10*（常染色体隐性）	
先天性挛缩性细长指（趾）症	类似于马方综合征，典型表现为：关节挛缩、耳畸形	*FBN2*	
Ⅰ型 Loeys-Dietz 综合征	类似于马方综合征，另外还有腭裂、悬雍垂裂和高脂血症	*TGFBR1* 或 *TGFBR2*	血管并发症在相对年轻患儿中多发
Ⅱ型 Loeys-Dietz 综合征	类似于Ⅰ型 Loeys–Dietz 综合征和 Ehlers-Danlos 综合征的血管型	*TGFBR1* 或 *TGFBR2*	
Shprintzen-Goldberg 综合征	与 Marfan 综合征及 Loeys–Dietz 综合征相似，典型的是：颅缝早闭	*FBN1*	
家族性胸主动脉瘤	家族性主动脉瘤	*TGFBR1* 或 *TGFBR2* *MYH11* *ACTA2*	

脏方面的问题。

心脏治疗包括 β 受体阻滞药的应用和禁止参与竞技运动，定期复查主动脉根部直径，以免错过主动脉根部置换的最佳手术时间。

1. β 受体阻滞药治疗 无论主动脉根的直径如何，β 受体阻滞药被认为是所有马方综合征患儿的标准治疗方法。对于儿童，β 受体阻滞药治疗开始的最佳时机尚没有明确的证据。β 受体阻滞药降低了主动脉的压力，从而减缓了主动脉夹层的发展，通常使用普萘洛尔或阿替洛尔，使用过程中应注意调整剂量，使最大运动后心率不超过110 次 / 分。对于成人，建议休息时心率不超过60次 / 分,如果不能耐受β 受体阻滞药，可考虑使用钙拮抗剂。

2. 血管紧张素Ⅱ受体拮抗药 越来越

多的证据表明，氯沙坦不仅可以控制血压，而且基于囊性坏死的细胞内逆转效应，其对马方综合征患儿也具有重塑作用。这种效应可缩窄升主动脉直径，提高二尖瓣功能，以及减小左心室舒张末期直径。

3. 限制体力活动 马方综合征患儿因血压升高以及近端主动脉压力较高，禁止进行以等长运动为主的活动，如举重或力量训练。大多数动态体育是可以进行的，但儿童的最大心率不应超过 110 次 / 分。因此，竞技体育是不允许的，马方综合征患儿也应避免身体接触类的运动。

4. 预防性主动脉根部置换术 对于儿童，主动脉根部的外科替换应在发育完成后进行，在 12 岁以下的儿童中一般很少见。

（1）主动脉夹层的风险是随着主动脉根部直径的增加而增加的，对于成年人，预防性主动脉根部置换的适应证如下：

①主动脉根部直径＞45mm。

②主动脉根部直径＞40mm 及存在其他危险因素（如亲属中有人发生主动脉夹层或夹层破裂，主动脉根部直径迅速增大）。

（2）儿童：根据成年人标准评估主动脉根部直径，如果主动脉根部直径突然增大，或长期处于正常范围以上，也有手术指征。

5. 二尖瓣手术　50%～80% 的马方综合征患儿会出现二尖瓣脱垂，伴发的二尖瓣反流程度各不相同。超声心动图显示二尖瓣腱索延长，瓣环变宽，有时也存在钙化。二尖瓣手术的适应证与二尖瓣手术的一般指征一致（参见第 15 章）。

6. 妊娠　女性马方综合征患者妊娠会增加主动脉夹层的发生和破裂的风险。如果主动脉根部直径超过 40mm，风险更高。因此，具有这种特征的妇女应在妊娠前进行预防性主动脉根部置换手术。妊娠前未发现心血管受累的妇女也可能在妊娠期间发生主动脉夹层。

如果不合并瓣膜功能不全或心肌病导致的心力衰竭，且主动脉根部直径＜ 40 mm，通常可以经阴道分娩。妊娠期间和产后需要至少每 3 个月定期进行超声心动图检查。

但是，值得注意的是，马方综合征的遗传概率为 50%。

（四）预后

心血管系统的干预对预后起决定性作用，未经治疗的马方综合征患儿的平均寿命约为 32 岁，治疗后的寿命约为 70 岁。预防性 β 受体阻滞药治疗和主动脉根部置换对提高预期寿命有显著作用。

至少每年复查一次超声心动图，如果主动脉根部直径接近 40mm 或患者妊娠，应缩短检查间隔。

（刘兴红　译）

第 24 章 介入导管术

一、概述

现在，心导管检查不仅用于诊断，越来越多的介入导管术用于治疗。现在很多科室的介入导管术比心脏外科手术更为常见，占比可达 60%～80%。随着超声心动图和磁共振在心脏疾病诊断中的应用越来越广泛，心导管检查仅用于诊断逐渐减少。许多简单的心脏缺陷，例如主动脉缩窄、房间隔缺损、动脉导管未闭和一部分室间隔缺损，现在可以通过介入的方法治疗。同样，以往占据心脏外科手术大部分的，几乎所有的瓣膜狭窄问题，也可以通过介入方法得到很好的治疗。此外，随着材料和设备的不断升级，介入术可以向新的领域发展（如经皮瓣膜置换、动静脉瓣重建、肺动脉环缩、Fontan 术、主动脉瓣下或肺动脉瓣下狭窄的治疗）。

接下来将举例说明介入手术的操作步骤。

（一）准备

1. 与外科手术一样，介入导管术前要做充分地准备工作。这部分通常包括以下的准备和检查：

（1）现有的文件记录，特别是门诊病历、既往的病历资料、手术记录、心导管报告、影像检查报告（MRI、CT）及其他相关资料。

（2）讨论、明确适应证。

（3）常规术前检查，特别是如下检查：

①神经系统状况。

②排除感染。

③排除血液系统疾病（瘀点、瘀伤及病史）。

④脉搏和血管的情况。

（4）脉搏血氧饱和度。

（5）四肢血压。

（6）近期心电图（2～3 个月）。

（7）近期超声心动图。

（8）建立外周静脉通路（不需要常规抽取血液样本）。

2. 术前告知患儿手术相关信息：患儿应由一位来自心导管团队的经验丰富专家告知相关信息，这位专家熟知手术并且能给予详细解释。理想的情况下，在行心导管术前，应和患儿及患儿父母讨论手术过程。心导管和介入术常见的风险也应该给予解释。手术风险应写入知情同意书中。常见的风险举例如下：

（1）镇静→反应过度→气管插管→重症监护。

（2）穿刺→出血→输血。

（3）穿刺→血栓形成→灌注障碍→溶栓治疗。

（4）穿刺→血栓形成→栓塞。

（5）穿刺→血管损害、血管闭塞→手术。

（6）感染→抗生素治疗。

（7）心律失常→药物治疗、起搏器。

（8）空气栓塞、体循环血栓栓塞。

（9）造影剂不耐受→休克→重症监护。

（10）穿孔→心包积液→心脏压塞→穿刺／手术。

（11）辐射暴露。

有关各种心脏缺陷的介入治疗和其他治疗详见相应章节。

另外，心脏缺陷和拟行的介入术应该以图画的形式在知情同意书上展现，患儿及患儿父母有疑问的每个细节都需要解释。需要注意地是，简单的心导管检查风险约是 5%，介入术的风险略高于 5%，但是对于复杂的介入术，风险与外科手术相当。

有时需在颈部和上胸部进行血管穿刺。例如，腔 - 肺吻合术或者存在下肢 / 盆腔血管栓塞时，就会选择颈静脉或者锁骨下静脉进行穿刺。这些情况下，需要指出以下并发症（并发症发生率 < 5%）：

①误伤颈动脉。

②误伤气管 / 喉部。

③气胸。

④血胸。

3. 血液检查：大多数介入术之前不需要进行常规血液检查。举例来说，假如患儿有感染的临床症状，心导管术也可以进行，并不依据检查结果。

同样的，电解质、血红蛋白、肝肾功能检查也并非必需的，在导管室有专用设备，可以随时进行血液检查，如有需要可以随时查电解质、血红蛋白和血气。有凝血功能障碍的病史需要特别重视，要进行凝血功能检查。

如果在某些检查或介入操作过程中有出血或心肌穿孔的风险，可根据具体情况安排其他实验室检查（血型和交叉配血）。例如，肺动脉闭锁的导管介入开放。

（二）镇静 / 麻醉 / 监护

几乎在所有的心脏中心，心导管介入术都是在保留意识的深度镇静下进行，并不需要全身麻醉。这也适用于经食管超声心动图检查（如 ASD 封堵）。但是，由医务人员进行连续监测的安全措施和标准流程与外科手术和麻醉相同。

1. 术前用药 患儿入心导管室前给药（如咪达唑仑 0.1mg/kg IV）。

2. 监护 心导管术中，需要持续监测患儿心电图、脉搏血氧饱和度和血压，必要时给予氧气吸入。

3. 深度镇静 对于氯胺酮（和阿托品）和丙泊酚的深度清醒镇静，建议采用以下方案：

（1）监测脉搏血氧饱和度、心电图和血压。

（2）备好氧气面罩 / 呼吸气囊。

（3）用氯胺酮 2mg/kg 静脉注射开始镇静。

（4）阿托品：最小剂量 100μg，最大剂量 500μg 静脉注射。

（5）丙泊酚 1mg/kg 静脉注射。

（6）丙泊酚以 5mg/（kg·h）静脉泵入。

（7）如有需要，氯胺酮和丙泊酚的剂量可以追加。

4. 心导管术后监护 心导管手术完成后，患儿被送至恢复室或者病房行进一步监护。大多数不需要重症监护。1 名医师陪同患儿转运，转运过程中患儿持续吸氧，持续脉搏血氧饱和度和心电图监测。

5. 转运至病房 患儿交接给病区医护人员。共同记录临床指标（如氧饱和度、呼吸和循环）。

（三）介入术后

每次介入导管术后均应遵循标准的治疗计划，包括药物治疗、检查和监护。内容如下：

1. 肝素化

（1）静脉穿刺后不常用：对于紫绀型患儿，以 200IU/（kg·d）的速度连续静脉注射至次日晨。

（2）动脉穿刺后：以 400IU/（kg·d）的速度连续静脉注射 24h 或至次日晨。

（3）介入术后：以 400IU/（kg·d）的速度连续静脉注射 36 ~ 48h 或至术后次日晨。

2. 输液治疗 直至患儿清醒可以饮水。

3. 饮食 患儿清醒后即可饮水，如果能耐受，可以按需给予饮食。

4. 监护 使用带有记录功能的中心监测系统连续监测脉搏、血压和血氧饱和度，也包括患儿腿部血流灌注和神经系统状态的观察。

5. 介入术后出血　如果穿刺点出血，重新使用加压器加压，并且延长监护时间12h。

二、特殊心导管介入术

（一）瓣膜、血管和流出道狭窄的介入导管术

1. 球囊瓣膜成形术的概述

（1）定义：在球囊瓣膜成形术中，当球囊导管膨胀时，血管或瓣膜的狭窄部位会被拉伸，因此理想情况下，没有或仅有少量的狭窄残留。

（2）材料：球囊导管有不同长度、直径和球囊压力（低压和高压球囊）。此外，还有特殊形状的球囊（如用于二尖瓣瓣膜成形术的 Inoue 球囊)或特殊功能的球囊(如带有小刀片的切割球囊)。

（3）操作：首先确定压力梯度，通过血管造影、超声心动图或 MRI，观察狭窄的解剖结构以及上游和下游血管。然后将导丝穿过狭窄处推进到下游血管（如从肺动脉瓣狭窄处进入肺动脉。如果行逆行探查，则进入上游（如从主动脉瓣狭窄处进入左心室）。然后通过心导管行血管造影术进行定位，将放气的球囊导管放置在狭窄区域。

当球囊导管已正确放置在狭窄区域时，将其暂时充气至球囊的最大压力。此过程会被记录（通常为 6 帧 / 秒）。然后将球囊放气，并在保留导丝的情况下撤回球囊导管。然后将血管造影导管置于前狭窄部位，测量压力并进行血管造影。如果狭窄程度不够充分，则可以使用更大或更硬的球囊或切割球囊重复扩张，或置入支架。

（4）并发症：在扩张过程中可能会发生血管壁撕裂。根据组织修复过程的不同，可能存在夹层或破裂、血栓形成、栓塞甚至再狭窄的风险。在瓣膜狭窄中，小叶意外撕裂或撕脱可能引起严重的反流。

（5）治疗：手术后通常要进行肝素化 1 ～ 2d，并给予低剂量阿司匹林（3 ～ 5mg/kg 口服），以避免血栓形成、栓塞或血管闭塞。

（6）检查：根据所治疗的部位（瓣膜或血管），超声心动图检查通常就足够了，但有时也需要 MRI。

2. 主动脉瓣狭窄

（1）适应证：总体而言，主动脉瓣球囊成形术的适应证仍在不断发展，因为，介入治疗的效果好、手术风险较低。一般公认的适应证是：

①压力梯度（多普勒显示梯度 > 50mmHg）。

②心脏失代偿或左心室功能下降。

③心脏超负荷（左心室肥大，舒张功能差）。

④ ST 段在压力下变化。

⑤主动脉瓣功能存在是先决条件（主动脉瓣反流≤ 2°）。

（2）初步检查：建议使用 2 个月内的心电图；如有疑问，建议使用 24h 动态心电图或运动心电图。近期的超声心动图检查可确定瓣环的直径、瓣膜的解剖结构（二尖瓣，三尖瓣）、平均和最大的压力梯度、主动脉瓣反流、左心室功能、二尖瓣反流、峡部、动脉导管及排除 Shone 综合征。

（3）风险告知：总风险低于10%，并发症包括瓣膜破裂、急性和重度主动脉瓣关闭不全、可能进行瓣膜置换的急诊手术、心肌缺血、心律失常、房室传导阻滞、二尖瓣反流恶化、感染 / 心内膜炎、灌注障碍、动脉穿刺部位的血管阻塞。

（4）步骤：儿童可以尝试采用顺行方法（经 ASD 或未闭的卵圆孔），否则需要通过动脉穿刺逆行。

（5）心导管治疗：首先，进行压力测量和上行造影，测量瓣环，探查和显影左

心室（图 24.1）。然后切换导管，放置球囊导管，扩张球囊（球囊直径为瓣环直径的 80%～110%）。测量左心室的压力，行左心室造影，再上行造影（是否存在主动脉瓣反流？）。在年龄较大的儿童中，起搏器会刺激右心室。在球囊扩张期间快速进行 VVI 刺激（300～400 次 / 分），由于心动过速可以短暂减少左心室的射血，因此球囊不会因血流冲击而过度移位。

（6）肝素化：在心导管插入过程中静脉注射肝素 100IU/kg，然后以 400IU/(kg•d) 的速度连续静脉输入，直到第二天早晨。

（7）心导管术后的超声心动图：应注意可能发生的主动脉瓣反流，平均和最大残留梯度，左心室功能及可能会新发的二尖瓣反流。

（8）药物治疗：阿司匹林 3～5mg/kg 口服，持续 3 个月，如需预防心内膜炎，可服药 6 个月。

3. 新生儿重度主动脉瓣狭窄

（1）适应证：只要存在典型的血流动力学情况（依赖动脉导管的体循环）及严重的左心室功能不全，无论主动脉瓣功能是否尚可（主动脉瓣反流 < 2°），都是手

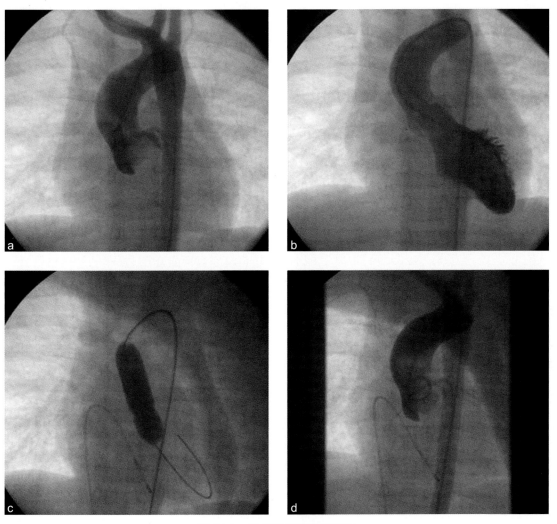

图 24.1　主动脉瓣狭窄的扩张

注：a. 首先制作一个上行造影。b. 然后对左心室进行造影，并观察瓣膜狭窄程度、增厚的程度和穿过狭窄瓣膜的血流。c. 在约 350 次 / 分的高频刺激下扩张瓣膜。d. 最后进行造影并记录可能出现的主动脉瓣反流

术适应证。

（2）初步检查：患儿入院时通常需要重症监护，他们通常是辅助通气治疗的危重新生儿。心电图、详细的超声心动图、胸部 X 线及体外循环手术的准备是必要的。

（3）超声心动图：观测瓣环直径、主动脉瓣反流、瓣膜解剖结构（如二尖瓣、三尖瓣）、平均和最大压力梯度、左心室功能、二尖瓣反流、峡部、动脉导管、肺动脉直径，排除 Shone 综合征。

（4）准备：术前准备与体外循环手术相同。必要时，可包括首先留置动脉导管（脐带动脉）和中央静脉导管，儿茶酚胺治疗，所有患儿均使用前列腺素治疗。如有需要，请给予脐部护理（保持脐部湿润），以便仍可以通过脐静脉进行顺行性心导管术。

（5）风险告知：介入术风险很高，因为患儿通常是心室功能受损的重症新生儿。风险包括瓣膜破裂、急性和严重的主动脉瓣反流、急诊手术、可能需要瓣膜置换术（同种异体植入）或 Ross 手术、心肌缺血、心律失常、房室传导阻滞、二尖瓣反流及感染 / 心内膜炎。如果有动脉穿刺，可能存在灌注障碍或血管阻塞等。

（6）步骤：如果可能的话，应尝试通过 ASD 或未闭的卵圆孔进行顺行性进入，或者通过脐静脉进入，否则应通过动脉穿刺进行逆行性进入。

（7）心导管治疗：上行造影，测量瓣环，左心室探查造影，切换导线，然后进行球囊扩张（球囊直径最大为瓣环直径的 80%～100%），检查左心室压力，左心室造影，上行造影（是否有主动脉瓣反流？）。在重症患儿中，通常仅根据超声心动图检查结果进行扩张，而无须进行压力测量或造影（图 24.2）。

（8）监护：重症监护，根据临床状况，逐渐减少儿茶酚胺和前列腺素。常规超声心动图检查。

（9）肝素化：在行心导管过程中 100IU/kg 静脉注射，然后以 400IU/（kg·d）的速度持续静脉输入直至第二天早晨。

（10）心导管术后的超声心动图：观察有无主动脉瓣反流、平均和最大残留压力梯度、左心室功能、二尖瓣反流、二尖瓣

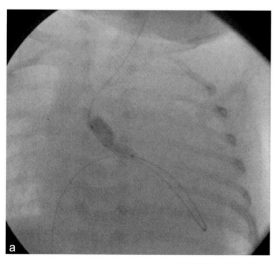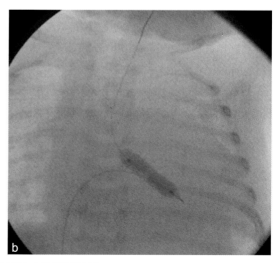

图 24.2　重度主动脉瓣狭窄的顺行扩张

注：a. 第一，用细导丝探查狭窄的主动脉瓣。将导管插入下腔静脉、右心房、并穿过房间隔缺损进入左心房和左心室。通过主动脉瓣后，导丝最终穿过主动脉瓣进入升主动脉。扩张球囊位于瓣膜狭窄处。当球囊膨胀时，形成明显的凹陷，这是瓣膜狭窄的表现。b. 反复扩张后，扩张球囊中的凹陷消失。狭窄的瓣膜加宽

狭窄、PDA、峡部，排除 Shone 综合征。

> **注**
>
> 无论压力梯度如何，在重度主动脉瓣狭窄的新生儿中行球囊瓣膜成形术。患儿需要不同的适应阶段，直到左心室充分恢复。通常需要长期的儿茶酚胺支持治疗和可能的通气辅助治疗。

4. 主动脉瓣上狭窄

（1）适应证：在主动脉瓣上狭窄中，进行介入的指征相对较少。Williams-Beuren 综合征的"经典"主动脉瓣上狭窄介入手术效果不佳。术后瓣上狭窄的适应证有（如 Damus-Kate-Stansel 吻合术后实际上是唯一的适应证）：

①压力梯度（多普勒显示压力梯度超过 50mmHg）。

②心脏失代偿或心室功能显著下降。

③心脏超负荷。

④ ST 段在压力下改变。

（2）初步检查：2 个月以内的心电图检查。如果近期心电图检查存在异常，需要进行 24h 动态心电图检查或者运动心电图检查。

（3）超声心动图：瓣环直径、主动脉瓣反流、狭窄的解剖结构、平均和最大压力梯度、左心室功能、峡部、头颈血管的其他狭窄。

（4）风险告知：风险低于 5%，夹层和冠状动脉疾病可导致心肌缺血、心律失常和房室传导阻滞；动脉穿刺者存在灌注障碍或血管闭塞的可能。

（5）步骤：在单心室中，可以采用顺行方法（横跨 ASD 或心室），否则需要通过动脉通路逆行进入。

（6）心导管治疗：上行造影、瓣环的测量，左右心室探查、造影、切换导线、球囊扩张、心室测压、心室造影、上行造影（是否存在主动脉反流？）。

（7）监护：常规监测，介入后行 12 导联心电图，分析 ST 段，在心电图异常时进行 24h 动态心电图监测。

（8）肝素化：在心导管术期间 100IU/kg 静脉注射，然后 400IU/（kg·d）持续静脉输入直至第二天早晨，阿司匹林 3～5mg/kg 口服，持续 3 个月。

（9）心导管术后的超声心动图：应记录主动脉瓣反流，平均和最大残留压力梯度，心功能和心壁运动障碍。

（10）药物治疗：阿司匹林 3～5mg/kg 口服，持续 3 个月，预防心内膜炎可口服抗生素治疗 6 个月。

5. 二尖瓣狭窄

（1）适应证：总体而言，在欧洲儿童中较少用到二尖瓣球囊成形术。从全球来看，这是风湿热或心内膜炎（少见）的一种常见手术。对于先天正常的瓣膜而后发生的狭窄效果满意。在大部分都是畸形的瓣膜（如降落伞瓣或吊床瓣）中，或在手术重建后的瓣膜中，结果并不理想。适应证如下：

①压力梯度（多普勒显示压力梯度为 10mmHg）。

②左心失代偿的体征（如肺水肿、肺淤血）。

③房性心律失常。

④左心房扩张伴血栓形成。

⑤间歇性肺水肿 - 淤血性咳嗽。

⑥显著肺高压。

⑦身体状况逐渐恶化。

（2）初步检查：2 个月以内的心电图检查。如果近期心电图检查存在异常，需要进行 24h 动态心电图检查或者运动心电图检查。较大的患儿行心肺运动试验。

（3）超声心动图：检查瓣环直径、解剖结构、平均和最大压力梯度、左心室功能、二尖瓣反流、ASD 或卵圆孔未闭及肺动脉高压。

（4）风险告知：风险低于 5%，风险包括瓣膜破裂、急性重度二尖瓣反流（通常不能很好地耐受）、紧急手术（低风险）、瓣膜置换、动脉夹层、心脏压塞、死亡、心肌缺血、心律失常、房室传导阻滞及感染 / 心内膜炎。

（5）步骤：经股静脉顺行进入。

（6）心导管治疗：经房间隔探查左心房，必要时穿刺；通过房间隔（极少见）行左心房造影和压力测量，探查左心室，插入气囊导管（如 Inoue 球囊）并扩张，测量左心房和左心室压力，行左心室造影（是否存在二尖瓣反流？）

（7）心导管术后的超声心动图：二尖瓣反流、平均和最大残留压力梯度、左心室功能和肺动脉高压。

（8）药物治疗：阿司匹林 3 ～ 5mg/kg 口服，持续 3 个月，必要时，为预防心内膜炎，或治疗 / 预防风湿热可服抗生素 6 个月。

6. 主动脉缩窄的球囊瓣膜成形术

（1）适应证：总体而言，主动脉缩窄的球囊瓣膜成形术的适应证范围逐渐扩大，一方面手术效果好，另一方面手术风险相对较低。在新生儿和 6 个月以下的儿童中，复发率高（弹性导管组织），因此这类患儿多行外科手术治疗。临床和药物运动测试（如间羟异丙肾上腺素压力测试）有助于确定适应证。公认的适应证如下：

①多普勒显示压力梯度远高于 20mmHg。

②消失或明显减弱的腹股沟脉搏。

③上肢 / 下肢的血压差远高于 20mmHg。

④高血压（运动测验，长程血压测量）。

⑤心脏失代偿或左心室功能下降。

⑥心脏超负荷（左心室壁增厚）。

⑦ ST 段因劳累而改变。

⑧主动脉瓣反流增加。

（2）初步检查：2 个月内的心电图检查。如有条件，在较大的儿童中，MRI 进行主动脉弓部和峡部的三维重建及测量。

（3）超声心动图：弓部直径、缩窄、隔膜水平的降主动脉、主动脉瓣、瓣环直径、主动脉瓣反流、平均和最大压力梯度、左心室功能、二尖瓣反流、峡部、动脉导管、压力下的梯度及排除 Shone 综合征。

（4）风险告知：风险远低于 5%。由于导管介入术（弹性组织）的成功率不高，有一些新生儿以上的年龄段的患儿仍需要手术治疗。可能的并发症有：过度扩张造成的动脉夹层、动脉瘤形成、血胸、输血、胸管置入、急诊支架置入、急诊手术、死亡和截瘫(极少见)。再狭窄率超过 20%(与外科手术相同)，动脉穿刺后可能发生灌注问题或血管阻塞。介入术后通常会有轻度的胸痛。

（5）步骤：在幼儿中，可能会采用顺行方法（跨 ASD 或未闭的卵圆孔）。然而，在大多数患儿中，采用了通过动脉穿刺的逆行方法（图 24.3）。

（6）心导管治疗：上行造影，测量每个弓段并确定解剖结构，回拉压力，可能的间羟异丙肾上腺素压力测试（Alupent），切换导线，球囊扩张，对照血管造影，回拉压力，可能行另一项药物压力测试。

（7）监护：当日晚至少每 30min 进行一次血压监测和记录，如果有任何问题，持续 24h 血压测量，进行镇痛和进行系统的降压治疗（如卡维地洛、ACEI）。

（8）肝素化：在心导管术期间用肝素 100IU/kg，静脉注射，然后以 400IU/ (kg•d) 的速度持续静脉输入，直到第二天早晨。

（9）心导管术后检查：超声心动图测

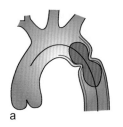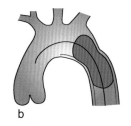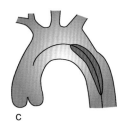

图 24.3　主动脉缩窄的球囊扩张

注：a. 首先，球囊前进至狭窄处；b. 球囊膨胀而扩张狭窄处；c. 扩张后，将球囊放气并取出导管

量记录平均和最大残留压力梯度，左心室功能，腹股沟血管灌注。MRI：通常在 6 个月后检查评估预后并排除动脉瘤。

（10）药物治疗：详见主动脉狭窄部分。

7. 新生儿主动脉缩窄的扩张

（1）适应证：目前，新生儿主动脉缩窄的介入治疗很少有普遍接受的适应证。由于复发风险非常高（超过 70%），因此新生儿在 6 个月以前不进行介入导管治疗。该方法适用于合并有其他疾病的新生儿，这些疾病会妨碍近期手术（如坏死性小肠结肠炎、不明原因的综合征、脑出血）或有心脏失代偿的危重患儿，以及患有心肌病和主动脉轻度缩窄的儿童。

（2）初步检查：颅内超声检查（以排除脑出血），重症监护下其他器官的诊断检查（新生儿通常使用呼吸机且病情危重）。心电图、超声心动图检查、胸部 X 线检查、手术准备和前列腺素治疗，可能需要儿茶酚胺治疗。

（3）超声心动图：测量主动脉弓的直径、主动脉缩窄、隔水平的降主动脉、主动脉瓣、瓣环直径、主动脉瓣反流、瓣膜的解剖结构、平均和最大压力梯度、左心室功能、二尖瓣反流、峡部、动脉导管。排除 Shone 综合征。

（4）准备：与体外循环手术相同；必要时，所有患儿均必须留置动脉导管（脐带动脉）和中心静脉导管，都要行儿茶酚胺治疗和前列腺素治疗。

（5）风险告知：由于新生儿病危，手术风险很高。由于弹性导管问题，手术复发率非常高。并发症有：血管过度扩张造成的夹层、血胸、输血、胸腔引流、急诊支架置入、急诊手术、死亡、动脉穿刺后的灌注障碍、血管阻塞和撕裂。由于介入只是治标不治本，因此通常很快需要外科手术。

（6）步骤：可以采用顺行方法（经 ASD 或卵圆孔），但在大多数情况下，使用通过股动脉的逆行方法。

（7）心导管治疗：上行造影，测量弓部的每个节段并评估解剖结构，更换导线，球囊扩张（图 24.4）。切换导线，对照血管造影，留下动脉导管。也可以在超声心动图下进行扩张。

（8）监护：重症监护，逐渐减少儿茶酚胺，停用前列腺素，定期进行超声心动图检查。此外，术日当晚每 30min 监测一

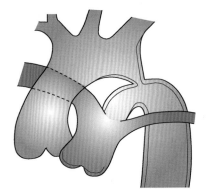

图 24.4　新生儿主动脉缩窄的解剖结构，其下半身通过动脉导管灌注

次血压，应持续监测下肢血氧饱和度以评估腿部的灌注情况。提倡早期肠内营养摄入，当天可进食，必要时行降压治疗（如利尿药、ACEI、卡维地洛）。

（9）肝素化：在心导管术期间给予肝素 100IU/kg 静脉注射，之后根据重症监护指南和患儿情况进行治疗。

（10）心导管术后超声心动图：评估主动脉瓣反流、平均和最大残留压力梯度、左心室功能、二尖瓣反流、二尖瓣狭窄、PDA，排除 Shone 合征。

8. 主动脉缩窄的支架置入

（1）适应证：支架置入作为主动脉缩窄治疗的适应范围仍在不断发展，因为手术效果好且风险低——这也是由于发明了小尺寸的新材料鞘管所致。关于是否应使用带覆膜支架的问题仍在讨论中。

在幼儿中，支架仅作为处理发育不良血管的紧急方案。冠状动脉支架或小血管支架被用作新生儿或幼儿的紧急救助选择。专门为新生儿设计的可以扩张至适合成人大小的支架正在临床开发中。运动试验对于确定所谓的"轻度收缩"的适应证很有用。体重 20kg 以上患儿的适应证与非支架置入治疗主动脉缩窄的适应证相同：

①多普勒示压力梯度远高于 20mmHg。

②腹股沟脉搏消失或明显减弱。

③上肢 / 下肢的血压差远高于 20mmHg。

④高血压（运动试验，长程血压测量）。

⑤心脏失代偿或左心室功能下降。

⑥心脏超负荷（左心室壁增厚）。

⑦ ST 段因压力而改变。

⑧主动脉瓣反流增加。

（2）初步检查：2 个月内的心电图，近期超声心动图（包含血管直径），MRI（三维重建及测量）；如有条件，行运动试验及 24h 血压监测。

（3）超声心动图：测量主动脉弓的直径和缩窄、隔水平的降主动脉、主动脉瓣、

瓣环直径、主动脉瓣反流、瓣膜的解剖结构、平均和最大压力梯度、左心室功能、二尖瓣反流、峡部、动脉导管，排除 Shone 综合征。

（4）风险告知：风险低于 5%，并发症有过度扩张造成的动脉夹层、血胸、输血、胸腔引流、动脉瘤形成、覆膜支架的紧急置入、紧急手术、死亡、截瘫（少见）、低概率再狭窄（< 5%）；可能分两个阶段进行，在 6 ～ 12 个月再次进行扩张；动脉穿刺后可能发生灌注问题或血管阻塞。支架置入术后通常会有轻度的胸痛。

（5）步骤：经动脉穿刺顺行进入。

（6）心导管 / 治疗：上行造影，测量每个弓段并确定解剖结构、回拉压力，可能需要间羟异丙肾上腺素压力测试（Alupent），切换导线（球囊扩张，血管造影），插入长鞘管，手动注射造影剂（图 24.5），测回拉压力，可能需要重复药物压力测试。在较大的儿童和弓部狭窄中，可能会使用起搏器（罕见）以确保放置支架正确。

（7）监护：肝素化、药物治疗和监护同球囊扩张术后。

9. 肺动脉瓣狭窄的球囊瓣膜成形术

（1）适应证：因为手术效果好且风险相对较低，球囊瓣膜成形术越来越广泛地应用于肺动脉狭窄的治疗。公认的适应证包括：

①梯度相关（多普勒示压力梯度 > 50mmHg）。

②心脏失代偿或右心室功能下降。

③心脏超负荷，右心室压 > 60mmHg。

④肺动脉狭窄后扩张加剧。

⑤间歇性外周水肿——右心衰竭的一种表现。

⑥体能逐渐下降。

⑦紫绀伴有 ASD 或卵圆孔未闭。

（2）初步检查：2 个月内的心电图，近

期的超声心动图，如果近期心电图检查存在异常，需要进行 24h 动态心电图检查或者运动心电图检查。年龄较大能配合的患儿行心肺运动试验。

（3）超声心动图：瓣环直径、肺动脉瓣反流、解剖结构（二尖瓣，三尖瓣）、平均和最大压力梯度、右心室压力和功能、三尖瓣反流、ASD 或卵圆孔未闭、PDA 和瓣膜下狭窄，排除其他狭窄。

（4）风险告知：风险低于 1%，并发症有瓣膜撕裂、急性和重度肺动脉瓣反流（通常耐受良好）、紧急手术（最低风险）、夹层、压塞、死亡、心肌缺血、心律失常、房室传导阻滞、三尖瓣关闭不全、感染 / 心内膜炎、漏斗性狭窄（β 受体阻滞药治疗）。在黏液样变（即大量增厚）的瓣膜变形中效果不太好，可能需要重复进行干预或

手术。

（5）步骤：通过股静脉，也可能通过颈静脉进行顺行性手术。

（6）心导管 / 治疗：右心室造影，测量瓣环，探测肺动脉，切换导线，扩张球囊 [球囊 / 瓣环直径比（1.3 ～ 1.5）：1，图 24.6]，然后，检查肺动脉和右心室的压力，肺动脉造影（有无肺动脉瓣反流），右心室造影。对新发反应性瓣膜下狭窄可给予 β 受体阻滞药治疗。

（7）监护：介入后肝素化，心电监测、血氧饱和度监测。

（8）心导管术后超声心动图：肺动脉瓣反流、平均和最大残留压力梯度、右心室压力、三尖瓣反流、瓣下解剖结构（有无残留压力梯度？有无漏斗狭窄？）。

（9）药物治疗：详见主动脉瓣狭窄部分。

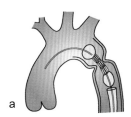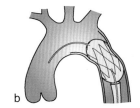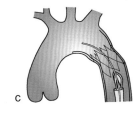

图 24.5　主动脉缩窄的支架置入

注：a. 首先，将带有支架的球囊导管插入狭窄处；b. 球囊膨胀以扩张狭窄处并扩张支架；c. 扩张后，将球囊放气并取回导管。支架保持扩张

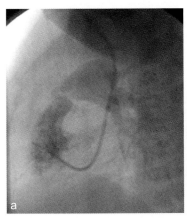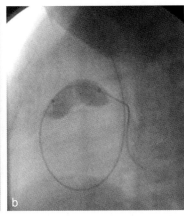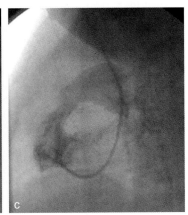

图 24.6　肺动脉瓣狭窄的球囊扩张

注：a. 首先进行右心室造影和瓣环的测量；b. 狭窄通过球囊膨胀而扩大；c. 扩张后，肺动脉造影显示可能发生主动脉瓣关闭不全

10.新生儿重度肺动脉瓣狭窄

（1）适应证：由于典型的血流动力学（PDA 依赖性肺灌注），无论压力梯度如何均需进行治疗。重要的是要有足够大的右心室，并具有所有三个解剖段，即入口段（对于足够大的右心室，三尖瓣环 > 7～10mm），心室段和漏斗。通过给予前列腺素治疗确保氧合作用。由于在动脉水平上从右向左分流，这些患儿有紫绀症状。

（2）初步检查：患儿通常在重症监护下，有时使用呼吸机（前列腺素的副作用）；新生儿期很少有重症。记录心电图、超声心动图和胸部 X 线，准备工作与外科手术相同。

（3）超声心动图：瓣环直径、右心室大小、右心室解剖结构、漏斗、肺动脉瓣反流、右心室功能、右心室收缩压、三尖瓣反流、肺动脉解剖（如二尖瓣、三尖瓣）、平均和最大压力梯度、ASD 或卵圆孔的大小、峡部、动脉导管、主肺动脉直径及左右肺动脉直径。

（4）准备：与体外循环手术相同；可能会需要留置动脉通路（脐带动脉）以及中心静脉导管。可能给予儿茶酚胺；所有患儿必须使用前列腺素治疗。

（5）血液检查：与体外循环手术相同。

（6）风险告知：重症新生儿的风险增加。并发症可能有瓣膜破裂、急性重度肺动脉瓣反流伴全身灌注不足（大的 PDA 分流造成）、紧急手术、心肌缺血、心律失常、房室传导阻滞、三尖瓣反流、感染 / 心内膜炎、动脉穿刺引起的灌注障碍或血管闭塞；可能需要在几周或几个月后重新进行介入。

（7）步骤：采取顺行方法，可能通过脐静脉，或者通过股静脉、颈静脉，此外还要进行动脉压测量。如果存在呼吸暂停（前列腺素的副作用），可能需要气管插管。

（8）心导管 / 治疗：对比剂手动注射进入右心室，测量瓣环（超声心动图），探测肺动脉，切换导线，球囊扩张，检查肺动脉和右心室的压力，肺动脉（PA）造影（肺动脉瓣反流），右心室造影，可以根据超声心动图参数进行扩张而不进行血管造影，可能将导管切换到中心静脉导管。

（9）监护：重症监护，逐渐减少儿茶酚胺（如果以前需要），停用或逐渐减少前列腺素，定期进行超声心动图检查；在闭合的 PDA 中，因为右心室肥大，75%～ 80% 的血氧饱和度是可以接受的；如果存在较大的 ASD 和明显的三尖瓣反流，尽管肺动脉血液可以自由流出，最初仍有大量的右向左分流。

（10）肝素化：在心导管过程中，给予肝素 100IU/kg 静脉注射，然后以 400 IU/(kg•d) 的速度持续静脉输入直至第二天早晨。

（11）心导管术后超声心动图：检查主动脉瓣反流、平均和最大残留压力梯度、右心室的压力、容量和功能、三尖瓣反流、三尖瓣狭窄、PDA、峡部、ASD 或卵圆孔未闭和分流逆转。

> **注**
>
> 新生儿严重肺动脉瓣狭窄的球囊扩张指征与压力梯度无关。成功治疗后，患儿需要不同时间长度的适应阶段，才能使右心室产生足够的顺行血流进入肺循环。在严重的主动脉瓣反流和大的 PDA 中，可能会出现全身心输出量严重下降。

11.未经治疗的法洛四联症的肺动脉瓣球囊扩张

（1）适应证：病情相对较重，有严重紫绀的患儿；也可能是 PDA 闭合的新生儿或有紫绀发作的患儿。治疗的适应证可能有所不同。姑息干预的可能原因有：

①肺血管发育不良（顺行灌注可改善肺动脉大小）。

②导管依赖的儿童（以延迟手术时间）。

③严重紫绀（没有 PDA 或氧气支持情况下血氧饱和度 < 75%）。

④如果需要，在介入性关闭主肺动脉大的侧支（MAPCAs）之前。

⑤在极弱小的儿童（早产儿）中作为姑息措施。

⑥尽管进行了充分的药物治疗仍患有重度紫绀的儿童应推迟手术时间。

（2）初步检查：通常，患儿在重症监护时，偶尔要使用机械通气治疗，并且可能是重病儿童。心电图，超声心动图，胸部 X 线，术前准备；选择性行动脉测压。

（3）超声心动图：瓣环直径、肺动脉瓣反流、瓣膜结构（如二尖瓣、三尖瓣）、平均和最大压力梯度、瓣下解剖结构、右心室压力和功能、三尖瓣反流、未闭卵圆孔或 ASD 的大小、峡部、动脉导管和左/右肺动脉直径。

（4）准备：与体外循环手术相同。根据临床情况，可能需要留置动脉导管，中心静脉导管，并注射儿茶酚胺。新生儿建议使用前列腺素治疗。可能进行插管麻醉。在进行导管检查和干预之前，必须进行充足补液，并应在穿刺腹股沟静脉后给予 20ml/kg 胶体溶液静脉注射，以最大程度地避免严重紫绀发作。

（5）风险告知：患儿病情重，风险高。并发症有：紫绀、复苏和死亡、漏斗性狭窄增加（β 受体阻滞剂治疗）、紧急手术（可能伴有分流或经环的斑块形成）、心肌缺血、心律失常、房室传导阻滞、三尖瓣反流、感染/心内膜炎、肺血管再灌注水肿（需要机械通气治疗）；如果治疗失败，需要间隔一段时间后再次行心导管术。

（6）步骤：在新生儿中，可以经脐静脉进行顺行进入。通常是经股静脉或颈静脉进行的。另外，动脉压监测是有帮助的。

（7）心导管/治疗：（手动）注射右心室，测量瓣环，探查肺动脉，快速切换导线，

快速扩张球囊（图 24.7）。对于病情稳定的患儿，检查肺动脉和右心室的压力，选择性行 PA 血管造影（肺动脉瓣反流），右心室造影。病情不稳定的患儿，根据超声心动图检查结果，无须血管造影即可扩张，目的是要增加血氧饱和度。

此后切换到中心静脉导管。各个步骤取决于患儿病情的稳定性。此外，静脉 β 受体阻滞药（如普萘洛尔、艾司洛尔）和去甲肾上腺素应备在一旁，以治疗重度紫绀。

（8）肝素化：手术过程中以肝素 100IU/kg 静脉注射；以 400 IU/（kg·d）的剂量持续静脉输入直至第二天早晨。

（9）监护：重症监护可以减少儿茶酚胺治疗，停用前列腺素，常规进行心电图检查；记录血氧饱和度，胸部 X 线（肺水肿）。

（10）心导管后超声心动图：记录肺动脉瓣反流、跨漏斗的解剖结构和压力梯度、三尖瓣反流、PDA 分流（如果存在）。

（李千秋　译）

12. 肺动脉闭锁的介入治疗

（1）适应证：具有典型的血流动力学状态（依赖 PDA 进行肺灌注）的新生儿，或有严重的肺动脉瓣狭窄和右心室增大（三尖瓣环直径 > 7 ～ 10mm）的患儿。指征也包括，为增加肺循环灌注和进行矫正根治术而建立主-肺动脉分流的姑息治疗的年长患儿。如果存在大的主肺侧支血管和多源性肺灌注的情况，那么肺动脉闭锁在解剖学上会有很大的不同。适应证如下：

①肺动脉发育不良（顺行灌注增加肺动脉的大小）。

②依赖动脉导管未闭生存的患儿（可避免或推迟手术）。

③重度紫绀（在不供氧或者动脉导管已闭合时血氧饱和度 < 75%）。

④曾行大的主肺动脉侧支介入封堵术。

⑤行姑息手术的年幼患儿（早产儿）。

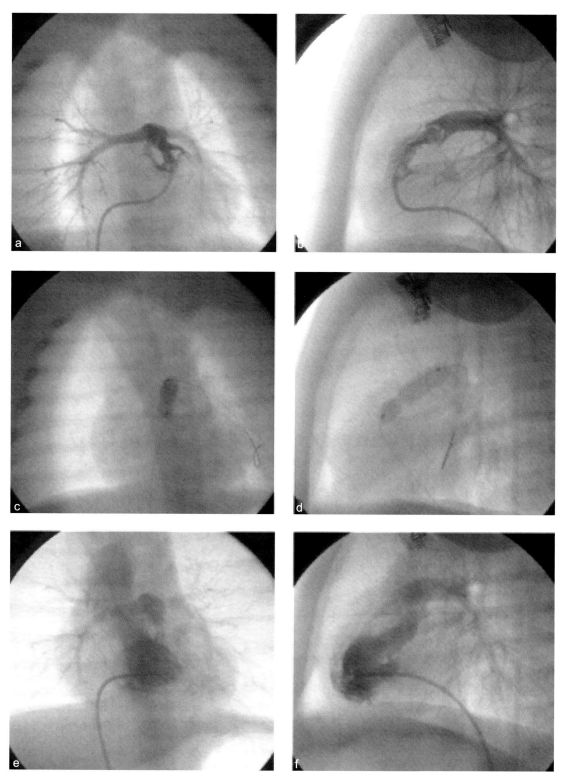

图 24.7　未经治疗的法洛四联症的肺动脉瓣和右室流出道扩张

注：初始血氧饱和度约为 70%，干预后为 90%。首先，右心室造影和瓣环的测量（a、b）。通过球囊膨胀来扩张狭窄（c、d）。扩张后，对肺动脉行血管造影，记录可能发生的主动脉瓣反流并对右心室重复进行血管造影（e、f）

⑥为外科手术做准备。

（2）初步检查：肺动脉闭锁的新生儿多接受重症监护治疗，可能需要机械通气，但很少是重症。术前做心电图、超声心动图和胸部 X 线，可选择经动脉压测量。对大一点的孩子做 MRI 三维重建，这有助于规划手术步骤。

（3）超声心动图：能显示瓣环的直径、右室流出道和发育不良的肺动脉瓣的解剖、右心室的功能、三尖瓣反流状况、房间隔缺损和卵圆孔未闭的大小、狭窄部、动脉导管未闭，左、右肺动脉直径，以及大的主肺侧支血管（MAPCAs）。

（4）准备：新生儿的术前准备和体外循环手术一样，预先可能会置入动脉管道或是中心静脉管道。所有的患儿都会使用前列腺素治疗，但很少用儿茶酚胺。有时可能也需要气管插管。对于大一点的患儿则行常规术前准备。

（5）患儿情况与风险：新生儿的风险增加（约 10%），其包括心脏压塞、心脏穿孔，此时可能需要紧急手术、分流或跨肺动脉瓣环补片；还包括有心肌缺血、心律失常、房室传导阻滞、三尖瓣反流、感染和再灌注肺水肿（可能需机械通气）；如果治疗失败，后续可能行外科手术或其他导管介入治疗；如果顺行灌注不足，那么则需长期重症监护，前列腺素也要逐渐减停。

大一点的患儿风险是相对可预测的（远低于 5%），其包含如下情况：心脏穿孔、因心脏压塞而行心包引流、紧急手术和再灌注肺水肿（可能需要机械通气治疗）；如果治疗失败，则需外科手术或其他导管介入治疗。可能需要在右室流出道置入支架，以稳定顺行肺动脉灌注。

（6）步骤：情况允许的话，可经脐静脉顺行入路，否则就需通过股静脉或颈内静脉来实施，此外还需血管造影显示发育不良的肺动脉瓣。

（7）心导管检查 / 治疗：造影剂注入右心室后，探查到右室流出道和肺动脉并同时显示两种结构，然后射频穿孔，切换到交换导丝，扩张球囊（图 24.8）。对于发育不良的肺动脉瓣，后期需要肺动脉内支架置入。该治疗的目标是增加血氧饱和度。也可能需要把导管换成中心静脉管道。

（8）监护：对新生儿行重症监护，儿茶酚胺和前列腺素治疗逐渐减停。行常规超声心动图检查。记录血氧饱和度，对于一个 PDA 闭合后的患儿，因其通常右心室肥厚所以血氧饱和度在 75% ~ 80% 是可接受的。如果存在一个大的 ASD 和严重的三尖瓣反流，尽管血液流向肺动脉，但右向左分流仍然很大量。

（9）肝素化、超声心动图和术后管理：同新生儿重度肺动脉瓣狭窄。

13. 肺动脉瓣上狭窄球囊扩张术

（1）适应证：对于未干预的肺动脉瓣上狭窄（Williams-Beuren 综合征，Turner 综合征），因为是弹性和肌性血管壁成分引起的狭窄，所以术后结果往往不太令人满意。而对于术后继发狭窄（肺动脉环缩术、法洛四联症手术和同种移植物植入术），在球囊扩张术后通常血流动力学有着显著的改善。介入的风险相对较低，可接受的适应证是：

①跨瓣压差（多普勒显示跨瓣压差 > 50mmHg）。

②心脏失代偿或右心室功能下降。

③心脏负荷过重，右心室压力超过 50 ~ 60mmHg。

④超声心动图显示易见的局限性狭窄。

⑤肺动脉狭窄后扩张。

⑥出现右心衰竭的指征，间歇性外周水肿。

⑦运动能力进行性下降。

（2）初步检查：心电图结果的采用不

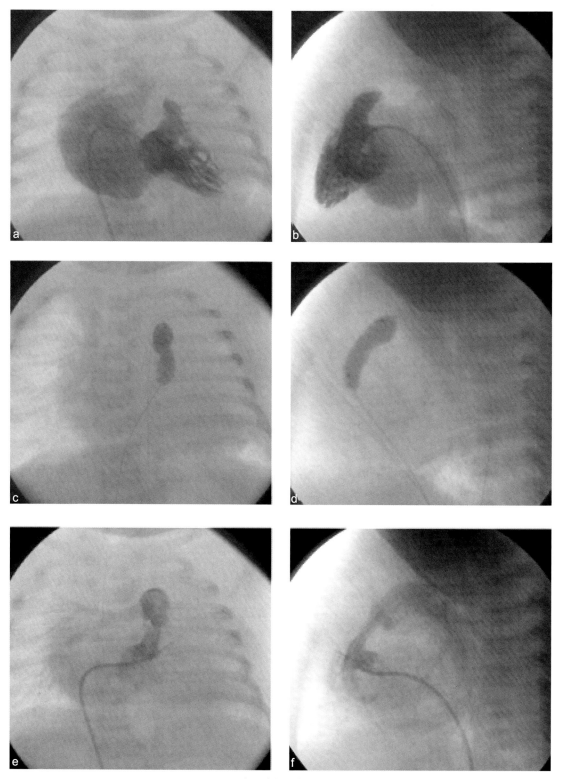

图 24.8　肺动脉闭锁的介入穿孔术

注：首先，造影剂显示右心室，并探查到右室流出道（a、b）。可见三尖瓣重度反流和无顺行血流通过的右室流出道。随后，射频穿孔和扩张球囊（c、d）。扩张后，此处出现了大量的顺行血流且三尖瓣反流状况显著改善（e、f）。右心室压力从 150mmHg 降至 50 ～ 60mmHg

宜超过 2 个月，当心电图显示异常时才进行 24h 动态心电图和心电图运动试验。年龄较大且合作的患儿可行心肺运动试验或 MRI 三维重建。

（3）超声心动图：显示瓣环直径、肺动脉瓣的反流状况、瓣膜的解剖结构、跨膜压差的均值和最大值、左右肺动脉的直径、右心室压力和功能、三尖瓣反流状况、ASD 或者 PFO、瓣膜下狭窄及其他类型的狭窄。

（4）风险告知：手术风险很低（< 1%），其包括：肺动脉壁破裂或夹层、紧急严重的肺动脉瓣反流（通常可耐受）、紧急手术（风险最低）、夹层、心脏压塞、死亡、心肌缺血、心律失常、房室传导阻滞、三尖瓣反流形成、感染 / 心内膜炎、漏斗状狭窄（β受体阻滞药的治疗）、肺栓塞、栓塞后肺炎和再灌注性肺水肿。

（5）步骤：采用经股静脉顺行入路的方法，也可经颈静脉进入。

（6）心导管检查 / 治疗：右心室和肺动脉造影，测量瓣膜环直径、右室流出道和肺动脉瓣大小并探查到肺动脉瓣，随后切换到交流导丝，使球囊膨胀，扩张狭窄部位、右室流出道和肺动脉分支（图 24.9，图 24.10）再次检查肺动脉和右心室的压力，重做肺动脉血管造影（查看肺动脉瓣反流和撕裂状况）和右心室血管造影。对于同种移植物的狭窄和钙化，使用高压球囊能得到满意结果。

（7）肝素化 / 药物治疗：同肺动脉瓣狭窄。

（8）心导管后超声心动图：右心导管术后，记录肺动脉瓣反流状况、残余压差的均值和最大值、右心室压力和功能及三尖瓣反流状况。

14. 肺动脉分支狭窄扩张术

（1）适应证：外科手术后患儿（比如多次手术后出现瘢痕挛缩或钙化），但更常

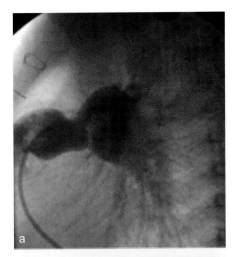
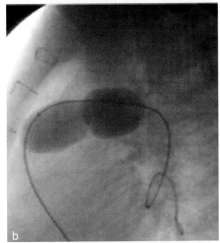
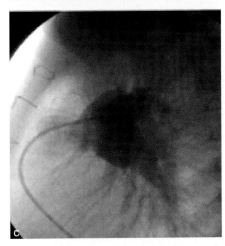

图 24.9 血管造影显影下肺动脉瓣上狭窄球囊扩张术

注：a. 置入异种移植瓣膜（Venpro）后发生膜性狭窄而产生的肺动脉瓣上狭窄。b.24mm 的球囊呈扩张状态 c. 膜性狭窄消失，收缩期残余跨膜压差约为 15mmHg

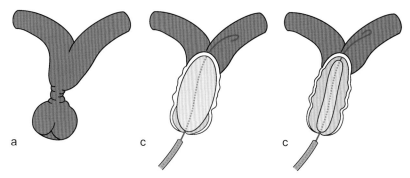

图 24.10　肺动脉瓣上狭窄球囊充气的示意图

注：a. 初始状态。b. 球囊向上延伸至狭窄处，并膨胀。c. 球囊扩张后，收缩球囊，收回导管

见的是先天性心脏病患儿（比如法洛四联症、肺动脉闭锁、共同动脉干）或是有综合征疾病的患儿（如 Williams-Beuren 综合征、Alagille 综合征）常有多部位肺动脉分支狭窄，术后效果好。手术目的是改变血流动力学状况和右心室负荷过重，增大血管床的灌注面积。介入干预的风险相对较低，适应证如下：

①跨膜压差（多普勒跨膜压差＞50mmHg）。

②心脏失代偿或者右心室功能恶化。

③心脏负荷增加，右心室压＞60mmHg。

④在超声心动图下易见的局限性狭窄。

⑤肺区明显的低灌注和肺灌注分布不足（MRI）。

⑥右心室负荷过重引起的紫绀。

⑦运动能力下降（心肺运动测试）。

（2）初步检查：心电图使用不宜超过2个月，只有当心电图显示异常时才进行24h 动态心电图和心电图运动试验，对于年龄较大且合作的患儿可行心肺运动试验、MRI 三维重建和节段灌注。定量肺通气灌注描述是最理想的检查。

（3）超声心动图：显示瓣环直径、肺动脉瓣反流状况、跨膜压差的均值和最大值、右心室压力和功能、三尖瓣反流状况、ASD 或者 PFO 以及其他类型的狭窄。

（4）风险告知：手术风险低于1%，其包括：肺动脉破裂（支架置入）、紧急手术（风险最小）、肺部切除、夹层、心脏压塞、死亡、三尖瓣反流进展、感染/心内膜炎、肺栓塞、栓塞后肺炎、再灌注肺水肿和慢性咳嗽。

（5）过程：采取经股静脉顺行入路的方式，也可经颈内静脉进行。

（6）心导管/治疗：右心室造影探查到肺动脉瓣，选择性肺动脉造影测量出狭窄部位和压差，随后切换到交流导丝，使球囊膨胀，扩张狭窄部位和肺动脉分支（图24.11）。复测肺动脉和右心室压力，复测肺动脉造影以排除夹层的可能，如成形效果不佳可能需置入支架。必要时使用高压球囊、切割球囊。

（7）监控：常规使用心电监护、胸部X 线记录灌注的改变状况，后期使用超声心动图、MRI。

（8）肝素化/药物治疗：与肺动脉瓣狭窄的治疗一致。

（9）心导管后超声心动图：在右心导管术后，记录肺动脉瓣反流状况，三尖瓣反流状况，残余压差的均值和最大值，右心室压力和功能状况。

（二）心房区域的介入治疗

在技术上房间隔很容易进入，因此一直以来都有大量不同的针对房间隔的介入治疗方法。许多先天性心脏缺陷的部位在心房区域（如 ASD 和 PFO），这就解释了市面上为什么有一系列针对该病症的可行的封堵技术。包括针对心房区域缺陷的封

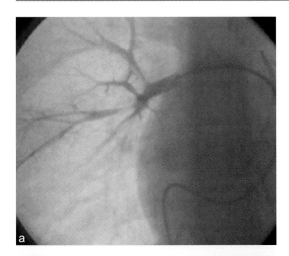

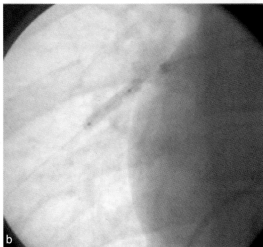

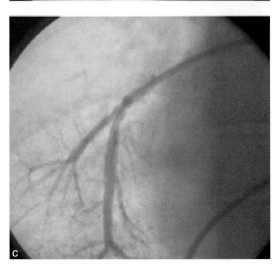

图 24.11　右肺动脉中叶重度狭窄的球囊扩张术

注：a. 选择性肺动脉造影下可见狭窄；b. 球囊扩张后；c. 经切割球囊成形术后，可见原狭窄处开放

堵术，和能实现显著的血流动力学改变的心房分流术，进而对各种疾病和心脏缺陷的治疗有了积极的作用。心房区常见的介入方法介绍如下。

1. Rashkind 球囊房间隔造口术

（1）适应证：为实现足够的左向右分流或右向左分流，非限制性的房间隔血流交通是必要的。适应证如下：

①含氧血和不含氧血混合不充分（如 TGA）。

②心房水平右向左的分流受限（如三尖瓣闭锁、Ebstein 畸形）。

③心房水平左向右的分流受限（如二尖瓣闭锁，左心发育不良综合征）。

（2）超声心动图：评估房间隔解剖、PFO、左右心房压差和心室功能。

（3）风险告知：风险小于 1%。目的是创造房间隔造口。可能出现的并发症有：心脏穿孔、房室瓣撕裂、心脏压塞、死亡、空气栓塞、心肌缺血、心律失常、房室传导阻滞、二尖瓣或三尖瓣反流、感染、腔静脉或肺静脉的损伤。

（4）步骤：经股静脉或脐静脉顺行入路。此操作在重症监护室经超声心动图指引下进行，患儿处于镇静状态，不需要全身麻醉。

（5）心导管 / 治疗：携带着 Rashkind 球囊的探头跨过房间隔后使球囊膨胀，然后快速抽拉球囊到下腔静脉处，再迅速推送进入右心房，使球囊塌陷。重复该操作直到球囊膨胀达到最大限度，此时一条 5～6mm 的分流通道便形成，血氧饱和度也随之上升（图 24.12）。

（6）监控：复做超声心动图，在重症监护室里常规监测、记录血氧饱和度 24h 以上。

（7）肝素化：在右心导管术中静脉注射肝素 100IU/kg，术后肝素持续静脉输入剂量为 400IU/（kg·d），直到第二天早晨结束。

（8）心导管后超声心动图：查看缺损

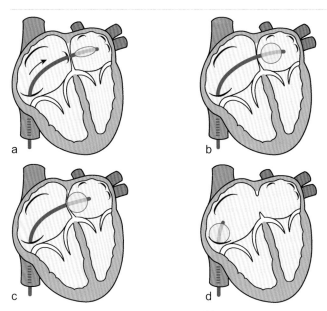

图 24.12　Rashkind 球囊房间隔造口术

注：a. 导管进入左心房；b. 球囊充气膨胀；c. 球囊置于房间隔缺损处；d. 膨胀的球囊被快速拉回至右心房

的大小，左右心房压力差的均值和最大值，其他解剖结构（如肺静脉、房室瓣）的损伤状况和心包积液。

2. 刀片房间隔造口术

（1）适应证：与 Rashkind 球囊房间隔造口术相同，但刀片房间隔造口术更多应用于较大年龄的患儿。因为他们的房间隔更为坚硬，所以球囊式造口在技术手段上已不再可行。为此，使用尖端带有可伸缩刀片的特殊导管对房间隔进行切割。

①含氧和不含氧血液混合不足（如 TGA）。

②心房水平右向左分流受限（如三尖瓣闭锁、Ebstein 畸形）。

③心房水平左向右分流受限（如二尖瓣闭锁、左心发育不良综合征）。

④作为溢流阀的心房水平的一种新的流通方式（如肺动脉高压）。

（2）超声心动图：显示房间隔解剖、左右心房压力差和左右心室的功能状态。

（3）风险告知：总体风险低于 5%。手术的目的是使房间隔破裂 / 切开，可能出现

的并发症有：穿孔、房室瓣、心脏压塞、死亡、空气栓塞、心肌缺血、心律失常、房室传导阻滞、二尖瓣或三尖瓣反流、感染、腔静脉或肺静脉的损伤。刀片房间隔造口术治疗肺动脉高压时，急性紫绀大发作会随着失代偿发生。

（4）步骤：采用经股静脉顺行入路的方法。

（5）心导管 / 治疗：在进食管超声心动图的引导下，探头跨过房间隔，打开叶片，拉回至下腔静脉。

（6）监控、肝素化、介入术后超声心动图检查：与 Rashkind 球囊房间隔造口术一致。

（三）经导管介入封堵术

1. 卵圆孔封堵术

（1）适应证：在反常性栓塞或伴有紫绀的右心室畸形（如 Ebstein 畸形）的情形下，才能对心房水平的分流进行封堵。适应证如下：

①反常性栓塞，脑血管意外 / 脑卒中。

②特殊类型的偏头痛。

③专业潜水员，减压病（体循环中出现空气栓塞的风险）。

④紫绀——例如，在 Ebstein 畸形或小右心室（继发于肺动脉闭锁或是严重的肺动脉狭窄）。

（2）初步检查：对于怀疑有反常栓塞的患儿行神经学检查，泡沫对比超声心动图，详细的凝血功能诊断，经食管超声心动图，也可行 MRI 检查。

（3）超声心动图：精确的显示房间隔解剖，也可行经食管超声心动图。

（4）风险告知：风险很小。并发症常包括：血栓形成、栓塞、伞状封堵器移位和栓塞、心肌缺血、心律失常、房室传导阻滞、房室瓣反流的进展和残留缺损。

（5）步骤。采用经股静脉顺行入路的方式，在经食管超声心动图的引导下测量 PFO 的大小置入伞状封堵器。

（6）心导管 / 治疗：探头跨过房间隔，通过球囊测量卵圆孔的大小以选择适当的封堵器——目前有许多制造商（如 Oc-clutech、Amplatzer、Cardia、Helex 和 PFM 等），再置入封堵器。常规经食管超声心动图的引导下行超声对比，释放封堵器（图24.13）。通常在镇静状态下进行，不需要气管内麻醉。

（7）肝素化：在右心导管术中静脉注射肝素给药剂量为 100IU/kg，术后持续静脉输入剂量为 400IU/（kg·d），持续到第二天早晨结束。根据不同的适应证或可能出现的凝血性疾病而给予阿司匹林、氯吡格雷或华法林。

（8）心导管后超声心动图：观察残余分流，瓣膜的解剖及功能状况。

2. 房间隔缺损的封堵

（1）适应证：继发孔型房间隔缺损的封堵指征是左向右分流而致的右心室超负荷，和（或）发生反常栓塞（见 PFO 封堵）或伴紫绀的右心室畸形。适应证如下：

①右心室负荷过重（尺寸大于正常、出现无力或反常的间隔运动）。

②缺损明显超过 6mm。

③分流比为 1.5：1。

④反常性栓塞 / 脑血管意外 / 脑卒中。

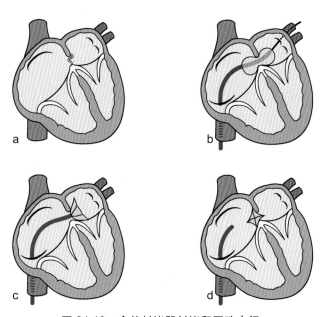

图 24.13　伞状封堵器封堵卵圆孔未闭

注：a. 未治疗的 PFO 初始状态；b. 球囊测量缺损的大小，并选择合适的封堵器；c. 打开左心房伞面；d. 右心房伞面打开，伞状封堵器与导管分离

⑤紫绀——例如，在 Ebstein 畸形或小右心室（继发于肺动脉闭锁或是严重的肺动脉狭窄）。

（2）初步检查：单依据超声心动图可诊断，必要时行神经学检查，泡沫对比超声心动图，详细的凝血功能诊断，经食管超声心动图，也可进行 MRI。

（3）超声心动图：显示房间隔的解剖：间隔的头尾边界，间隔的长度，间隔的瓣膜、主动脉和间隔后壁的距离。经食管超声心动图通常是必要的，该操作可在心导管检查时进行。

（4）风险告知：风险很小。并发症常包括血栓形成、栓塞、伞状封堵器移位和栓塞、心肌缺血、心律失常、房室传导阻滞、房室瓣反流的进展和残留缺损。目前存在关于主动脉边缘组织不足的患儿有主动脉壁被器械盘侵蚀的危险，这个问题和设备性相关（如非常稳定的左盘），尚存在争议。

（5）过程：采用经股静脉顺行入路的方式，在经食管超声心动图的引导下测量缺损的大小随后置入封堵器。通常在患儿镇静的状态下进行，不需要气管内麻醉。

（6）心导管 / 治疗：探头跨过房间隔，通过球囊测量缺损的大小，选择适当的封堵器。在经食管超声心动图的引导下置入封堵器，并通过"摆动手法"来测试稳定性。之后重做经食管超声心动图和超声心电图，释放封堵器（图 24.14）。

（7）肝素化：在右心导管术中静脉注射肝素，给药剂量为 100IU/kg，术后持续静脉输入剂量为 400IU/（kg·d），肝素静脉输入持续到第二天早晨结束。根据不同的适应证或可能出现的凝血性疾病而给予阿司匹林、氯吡格雷、华法林等药物。

（8）心导管后超声心动图：评估残余分流，观察瓣膜的解剖及功能状态。

> **注**
>
> 对于原发孔型 ASD 或静脉窦缺损是不能经导管介入封堵的。

3. 室间隔缺损的封堵术

（1）适应证：用手术方式封闭室间隔缺损的指征是存在典型的容量负荷过重（显著分流），具有相应的临床症状（发育不良、

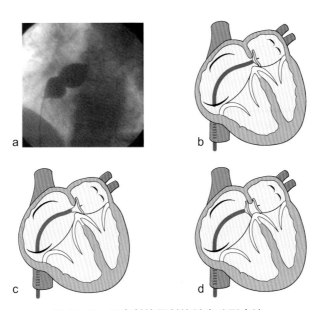

图 24.14　双盘封堵器封堵继发孔型房缺

注：a. 荧光镜透视下用球囊测量缺损大小；b. 封堵器左房瓣打开；c. 封堵器腰部扩张；d. 封堵器右房瓣打开

肺损伤、心力衰竭），以及所有其他适用于手术闭合的适应证。心内膜炎的预防也被认为是一种适应证。目前要求患儿体重至少为10kg，在1岁左右。肌部和主动脉下部的缺损可以通过经导管介入治疗。适应证如下：

①左心室负荷过重(n/t尺寸超过正常)。

②左心房负荷过重。

③频繁发作的肺部感染。

④因室间隔缺损导致的主动脉瓣反流加剧。

（2）初步检查：与外科手术的准备一样，采用2个月内的心电图，并行超声心动图检查。

（3）超声心动图：显示室间隔的解剖：颅侧间隔边界到主动脉瓣和三尖瓣的距离，左心房、左心室的大小。在经食管超声心动图的引导下行右心导管，也可采用三维超声心动图。

（4）风险告知：由于严格的适应证所以风险很低（＜5%），风险包括有：血栓形成，栓塞，伞状封堵器的移位和栓塞、心肌缺血、三尖瓣或主动脉瓣反流、残留缺损、溶血，若出现以上情况则需手术移除伞状封堵器。介入术后主要的风险包括：心律失常、束支传导阻滞、房室传导阻滞，此时在双伞型封堵器中置入起搏器是必要的。使用弹簧圈封堵室间隔缺损，所造成的房室传导阻滞的风险是最小的。

（5）步骤：通常在镇静的状态下进行而不需要气管内麻醉，对于肌部室间隔缺损，采取经股静脉或颈静脉顺行进入的方式，需要两条静脉通道和动脉通道。在超声心动图下测量缺损的大小，封堵器在超声引导下置入（必要时经食管超声心动图）。目前伞状封堵器对引起房室传导阻滞有较高的风险；新型的弹簧圈封堵器可有效降低该种风险。

（6）心导管／治疗：首先测量室间隔

缺损的大小，选择合适的封堵器。室间隔缺损的探头从左心室进入，导丝则进入肺动脉或上腔静脉，形成一个静脉－动脉环，然后将输送鞘推进VSD。封堵器被置入后，由血管造影、超声心动图或经食管超声心动图确认封堵器的位置，最后分离释放封堵器（图24.15、图24.16）。

（7）监护：除了例行检查外，还需额外进行一次性判断有无溶血的尿检，24h心电监护，并打印出监控趋势（房室传导阻滞，束支传导阻滞），在两个平面向的胸部X线下记录封堵器的位置和结构。行超声心动图检查。

（8）肝素化／药物治疗：同主动脉瓣狭窄一致。

（9）心导管后超声心动图：观察残余分流，瓣膜的解剖和功能，左心室和右心室的大小。

4.动脉导管未闭封堵术

（1）适应证：用手术方式封闭动脉导管未闭（图24.17）的指征是存在容量负荷过重（显著分流），有相应的临床症状（发育不良），以及所有其他适用于手术闭合的指征。心内膜炎及动脉内膜炎的预防也被认为是适应证。在技术上封堵简单且风险小。目前的封堵材料使得体重超过2kg有着大PDA的患儿也能得到安全的治疗。适应证如下：

①左心室负荷过重（内径远超正常）。

②左心房负荷过重。

③频繁发作的肺部感染。

④出现杂音的PDA。

没有产生杂音的动脉导管未闭不需要封闭，患儿也被认为是健康的。反之，即使没有血流动力学的改变，缺损也应该在2岁后被封闭。

（2）超声心动图：显示左心房、左心室的大小和功能，动脉导管壶腹部、主动脉和肺动脉的直径，以排除主动脉瓣缩窄。

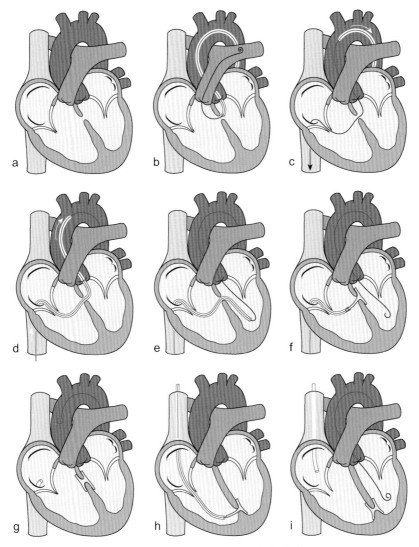

图 24.15　经导管室间隔缺损封堵术

注：主动脉下部室缺（a～g），肌部室缺（h、i）

a. 未经治疗的主动脉下部室缺；b. 带导丝的探头探查室缺；c. 导丝环(静脉 - 动脉环)形成；d . 输送鞘管前进；e . 输送鞘管进入左心室；f. 封堵器左心室伞面打开；g. 封堵盘右心室伞面打开，分离导管；h. 经颈内静脉进入，封堵器左心室伞面打开置于肌部室缺处；i. 封堵器分离

（3）风险告知：即使是年龄很小的患儿，手术风险也很小。可能有与血管相关的并发症，血栓形成、栓塞、伞状封堵器移位和栓塞、残余缺损和溶血。

（4）步骤：根据不同的封堵器，可采取经股静脉顺行入路，动脉穿刺显示动脉导管未闭的方式，或者如果缺损很小，则只需一条动脉通路。市面上有许多商家制作的封堵器，比如 PFM 弹簧圈，Amplatzer 或 Occlutech PDA 封堵器，Cook 弹簧圈等。

（5）心导管 / 治疗：经主动脉注入造影剂，测量动脉导管未闭的尺寸，视其形状、大小和产生原因选择封堵器。在血管造影引导下，经由主动脉或者肺动脉置入封堵器，随后分离释放封堵器，最后再检查封堵效果（图 24.18～图 24.20）。

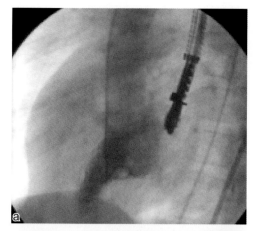

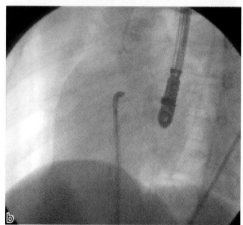

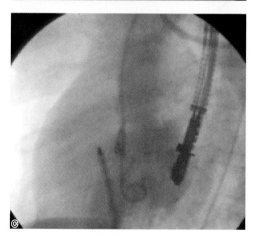

图 24.16　血管造影下经导管主动脉下部室间隔缺损封堵术

注：经输送鞘管向左心室注入造影剂，造影剂经主动脉下室间隔缺损进入右心室。a.探查到缺损由双盘封堵器闭合；b.封堵器与输送鞘管分离后再次注入造影剂，此时造影剂不会进入右心室；c.手术操作同时经食管超声记录下来；血管造影下可见其导丝

（6）心导管后超声心动图：评估残余分流，排除新形成主动脉缩窄的可能，显示左、右侧肺动脉狭窄，左心室和左心房的大小和功能。

5. 侧支血管封堵术　用特殊弹簧圈或更大的设备（封堵器、血管塞子）来完成治疗性栓塞，在如下情况可行：

（1）额外的血流动力学压力导致血管供血区域的容量/压力负荷过重（如主肺动脉侧支循环产生大量的肺血流）。

（2）心脏容量负荷过重（房室瘘、分流）。

（3）竞争血流，使得器官不能再恢复正常功能（如在 Fontan 循环中的主肺动脉侧支）。

（4）窃血现象（冠状动脉漏）。

（5）需封堵的其他原因（如术前有肺栓塞或肺血管瘤的患儿）。

封堵方式的选择取决于侧支循环的位置和大小。范围从一个简单的弹簧圈到动脉导管未闭或房间隔缺损的封堵器，或是特殊的血管塞子。最初，弹簧圈会使血管机械性地闭塞，纤维附着在弹簧圈上。随后血栓在血管上流区域形成，最后发生纤维化重构。弹簧圈有可能从原来的位置或者栓子里滑出，但是通常可以经导管恢复；如果放置不准确，弹簧圈也可能不小心阻塞到其他不打算闭合的血管。所以提前用囊袋导管进行阻塞试验是必要的。

6. 主肺动脉侧支经导管封堵术

（1）适应证：侧支循环封堵的指征是存在容量负荷过重（显著分流），有相应的临床症状（反复发作的咳嗽，发育不良）及其他指征，比如在 Fontan 血流动力学中的竞争血流（中心静脉压升高、蛋白质丢失性肠病和纤维支气管炎）或类似法洛四联症的心脏缺陷需要手术矫正的患儿。适应证如下：

①心室负荷过重（大小超过正常）。

②心房负荷过重。

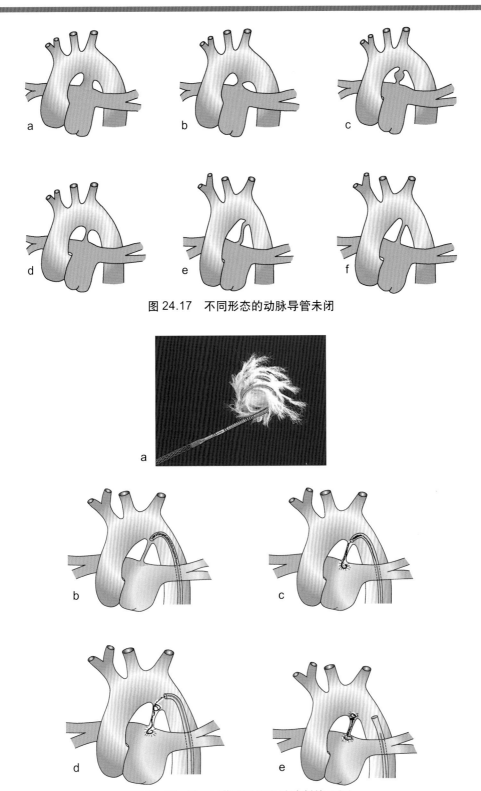

图 24.17　不同形态的动脉导管未闭

图 24.18　Cook 弹簧圈经主动脉封堵 PDA

注：a.Cook 弹簧圈；b. 首先逆行通路探查 PDA 的位置；c. 弹簧圈屈曲在输送鞘管内一同进入动脉导管处；d. 在退出输送鞘管后弹簧圈才打开，并保持特殊的盘旋状态 ；e. 最后弹簧圈与导管分离，记录最终的位置和封堵情况

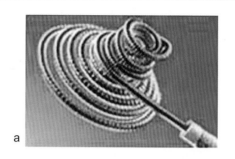

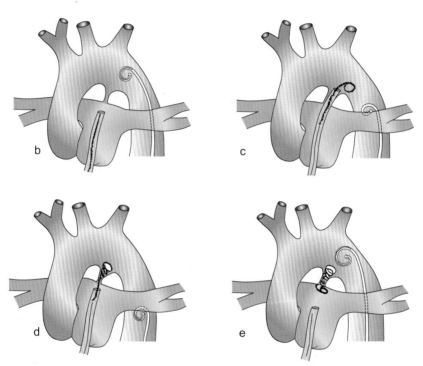

图 24.19　PFM 封堵器经肺动脉封堵 PDA

注：a. 内含 PFM 封堵器的输送鞘管探查到 PDA 的位置；b. 输送鞘管经过肺动脉；c. 一个猪尾巴导管同时进入主动脉内，在封堵完成前、后行血管造影。在输送鞘管退出后，弹簧圈才打开并封堵动脉导管未闭；d. 最后封堵器与输送系统分离，并由造影和超声证实封堵器的位置和封堵效果

③频繁发作的肺部感染。

④肺循环的竞争血流。

⑤肺动脉闭锁开窗术后。

⑥ Fontan 血流动力学。

⑦术前准备（如法洛四联症等）。

（2）风险告知：风险很小，其包括有：血栓形成、栓塞、血管相关并发症、弹簧圈移位、残余分流、溶血和意外部位的梗死。

（3）步骤：选择顺行进入，经血管造影置入适合的封堵器。市面上有很多生产商家，比如 Amplatzer、PFM 和 Cook 弹簧圈。

（4）心导管 / 治疗：经主动脉注入造影剂，经由血管造影引导测量需堵塞的侧支循环，选择合适的堵塞设备置入血管内。封堵器分离后，通过血管造影检查（图 24.21）。

7. 弹簧圈静脉侧支封堵术

（1）适应证：侧支循环封堵的指征是存在显著的分流，有相应的临床症状（紫绀），以及其他指征，比如竞争血流、Fontan 血流动力学障碍的迹象（进行性紫绀、运动能力减弱）。适应证如下：

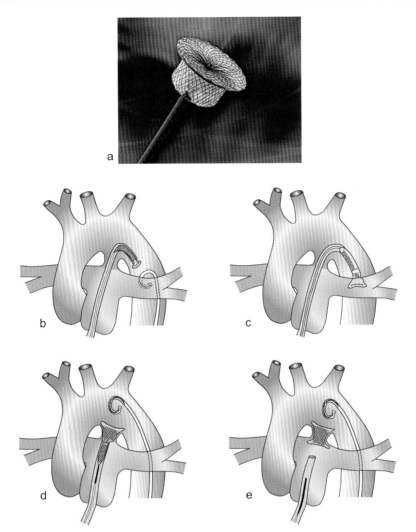

图 24.20　Amplatzer 封堵器经肺动脉封堵 PDA

注：a.Amplatzer 封堵器；b. 输送鞘管经肺动脉探查 PDA 的位置，主动脉内的猪尾巴导管用作血管造影；c. 输送鞘管退出后，主动脉端盘片打开；d. 向 PDA 壶腹部回拉封堵器，直到打开的主动脉盘片卡住 PDA 开口，输送鞘管进一步退出，打开肺动脉端盘片；e. 最后封堵器与输送系统分离，记录封堵的位置

①紫绀。

②频繁发作的肺部感染。

③运动能力减弱。

④ Fontan 血流动力学障碍。

（2）风险告知：风险很小，其包括：血栓形成、栓塞、血管相关并发症、弹簧圈移位、残余分流、溶血、穿刺在不正确地方所致的意外部位的梗死。

（3）步骤：在血管造影显示完成后，通过传入血管的顺行入路，在血管造影下插入经过测量后合适的封堵器。市场上有许多制造商，例如 Amplatzer、PFM 和 Cook 弹簧圈。

（4）心导管/治疗：经上流血管注入导管，测量侧支循环后选择合适的封堵器，在血管造影下置入主要的血管，设备分离释放弹簧圈，最后行血管造影检查（图 24.22）。

（尹　倩　译）

8. 动脉导管未闭的支架置入术

（1）适应证：依赖动脉导管提供肺灌

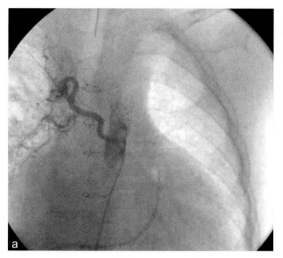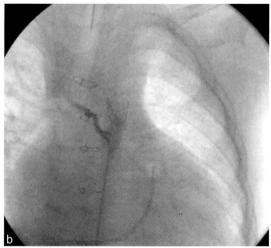

图 24.21　小的主肺侧支血管封堵术

注：a. 造影剂经胸主动脉注入后，可见主肺侧支血管；b. 在经导管成功地封堵侧支血管后，最后一次的侧支血管造影显示造影剂局限于封堵范围内

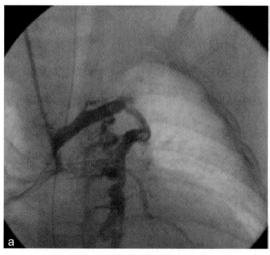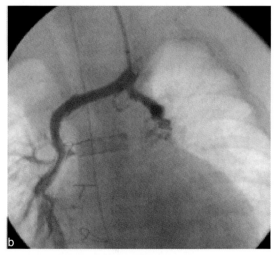

图 24.22　行腔静脉肺动脉吻合术患儿的左锁骨下动脉流域的静脉-静脉侧支血管封堵术

注：a. 造影剂注入左锁骨下动脉显示出静脉—静脉侧支血管；b. 侧支血管呈现螺旋形的特点。弹簧圈经导管置入侧支血管后，造影剂停止流动提示了侧支血管封堵术的成功

注（如肺动脉闭锁、重度肺动脉瓣狭窄）和依赖动脉导管提供体循环灌注（如左心发育不良综合征）的疾病，置入支架可保留动脉导管的开放。适应证的处理各不相同，需与小儿心脏外科医师详细讨论。根据临床特征，手术风险很高。手术适应证包括：

①动脉导管依赖性肺循环。

②动脉导管依赖性体循环。

③主-肺动脉分流。

④作为根治手术前的过渡措施，即姑息手术（如肺动脉闭锁开放术后）。

（2）初步检查：通常患者需重症监护。有时候还需要机械通气治疗危重症的新生儿。要做心电图、详细的超声心动图和胸部 X 线，为手术做准备。

（3）超声心动图：了解动脉导管的直径大小、详细的解剖、左右心室的功能状态、主动脉峡部，以及肺动脉和主动脉直径大小。

（4）手术准备：与体外循环手术一样，可能需要置入动脉导管（脐动脉）和一条中心静脉管道，可注射儿茶酚胺，尽可能减少前列腺素的使用，以保证动脉导管能够收缩。

（5）风险告知：风险高，危重患儿常见并发症有：动脉导管破裂、手术过程中致命性失血（低风险）、急性动脉导管阻塞 / 血栓形成、更换心导管或紧急外科分流器置入、心肌缺血、心律失常、感染或心内膜炎、动脉穿刺造成的灌注障碍或血管闭塞、动脉导管狭窄或主动脉缩窄短期内需要重复心导管。

（6）步骤：如果是动脉导管依赖性体循环，可尝试经肺动脉顺行入路。如果通过动脉穿刺逆行入路，可选择腋动脉或颈动脉。

（7）心导管 / 治疗：通过左心室、右心室或升主动脉造影，测量动脉导管未闭直径，评估动脉导管未闭形态和走行。更换为交换导丝，然后根据支架的选择导入合适的输送长鞘。然后通过反复手推造影剂来确保支架的准确定位和成功置入（图24.23）。再次行升主动脉造影，如支架形态不佳必要时可进行后扩张。保留中心静脉导管或动脉导管用于后续治疗监测。

（8）监护：持续重症监护，儿茶酚胺逐步减量，停用前列腺素，定期进行超声心动图检查。

（9）肝素化：心导管检查时，静脉注射肝素，剂量 100IU/kg。此后按 400IU/(kg·d) 的速度持续静脉输入，次日根据监护室的常规进行调整。

（10）心脏导管检查后的超声心动图检查。评估支架位置，平均和最大残余压力梯度，左、右心室的功能，主动脉峡部的宽度及左、右肺动脉的解剖结构。

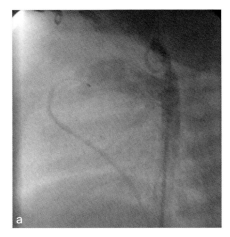
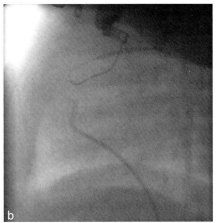
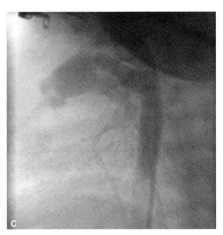

图 24.23　开放闭锁的膜性肺动脉后置入动脉导管支架

注：a. 注射造影剂进主动脉显示长动脉导管，通过其进入肺动脉。射频穿孔导管可见于肺动脉，在肺动脉瓣的正上方。b. 带有支架的气囊导管放置在导管中。气囊导管和支架尚未打开。c. 扩张球囊，支架在导管中打开，确保主动脉和肺动脉之间的持续连接

9. 经皮肺动脉瓣置入

（1）适应证：目前，经皮肺动脉瓣置入术用于肺动脉瓣狭窄和（或）关闭不全伴右心室压力负荷过重（狭窄），或容量负荷过重的患儿。目前批准上市的瓣膜包括商用支架和生物瓣膜（如 Melody 瓣膜、Edwards SAPIEN 或 XT 瓣膜）。这些瓣膜用于置入导管、同种或异种移植物（如法洛四联症手术、Ross 手术及动脉干手术）后发生的狭窄（图 24.24～图 24.28）。由于置入器械相对较大，目前体重在 20～30kg 以下的患儿无法进行该手术。一般来说，右室流出道先用一个或多个支架稳定，然后再置入瓣膜。同样的适应证也适用于以下手术：

①压力梯度依赖（多普勒显示压力梯度＞ 50mmHg）。

②心脏失代偿或右心室功能降低。

③心脏负荷增加，右心室压力＞ 50～60mmHg。

④肺动脉反流 [右心室容量＞ 160ml/（kg·m^2）]。

⑤右心衰竭的典型症状——间歇性外围水肿。

⑥体能逐渐下降。

（2）初步检查：新生儿出生后 2 个月内

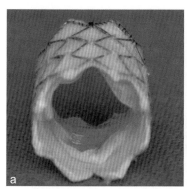
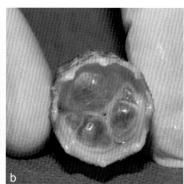
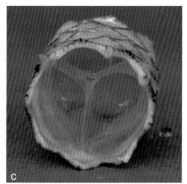

图 24.24　a. Melody 瓣膜开放状态；b. 瓣膜闭合状态（顺流面）；c. 瓣膜闭合状态（逆流面）

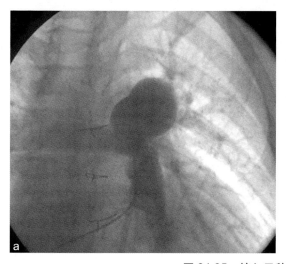
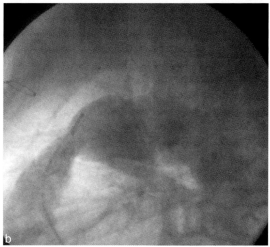

图 24.25　植入异种瓣膜（生物瓣）后

注：a. 胸部前后血管造影；b. 胸部侧面血管造影。瓣膜上狭窄是由于膜造成的，压力差 60mmHg。可见显著的反流

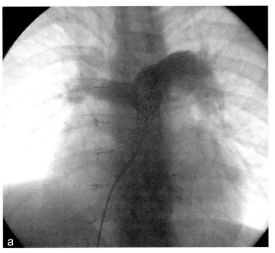
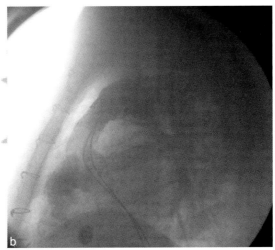

图 24.26　通过置入两个支架准备右室流出道

注：a.胸部前后血管造影；b.胸部侧面血管造影。支架解除了狭窄（右室流出道无压力梯度），用管道稳定右室流出道，为要置入的瓣膜提供必要的支撑

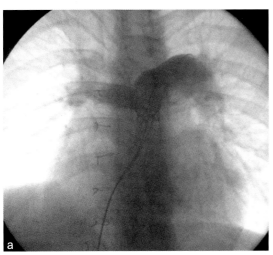
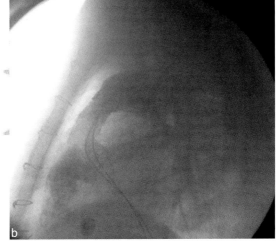

图 24.27　支架置入后的血管造影

注：a.胸部前后血管造影；b.胸部侧面血管造影。右室流出道开放，但没有瓣膜的功能（严重反流）

行心电图检查，如有异常，行 24h 动态心电图和运动心电图检查，年龄较大的患儿行心肺运动试验，能配合的患儿行 MRI 三维重建。

（3）超声心动图：瓣环直径、肺动脉反流、瓣膜的解剖、平均和最大残余压力梯度、左右肺动脉直径、右心室功能、右心室收缩压、三尖瓣反流、ASD 或卵圆孔未闭、瓣膜下狭窄及其他狭窄。

（4）风险告知：中度风险（＜5%）：肺动脉破裂或夹层，冠状动脉局部缺血和心肌缺血（因此请澄清右室流出道和冠状动脉之间的关系）、肺动脉穿孔、死亡、心律失常、房室传导阻滞、三尖瓣反流、感染、心内膜炎，很少发生瓣膜移位。

（5）步骤：可经股静脉顺行入路，也可经颈静脉入路。

（6）心导管/治疗：首先进行心导管检

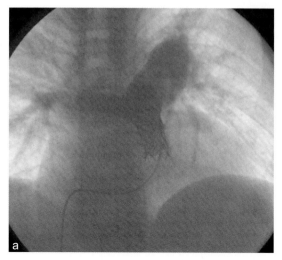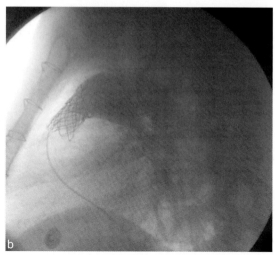

图 24.28　Melody 瓣置入后无反流。血管造影前后面（a）和侧面（b）

查测量右心室压及肺动脉压，对右心室及肺动脉进行造影，并测量右室流出道、肺动脉瓣环、肺动脉内径，以预估导管瓣膜随后可能的定位。然后进行球囊扩张试验并同时进行冠状动脉造影。再交换为特硬导丝，在肺动脉内置入预扩张支架，如果肺动脉直径和瓣膜不匹配，通常预扩张支架需使用覆膜支架以降低可能的瓣环破裂风险。最后在肺动脉造影指引下对导入的瓣膜进行准确定位并成功置入。对于同种移植物的狭窄或管道有严重钙化者，通常需要进行高压球囊后扩张以获得满意的血流动力学结果。

（7）心脏导管检查后的超声心动图检查：记录肺动脉瓣反流、平均和最大残余压力梯度、右心室功能、右心室收缩压和三尖瓣反流。

（曾　珠　刘　帆　田　军　译）

第 25 章　小儿心脏术后治疗

一、血流动力学监测

下文是心脏病房或心脏外科重症监护病房进行血流动力学监测的几种重要方法。

（一）无创血压监测

在重症监护病房，一般通过袖带进行自动的无创血压监测。但重症患儿使用常规测量技术（如水银血压计听诊测压）得到血压的数值通常偏低。

袖带测压随机进行血压测量，除了收缩压和舒张压，还能得到平均压和脉率。

在测量时，袖带先充气至收缩压上限，然后逐渐排气。只要袖带压力高于收缩压，袖带下方动脉远端回流就会受阻。当袖带下方有血流，就会通过压力波动并记录下来，此时袖带压力等于收缩压。当压力波动达到最大时，袖带压力便达到平均压。但是，舒张压很难用压力波动法确定，因此大多数设备中它是根据收缩压和平均压力来计算的。

袖带测压对血流动力学相对稳定的患儿是足够的，与动脉血压测量效果无异。

（二）动脉（直接）压力测量

有创动脉监测时，是将导管插入动脉中，并用压力传感器测量动脉血压。

1. 以下特殊情况需要进行有创血压监测

（1）需要持续血压监测（如心脏代偿期、休克及儿茶酚胺治疗时）。

（2）需要频繁检查血气（比如患儿有呼吸困难时）。

2. 有创动脉监测的另一个优点是血压曲线还反映了容量状况。除收缩压和舒张压外，还显示平均压。

一般有创动脉监测常使用以下血管：

（1）桡动脉（首选部位）。

（2）股动脉。

（3）肱动脉。

（4）腋下动脉。

（5）足背动脉。

（6）新生儿脐动脉。

3. Allen 试验：在桡动脉穿刺之前，应进行艾伦试验。为了检查侧支循环是否完好，首先按压桡动脉和尺动脉，直到手变得苍白。然后，继续按压桡动脉，松开尺动脉。如果侧支循环完好，尽管桡动脉仍然受压，在几秒内就会恢复红润。只有当 Allen 试验是阳性才能进行桡动脉穿刺。

4. 动脉穿刺：动脉穿刺是无菌操作。使用塞丁格技术简单、易操作。为了防止血栓形成，动脉通路需要及时冲洗，有时会使用肝素溶液冲洗。

5. 测量：在开始测量之前，需要进行动脉归零。压力传感器必须在心脏（心房）水平，可将患儿平躺，传感器平胸腔中部，测压管道应该尽量简短并且不易弯折。

典型的动脉压曲线（图 25.1）这种切迹被称为重搏切迹。重搏波是在瓣膜关闭后由于血管腔的弹性功能而从收缩向舒张过渡时出现。曲线下的面积与每搏输出量成正比（图 25.1a）。

6. 动脉压力波的特殊情况

（1）压力曲线平坦：压力曲线可能因阻力过大而变平（图 25.1b）。最常见的原因是管路中有气泡或者管路太软。

（2）尖峰波：如果系统中的阻力太小，就会出现明显的尖锐压力曲线"尖峰波"（图

25.1c），测量值高于患儿收缩压。

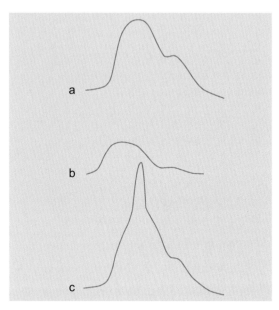

图 25.1 不同的动脉血压曲线。心输出量与收缩段下面积成正比

注：a. 最佳动脉压曲线；b. 阻力过高；c. 尖峰波

（3）低血容量：如果通气患儿出现明显的呼吸同步性动脉压曲线波动，则提示血容量不足。在机械通气的吸气过程中，尽管胸腔内压上升不多，但静脉回心血流受阻，这也会降低心输出量（图 25.2）。呼气期间情况则相反。

（4）并发症：动脉血压监测常见并发症有：

①感染。

②穿刺部位附近的出血和血肿。

③血管并发症：动脉痉挛、夹层、动脉瘤和动静脉瘘。

④插管时的神经损伤。

⑤动脉（空气）栓塞。

⑥动脉意外注射药物致血管痉挛甚至坏死。

注
切勿将药物注入动脉管道通路。

（三）中心静脉压

中心静脉压（CVP）是腔静脉和右心房连接部位的血压，用于评估血容量和右心室功能。

1. 使用中心静脉导管（CVC）测量 CVP，同时还可以静脉用药、输入高渗溶液和快速补液。CVC 开口应位于腔静脉与右心房的连接处。CVC 可以经过上、下腔静脉穿刺，常用的穿刺点如下。

（1）上腔静脉：颈内静脉、锁骨下静脉、颈外静脉（作为导向导管）和贵要静脉（作为导向导管）。

（2）下腔静脉：股静脉、脐静脉（新生儿）。

CVC 通过管道将压力传导到电子压力传感器来测量压力大小。另外，输液器也可用于测量 CVP。测量前，必须进行调零。压力传感器或输液器的零点必须在心脏（心房）水平。

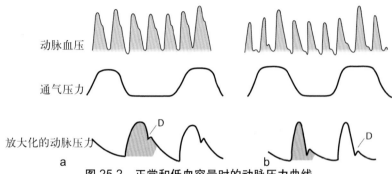

动脉血压

通气压力

放大化的动脉压力

a   b

图 25.2 正常和低血容量时的动脉压力曲线

注：a. 正常血容量：动脉压仅随呼吸周期轻微波动。重搏切迹（D）很高。b. 低血容量：吸气后动脉压明显下降，呼气后血压升高。重搏切迹很低

2. 禁忌证 凝血障碍和皮肤炎症时禁止 CVC 穿刺。

3. 并发症 CVC 的典型并发症是感染、导管内血栓形成及与穿刺过程相关的问题，如动脉压迫、空气栓塞、血管或神经损伤、气胸、血胸、心脏压塞、动静脉瘘、颈静脉穿刺对颈交感干的损伤，或当导管进入右心房或右心室时发生心律失常。

4. CVP 曲线

（1）CVP 压力曲线与心脏活动同步，有 3 个高压和 2 个低压（图 25.3）：

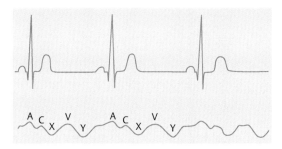

图 25.3 中心静脉压（下）与心电图（上）的正常曲线

A 波：右心房收缩（心室舒张期）
C 波：右心室收缩时三尖瓣向右心房打开
X 波：心房舒张和三尖瓣向下运动（心房舒张）
V 波：三尖瓣关闭时右心房充盈（室性收缩）
Y 波：三尖瓣开放

① A 波：右心房收缩（心室舒张期）。

② C 波：右心室收缩时三尖瓣向右心房打开。

③ X 波：心房舒张和三尖瓣向下运动（心房舒张）。

④ V 波：三尖瓣关闭时右心房充盈（室性收缩）。

⑤ Y 波：三尖瓣开放。

A 波和 V 波的临床意义最大。

A 波和 V 波之间缺乏协调性发生在心律失常中，此时心房和心室收缩的协调性紊乱（所谓的房室同步性不足，如三度房室传导阻滞、交界性异位心动过速）。

A 波过高提示心房排空时阻力增加（三尖瓣狭窄、肺高压和右心室顺应性降低）。三尖瓣关闭不全时出现高 V 波。

（2）正常的 CVP 值约为 5mmHg（1 ～ 10mmHg）。CVP 被认为是右心前负荷的一个参数。数值的变化趋势比单一数值更重要。还应注意的是，如果右心室顺应性降低，容量与 CVP 之间不再存在线性关系，因此根据 CVP 的数值进行扩容治疗就不再可靠了（如在法洛四联症矫正后）。

1）CVP 升高的原因

①高血容量。

②右心衰竭、全心衰竭。

③右心室顺应性降低。

④肺高压。

⑤低心输出量。

⑥心包积液、心脏压塞。

⑦张力性气胸。

⑧高 PEEP（＞ 15mmHg）。

2）CVP 降低的原因

①低血容量。

②休克。

③高心输出量。

（四）肺动脉导管

肺动脉导管可直接测量肺动脉压、CVP、肺毛细血管楔压和混合静脉血氧饱和度。此外，心输出量可以用热稀释法计算。

肺动脉导管（也称 Swan-Ganz 导管，以其发明者命名）由远端和近端开口、球囊尖端和热敏电阻组成（图 25.4）。

和 CVC 一样，肺动脉导管使用经皮穿刺技术置入中心静脉（右颈内静脉，锁骨下静脉）并推进，使远端开口位于肺动脉主干附近。然后将尖端气囊充气，这样气囊就随着血流摆动。在导管的穿刺过程中，记录一个连续的压力曲线，曲线的轮廓取决于导管的位置（图 25.5）。

导管近端开口在右心房，可通过近端开口测量 CVP。导管顶端有一个温度传感

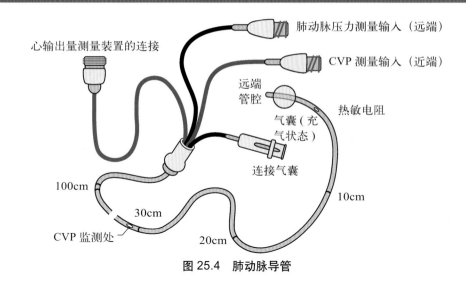

图 25.4　肺动脉导管

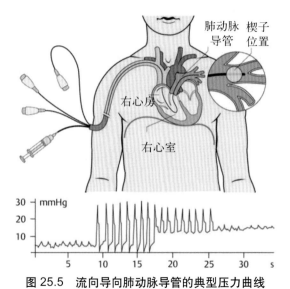

图 25.5　流向导向肺动脉导管的典型压力曲线

器（热敏电阻）通过导线与监视器相连，使用热稀释法可测量心输出量（见下文）。

大多数肺动脉导管还有第三个开口，其末端在远心端，可用于静脉给药。

1. 肺动脉导管可使用于以下情况

（1）严重左心衰竭。

（2）心肌病。

（3）肺高压。

（4）休克。

（5）败血症。

（6）急性肺衰竭。

（7）急性肺栓塞。

一般来说，随着其他方法的应用，尤其是测量心输出量方法（如 PiCCO）的应用，肺动脉导管的适应证变得越来越严格。

2. 禁忌证

（1）三尖瓣或肺动脉瓣狭窄。

（2）右心房或右心室肿瘤或血栓。

（3）严重凝血障碍。

（4）严重心律失常。

（5）新放置的起搏器电极（移位风险）。

3. 心输出量　用热稀释法测定心输出量：尽快将冰凉的 0.9% 氯化钠溶液注入右心房，随血液输送到肺动脉，热敏电阻测量到肺动脉的温度变化（血液稀释和升温的结果）。然后使用温度 - 时间曲线下的面积（Stewart-Hamilton 方程）计算心输出量。

4. 中心静脉压　肺动脉导管的近端开口位于右心房，可从该开口测量 CVP。

5. 肺毛细血管楔压　肺毛细血管楔压（PCWP）是通过将导管顶端的球囊充气，让它随血流漂浮，直到它楔入肺动脉的一个分支，且完全阻塞肺动脉来确定的。根据静态水柱原理，阻塞肺动脉毛细血管内的压力相当于左心房内的压力，因此也相当于左心室舒张末压（LVEDP）。当然，这些测量的条件是被阻塞的肺动脉毛细血管、左心房和左心室之间没有狭窄。左心房压和左心室舒张末压是测量左心室前负荷的指标。正常楔压为（9±4）mmHg。

测量后球囊放气，导管尖端被拉回到主肺动脉，这样就没有阻塞肺动脉毛细血管床的风险，否则可能导致肺栓塞。

6. 肺动脉压　导管远端开口用于测量肺动脉压。正常压力 < 22mmHg。肺动脉舒张压通常约等于楔压。肺动脉高压或肺栓塞患儿的肺动脉压升高。

7. 参数计算　上述值可用于计算以下参数：

$$心排血指数 = \frac{心输出量（L/min）}{体表面积（m^2）}$$

正常值：2.5 ～ 41/（min·m²）体表面积（BSA）。

$$体循环血管阻力 = \frac{（MAP - CVP）\times 80}{心输出量}$$

成人正常值：900 ～ 1400dyn×s×cm⁻⁵；

小儿：15 ～ 30 Wood 单位 × m² BSA

MAP：平均动脉压（mmHg）

CVP：中心静脉压（mmHg）

$$肺血管阻力 = \frac{（MPAP - PCWP）\times 80}{心输出量}$$

成人正常值：150 ～ 250dyn×s×cm⁻⁵；

小儿：1 ～ 3 Wood 单位 × m² BSA（在新生儿中相当高）

MPAP：平均肺动脉压（mmHg）

PCWP：肺毛细血管楔压（mmHg）

将传统单位（Wood 单位）转换为国际单位需要乘以系数 80（dyn×s×cm⁻⁵）。然而，传统单位仍然经常用于儿童，与体表面积相关。

8. 混合静脉血氧饱和度（MVO₂）　肺动脉的氧饱和度称为混合静脉血氧饱和度。使用"混合静脉"一词是因为上、下腔静脉的静脉血以混合的形式存在于肺动脉中。

如果动脉血氧饱和度为 100%，则混合静脉血氧饱和度的正常值约为 75%。由于中枢神经系统耗氧量较高，上腔静脉静脉血氧饱和度约为 72%，下腔静脉血氧饱和度约为 80%。

混合静脉血氧饱和度反映了血液中氧的消耗，与心输出量有关。对于充血性心力衰竭和低心排血量的患儿，身体需要从低血供中"摄取"尽可能多的氧气。这导致心力衰竭患儿混合静脉血氧饱和度较低。

混合静脉血氧饱和度升高是败血症患儿的典型表现，其中房室分流术是典型的开放。组织中的氧摄取减少，混合静脉血氧饱和度增加。

实际上，中心静脉血氧饱和度通常是通过已经置入的 CVC 来测量的，而不是需要肺动脉导管的混合静脉血氧饱和度。在大多数情况下，这两个数值有很好的相关性。

（五）PiCCO 系统

PiCCO 系统（脉搏曲线心输出量监测）是一种监测血流动力学的方法。该方法的原理是通过分析动脉血压曲线来测量每搏输出量，再结合心率计算出心输出量。在此之前，使用热稀释法测定心输出量（见上文），且必须根据此测量值校准动脉波形分析。除心输出量外，还可以确定其他容量的数据，如血管外肺积水（测量即将发生的肺水肿）、全舒张末期容积（所有四个心腔的舒张末期容积）和胸腔内血容量。因此，PiCCO 系统可以对血流动力学状况进行有效评估，并进行相应的治疗。

建立 PiCCO 系统需要一条中心静脉和一条动脉通道。不需要肺动脉导管。

二、术后重症监护

以下内容适用于心脏外科术后从手术室转移到早期重症监护室（ICU）的患儿。

（一）概述

重症监护医师需要事先详细了解患儿

的情况，须了解缺陷心脏的血流动力学、合并症、计划的手术步骤及可能的围术期和术后并发症。

重症监护医师应熟悉手术的主要步骤，包括打开胸腔和纵隔，体外循环的动脉和静脉插管，体外循环的启动，心脏停跳，在手术结束时恢复心功能，最后拔管并关闭胸腔。

为了更好地了解手术过程，必须定期观摩心脏外科手术。

（二）床单元的准备

在患者转到重症监护室之前，必须完成床位的准备工作。该准备工作包括：

1. 准备呼吸机　根据患儿的情况设置参数[见本章，二、（五）3.]，检查呼吸球囊和面罩。此外，必须确定是否需要连接 NO 到呼吸机。

2. 用药计划　制订的用药计划应包括术后治疗的用药和剂量（抗生素、镇静药、儿茶酚胺、血管扩张药、利尿药和输液量）。在患者被转移到重症监护病房之前的剂量和灌注量。

3. 监护　床边监护仪准备完善，并根据病情设置患儿报警限值。

4. 其他　应准备好术后第一次胸部 X 线的申请单和实验室检查的条码。

（三）患儿术后转入 ICU

表 25.1 中的清单包含以下问题，重症监护医师应在转运时与外科医师、麻醉师和技术人员讨论。

表 25.1　术后转运交接表

手术相关

- 术中发现了什么？
- 采用了什么手术方式？
- 术中放置了哪些引流管（如胸腔引流、纵隔引流）？
- 手术效果如何评估？
- 术中是否进行了经食管超声心动图检查，结果如何（残余压力梯度、瓣膜关闭不全、残余分流和心肌功能）？
- 术中是否出现心律失常？当时如何处理？
- 术中是否有出血问题？当时如何处理？

麻醉相关

- 气管插管位置、尺寸和品牌
- 通气情况（FiO_2、潮气量、流速、峰值压力和 PEEP）
- 中心静脉导管：位置、大小和管腔
- 动脉置管：位置、大小
- 是否放置了左心房监测或肺动脉导管？
- 使用的麻醉药和强心药（儿茶酚胺、血管扩张药和抗心律失常药）及其剂量
- 肝素化和当前凝血水平
- 血液制品（红细胞、血小板和新鲜冷冻血浆）的使用

体外循环

- 体外循环时间
- 主动脉钳夹时间
- 心脏停跳时间
- 体外循环时的最低体温
- 体外循环后期是否进行血液超滤？

（四）进入 ICU 后立即进行相关监测

患儿转入 ICU 后立即进行临床监测：

1. 呼吸系统　胸廓运动有无异常？双肺扩张程度是否对称？血氧饱和度？氧浓度？

2. 循环系统　监测外周动脉搏动，检查监护仪上的压力参数（动脉血压、CVP、有条件测量肺动脉压和左房压），检查毛细血管充盈时间（正常 <2 ～ 3s）。

3. 泌尿系统　尿袋是否已满？尿液是否清亮？患者是水肿状态还是脱水状态？

4. 出血　胸腔引流量有多少？引流物是暗红色（静脉血）、亮红色（动脉血）、透明（浆液性）、温暖（新鲜）还是较冷（陈旧性）？

5. 神经系统　瞳孔状态，有无自发活动。

6. 体温。

上述检查后，患者连接床边监护。连接动脉及中心静脉的压力传感器，归零并处于监测状态。患者连接呼吸机和负压引流设备（一般负压为 15cmH_2O）。此外，检查临时起搏器的功能是否正常。

第一次血气分析可以观察患儿在通气时的血流动力学状态（乳酸）和电解质（特别是钾）。进行六导联标准心电图检测，安排胸部 X 线检查及超声心动图检查。

（五）术后进一步治疗

1. 液体补充　在所有涉及体外循环的手术中，术后都会发生毛细血管渗漏，因此，术后必须限制饮水量。术后第 1 天液体摄取量一般减少至正常维持量的 30%～ 50%，然后逐日增加至 50%、75%，最后达到 100%。

未经体外循环（如主动脉缩窄切除术、动脉导管未闭结扎术）的手术患儿通常不需要限制液体摄入。

2. 机械通气　几乎所有的患者到了重症监护室都使用机械通气。肺功能受许多术前、术中和术后因素的影响。重点如下：

（1）术前因素

①既往肺高压。

②肺血流量过多。

③气道外部阻力大，例如，由于血管环或突出的肺动脉导致。

（2）术中因素

①体外循环引起的水肿倾向。

②由于手术操作导致的肺不张或体外循环过程中通气不足。

（3）术后因素

①黏膜肿胀。

②肺不张。

③由于术后肺灌注增加导致的肺水肿，例如，在肺动脉闭锁的分流手术或肺循环开放手术后（再灌注水肿）。

④术后膈肌麻痹导致呼吸功能恶化。

⑤与疼痛有关的呼吸能力下降。

⑥引起呼吸抑制的药物。

⑦气胸、胸膜炎。

3. 呼吸机参数的设置　以下数值可作为特定年龄呼吸频率的参考：

（1）新生儿：40 次 / 分。

（2）婴儿：25 ～ 30 次 / 分。

（3）幼儿：25 次 / 分。

（4）学龄儿童：20 次 / 分。

（5）青少年：15 次 / 分。

（6）对于容量控制通气，通常使用明显较低的呼吸频率（如新生儿为 20 次 / 分）。

（7）为防治肺不张，潮气量一般定为 10 ～ 15ml/kg。最初通常选择相对较长的吸气时间。PEEP 为 5 ～ 10mmHg，选择适宜给氧浓度，使血氧饱和度达到 95% 以上。

（8）以下特殊情况例外

①单心室心脏：对于单心室心脏，体循环和肺循环之间的平衡非常重要。当血氧饱和度在 75%～ 85% 时，体循环和肺循环灌注达到平衡（Qp/Qs=1 ： 1）。因此，需保持血氧饱和度 80% 左右。

②Fontan 术后：理论上，高 PEEP 会增加胸腔内压，从而减少流向肺血管的血

流。因此，对于 Fontan 术后患儿，PEEP 不宜过高（约 5mmHg）。另一方面，高 PEEP 也会增加残余功能容量，通过肺泡 - 血管反射可以获得更好的肺灌注。

③肺动脉高压：低 PCO_2、高 pH 和高 FiO_2 可降低肺血管阻力，因此应尝试在血氧饱和度约为 100% 的情况下轻度过度通气治疗肺动脉高压（目标 PCO_2：30～35mmHg）。

4. 感染预防 小儿心脏术后可预防性使用抗生素。然而，抗生素的使用和抗生素治疗的持续时间存在争议。临床常用第二代头孢菌素，如头孢唑林 100mg/（kg•d），分 3 次给药。简单手术，通常预防性使用 3d 抗生素，但此方案没有循证依据。

5. 镇静 在大多数中心，术后初期持续静脉注射阿片类药物（吗啡、芬太尼）和苯二氮䓬（咪唑安定）。丙泊酚常用于只需要临时镇静年龄较大的儿童。

6. 镇痛 通常使用非甾体类镇痛药 [对乙酰氨基酚（扑热息痛）、布洛芬] 和阿片类镇痛药（吗啡、芬太尼）用于镇痛。对于年龄较大的儿童（可以操作电子游戏），也可以使用 PCA 泵进行患儿自控镇痛。

7. 肾功能 心脏手术的患儿均有肾功能下降。体外循环的使用会导致术中液体负荷过重和炎症反应，导致液体潴留。因此，术后的目标是液体负平衡。

尿液排泄反映了心脏的射血分数和肾功能。尿液排泄量至少为 2ml/（kg•h）。心脏手术后，患儿通常有肾前性肾功能衰竭（低心排血量、毛细血管漏、容量不足）。如果同时存在低血压和腹水，腹内压高会导致肾脏灌注压低。肾后性肾衰竭的病例，如肾静脉血栓形成或医源性肾损伤（氨基糖苷类药、环孢素 A）。泌尿系统流出道任何部位的梗阻（输尿管或尿道的梗阻）都可能会造成肾后性肾衰竭。

术后适当应用利尿药，主要使用袢利尿药。如果反应不佳，可以静脉注射或持续泵入。与茶碱的联合使用可增强效果。

如果尿量不足或液体负荷显著加重，应尽早开始腹膜透析。

（六）常见术后问题及并发症

表 25.2 总结了典型的术后问题及其最常见的原因。

1. 低心排血量 许多因素可导致术后心肌功能障碍和低心排血量。包括体外循环的炎症反应、由于术中主动脉钳夹导致的心肌缺血、术中低温、再灌注水肿，或者如果进行了一次心室切开、冠状动脉缺血、心停搏液不足或感染。

（1）症状：低心排血量的典型症状

①心动过速。

②少尿。

③毛细血管充盈时间延长。

④低血压。

⑤混合静脉血氧饱和度降低（动脉血氧饱和度和混合静脉血氧饱和度之间的差异小于 20%～25% 表明心输出量和氧供充足）。

⑥代谢性酸中毒，乳酸水平高。

（2）治疗措施：低心排血量的治疗包括病因治疗和根据血流动力学采取以下措施。

①正性肌力药（儿茶酚胺、磷酸二酯酶抑制剂和静脉注射钙剂）。

②正性心率治疗（起搏器治疗，正性心率药物）。

③降低后负荷（硝普钠、米力农）。

④扩容治疗（血容量不足时）。

⑤机械循环支持。

⑥机械通气。

⑦镇静、降温（减少耗氧量）。

2. 肺高压危象 术后，在某些情况下，肺动脉压或肺血管阻力可能急剧增加，会导致血流无法进入肺部，右心房和右心室充血，左心房和左心室压力下降，最终导

表 25.2 典型的术后问题及最常见原因

问题	常见原因
血压过高	疼痛、恐惧、儿茶酚胺血容量过多和突然停药（β 受体阻滞药、血管紧张素转换酶抑制药）；主动脉缩窄矫治术后。罕见原因：大脑癫痫、低血糖（反调节）
血压过低	低心排血量：心肌功能受限、心包积液、心律失常（交界性异位心动过速、房室传导阻滞）、引流量过多、出血和过度利尿；血管扩张药、过敏反应、败血症、休克、气胸和液体不足
CVP 过低	液体不足（过多的引流、出血、利尿过度和容量摄入不足）
CVP 过高	烦躁不安的患者（对唤醒的反应，机械通气患儿的镇静不足）；右心室功能受损（典型例子：法洛四联症患儿右心室肥厚，即使在矫正后，最初也依赖于高前负荷）。在单心室心脏患儿中，CVP 高提示体循环心室功能差或房室瓣关闭不全。其他原因包括心脏压塞或气胸
动脉血氧饱和度过低	肺不张、通气不足、呼吸机技术问题、呼吸管道断开 / 阻塞、气胸、胸腔积液、肺炎、肺水肿、肺出血、痰和右向左分流
动脉血氧饱和度过高	在单心室心脏患儿中，血氧饱和度超过 85% 表明肺循环和体循环灌注不平衡：肺血流量过大，体循环血流减少
心动过缓	窦性心动过缓，房室传导阻滞
心动过速	窄 QRS 波群：窦性心动过速、室上性心动过速、交界性异位心动过速 QRS 波群增宽：室性心动过速
乳酸增加	全身灌注不良、癫痫发作和肠缺血

致心输出量下降。

（1）以下患儿是此类情况发生的高危人群

①术前肺血管阻力高的患儿。

②出生后第 1 天的新生儿。

③肺静脉高压患儿（如完全性肺静脉异位连接或二尖瓣狭窄）。

④年龄较大的儿童，其分流缺损未纠正，导致肺血管阻力增加（如完全性房室间隔缺损、大室间隔缺损）。

（2）以下因素会增加肺血管阻力

①低氧血症。

②酸中毒。

③二氧化碳分压高。

④红细胞增多症。

⑤肺不张。

⑥烦躁。

（3）以下因素可降低肺血管阻力

①氧气吸入。

②碱中毒。

③过度通气。

④ NO 吸入。

⑤部分肺不张的恢复。

（4）肺动脉高压危象的治疗或预防包括以下措施

①有效镇痛、镇静或肌肉松弛。

②给氧。

③优化机械通气（充分的 PEEP）。

④轻度碱性 pH（目标 pH7.4 ～ 7.5）和轻度过度通气。

⑤药理性血管舒张药（NO、伊洛前列素和前列环素）。

⑥避免不必要的操作，如过于频繁的吸痰。

3. 术后早期特殊问题 心脏畸形或特定手术后问题和并发症总结见表 25.3。

表 25.3　术后早期特殊问题和并发症

心脏缺损 / 手术	术后早期特殊问题和并发症
ASD 修补术	年龄较大儿童和成人存在窦房结功能障碍、利尿过度、左心衰竭 / 肺水肿
VSD 修补术	肺高压危象、完全性房室传导阻滞、交界性异位心动过速、残余分流
房室间隔缺损矫治	肺高压危象、完全性房室传导阻滞、交界性异位心动过速、房室瓣关闭不全
动脉导管结扎术	喉返神经（声带麻痹）或胸导管（乳糜胸）损伤，意外结扎或损伤周围的血管（特别是左肺动脉、主动脉）
动脉干矫治术	肺高压危象、动脉干瓣膜狭窄或关闭不全、右心室功能障碍
主 - 肺动脉窗（矫治术）	肺高压危象，冠状动脉缺血
肺静脉异位连接（矫治术）	肺高压危象、房性心律失常、肺静脉或肺静脉与左心室吻合口的残余狭窄和左心室充盈压高（因为左心房和左心室相对较小）
法洛四联症矫治术	右心室功能不全（肥厚性心室顺应性差），交界性异位心动过速、完全性房室传导阻滞、残余肺动脉瓣狭窄、残余室间隔缺损和跨环补片修复后肺动脉瓣关闭不全
室间隔完整的肺动脉闭锁	右心室功能不全，右心室依赖性冠脉循环导致心肌缺血，由于主 - 肺动脉分流和右室流出道开放导致的环形分流
主动脉瓣狭窄矫治术	残余狭窄，左心室舒张功能受损，主动脉瓣关闭不全和房室传导阻滞
Ross 手术	冠状动脉缺血
Konno 手术	冠状动脉缺血、右室流出道阻塞、心律失常（如房室传导阻滞）和二尖瓣反流
主动脉瓣下狭窄（切除术）	残余狭窄、二尖瓣损伤和（室性）心律失常
主动脉缩窄（切除术）	残余梗阻、截瘫、缩窄切除术后综合征、明显的主动脉瓣狭窄、喉返神经损伤和乳糜胸
主动脉弓离断（矫治术）	残余梗阻、主动脉压迫左主支气管、喉返神经损伤和乳糜胸
二尖瓣狭窄矫治术	肺高压危象、残余狭窄、二尖瓣反流和左心室功能不全
建立主 - 肺动脉分流	体循环和肺循环灌注失衡、分流漏和分流血栓形成
肺动脉环缩	紫绀、环缩不足（肺血流量过大）和 Qp-Qs 比例失衡
Norwood Ⅰ期手术	低心排血量、体循环和肺循环灌注失衡、主动脉弓残余梗阻、房室瓣关闭不全和全身炎症反应综合征（SIRS）
上腔静脉 - 肺动脉吻合术	紫绀、高血压、上半身水肿 / 充血
Fontan 手术	腹水、胸腔积液、水肿、紫绀、低心排血量和心律失常
大动脉调转（switch 术）	冠状动脉缺血、左心室功能不全、新主动脉瓣关闭不全和周围性肺动脉狭窄
大动脉调转（Mustard/Senning 心房调转术）	肺循环或体循环静脉阻塞，房性心律失常
Bland–White–Garland 综合征（矫治术）	心肌功能障碍和二尖瓣反流

4.单心室术后的特点　很多伴有单心室的心脏畸形患儿术后病情重，监护难度大。这些畸形包括左心发育不良综合征、三尖瓣闭锁或左心室双入口。

这些患者术后治疗的最重要的原则如下。

例如，左心发育不良综合征患儿的三期手术。Fontan 手术的姑息疗法是为了实现肺循环和体循环的完全分离。肺被动地从腔静脉灌注，其间没有任何泵腔。单心室提供体循环。这三个阶段是：

● Norwood 手术。

● 上腔静脉 - 肺动脉吻合术（格林手术，半 Fontan 术）。

● 全腔静脉 - 肺动脉吻合术（Fontan 术）。

（1）Norwood 手术：Norwood 手术是左心发育不良综合征患儿通过 Fontan 手术分离循环系统的第一步。这个手术步骤有几步。其目的是从肺动脉和发育不良的主动脉中形成一个新的主动脉，它可以在没有压力差的情况下为体循环供血。为此，肺动脉和发育不良的主动脉在瓣膜的远端吻合。主动脉弓重建通常需要额外的补片材料。以这种方式，主动脉和肺动脉形成一个强大的全身灌注的单支血管。在此之前，肺动脉在分叉处被切断。此外,通过主 - 肺动脉分流术保证了肺灌注。为了使肺静脉流出通畅，还需行房间隔切除术。当动脉饱和度在 75% ～ 85%（Qp/Qs=1）时，肺循环和体循环处于平衡状态。

Norwood 手术后的典型问题是低心排血量和低氧血症。

①低心排血量：血量由于体外循环时间或循环中止时间过长，出现全身炎症反应综合征(SIRS)。心肌功能通常受损明显，因此术后需要一定量的儿茶酚胺支持。体循环灌注不良的其他原因是以牺牲体循环灌注为代价，增加了肺的灌注（Qp/Qs > 1；主要症状为动脉血氧饱和度 > 85%、心动过速、低血压、少尿和代谢性酸中毒）。降低体循环的后负荷和增加肺阻力可缓解体循环灌注不良。

房室瓣关闭不全或心律失常也可导致低心排血量。

②低氧血症：低氧血症可能是由于肺循环和体循环之间的不平衡而损害肺循环的结果，例如，主 - 肺动脉分流受阻或肺阻力增加。

其他原因包括肺部问题，如胸膜渗出或肺炎。外周紫绀的发生与低心排血量或耗氧量增加有关（主要症状：体循环静脉血氧饱和度降低）。

（2）上腔静脉 - 肺动脉吻合术：上腔静脉 - 肺动脉吻合术的目的是让血流被动地从上半身进入肺循环。上腔静脉与肺动脉血管吻合，上半身的静脉血没有经过中间泵就被动地流向肺，并在肺部进行氧合。下腔静脉血不能到达肺，而是肺静脉血在心脏混合，并泵入体循环。因此，体循环为混合血。上腔静脉 - 肺动脉吻合术降低了心脏负荷，使之正常化，因为肺循环和体循环现在是串联的。Qp/Qs 比值为 0.6 ～ 0.7，血氧饱和度为 75% ～ 85%。低龄儿童的肺循环灌注与体循环灌注之比可能更高。与较大的儿童相比，幼童的头部和上肢仍然较大，因此来自上半身的体循环静脉血通过腔静脉 - 肺动脉吻合到达肺部，并在那里氧和的比例较高。典型的术后问题是上腔静脉压力升高、高血压和低氧血症。

①上腔静脉压力升高：在上腔静脉 - 肺动脉吻合术中，上腔静脉与肺循环直接吻合。上腔静脉压力升高提示腔静脉 - 肺动脉吻合区或肺循环受阻或肺血管阻力增高。

跨肺压力差（上腔静脉和心房之间的压力差）应 < 10mmHg。上腔静脉高压可限制脑血液回流，导致上半身水肿（上腔静脉综合征）。

上腔静脉 - 肺动脉吻合术后，患儿应将上半身抬高，尽早拔管。机械通气引起的胸内压升高会阻碍血液从上腔静脉进入肺循环。

②高血压：术后早期暂时性高血压并不罕见，这可能是由于颅内压升高引起的，而颅内压升高是维持充足的脑灌注压所必需的。因此，应避免大幅降低血压。

③低氧血症：上腔静脉 - 肺动脉吻合术后的血氧饱和度低于 75% 可能是由于吻合术区或肺血管受阻导致肺灌注减少所致。另一种可能的解释是，上半身的血液绕过了肺泡，例如，存在静脉 - 静脉侧支（体循环静脉和肺循环静脉之间的连接）或动脉 - 静脉侧支（肺动脉和肺静脉之间的连接）。在术后早期，尝试轻度低通气通常可以改善动脉血氧饱和度。使用碳酸氢钠（目标 pH > 7.4）稍碱化血液。稍高的 PCO_2（> 50mmHg）可引起脑血管扩张，增加脑血流。这些都可以增加上半身血流，使通过上腔静脉 - 肺动脉吻合口进入肺部并氧合的血流增多。

（3）全腔静脉肺动脉吻合术（Fontan 术）：在 Fontan 手术（全腔静脉 - 肺动脉吻合术）中，通过将下腔静脉与肺循环吻合术，使肺循环和体循环完全分离。下腔静脉和肺动脉之间要么从心房连接，要么从心外连接（心外通道）。有时在 Fontan 隧道和心房之间会留下一个小分流，如果肺循环阻力太大，不是所有的体循环静脉血都能进入肺循环，这个分流就起到溢流阀的作用。在这些情况下，有一个从右到左的分流通过 Fontan 窗。缺点是动脉血氧饱和度会降低。

当 Fontan 手术完成时，所有的体循环静脉血（除了来自冠状静脉窦的血）都会被动地流入肺循环，而不会经过泵室。含氧血液经单心室泵入体循环。

典型的术后问题有低心排血量、低氧血症、胸腔积液和血栓形成。

①低心排血量：低心排血量可能是由于前负荷低（低血容量）、肺阻力增加或体循环静脉流出道阻塞（隧道狭窄、吻合口狭窄）所致。心室功能不良或房室瓣关闭不全和心律失常也可导致低心排血量。

②心律失常：房性心律失常可能是由于有时在心房区域进行操作所致。例如，典型的窦房结功能障碍。有时需置入起搏器（心房起搏）治疗。

③低氧血症：紫绀可能是由于隧道开窗造成的右向左分流所致。肺部问题（胸腔积液、肺炎）也可导致低氧血症。外周紫绀是心输出量减少的结果。肺灌注减少，以及动脉 - 静脉或静脉 - 静脉侧支也会导致低氧血症。

④胸腔积液：胸腔积液、腹水可能是静脉压升高的结果，并可能导致严重的术后并发症。

⑤血栓：Fontan 术后患儿发生静脉血栓的风险增加。尤其是在低心排血量的情况下，风险会增加。因此，大多数中心建议 Fontan 术后行抗凝治疗。对于抗凝的持续时间和形式（维生素 K 拮抗药或抗血小板药）没有统一的意见。

虽然许多不同的抗凝方案都用于儿童（不抗凝、阿司匹林或华法林 / 苯丙香豆素），但普遍认为青春期后和术后患儿必须抗凝。

三、心包切开术后综合征

（一）概述

1. 定义　心包切开术后综合征是心包和胸膜的炎症反应，可能有免疫学原因。主要症状是心包积液。心包切开术后综合征通常发生在心脏直视手术后。心包积液通常在术后 1 ~ 6 周发生并伴有发热。在极少数情况下，心包切开术后综合征也可由介入性心导管、起搏器导线置入或胸部钝挫伤引起。

2. 流行病学　根据文献，心包开放术后心包切开综合征的发生率为 2% ～ 30%，在 2 岁以下的儿童中发生率低。

3. 病因　造成心包切开术后综合征的确切原因尚不清楚。有学者提出了一个免疫学原因。可能是心肌或心包损伤引起的炎症反应。病毒感染可能起触发作用。可能有一种病理机制与心肌梗死后综合征相似。

（二）诊断措施

1. 症状　心包切开术后综合征的主要症状是心包积液，常有发热。也可能有其他非特异性症状，如疲劳、胸痛或关节痛。偶尔也会出现胸腔积液。一种罕见但危险的并发症就是心脏压塞。

这些症状通常最早出现在术后 1 周。平均出现在术后 4 周左右。极罕见的情况下，最晚可在术后数月出现。

2. 超声心动图和实验室检查　超声心动图能确诊心包积液。实验室检查常提示炎症标志物升高。

3. 鉴别诊断　在鉴别诊断中，必须排除感染，因为它是发热和心包积液的主要原因。术后心包积液的其他原因是心包积血或乳糜胸。

（三）治疗

建议在退热前卧床休息。药物治疗主要包括抗炎药和利尿剂药。可以服用非甾体抗炎药，如布洛芬 [30 ～ 40mg/（kg·d），分 3 ～ 4 次给药] 或阿司匹林 [50 ～ 75mg/（kg·d），分 3 次给药] 各 4 ～ 6 周。如果非甾体抗炎药效果不佳，可辅以类固醇 [例如泼尼松龙 2mg/（kg·d），分 2 次给药，然后在 2 ～ 4 周逐渐减少剂量]。如果有心包积液，常使用利尿药，但效果不佳。如果有影响血流动力学的心包积液或心脏压塞，则需要心包引流。

（四）预后

该病是自限性的，平均病程 2 ～ 3 周，但常有复发。心包切开综合征极少导致心脏压塞。

四、乳糜胸

（一）基础

1. 定义　乳糜胸是由于胸膜腔内淋巴液积聚而引起的。通常由胸导管或其众多分支的创伤或渗漏引起。

2. 解剖　胸导管在胸主动脉和脊柱之间的食管的背面（图 25.6）。在第 4 胸椎水平，胸导管改变走向，在左锁骨下动脉和左颈总动脉之间穿过，到达左锁骨下 - 颈静脉汇合处（左锁骨下静脉和颈内静脉）。一些胸导管的走行有所不同，导致手术中容易发生损伤。

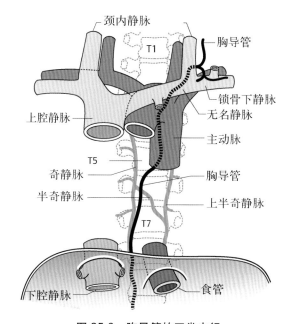

图 25.6　胸导管的正常走行

胸导管汇集了身体大部分的淋巴液，包括了身体左半部分、腹部器官和下肢。

淋巴液成分与血浆成分类似。它含有较少的蛋白质，但更多的脂质，主要来源于肠。然而，中链三酰甘油在肝脏和门静脉系统中直接代谢，不通过淋巴管引流。由于脂质含量高，淋巴液呈乳白色。

3. 病因　小儿乳糜胸最常见于心脏或小儿外科手术。由于胸导管位于主动脉和食管之间及头颈部血管区域，损伤尤其发生在以下手术中：大动脉调转根治术、主动脉缩窄切除术、动脉导管未闭结扎术和食管闭锁矫治术。

其他原因有：

（1）上腔静脉、无名静脉或右锁骨下静脉血栓（如由中心静脉导管引起）。

（2）中心静脉压升高（如与 Fontan 手术后的血流动力学有关）。

（3）遗传综合征中的淋巴异常：例如，Noonan 综合征（乳糜胸通常在出生时就已经出现），三体综合征。

（4）胸部或颈部创伤。

（5）恶性淋巴瘤。

（二）诊断措施

1. 症状　乳糜胸的最初临床症状是典型的气胸表现（如呼吸困难、呼吸音微弱）。当渗出液被吸出时，通常会引流出浑浊的乳白色分泌物，前提是孩子已经进食了脂肪食物。

2. 实验室检查　根据临床症状做出诊断。通常不需要实验室检查，但如果不能肯定，可能会通过实验室检查确诊。胸膜液中的以下发现提示乳糜胸，如果已经有少量的脂肪经口摄入：

（1）三酰甘油浓度超过 1.1 mmol/L（96mg/dl）。

（2）细胞绝对计数超过 1000/μl，白细胞超过 80%。

（3）脂质电泳检测到乳糜微粒（可以帮助确诊，但不一定要求有此项结果）。

（三）治疗

乳糜胸通常是保守治疗。大多数患者可以通过保守措施治愈，但疗程往往很长，可能需要数周至数月。

1. 保守治疗　治疗的原则是减少乳糜的产生，从而减少流经胸导管的液体。这对促进了胸导管损伤的愈合。

（1）饮食：最初是无脂肪饮食，然后是 MCT 饮食（中链三酰甘油饮食）。中链三酰甘油由肝脏和门静脉系统直接代谢，因此不会对胸导管造成压力。如果饮食治疗有效，至少要持续 1～2 个月。然后逐渐恢复正常饮食。

（2）全肠外营养：如果饮食治疗无效，实行全肠外营养。由于脂肪是全肠外给予，所以脂肪的种类不限。如果治疗成功，可逐渐恢复正常饮食。

（3）生长抑素：已有一些资料显示生长抑素或其合成的生长抑素类似物奥曲肽可以治疗乳糜胸。生长抑素可能通过收缩内脏神经区域的血管起作用。已观察到的主要副作用是血糖失衡、腹泻、恶心和肝功能受损。治疗持续 3 周左右。生长抑素的用量为 3.5～7（最高 10）μg/（kg·h），奥曲肽为 1～4μg/（kg·h），两种药物都需连续静脉输入。

> **注**
>
> 热量摄入必须大于相应年龄水平，因为乳糜胸会导致脂质和蛋白质的大量流失。尤其是凝血因子和免疫球蛋白的丢失，如果丢失量较大，则必须考虑补充相应的成分（如每周 1 次）。

2. 手术治疗　如果所有保守治疗都失败，可选择手术治疗，包括：

（1）胸导管结扎术。

（2）胸膜固定术。

（3）胸膜-腹膜分流术。

（4）胸膜切除术。

（四）预后

儿童保守治疗的成功率在 70%～80%。保守治疗的缺点是住院时间长、体重增加不足和感染风险（免疫球蛋白缺乏）。一般来说，如果有中心静脉血栓形成或中心静脉压升高，成功的概率较低。

（王　晨　译）

第 26 章　体外循环手术

体外循环，又称心肺旁路。

体外循环机的原理

在心脏直视手术中，体外循环机承担心脏的泵血功能和肺部的主要任务，即气体交换。

（一）功能

体外循环机主要由泵、氧合器、热交换器和蓄水池组成（图 26.1）。右心房的静脉是通过一个简单的静脉导管从右心房流出的。血液和从手术室抽取的血液一起积聚在一个蓄水池里。原理是静脉血通过右心房的插管或上、下腔静脉的插管从心脏引流出来。引流出血液和从手术范围吸引的血液一起储存在储血罐里。血液通过滚筒或离心泵输送到氧合器。通常使用膜式氧合器。血液被氧合，二氧化碳通过扩散被清除。热交换器可用来加热或冷却血液，

以便根据需要调节体温。

为了防止栓塞，血液在通过主动脉插管泵入体循环之前要经过过滤器。

由于血液在体外过程中与异物表面持续接触，因此需肝素抗凝。手术结束后，用鱼精蛋白中和肝素。

在体外循环期间，体温通常被降到 25 ~ 28℃，可减少了人体对氧气的需求，增加心肌的缺血耐受时间。

（二）心脏停搏液

在停搏液逐渐增加后，整个心输出量通过体外循环机泵送。起初，因为冠状动脉仍有灌注，心脏继续跳动。冠状动脉继续接受血液，直到主动脉在靠近主动脉套管的地方被阻断（图 26.2）。此外，心脏停搏液被注入主动脉根部，心脏停止跳动。大多数心内手术都是在无血、无跳动的心脏上进行的。这种心脏停搏液含有钾、镁

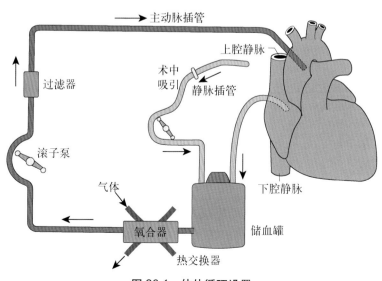

图 26.1　体外循环设置

和缓冲物质，用于心脏保护。心脏停搏液通常在手术期间每隔 20～30min 使用一次，以达到最佳的心脏保护效果。

（三）向正常循环过渡

心脏不会跳动，直到心肌再次灌入血液，并且在主动脉钳打开后可以建立正常的膜电位。心脏要么自发地恢复活动，要么必须通过电除颤恢复心律。接着，血液和身体逐渐升温。体外循环机的作用同时减少。

特别是在新生儿和幼儿，恢复期要进行改良的血液超滤。排除循环系统中过多的水分，增加血细胞比容，并清除炎症介质。超滤对术后病程有益，否则常因毛细血管

大量渗漏而使病程变得复杂。

（四）深低温停循环

有时需要中止循环，尤其是新生儿或小婴儿。一些必要的手术包括主动脉导管远端的主动脉弓手术，例如，Norwood 手术或矫正主动脉弓发育不良或完全性肺静脉异位连接。在这些手术中，体外循环将导致血液不断流向手术区，使矫正无法进行。在这些情况下，机器要么完全关闭，要么通过右颈动脉插管维持最小的血流，以便选择性地灌注头部。为了保护身体，在循环停止期间，体温被降到 14～20℃（图 26.3，图 26.4）。这样可以大幅度减轻对神经系统的损伤。然而，当循环持续中止超

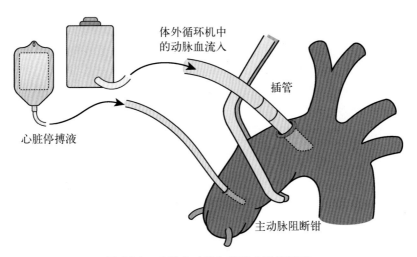

图 26.2　夹持主动脉和灌注心脏停搏液

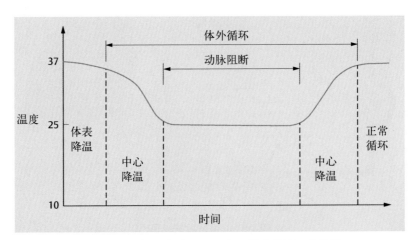

图 26.3　亚低温体外循环手术不同阶段的温度曲线

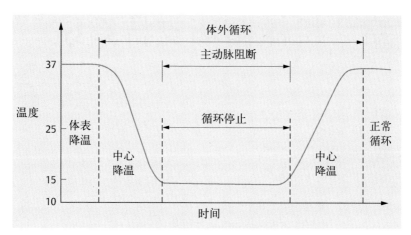

图 26.4　深低温停循环手术不同阶段的温度曲线

过 45 ～ 60min 时，后期神经系统损伤的风险会增加。

（五）体外循环的副作用

体外循环在机体内引发一系列全身性反应，对术后病程有决定性影响，包括：

1. 凝血和纤溶系统激活会增加出血风险。

2. 轴流泵和吸引对红细胞的剪切力可导致的溶血。

3. 补体系统激活，炎症介质和中性粒细胞激活，导致全身炎症反应综合征（SIRS）。

4. 毛细血管渗漏和全身水肿倾向。

5. 心肌功能障碍，心肌收缩力受损。

6. 肾功能受损。

（田　军　译）

第 27 章　机械循环支持系统

一、体外膜肺氧合

（一）概述

体外膜肺氧合（ECMO）用于对常规治疗无效的严重的肺和（或）心功能衰竭的患儿。ECMO 可以暂时替代肺的气体交换或者心脏的泵血功能。

ECMO 系统在结构上类似于体外循环机：血液从静脉系统引入膜肺进行氧合，在热交换器中加温，然后将氧合后的血输送至体内。

ECMO 是一种暂时性的替代治疗，为肺和（或）心功能的恢复或者最终的治疗赢取时间，例如可能是心脏移植。ECMO 的使用一般是 1 天到数周。

1. 类型

（1）静脉 - 静脉（V-V）ECMO：在这种情况下，体外循环中经过氧合的血液回到患者的静脉循环中（图 27.1a）。为了达到肺动脉和全身动脉循环，含氧血液必须由心脏泵出。因此，心功能良好是静脉 - 静脉 ECMO 的先决条件。这种方法适用于肺功能严重受损，但心脏泵血功能很好的时候，典型的病例是胎粪吸入综合征或顽固性胎儿循环综合征或急性呼吸窘迫综合征。

（2）静脉 - 动脉（V-A）ECMO：体外循环中含氧的血液经主动脉插管泵入全身循环（图 27.1b），绕过心脏。因此，ECMO 承担肺的功能（氧合器中的气体交换）和心脏的泵血功能。当心肌功能不能同时满足肺循环和体循环（如心脏手术后或暴发性心肌炎后）时，可采用此法。静脉 - 动脉 ECMO 的缺点是必须进行主动脉插管。其危险性（出血、全身栓塞）明显高于单

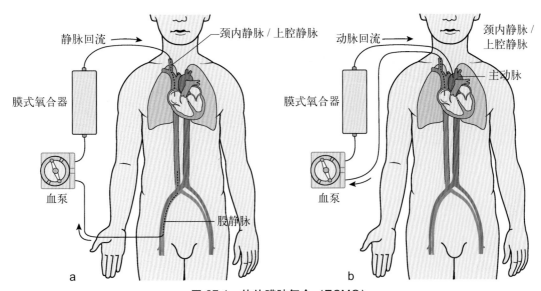

图 27.1　体外膜肺氧合（ECMO）

注：a. 静脉 - 静脉 ECMO；b. 静脉 - 动脉 ECMO

纯静脉插管。

2. 流行病学　ECMO 现已在全世界 2 万多名新生儿中得到应用。由于通气方法的改进(高频通气、吸入 NO 和表面活性剂)，用于肺适应证的 ECMO 数量减少，但用于心脏适应证的 ECMO 数量增加。

3. 适应证　ECMO 用于肺或心功能出现严重损伤，并且这种损伤在数天或者数星期内可逆转或成功治疗的时候。在使用前，必须权衡疾病的严重性和死亡率风险与 ECMO 治疗的风险。ECMO 的典型指征是：

(1) 心脏手术患者不能撤离体外循环机（如严重的暂时性心室功能障碍或严重肺高压）。

(2) 严重的先天性心脏病，需要稳定地等待确定的治疗（如左心发育不良综合征，完全性肺静脉异位连接伴肺静脉阻塞）。

(3) 在院期间心脏循环骤停需要复苏：在持续复苏的同时，置入 ECMO 可以提高生存的机会。

(4) 心脏或心脏 / 肺移植前的过渡。

(5) 肺衰竭：新生儿合并严重肺部疾患（胎粪吸入、持续性肺高压），氧合指数超过 0.4（氧合指数 = 平均气道压 × FiO_2/PaO_2）。

(6) 心脏辅助置入前的过渡。

4. ECMO 的禁忌证　ECMO 禁忌证是指即使 ECMO 治疗成功，仍会对生活质量造成严重损害的疾病。重度脑出血是禁忌证，新生儿 / 婴儿体重低于 1800 ~ 2500g 也是禁忌证。

（二）ECMO 的应用

1. 应用　对婴儿和新生儿行 ECMO 手术时，通常在右侧颈部血管内置入 ECMO 管路：V-V ECMO 在颈静脉插管，V-A ECMO 在颈静脉和颈动脉插管。对于 V-V ECMO，血液引流和回流是通过颈静脉内的双腔管联合进行，或单独通过股静脉的附加

插管进行。如果在心脏手术中开始行 V-A ECMO，通常在右心房和升主动脉插管。

开始前，ECMO 管道系统充满预充液（如林格液、人血白蛋白）。

对于 V-A ECMO，在运行时，心输出量几乎完全由体外膜肺氧合系统替代。儿童期心输出量的标准值为 100 ~ 150ml/ (kg·min) [新生儿约为 200ml/ (kg·min)]。ECMO 的转流可以通过中心静脉血氧饱和度来调节，目标为正常水平的 70% ~ 75%。对于 V-A ECMO，动脉血氧饱和度也应达到正常水平（> 95%）。

可采用滚筒式泵或离心泵进行体外循环。在离心泵中，有一种推进器（就像在涡轮中一样）保证血液连续流动。当 ECMO 完全替代心脏输出时，血压波形的振幅差异消失。

对于由肺衰竭引起的 ECMO，要减少对肺的损伤。因此，避免高通气压力和高氧浓度（氧中毒）。在某些情况下，使用表面活性剂可能会有积极的影响。

血液中的氧含量可以通过增加氧合器的血流量或者增加进入氧合器的气体中的氧含量（送气）来增加。二氧化碳几乎完全是通过送气来交换的。增加这种流动可使大量的二氧化碳被清除。

2. 机械通气　在防止肺不张的同时，要谨慎设置通气，使肺能够休息。要做到这一点，低呼吸频率（如 5 次 / 分），吸气时间延长（如 2s），限制峰值压力（如 15 ~ 20mmHg，PEEP 在 10 ~ 15mmHg），使用低浓度供氧（如 FiO_2 0.3）。当肺功能改善时，ECMO 内的送气流量可减少。

3. 抗凝　肝素用于抗凝。检查 ACT 评估肝素效果，可以在床边快速检测。ACT 的目标值一般在 180s 左右。

由于与 ECMO 系统的异物表面接触，可能会有血小板减少。血小板水平应维持

在 50 000/µl。

4. 肾功能　血液滤过常与 ECMO 同时进行。在行 ECMO 治疗时，全身炎症反应综合征所致的高容量需求常导致严重水肿，需要行血液滤过。此外，在 ECMO 置入前，由于肾灌注受损和缺氧，患儿偶尔会出现肾衰竭，表现为少尿或无尿。

5. 撤机　当器官功能逐渐恢复时可以逐渐撤机。逐渐减少 ECMO 泵出的心输出量。心脏的支持主要依靠儿茶酚胺。在减少 ECMO 流量的同时，机械通气再次加强，因为氧合现在必须由肺承担。在某些情况下，通过连接两个套管，在试验的基础上使体外循环"短路"，这样血液就可以绕过 ECMO 泵和氧合器流回体内。

如果在颈部血管进行插管，则通常在撤离 ECMO 套管时结扎颈静脉，同时尝试重建颈动脉。如果 ECMO 不能恢复或预后不佳，何时应该停止 ECMO，目前尚无一致意见，视具体情况决定。

（三）并发症

最常见的并发症如下。最重要的并发症是出血。

1. 出血（脑出血、消化道出血、插管部位出血或手术切口出血）。

2. 感染。

3. 溶血。

4. 血小板减少。

5. 体外循环中的血栓。

6. 空气栓塞。

7. 技术故障（氧合器故障，管道破裂和血泵失功）。

（四）预后

ECMO 治疗的生存率在很大程度上取决于疾病本身。胎粪吸入综合征患儿的存活率最高（90%）。小儿急性呼吸窘迫综合征（ARDS）的生存率为 50%～60%。由于心脏疾病而接受 ECMO 治疗的儿童存活率最低（40%～50%）。

二、循环支持系统

（一）概述

1. 定义　机械循环支持系统（人工心脏、心室辅助装置）是在心室功能不足时代替心脏泵血功能的机械泵系统。目的是保证各器官的充分灌注，减轻心脏负担。这些系统只是儿童时期的一种过渡措施，在心肌恢复之前或在可能的明确治疗之前起桥接作用（通常直到心脏移植）。

以下简要介绍儿童最重要的机械循环支持系统。体外膜肺氧合（ECMO）在本章一、（二）中单独讨论。

2. 原理　心室辅助装置是一种部分或全部代替心室做功的泵腔。在大多数情况下，仅提供左心室辅助就足够了，因为右心室功能障碍通常是后负荷增加的结果（左心衰竭引起的肺充血）。如果右心室心肌已经受损（如爆发性心肌炎）或肺动脉高压，则需要右心室辅助。

在左心室辅助装置中，泵的流入导管被置入左心室心尖，从左心室流出的血液进入泵腔，然后通过流出导管进入升主动脉，返回体循环。泵腔的辅助作用减轻了左心室的负担。

在右心室辅助装置中，以类似的方式将右心室或右心房与肺动脉连接。

3. 非置入式系统　在非置入式系统中，泵腔位于体外。只有流入和流出套管穿透胸腔壁置入体内。

4. 完全置入式系统　在完全置入式系统中，泵腔被完全置入体内。只有用于控制单元的电线和能源供应引线从身体中引出。完全置入式装置目前只能用于左心室辅助。

5. 搏动泵　搏动泵有气动驱动装置。泵腔被隔膜分成两部分。腔室一部分的气体压力使隔膜突出到另一部分，从而产生压力，将血液从泵腔中排出（收缩期）。在舒张期，通过吸引囊腔，使泵腔再次充满血液。阀门确保血液只朝一个方向流动（图27.2）。根据患者的大小，可提供不同大小的泵室。

6. 非搏动泵 这些设备使用叶轮涡轮机或离心泵产生非搏动性驱动。这些泵是由电力或磁力驱动的。有时，它们以便携式电池驱动设备的形式出现。

7. 抗凝 由于血液与异物表面接触，所以需要抗凝以防止血栓形成。通常使用维生素 K 拮抗药（如苯丙香豆素、华法林）。同时，还会加用血小板聚集抑制药（如阿司匹林、氯吡格雷）或血小板黏附抑制药（如双嘧达莫）。一般来说，所有的现代设备在泵腔和管道中的表面都有肝素涂层。

8. 适应证 循环支持系统用于通过常规治疗无法改善的终末期心力衰竭。治疗目标为：

（1）心脏移植前的过渡。

（2）心肌恢复前的过渡（如心肌炎）。

在儿童时期，循环支持系统常用于扩张型心肌病所致的终末期心力衰竭，作为移植前的过渡。

9. 禁忌证 原则上，循环支持系统的置入和心脏移植的禁忌证是一样的，因为在心肌无法恢复的时候，心脏移植是最后的办法。此外，禁忌证还包括：

（1）多器官功能衰竭，严重的肾或肝损害（然而，伴随着机械循环支持系统的置入，早期器官衰竭通常是可逆的。有时，心力衰竭引起的早期器官损害被认为是设备置入的正确时机）。

（2）感染性休克。

（3）严重出血或凝血功能障碍。

（二）并发症

最重要的并发症是血栓、出血、感染和相对罕见的技术故障。

（三）预后

预后在很大程度上取决于设备是否及时置入。如果在左心室辅助外还需要右心室辅助装置，则存活率会降低。

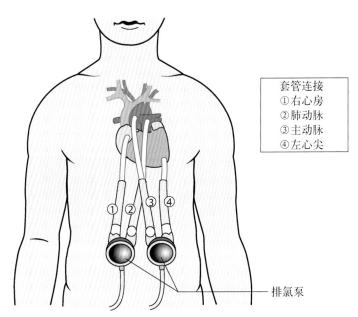

套管连接
①右心房
②肺动脉
③主动脉
④左心尖

排氯泵

图 27.2 外置式搏动性双心室辅助装置原理（Berlin Heart Excor，双心室辅助）

（程 芬 译）

第 28 章 危重先天性心脏病新生儿的早期治疗

本章主要探讨症状性先天性心脏病的一般特征、临床特征和治疗原则。此外，也阐述了常见先天性心脏病的初期治疗的具体措施。

概述

（一）流行病学

先天性心脏病的发病率有 6% ～ 11%。这些儿童中有近乎 50% 在 1 岁内需要手术或者介入治疗。

（二）症状

先天性心脏病的症状会在不同的时期表现出来。先天性心脏病出现症状的重要时期是动脉 - 导管依赖性心脏病动脉导管的闭合时，或存在分流缺陷的肺血管阻力下降时。

> **注**
> 新生儿先天性心脏病的主要症状为：
> ● 心力衰竭或心源性休克（如果左心梗阻，症状通常在出生后的第 1 周或第 2 周出现；对于分流缺陷，通常在 2 ～ 8 周时肺阻力下降后才出现）。
> ● 紫绀。

先天性心脏病的新生儿其他症状有心脏杂音或者心律失常（很少作为先天性心脏病的主要症状）。

1. 心力衰竭 新生儿心力衰竭的特征性症状为：

（1）呼吸急促，呼吸困难，胸廓回缩，可能有肺水肿。

（2）心动过速。

（3）肝大。

（4）进食困难，发育迟缓，出汗增多。

（5）皮肤苍白，毛细血管再充盈时间延长。

（6）休克。

新生儿心力衰竭的症状与败血症的临床症状相似。许多心力衰竭的新生儿被当成败血症来治疗。

尤其是先心病伴左心梗阻（左心发育不良综合征，严重主动脉瓣狭窄或主动脉缩窄）可在出生后 2 周就表现出心源性休克的临床症状。

2. 紫绀 高氧试验用于区分心源性与肺源性紫绀。肺源性紫绀的患儿在给氧以后血氧饱和度会明显升高，而心脏病引起的紫绀在给氧后血氧饱和度没有明显改善。导管术前和术后均应测量血氧饱和度。心源性紫绀是由于右向左分流引起的肺灌注减少，或者是体循环和肺循环的血液在心内混合所致。紫绀很少由于高铁血红蛋白血症引起。我们同样需要考虑中枢神经系统引起的紫绀（早产新生儿或者脑出血患儿引起的中枢性呼吸暂停）。

> **注**
> 如果在高氧试验中，紫绀型新生儿的血氧饱和度没有明显的提高，就可以假定患儿属于导管依赖性肺灌注的先天性心脏病。如果不能立即用超声心动图来确诊或者排除诊断，建议使用静脉泵入前列腺素 E_1 治疗。

3. 心脏杂音 新生儿有心脏杂音常提示有先天性心脏病。功能性杂音在新生儿组中并不如在儿童组中常见。患儿一出生半月瓣狭窄或者房室瓣关闭不全就能被听诊到大的收缩期杂音；典型的室间隔缺损的杂音直到肺阻力下降引起左右心室压力差增大才能被听诊时发现。除此之外，一些危重症的心脏病并没有特征性心脏杂音（如 d-TGA，单纯性主动脉狭窄）。

4. 心律失常　心律失常通常不是先天性心脏病的首发症状。例如，房室传导阻滞经常在 I- 大动脉转位发生。由于多余传导途径引起室上性心动过速在 Ebstein 畸形中出现。

（三）血流动力学

有症状先天性心脏病患儿可以分为六类（表 28.1）。

1. 导管依赖性缺损是指患儿的生存主要依赖于动脉导管的持续存在。体循环导管依赖性的心脏缺损不同于肺循环导管依赖性的心脏缺损。在体循环导管依赖性的心脏病中，左心的后负荷为高阻性。为确保体循环的灌注，体循环的一部分血是由肺循环通过动脉导管分流过来的。

2. 在导管依赖性肺循环中，有相应的高度右心阻塞。肺循环的灌注取决于经动脉导管未闭来的主动脉供血。

3. 在并联循环的心脏病（d-TGA）中，患儿的存活依赖于体肺循环的分流（特别是大的心房分流）。

4. 在完全心内血液混合的心脏病患儿中，由于肺循环血流量增多，但是一部分是氧合过的血液，所以紫绀的程度相对比较轻，而由于肺血增多容易导致心力衰竭。

5. 大的左向右分流的心脏患儿，直到 4～6 周肺阻力降低，左向右的分流增加时，才会表现出症状。如果患儿同时伴有左心梗阻（如主动脉缩窄），患儿在出生后 1 周就会出现症状。

6. 伴有严重瓣膜关闭不全的心脏病很少见。在三尖瓣瓣膜病中，这些患者的肺循环也依赖导管。左侧瓣膜受损的患儿表现出心输出量降低。

（四）诊断措施

1. 血氧饱和度　导管术前和术后均需要测量血氧饱和度，术前测量右手，术后测量下肢。如果患儿有体循环依赖型导管，导管术后，下肢的血氧饱和度（术后）低于右上肢（术前）。

因为头臂干（少数为锁骨下动脉）在动脉导管前起源于主动脉弓，我们可以假设导管术前测量的右上肢血氧饱和度应该

表 28.1　新生儿期有症状的先天性心脏病的分类

分　类	疾　病
体循环依赖导管的心脏病（左心梗阻）	重度主动脉瓣狭窄、左心室发育不良综合征、主动脉弓离断、重度主动脉缩窄
肺循环依赖导管的心脏病（右心梗阻）	重度肺动脉瓣狭窄、室间隔完整的肺动脉闭锁、伴有室间隔缺损的肺动脉闭锁、典型法洛四联症、重度 Ebstein 畸形、三尖瓣闭锁伴有肺动脉闭锁或者重度肺动脉狭窄
并联循环的心脏病	d-TGA
完全心内血液混合的心脏病	共同动脉干、完全性肺静脉异位连接和单心室
大的左向右分流的心脏病	大 VSD、完全性房室间隔缺损、大 PDA 和主肺动脉窗
重度瓣膜关闭不全的心脏病	重度二尖瓣反流、重度三尖瓣反流（Ebstein 畸形）和主动脉 - 左心室隧道

等于导管术后下肢的血氧饱和度。

2.血气分析 代谢性酸中毒是重度心力衰竭与心源性休克的特征性表现。

3.高氧试验 高氧实验用来区分心源性紫绀或者肺源性紫绀。肺源性紫绀型患儿吸入100%氧气几分钟后，紫绀消失或者明显减轻，动脉氧分压提高。而心源性紫绀患儿动脉氧分压大部分未变化，因为心脏的右向左分流或者肺部血流灌注不足并不能通过给氧补偿。

> **注**
> 若条件允许，超声心电图的效果优于高氧试验。原因之一是高氧实验存在诊断不确定性。另一方面，导管依赖性心脏病中，理论上讲动脉导管在给氧时会闭合。另外，对存在分流缺陷的患儿给氧，降低肺阻力，会增加肺血流而加重心力衰竭。

4.所有肢体的脉搏和血压 主动脉缩窄或者主动脉弓离断的主要症状是右上臂（导管术前）和下肢（导管术后）存在血压差异或者下肢脉搏不能触及。

> **注**
> 在大的动脉导管未闭的患儿中，即使患有主动脉弓离断或者主动脉缩窄，患儿的上、下肢血压也没有差异。

5.超声心动图 超声心动图是首选诊断方法，它可以确诊所有新生儿期症状性心脏病。

（五）治疗

不同类别心脏病的治疗原则如下，每一种新生儿心脏病的具体治疗措施随后阐述。

1.导管依赖性体循环心脏病 在导管依赖性体循环心脏病患儿中，需要使尽可能多的血流通过动脉导管从肺循环流入体循环。导管依赖性体循环心脏病的治疗原则为：

（1）用前列腺素E_1泵入[初始剂量

$50 \sim 100ng/（kg \cdot min）$]来维持动脉导管通畅。

（2）降低体循环阻力

①降低后负荷：例如，用硝普钠泵入。

②如果需要儿茶酚胺，米力农和（或）多巴酚丁胺（扩血管效应）：避免使用血管收缩类儿茶酚胺（去甲肾上腺素）。

（3）提高肺循环阻力，提高肺动脉压力

①避免给氧。

②维持轻微的代谢性酸中毒（pH为7.35）。

③维持轻微的通气不足（PCO_2约60mmHg）。

④肺水肿时，静脉给予呋塞米（速尿），同时辅助给予高PEEP，降低前列腺素E_1至最低剂量[如$10ng/（kg \cdot min）$]

> **注**
> 对于导管依赖性体循环心脏病的患儿，给氧的不严谨或过度通气会导致血流动力学失代偿的状况。

2.导管依赖性肺循环心脏病 在导管依赖性肺循环患儿中，状况刚好相反，需要使尽可能多的血流通过动脉导管从体循环流入肺循环。

（1）用前列腺素E_1泵入[初始剂量$50 \sim 100ng/（kg \cdot min）$]来维持动脉导管通畅。

（2）降低肺循环阻力

①提高给氧浓度。

②维持轻微的代谢性碱中毒（必要时使用缓冲剂）（pH为7.45～7.5）。

③调整通气参数，维持轻微的过度通气（PCO_2约35mmHg）。

（3）提高体循环阻力，提高体循环压力

①给予去甲肾上腺素泵入。

②给予肾上腺素泵入。

（4）维持高剂量的前列腺素E_1。

注

附录：前列腺素

在导管依赖性心脏病新生儿中，前列腺素 E_1 用来维持动脉导管通畅。由于它的半衰期短，必须持续泵入。初始剂量 $50 \sim 100ng/(kg\cdot min)$。根据效果，剂量可以慢慢降至最小 $5 \sim 10ng/(kg\cdot min)$。

最常见的副作用：

- 呼吸暂停（注射时随时准备气管插管）
- 心动过缓
- 血管扩张，低血压
- 水肿
- 发热
- 长期静脉输入会引起皮质肥大症、骨膜炎

临床小窍门：静脉输入前列腺素时，必须有备用静脉通路，以便于第一条通路脱落时，及时输入药物；这条静脉通道同时可以在急性低血压时进行补液治疗

3. 并联循环的心脏病——d-TGA，它的治疗原则将在具体治疗部分阐述。

4. 完全心内血液混合的心脏病　这类疾病的治疗原则也在具体治疗部分阐述。

5. 大的左向右分流的心脏病　当肺循环阻力下降时，左向右分流以及肺血流量增加，导致心力衰竭的发生。在纠正性手术治疗之前，采取保守治疗（如利尿药、ACEI、β 受体阻滞药、地高辛或者儿茶酚胺）以防止肺阻力下降导致的肺血流量增加，不建议给氧治疗。

6. 重度瓣膜关闭不全的心脏病　心脏左侧病变为主的患儿，需要给予正性肌力支持（如多巴胺、米力农）联合充足的后负荷降低治疗（如硝普钠泵入）。心脏右侧病变为主的患儿，需要给予正性肌力药物支持（如米力农）及降低肺循环阻力，这类患儿可以给氧治疗。

（六）新生儿期最常见症状型心脏病的具体治疗原则

1. 重度主动脉瓣狭窄

（1）血流动力学：主动脉瓣膜的狭窄引起左心室流出道阻塞，左心室不能泵出足够的血液至体循环，体循环的一部分血液来自动脉导管分流的肺动脉血。在子宫内，就会引起左心室肥厚及纤维弹性组织增生。这与左室流出道阻塞有关（如二尖瓣狭窄、主动脉瓣狭窄和主动脉弓发育不良）。如果听诊时无心脏杂音，患儿重度主动脉瓣狭窄可能会在休克时才被发现。

重度主动脉瓣狭窄，体循环依赖于导管分流，心房水平的分流可以使一部分动脉氧合血从右心房、右心室、肺动脉或者动脉导管分流入体循环。如果心房水平的分流不够大，患儿就需要进行经皮球囊房间隔造口术。

（2）早期治疗

①休克的疗法，包括气管插管和机械通气（若有肺水肿，给予高 PEEP）。

②静脉输入前列腺素 E_1：初始剂量 $50 \sim 100ng/(kg\cdot min)$。

③氧疗：慎重给氧或者不给氧（由于给氧降低肺阻力进而引起肺血流量增加）。

④呋塞米，降低前负荷或者治疗肺水肿。

⑤儿茶酚胺（如多巴酚丁胺、肾上腺素），也可以使用米力农，这取决于心肌功能及血压（如果患儿存在瓣膜下狭窄，儿茶酚胺使用需谨慎，因为它可能加重阻塞）。

⑥降低后负荷（硝普钠）。

⑦维持适度的代谢性酸中毒(pH 为 7.35)。

⑧容量控制；心功能恢复或者超声心动图提示心功能平稳可以选择输液。

（3）后续治疗：迅速转诊至儿童心脏病医院，行导管术或者经皮气囊瓣膜成形术、行瓣膜闭式扩张术。如果有限制性卵圆孔，需急诊行 Rashkind 手术。

2. 主动脉缩窄

（1）血流动力学：在重症主动脉缩窄患儿中，下半身的血供是通过动脉导管分流的肺动脉血。当动脉导管闭合时，主动

脉峡部远端会呈现明显的低灌注状态。左心室被迫抗高阻力泵血，很快机体就会失代偿。这类情况在伴有室间隔缺损或者其他左心阻塞的不常见。

（2）早期治疗

①休克的治疗，包括气管插管和机械通气（若有肺水肿，给予高 PEEP）。

②静脉输入前列腺素 E_1：初始剂量 $50 \sim 100 ng/$（kg·min）。

③氧疗：慎重给氧或者不给氧（由于给氧会降低肺阻力进而引起肺血流量增加）。

④呋塞米，降低前负荷或者治疗肺水肿。

⑤儿茶酚胺（如多巴酚丁胺、肾上腺素），也可以使用米力农，这取决于心肌功能及血压。

⑥降低后负荷（如硝普钠）。

⑦维持适度的代谢性酸中毒(pH 为 7.35)。

⑧容量控制：心功能恢复或者超声心动图提示心功能平稳可以选择输液。

（3）后续治疗：迅速转诊至儿童心脏病医院，在血流动力学稳定后进行手术治疗。另外，为了稳定病情等待手术，行预防性插管（如伴有小肠结肠炎的总体状况差的心脏病患儿）。

3. 主动脉弓离断

（1）血流动力学：在主动脉弓离断患儿中，下半身的血供是通过动脉导管分流的肺动脉血。主动脉弓离断经常与室间隔缺损并发，也可见并发其他左室流出道阻塞疾病。对于主动脉弓离断患儿，需要测量离断前的血氧饱和度——患儿的右上肢（右手）。导管离断前的血氧饱和度反映了中枢神经系统和冠状动脉的氧合状况。下肢的血氧饱和度反映的是肺动脉的氧合情况。

（2）早期治疗

①休克的治疗，包括气管插管和机械通气（若有肺水肿，给予高 PEEP）。

②静脉输入前列腺素 E_1：初始剂量 $50 \sim 100 ng/$（kg·min）。

③氧疗：慎重给氧或者不给氧。右手（导管离断前）目标血氧饱和度维持在 95%。

④呋塞米，降低前负荷或者治疗肺水肿。

⑤儿茶酚胺（如多巴酚丁胺、肾上腺素），也可以使用米力农，这取决于心肌功能及血压。

⑥降低后负荷（如硝普钠）。

⑦维持适度的代谢性酸中毒(pH 为 7.35)。

⑧容量控制，心功能恢复或者超声心动图提示心功能平稳可以选择输液。

（3）后续治疗：迅速转诊至儿童心脏病医院进行手术治疗。

4. 左心室发育不良综合征

（1）血流动力学：在左心室发育不良综合征患儿中，肺循环及体循环均由右心室维持。经动脉导管分流的肺动脉血液混合体循环血液使得冠状动脉灌注变差。新生儿出生后的几个小时内，肺循环的阻力下降，血液主要流入肺动脉，而体循环的冠状动脉的血流灌注更差。重度心力衰竭随之而来，严重时会发生休克。由于肺部的再循环，血气分析会显示严重的代谢性酸中毒。在常规进行的新生儿血氧脉搏检测中会检测到紫绀，血氧饱和度会中度下降。血氧饱和度越高，肺循环与体循环的血流量比值越大，说明肺灌注越好。

新生儿出生后，动脉导管趋向闭合。这会导致整个机体灌注的愈加不平衡，尤其是心脏和冠状动脉，大脑及腹部器官，继续发展下去，即会导致严重的代谢性酸中毒和严重休克。

左心房氧合的肺静脉血只能通过足够大的分流到右心房，进而流入右心室，肺动脉和动脉导管进而流入体循环。

（2）早期治疗

①休克的治疗，包括气管插管和机械

通气（只要 pH 可以平衡，尽量避免插管），避免过度通气。

②尽可能避免气管插管和机械通气；病情稳定后尽早拔管。

③静脉输入前列腺素 E_1：初始剂量 $50 \sim 100ng/(kg \cdot min)$。

④避免给氧，（给氧导致肺循环阻力下降，引起体循环灌注变差）目标氧合维持在 $70\% \sim 85\%$。

⑤呋塞米，降低前负荷或者治疗肺水肿。

⑥儿茶酚胺治疗需谨慎（它会引起心肌耗氧量增加），必要时使用米力农。

⑦必要时降低后负荷（如硝普钠）。

⑧维持适度的代谢性酸中毒（过度缓冲）（目标为 pH 为 7.35）。

⑨容量控制，心功能恢复或者超声心动图提示心功能平稳可以选择输液。

（3）后续治疗：如果有限制性心房缺损（主要症状：病情重，重度紫绀，血氧饱和度 < 65%），需行急诊经皮球囊心房造口术（Rashkind 手术），稳定后迅速转诊至儿童心脏病医院进行手术治疗（常进行三期 Fontan 姑息术中的第一期：Norwood 术）。

5. 重度肺动脉狭窄

（1）血流动力学：重度肺动脉狭窄常伴有低氧血症。低氧血症一方面是由于右心室不能泵入足够的血液进入肺循环，另一方面是由于经卵圆孔的右向左分流。右心室通常增生性肥厚，有时候伴有三尖瓣发育不良。肺循环的血供是由主动脉经动脉导管分流而来。

（2）早期治疗

①静脉输入前列腺素 E_1：初始剂量 $50 \sim 100ng/(kg \cdot min)$。

②充足氧疗（降低肺循环阻力）。

③维持轻微的代谢性碱中毒（过度缓冲）（目标 pH 为 $7.45 \sim 7.5$）。

④机械通气，轻微的过度通气（PCO_2

约 35mmHg）。

⑤用一些引起体循环阻力升高的治疗（如盐酸肾上腺素或去甲肾上腺素）。

（3）后续治疗：迅速转诊至儿童心脏病医院进行经皮导管球囊瓣膜成形术。

6. 完整室间隔的肺动脉闭锁

（1）血流动力学：室间隔完整的肺动脉闭锁患儿，右心室不能把心室内的血液泵入肺动脉。右心室内的血液可能通过三尖瓣反流回右心房，也可能通过心肌窦流入冠状动脉。在后一种情况下，冠状动脉经常闭锁或者狭窄，冠状动脉的灌注主要依赖于右心室的血流。右心室内的压力高于体循环压力。右心室有不同程度的发育不良。肺循环的血流来自于动脉导管分流的主动脉内的血液。

（2）早期治疗

①静脉输入前列腺素 E_1：初始剂量 $50 \sim 100ng/(kg \cdot min)$。

②充足氧疗（降低肺循环阻力）。

③维持轻微的代谢性碱中毒（过度缓冲）（目标 pH 为 $7.45 \sim 7.5$）。

④机械通气，轻微的过度通气（PCO_2 约 35mmHg）。

⑤用一些引起体循环阻力升高的治疗（如盐酸肾上腺素或去甲肾上腺素）。

（3）后续治疗：迅速转诊至儿童心脏病医院。心脏导管术可以用来排除心肌窦和冠脉异常。有时候我们可以通过常规的导管术来开放右室流出道或者置入一个支架到动脉导管处。否则需要尽快进行过渡性姑息手术（如右室流出道疏通、主肺动脉分流）。

7. 三尖瓣闭锁

（1）血流动力学：在三尖瓣闭锁患儿中，右心房和右心室之间没有通道，右心房内的血液只能通过心房水平上的右向左分流流入左心房。三尖瓣闭锁经常伴有室间隔缺损右心室的灌注通常依靠室间隔缺损来分流左心室的血液。右心室会有不同程度的发育不良。由于血液的完全混合，主动脉和肺动脉的氧饱和度完全一样。肺动脉瓣狭窄甚至肺动脉闭锁高发，直接影响肺部的血流供应。如果有肺动脉闭锁或者重度肺动脉瓣狭窄，肺部的血流供应取决于动脉导管的大小。大血管可能是正常的也可能是移位的。

如果不伴随肺动脉瓣狭窄，肺血流通道是通畅的，该病的主要症状为：心力衰竭（呼吸急促，肝脏肿大，皮肤苍白，有时会有肺水肿），但是这种状况不多见。

（2）早期治疗

1）对于重度肺动脉狭窄或者肺动脉闭锁（主要症状为紫绀）：

①输注前列腺素 E_1：初始剂量 $50 \sim 100ng/$（kg·min）。

②充足氧疗（如降低肺循环阻力）。

③维持轻微的代谢性碱中毒（过度缓冲）（目标 pH 为 $7.45 \sim 7.5$）。

④机械通气，轻微的过度通气（PCO_2 约 35mmHg）。

⑤用一些引起体循环阻力升高的治疗（如盐酸肾上腺素或去甲肾上腺素）。

2）对于没有肺动脉瓣狭窄（主要症状为心力衰竭）的治疗：

①抗充血治疗（利尿药，必要时使用儿茶酚胺类）。

②限制氧疗。

③限制液体入量。

（3）后续治疗：迅速转诊至儿童心脏病医院。如果没有限制性的心房分流（少见），需进行经皮导管球囊心房造口术（Rashkind 术）。否则，如果肺灌注低的话，我们可以采取姑息手术：主肺动脉分流，操作在 Fonton 术中进行。

8. 法洛四联症

（1）血流动力学：法洛四联症患儿，

肺部血流以及紫绀程度是由右室流出道的狭窄决定的。在大多数病例中，这种狭窄在出生时是很轻微的，但是在出生后的几周内由于漏斗部狭窄，右室流出道狭窄程度加重。如果患儿右室流出道狭窄严重，在新生儿期就会表现出紫绀甚至缺氧发作。

（2）早期治疗

①对于功能性肺动脉闭锁，静脉输入前列腺素 E_1：初始剂量 $50 \sim 100ng/$（kg·min）。

②充足氧疗（如降低肺循环阻力）。

③维持轻微的代谢性碱中毒（过度缓冲）（目标 pH 为 $7.45 \sim 7.5$）。

④充足的液体疗法。

⑤机械通气，轻微的过度通气（PCO_2 约 35mmHg）。

⑥用一些引起体循环阻力升高的药物治疗（去甲肾上腺素）；注意：儿茶酚胺和地高辛会增加漏斗部狭窄。

（3）缺氧发作的治疗

①立即镇静（如氯胺酮静脉推注：$1 \sim 3mg/kg$，阿片类、苯二氮䓬类）。

②氧疗。

③通过膝胸卧位来提高体循环阻力，适当注入血管收缩药（如去甲肾上腺素）。

④充足的液体疗法（$20 \sim 50ml/kg$）。

⑤通过缓冲剂来中和代谢性酸中毒。

⑥β受体阻滞药（在监测指导下，普萘洛尔缓慢静脉注射 $0.01 \sim 0.1mg/kg$）。

（4）后续治疗：迅速转诊至儿童心脏病医院。一些病例需要早期手术纠正。特殊状况下（患儿年龄非常小），我们会选择主肺动脉分流姑息手术来确保肺部血液灌注。如果是肺部瓣膜狭窄，球囊扩张术可以改善肺部灌注。这些方法不适用于漏斗部狭窄的患儿。

在这类患儿中，常规在右室流出道肺动脉瓣下置入支架也是姑息手术的方法之一。

9. 合并室间隔缺损的肺动脉闭锁

（1）血流动力学：从血流动力学角度，该病是法洛四联症的极端形式。肺部血流灌注取决于动脉导管或者主肺动脉窗侧支循环。

（2）早期治疗

①静脉输入前列腺素 E_1：初始剂量 $50 \sim 100ng/ (kg \cdot min)$。

②充足氧疗（降低肺循环阻力）。

③维持轻微的代谢性碱中毒（过度缓冲）（目标 pH 为 $7.45 \sim 7.5$）。

④充足的液体疗法。

⑤机械通气，轻微的过度通气（PCO_2 约 35mmHg）。

⑥用一些引起体循环阻力升高的治疗（如盐酸肾上腺素或去甲肾上腺素）。

（3）后续治疗：迅速转诊至儿童心脏病医院。如果只有膜性瓣膜闭锁，我们可以通过导管介入手术置入一个支架来使瓣膜开放，支架可以放在跨瓣的右室流出道处或者放置在动脉导管处使之可以与增长的肺部血管相匹配，这些血管大部分发育不良。另外，主肺动脉窗也是一种姑息手术的选择之一，等肺部血管发育正常后，肺动脉会再次与右心室吻合（通过带瓣管道连接）。

10. Ebstein 畸形

（1）血流动力学：在新生儿期，重症 Ebstein 畸形就会表现出症状。Ebstein 畸形中，三尖瓣的顶端会移位入右心室。三尖瓣反流严重，只有一小部分血流功能性的流入肺动脉。右心房显著扩张变大。心房水平的右向左分流会导致紫绀。

这个疾病由于侧支循环和 Wolf–Parkinson-White 综合征而变得更加复杂。

（2）早期治疗

①如果肺动脉没有足够的顺行性血流（主要症状：重度紫绀），静脉输入前列腺素 E1：初始剂量 $50 \sim 100ng/ (kg \cdot min)$。

②充足氧疗（降低肺循环阻力）。

③维持轻微的代谢性碱中毒（过度缓冲）（目标 pH 为 $7.45 \sim 7.5$）。

④机械通气，轻微的过度通气（PCO_2 约 35mmHg）。

⑤用一些引起体循环阻力升高的治疗药物（如去甲肾上腺素）。

⑥若有心力衰竭，使用儿茶酚胺类和利尿药。

⑦若有室上性心动过速，可以通过刺激迷走神经、腺苷、胺碘酮等治疗，必要时使用电复律法。

（3）后续治疗：迅速转诊至儿童心脏病医院。手术治疗的目标是重建三尖瓣。如果肺灌注不足时，有时可以先行主肺动脉窗的姑息疗法。如果右心室严重发育不良，唯一的选择是单心室 Fonton 姑息术。新生儿期就有症状的患儿的总体预后是比较差的。

11. d- 大动脉转位

（1）血流动力学：d-TGA，肺循环和体循环是并行连接的而不是串联起来的：体循环的静脉血再次泵入主动脉，而肺静脉的氧合血又重新流入肺动脉。只有两个循环间有分流，患儿才有可能存活。最重要的分流是在心房水平（未闭合的卵圆孔或房间隔缺损），因此氧合血可以通过左向右分流到达右心室和体循环。未闭合的动脉导管对于氧合很有利，它使血液从主动脉流入肺循环来提高肺灌注。伴随着肺静脉血流增加，左心室的压力也提高了，心房水平的左向右分流提高，更多的氧合血流入体循环。

氧疗行为间接降低了肺血管阻力，提高了肺部血流灌注和左房压（注：过度氧疗也可以导致动脉导管闭合）。

除了提高两个循环之间的血液混合，特别是混合效果极差时，我们需要改善混合静脉血的血氧饱和度。如果两个循环之间的混合较差时，静脉血氧饱和度很大程度上等同于体循环动脉血氧饱和度。

如果患儿并发大室间隔缺损，紫绀通常不显著。

（2）早期治疗

①静脉输入前列腺素 E_1：初始剂量 $50 \sim 100ng/ (kg \cdot min)$。

②充足的液体疗法。

③维持轻微的代谢性碱中毒（过度缓冲）（pH 为 $7.45 \sim 7.5$，降低肺循环阻力）。

④新生儿期严重紫绀时给予氧疗（注意：引起动脉导管的闭合）。

⑤必要时考虑气管插管，机械通气和镇静（降低氧耗进而提高混合静脉血氧饱和度。另一方面，机械通气提高了胸腔内压力，这会影响血液的混合）。

⑥考虑使用儿茶酚胺（改善心输出量进而提高混合静脉血氧饱和度）。

⑦治疗贫血，必要时输血（提高氧供）。

（3）后续治疗：迅速转诊至儿童心脏病医院。如果心房水平分流受限，需要尽快进行经皮导管球囊心房造口术（Rashkind 术）。手术治疗一般在出生后 2 周行大动脉调转术（Jatene 技术）。

12. 共同动脉干

（1）血流动力学：共同动脉干，只有一个血管起源于心脏。体循环、肺循环和冠状动脉的血流均由共同动脉干供血，常并发室间隔缺损。主动脉干内的血液是混合血。由于血液倾向于流向低阻力的通道而流入肺循环，导致新生儿出生后第 $2 \sim 8$ 周肺阻力下降时，肺血流量增加。心力衰竭的症状在出生后的第 1 周就表现出来。由于肺部再循环，尽管主动脉干里面是混合血，紫绀症状很轻微。

共存动脉干的瓣膜可能狭窄，但更多的是关闭不全，因此反流会加重血流动力学的状态。

（2）早期治疗

①不要随意给氧！（氧气降低肺循环阻力，提高肺部循环血流而导致肺血过多，从而加重心力衰竭）。

②心力衰竭的治疗：利尿药、儿茶酚胺（多巴酚丁胺）或磷酸二酯酶抑制药（米力农），降低后负荷的药物（如 ACEI、硝普钠）。

③合并主动脉弓离断是：静脉输入前列腺素 E_1，初始剂量 $50 \sim 100ng/ (kg \cdot min)$。

（3）后续治疗：选择性转诊至儿童心脏病医院。新生儿在出生后 1 周内出现心力衰竭时，采用 Rastelli 术来纠正心脏畸形。

13. 完全性肺静脉异位连接

（1）血流动力学：完全性肺静脉畸形引流，所有的肺静脉血都通过体循环的静脉系统流回右心房。心房水平右向左的分流决定了体循环的灌注，对患儿的生存至关重要。从肺静脉畸形连接部位的这个角度，我们把这种疾病分为四种类型：心上型、心内型、心下型和混合型。

心下型完全肺静脉异位连接通常伴有肺静脉回流障碍。

不伴有肺静脉回流障碍的完全性肺静脉异位连接的血流动力学特点类似于大房间隔缺损（右心房、右心室、肺循环的容量负荷过重）。

（2）早期治疗：伴有肺静脉回流障碍的完全性肺静脉异位连接：

①氧疗。

②肺水肿时，气管插管，机械通气并采用高 PEEP 模式。

③降低肺循环阻力：过度通气，许可时可采用 NO 吸入或者静脉注入环前列腺素，大量的缓冲剂，（目标 pH 为 $7.45 \sim 7.5$），提高氧供。

④利尿药，心输出量下降时可使用儿茶酚胺（注意：儿茶酚胺可加重肺水肿）。

（3）后续治疗：伴有肺静脉回流障碍的完全性肺静脉畸形引流有急诊手术的指

征，必须立即进行手术纠正。也有个例，用支架置入或者球囊扩张的方式来清除肺静脉狭窄，以此来稳定患儿的病情直至可以手术。

14. 完全性房室间隔缺损

（1）血流动力学：完全性房室间隔缺损（AVSD/AV canal），心房和心室间隔在房室瓣区域的间隔缺如。房室瓣也存在功能障碍。这种畸形的结果为当新生儿出生第 1 周肺循环阻力下降时，左向右的分流会大大增加。如果同时伴有房室瓣的关闭不全，情况会更加复杂。完全性房室间隔缺损患儿在出生第 2 ～ 8 周时，会因为肺循环阻力下降而产生心力衰竭。

> **注**
>
> 房室间隔缺损经常伴有唐氏综合征，所有有唐氏综合征的新生儿都需要尽早用超声心动图筛查先天性心脏病。

（2）早期治疗

①避免氧疗（肺血会增加）。

②药物治疗心力衰竭：利尿药、ACEI 和 β 受体阻滞药，必要时可使用地高辛或儿茶酚胺。

（3）后续治疗：选择性转运至儿童心脏病医院，纠正性手术一般在患儿 4 ～ 6 个月时进行，如果心力衰竭的保守治疗不成功时，手术需要尽早进行。

（王改利　译）

第29章 心脏移植

概述

心脏移植已成为治疗小儿终末期心力衰竭的有效方法，在一些中心，甚至对患有复杂先天性心脏病的新生儿也进行心脏移植。在儿童中，心脏移植通常是针对扩张型心肌病的患儿，而在1岁以下的儿童中，心脏移植的指征是左心发育不良综合征。

心脏移植后需要终身免疫抑制治疗，由于全球性的供心缺乏，移植量也相当有限。在德国，器官捐赠是需要通过莱顿欧洲器官移植中心（荷兰）的。除德国外，奥地利、比荷卢三国、克罗地亚和斯洛文尼亚也与该中心的器官捐赠和受赠注册相关联，同时也有与欧洲其他中心有联系。

（一）流行病学

目前全世界已经进行了75 000多例心脏移植手术，儿童约占10%，每年约有400名儿童接受心脏移植手术。

（二）适应证

当其他治疗措施成功率低时，心脏移植被认为是终末期心力衰竭的最终治疗选择。对于复杂的先天性心脏病，心脏移植可能是外科姑息疗法的一种替代方法。根据临床情况，如果预计存活时间少于6~12个月，则需要进行心脏移植手术。

儿童心脏移植的可能适应证包括：

1. 心肌病

（1）扩张型心肌病（儿童心脏移植最常见的指征）。

（2）肥厚型心肌病。

（3）限制型心肌病。

（4）心内膜弹力纤维增生症。

（5）致心律失常的右心室心肌病。

2. 先天性心脏缺陷

（1）左心发育不良综合征。

（2）Shone 综合征（极端型）。

（3）完全性房室间隔缺损伴左心室发育不良。

（4）单心室伴主动脉瓣下梗阻。

（5）严重的 Ebstein 畸形。

（6）肺动脉闭锁伴完整的室间隔和显著的冠状瘘/窦。

（7）Bland–White–Garland 综合征合并广泛梗死。

（8）心房折叠术或 Fontan 术后不可逆性心室衰竭。

3. 心脏肿瘤(梗阻性，不可切除的肿瘤)。

4. 恶性心律失常（无法通过药物治疗，例如右心室发育不良相关的心律失常）。

5. 冠状动脉异常（严重变化，如川崎综合征后的冠脉改变）。

（三）禁忌证

心脏移植的禁忌证一直在不断演变，以下为部分相对禁忌证，从外科角度来看，对于先天性心脏病的心脏移植，肺静脉足够大是很重要的条件。此外，对于完全性肺静脉异位连接，必须存在肺静脉汇合以便与供体心脏的左心房相吻合。

绝对或相对禁忌证有：

1. 肺阻力明显增加。

2. 肺动脉弥漫性发育不良。

3. 完全性肺静脉异位连接不伴肺静脉汇合。

4. 心脏异位。

5. 活动性全身感染。

6.HIV 感染或慢性活动性乙型或丙型肝炎。

7. 不可逆的肝肾功能不全。

8. 多器官衰竭。

9. 无法治疗的恶性疾病。

10. 药物依赖。

11. 移植后影响康复或生存的全身性疾病（如神经肌肉疾病）。

12. 严重的畸形综合征。

13. 中枢神经系统的严重疾病。

14. 患儿或家属缺乏依从性。

15. 体重小于 1800g。

16. 妊娠 36 周前出生的早产儿。

（四）受体的诊断

心脏移植术前对受体的诊断包括以下检查：

1. 常规血液检查：血细胞计数、血糖、电解质（包括镁、磷酸盐）、尿素、肌酐、尿酸、蛋白质、INR、PTT、AT Ⅲ、AST、ALT、γ-GT、LDH、AP、CK、CRP、铁、铁蛋白、转铁蛋白、胆固醇、三酰甘油、肉毒碱、T3、fT4、TSH 和 BGA。

2. 自身抗体：抗核抗体、平滑肌、心肌和心磷脂抗体。

3. 易栓症筛查。

4. 感染血清学：巨细胞病毒、EB 病毒、单纯疱疹病毒、甲型肝炎、乙型肝炎、丙型肝炎、柯萨奇、腺病毒、流感 / 副流感病毒、HIV、麻疹、腮腺炎、风疹、水痘、念珠菌、曲霉菌、弓形虫病。

5. HLA 分型与 HLA 抗体筛查。

6. 细胞免疫检查。

7. 尿常规。

8. 代谢筛查。

9. 粪便病原体检测。

10. 结核菌素试验。

11. 心电图。

12. 超声心动图。

13. 胸部 X 线。

14. 心导管包括冠状动脉造影及组织活检。

15. 腹部超声，以及婴儿头颅超声。

16. 头部 MRI。

17. 耳鼻喉科检查和牙齿状况检查（排除感染源）。

（五）供体器官的诊断

器官捐献者必须符合德国医学会的脑死亡标准，可以在以下网址进行查阅：www.baek.de。

移植通常在同血型的供受体之间进行，然而，即使是 ABO 血型不合的心脏也有成功移植的案例，特别是在 1 岁以下的儿童中，因为他们的血型特征抗体尚未形成。人类白细胞抗原（HLA）的意义尚不完全清楚，尽管 HLA 不匹配被认为是一个危险因素，但目前尚未进行前瞻性的 HLA 配型。供受体的心脏大小应大致相同，体重差异不能超过 20%，一般较大的供心比较小的供心耐受性好。为了防止长时间心肌缺血，心脏从取出到植入的时间不应超过 4 ～ 8h，心脏取出后，应保存在 4℃ 的心脏停搏液中。在摘取供心前，应在重症监护室稳定供体（如保持足够的血压、平衡液体和电解质，避免缺氧和缺血）。

1. 器官供体的排除标准（自 2007 年始）

（1）恶性疾病（原发性脑肿瘤除外）。

（2）活动性细菌、病毒或真菌感染。

（3）HIV 血清学阳性。

（4）弥漫性冠状动脉硬化。

（5）明确的心脏病发作史。

（6）难治性室性心律失常。

（7）一氧化碳中毒。

2. 相对排除标准

（1）HBsAg 或 HBc 阳性。

（2）严重胸部创伤。

（3）长期低血压。

（4）大剂量儿茶酚胺的使用。

（5）长期缺氧。

（6）已知的心脏病（卵圆孔未闭、继发孔型 ASD 和 PDA 除外）。

（六）外科手术

原位心脏移植是常用的手术方法，这种手术方法是 1960 年由 Lower 和 Shumway 提出的。手术中，病变的心脏被切除，留下右心房和左心房的后壁与供体心脏吻合，供体心脏的主动脉和肺动脉的残端与受体的相应血管端端吻合（图 29.1）。

在左心发育不良综合征的患儿中，由于受体的主动脉必须用供体主动脉较长的一段进行延长，因此需要对这种手术方法进行改进（图 29.2）。

（七）术后治疗

1. 免疫抑制治疗 免疫抑制治疗从移植前几个小时开始，并持续终身（表 29.1）。在大多数中心，最初使用环孢素 A、硫唑嘌呤和类固醇进行联合治疗，在一些中心，术后早期也会采用抗淋巴细胞抗体（OKT3、ATG）的诱导治疗。

常用的免疫抑制剂如下。

（1）钙调神经磷酸酶抑制药

①环孢素 A：20 世纪 80 年代环孢素 A 的引入带来了心脏移植后免疫抑制治疗的关键性突破。环孢素是真菌的代谢产物，可以抑制活化巨噬细胞的产生和白细胞介素 1 的释放，以及活化 T 辅助细胞产生和白细胞介素 2 的释放。环孢素主要在肝脏被分解，钙调磷酸酶抑制药的一个严重的副作用是肾毒性，可导致进行性慢性肾衰竭。此外，也会导致高血压（尤其是在类固醇联合治疗中）。神经毒性可导致震颤和感觉异常。另外，多毛症、牙龈增生和神经损伤也较多见。在治疗剂量下，没有骨髓抑制的发生，但治疗范围狭窄，需要进行实验室控制。环孢素 A 易与其他药物产生相互作用，例如，与红霉素、伊曲康唑、酮康唑、两性霉素 B、口服避孕药和一些钙拮抗剂同时治疗时，环孢素 A 的血清水平升高；而与苯妥英钠、卡马西平或巴比妥酸盐同时使用时，其血清水平降低。

②他克莫司（FK506）：他克莫司的作用方式与环孢素 A 相似，但其免疫抑制作用明显强于环孢素 A，副作用与环孢素 A（肾

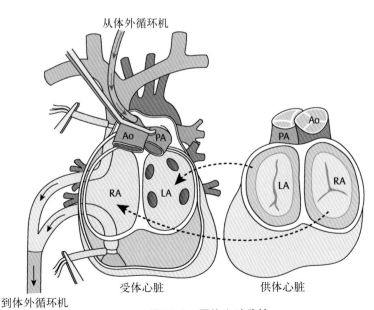

从体外循环机

受体心脏　供体心脏

到体外循环机

图 29.1　原位心脏移植

注：术中，受体的后壁在左，与供体心脏的心房吻合，供体心脏的主动脉和肺动脉的残端与受体心脏的相应血管端端吻合。RA. 右心房；LA. 左心房；PA. 肺动脉；Ao. 主动脉

影响蛋白质的生物合成，可以选择性地抗 T 细胞活性，随着时间的延长，需要通过控制剂量，使白细胞计数维持在 4～6/nl 之间。

②麦考酚酸酯：麦考酚酸酯通过对肌苷磷酸脱氢酶的可逆性的抑制从而选择性地抑制淋巴细胞的增殖。最重要的副作用是腹泻、呕吐和白细胞减少，它没有肾毒性，也不会引起高血压，在一些中心，它被用作硫唑嘌呤的替代品。

③类固醇：类固醇主要通过抑制细胞因子白细胞介素 1 从而抑制细胞和体液免疫反应而起作用。

（3）淋巴细胞抗体

① OKT3：OKT3 是一种抗人 T 细胞 CD3 抗原的鼠源性单克隆抗体，在此之前，细胞因子是被释放出来的。患儿对 OKT 3 的耐受性通常很差，发热和寒战很常见，超敏反应可导致过敏性休克的发生。因此，在预防性使用类固醇和抗组胺药物及低剂量预试验后，才可给予 OKT 3。OKT 3 一般主要用于急性激素抵抗性排斥反应，在

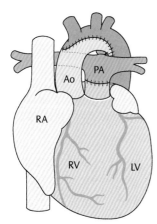

图 29.2 左心发育不良综合征的心脏移植

注：由于受者的升主动脉明显发育不良，必须用供体的升主动脉来延长。RA. 右心房；RV. 右心室；LV. 左心室；PA. 肺动脉；Ao. 主动脉

毒性和神经毒性）相当，毛发增多症和牙龈增生不是其典型的副作用。因此，如果使用环孢素治疗发生毛发增多症或牙龈增生，他克莫司可作为另一种选择。

（2）抗代谢药物

①硫唑嘌呤：硫唑嘌呤在肝脏中代谢为 6- 巯基嘌呤，并作为一种抗代谢产物。

表 29.1 心脏移植免疫抑制疗法（示例）

首次剂量	
环孢素 A	术前：5～6mg/（kg·d）连续静脉输入至手术 术后：1～3mg/（kg·d）连续静脉注射，5～10（～30）mg/（kg·d）口服，具体取决于所测水平 *
硫唑嘌呤	术前：3～4mg/kg 术后：1～2mg/（kg·d）分 2 次给药
泼尼松龙	＜ 10kg：3×12.5mg/（kg·d），3d 10～30kg：3×125mg/d，3d 30～60kg：3×250mg/d，3d ＞ 60kg：4×250mg/d，3d
维持剂量	
环孢素 A	5～10mg/（kg·d）口服，取决于测量的水平 *
硫唑嘌呤	口服 1～2mg/（kg·d）
泼尼松龙	口服 1mg/（kg·d），逐渐降至 0.1mg/（kg·d）

* 目标水平：围术期 300～350ng/ml；心脏移植后 3～6 个月 200～250ng/ml；心脏移植后 6～12 个月 150～200ng/ml；心脏移植后 12 个月以上 100～150ng/ml

一些中心也用于诱导治疗。

②抗胸腺细胞球蛋白：这是一种兔源性抗人 T 细胞的多克隆抗体，副作用和适应证与 OKT 3 相似。

2. 感染　感染是心脏移植术后第一年最常见的死因，术后在 ICU 内必须立即采取适当的卫生保护措施（如正压仓、无菌服、口罩和帽子等）。

在早期阶段，必须特别关注医院感染（例如，葡萄球菌引起的导管感染或肠道杆菌和克雷伯菌等革兰阴性菌引起的感染），之后，机会性感染（如巨细胞病毒、单纯疱疹病毒、曲霉和卡氏肺孢子虫）的比例较高。

移植患儿中最重要的感染包括巨细胞病毒（CMV）感染，它可以是原发感染（例如，来自血液制品或 CMV 阳性的供体）或受体先前 CMV 感染重新被激活而产生。CMV 感染通常发生在移植后 1 ～ 3 个月（40d 发热），CMV 阴性受体接受 CMV 阳性供体器官的风险最高。由于机会性感染的高发生率，移植早期有必要预防 CMV、念珠菌和卡氏肺孢子虫感染（表 29.2）。

3. 排斥反应

（1）排斥反应的类型：不同类型的排斥反应因其出现的时间和过程而不同。

①超急性排斥反应：超急性排斥反应发生在心脏移植后的头几个小时或几天内，原因是受体的预致敏状态（如输血后形成的细胞毒性抗体）。预后很差，这些抗体可以在术前通过实验室检查早期发现（群体反应性抗体）。

②急性排斥反应：急性排斥反应是一个由 T 细胞介导的过程，几乎都是由免疫抑制不足而引起的。

③慢性排斥反应：慢性排斥反应表现为与冠状动脉内膜增厚相关的移植血管病变。移植血管病变对心脏移植术后的长期生存有决定性的影响，由于供体心脏的去神经化，患儿无典型心绞痛症状，给及时的临床诊断带来困难。治疗方法有钙拮抗剂或 HMG-CoA 还原酶抑制剂及新的免疫抑制剂，有时需要再次移植。

（2）诊断措施：排斥反应诊断的金标准是心肌内膜活检，排斥反应通常可以通过心内膜参数进行可靠的评估。如果不进行心肌活检，排异反应的严重程度则必须根据临床图片和检查结果进行估计。

急性排斥反应的典型症状有：

①发热、苍白、不适、水肿和心律失常。

②心电图：低电压、心律失常、房室传导阻滞、束支阻滞和复极紊乱。

③超声心动图：收缩功能和（或）舒张功能受损、心肌增厚、二尖瓣反流和心

表 29.2　心脏移植术后感染预防

病原体	药物	剂量
CMV	巨细胞病毒免疫球蛋白	100 ～ 400mg/kg，心脏移植后 2 周内每周 2 次
CMV 阳性受体	巨细胞病毒免疫球蛋白	100mg/kg，心脏移植后第 1 周每周 2 ～ 3 次
CMV 阳性供体	更昔洛韦或阿昔洛韦	● 更昔洛韦：10mg/kg，每日 2 次，连续 23 周或 ● 阿昔洛韦：30mg/kg，每日 2 次，连续 3 个月
念珠菌	两性霉素 B 混悬液	每天口服 6 剂，连续 6 个月
卡氏肺孢子虫	复方新诺明	每周 2 次，持续 1 年，剂量取决于年龄： ● 5 个月内：40mg 甲氧苄啶口服 ● 6 个月至 5 岁：80 ～ 120mg 甲氧苄啶口服 ● 6 ～ 12 岁：160 ～ 320mg 甲氧苄啶口服

包积液。

④实验室检查：白细胞升高，明显细胞免疫学特征。

（3）治疗：排斥反应的治疗取决于反应的组织学严重程度（根据 Billingham 的分类方法），最轻的排斥反应不需要治疗，轻度排斥反应需要优化先前的免疫抑制治疗，中重度排斥反应需要大剂量类固醇治疗，如果不成功，则需要补充 OKT 3 或 ATG（表 29.3）。

4. 后续监护　在手术后的很长时间内，患者必须与移植中心保持密切联系，除了临床检查外，还需要进行正规的实验室检查（包括血细胞计数、药物水平、CMV/EBV 血清学和肾酶）、心电图和超声心动图检查。

心脏移植术后 3 个月，患儿通常可以回到幼儿园或学校。疫苗接种应在心脏移植前完成，也可以在移植后 6 个月进行，禁止接种活疫苗（麻疹、腮腺炎、风疹、水痘和口服脊髓灰质炎）。接触了麻疹、水痘或带状疱疹后，应给予相应的免疫球蛋白，如果是水痘或带状疱疹，还需加用阿昔洛韦。心脏移植术后 1 年，许多中心进行了包括冠状动脉造影在内的心导管检查，

如果结果无明显异常，下一次检查可在 2 ～ 3 年进行，在大多数中心，一般不在儿童中进行常规的心肌活检。

（八）预后

目前一年生存率在 80% ～ 90%，平均存活时间为 12 ～ 15 年。大多数心脏移植患儿（NYHA I 级）的体力状况良好，心脏移植术后的发病率在很大程度上受到免疫抑制的影响（感染、肾毒性、高血压和恶性疾病）。

在接受过心脏移植的儿童中，有 2% ～ 10% 在免疫抑制下发展为恶性疾病，最常见的是移植后淋巴增生性疾病（PTLD），包括与 EB 病毒感染相关的淋巴瘤。根据组织学表现，有些患者对免疫抑制的减弱有很好的反应，否则就需要化疗。

（九）心肺联合移植

心肺联合移植是部分患儿的治疗选择，指征包括复杂紫绀型先天性心脏病伴肺循环发育不良，或分流缺陷伴肺阻力不可逆性升高（艾森门格综合征）。然而，只有少数中心有相关经验，5 年生存率约为 50%，对于因先天性心脏病而接受心肺联合移植的患儿来说，5 年生存率甚至更低。

表 29.3　心脏移植术后急性排斥反应的治疗

泼尼松龙	● < 10kg：12.5mg/kg 静脉注射，一天 3 次，连续 3d
	● 10 ～ 30kg：125mg/d 静脉注射，一天 3 次，连续 3d
	● 30 ～ 60kg：250mg/d 静脉注射，一天 3 次，连续 3d
	● > 60kg：250mg/d 静脉注射，一天 4 次，连续 3d
	● 随后可用 1mg/（kg•d），逐渐减少到 0.5mg/（kg•d），然后再逐渐减少到 0.1mg/（kg•d）
OKT 3 or ATG	如果类固醇治疗不成功

（刘兴红　译）

第 30 章 心脏病患儿的疫苗接种

理论上，德国疫苗委员会（STIKO）目前的疫苗接种计划也适用于先天性心脏病患儿，目前的接种建议可以在网上进行查询（www.rki.de），并根据每个国家的当地标准应用国家疫苗接种指南。

但是，对于患有心脏病的儿童，应注意一些特殊事项，下面将进行简述，有关详细建议，请参阅 STIKO 官方出版物和各自的产品说明书。

一、呼吸道合胞病毒的预防

建议在呼吸道合胞病毒（RSV）流行季节开始时，对 2 岁以下患有血流动力学性心脏病的儿童进行帕利珠单抗被动免疫（剂量：15mg/kg，RSV 流行季节每 4 周 1 次）。北半球的 RSV 流行季节从 10 ~ 12 月开始，次年 3 ~ 5 月结束。

二、流感疫苗

对于患有慢性心血管疾病的儿童、青少年和成年人，STIKO 建议每年注射 1 次流感疫苗，最好在 9 ~ 11 月，小儿满 6 个月以后可以接种该疫苗。

三、口服抗凝剂

服用酚普罗考蒙或华法林的患儿不应进行肌内注射，因为有肌肉出血的风险，此时，一般采用皮下注射。

四、先天性无脾症

对于先天性无脾症患儿（如内脏异位综合征），接种肺炎球菌、脑膜炎球菌和 b 型流感嗜血杆菌（Hib）疫苗尤为重要。

Hib 疫苗可按照常规的接种计划进行接种，对于肺炎球菌免疫，通常采用常规基本免疫程序（在出生的第 1 年给予肺炎球菌联合疫苗进行 3 次基本免疫，在第 2 年使用加强疫苗）。患儿 2 ~ 5 岁时，再次补充接种肺炎联合疫苗，5 岁以后开始接种多糖疫苗。其他的加强疫苗在 10 岁以下儿童中的接种需至少间隔 3 年，在成人中至少间隔 5 年。疫苗接种可能会产生明显的反应，因此必须根据具体情况进行风险效益评估（如当前疫苗的滴度）。

此外，所有 2 岁以下的患儿也应接种脑膜炎球菌 C 联合疫苗，2 岁后建议每隔 6 ~ 12 个月对 A、C、W135 和 Y 型脑膜炎球菌多糖疫苗进行补充免疫。值得注意的是，德国、奥地利和瑞士的大多数脑膜炎球菌感染是由 B 型血清引起的，目前还没有相应获批的疫苗。

五、DiGeorge 综合征

在法洛四联症、共同动脉干或肺动脉闭锁等心脏锥干畸形的患儿中，DiGeorge 综合征是很常见的。DiGeorge 综合征患儿胸腺发育不良或再生障碍性贫血引起的免疫缺陷非常常见，从没有 T 细胞异常的患儿到 T 细胞计数低但基本正常的患儿（部分性 DiGeorge 综合征）到几乎没有 T 细胞的患儿（完全性 DiGeorge 综合征），如果怀疑有 DiGeorge 综合征，则应随时进行相应的免疫学检查。

对于灭活疫苗，常规疫苗接种计划适用于 DiGeorge 患儿。建议每年注射一次流感疫苗，并通过监测滴度来检查疫苗接种是否成功。在接种活疫苗之前，建议进行基本的免疫检查，只有在咨询过免疫学家后才能接种活疫苗。此外，建议在冬季进行呼吸道合胞病毒的预防接种，在接触过水痘患儿后，有必要注射水痘免疫球蛋白。

六、心脏手术前后

对于择期手术，在接种灭活疫苗后，应至少保持 3d 的等待期，在接种活疫苗后，至少等待 14d，这样可以有效区分可能的免疫反应和手术并发症，以上最短等待时间也适用于术后疫苗接种。然而，对于紧急或重要的适应证，疫苗接种和手术都不应被推迟。

免疫球蛋白也是新鲜冷冻血浆的成分，可以阻止活疫苗病毒的增殖，因此，建议从注射免疫球蛋白产品到接种活疫苗之间间隔 3 个月。

为降低输血感染乙型肝炎的风险，尽可能在心脏手术前完成乙型肝炎的免疫接种。

七、心脏移植

在心脏移植之前，应尽可能完成基本的免疫接种。建议在正常接种计划之前尽快完成疫苗接种（如新生儿期开始接种乙型肝炎；9 个月后开始接种麻腮风和水痘疫苗；最早从 6 周开始接种白喉、百日咳、破伤风、小儿麻痹症和 Hib 疫苗），同样也推荐每年 1 次给移植患者接种流感疫苗。

移植后，免疫抑制治疗时禁止接种活疫苗（特殊情况必须与免疫学家进行商讨）。在应用高剂量类固醇时，应关注接种疫苗后是否达到足够的抗体滴度，可通过测定抗体滴度来监测疫苗接种的成功率。

（刘兴红 译）

第31章 药物治疗

表31.1为小儿心脏病常用药物一览表。抗心律失常药物、心脏移植后免疫抑制药和肺动脉高压治疗药物已在各自章节的表格中列出。

表 31.1　小儿心脏病常用药物

药物	适应证	作用机制	用法	不良反应	注意事项
正性肌力和血管活性药物					
多巴酚丁胺	急性心力衰竭，增加心肌收缩力和心输出量	强 β_1 受体兴奋作用和较弱的 β_2/α_1 受体兴奋性；可改善收缩性，降低体循环阻力	持续静脉输入：$2 \sim 5 \sim 10 \sim 15$（~ 30）μg/（kg·min）	窦性心动过速、促心律失常、心悸、高血压、头痛、呕吐和感觉异常	与碱性溶液、碳酸氢钠、呋塞米、依他尼酸、肝素、头孢唑林及青霉素不相容 与其他血管活性药、利多卡因和肌肉松弛药相容
多巴胺	不应再使用	中度 α_1、α_2、β_1 受体和轻度 β_2 受体兴奋性，兴奋 DA_1 和 DA_2 受体（剂量依赖型）	持续静脉输入： $1 \sim 5$μg/（kg·min）：增加肾和肠系膜血流 $5 \sim 15$μg/（kg·min）：增加肾血流量和心率，正性肌力作用。 > 15μg/（kg·min）：全身血管收缩	窦性心动过速、促心律失常、体循环和肺循环血管收缩、心悸、头痛、呕吐、神经内分泌轴抑制和败血症发病率增高	与碱性溶液不相容 与其他血管活性剂、利多卡因、肌肉松弛剂和氯化钾相容 无肾脏保护作用
多培沙明	急性心力衰竭；增加心肌收缩力，降低后负荷，改善肾和肠系膜血流	很强的 β_2 受体兴奋性，中度 DA_1、DA_2 和 β_1 受体兴奋性	持续静脉输入：$0.5 \sim 6$μg/（kg·min）	与多巴酚丁胺相似，也可致高血糖、低钾、中性粒细胞减少及血小板减少	不要与其他血管活性物质混合

药物	适应证	作用机制	用法	不良反应	注意事项
肾上腺素	心脏停搏、心动过缓、休克、严重低血压及急性心力衰竭	兴奋 α_1、β_1 和 β_2 受体 低剂量：血管舒张（β_2 受体效应） 高剂量：血管收缩（α_1 受体效应）	心脏停搏、心动过缓：0.01mg/kg（0.1ml/kg 1：10 000 稀释液）静脉、骨内或气管内注射，必要时每 3～5min 重复一次 如果无效或用于气管内给药，增加至 0.1～0.2mg/kg（0.1～0.2ml/kg 1：1000 稀释液）；持续静脉输入：0.1～1μg/（kg·min）	窦性心动过速、促心律失常、高血压、躁动、震颤、恶心、呕吐、肾和肠系膜血流减少、眼压升高、高血糖及白细胞增多	增加心肌耗氧量（注意心肌缺血）；与碱性溶液不相容；与其他血管活性药物和肌松药相容
间羟胺异丙肾上腺素	心动过缓	兴奋 β_1 和 β_2 受体	持续静脉输入：0.1～0.5μg/（kg·min）	类似于肾上腺素	增加心肌耗氧量（注意心肌缺血）
异丙肾上腺素	房室传导阻滞、缓慢性心律失常、休克（血管收缩）、支气管痉挛、急性肺动脉高压	兴奋 β_1 和 β_2 受体（正性肌力和正性频率作用，肺及全身血管舒张）	持续静脉输入：0.05～5μg/（kg·min）	类似于肾上腺素	禁忌证：洋地黄中毒、舒张压低、未纠正的法洛四联症（外周阻力下降）和主动脉瓣瓣下狭窄（增加压差）
去甲肾上腺素	与多巴酚丁胺、多巴胺或肾上腺素联合用于血管麻痹性或心源性休克，可能由于法洛四联症危象引起	α_1 受体兴奋性强，β_1 受体兴奋性弱，对全身血管收缩明显，但正性肌力和正性心率作用较弱	持续静脉输入：0.05～2μg/（kg·min）	窦性心动过速、反射性心动过缓、促心律失常、高血压、胸痛、头痛、高血糖、肠系膜血管收缩和严重外周血管收缩	与多巴酚丁胺、多巴胺或肾上腺素联用

药物	适应证	作用机制	用法	不良反应	注意事项
氨力农	急性心力衰竭（特别是体外循环后和心肌病患儿）；肺动脉高压的辅助治疗	磷酸二酯酶抑制药（增加 cAMP）。正性肌力效应，松弛平滑肌细胞（肌扩张器），减少心肌耗氧量	静脉注射 0.75mg/kg 3min 以上 维护剂量： ● 新生儿：3 ～ 5μg/(kg•min) 静脉注射 ● 较大儿童：5 ～ 10μg/(kg•min) 静脉注射	低血压、血小板减少、快速心律失常、肝毒性、恶心、呕吐和发热	不要溶解在葡萄糖溶液中（与葡萄糖溶液同时输入可以使用 Y 型连接器）；与碳酸氢钠和呋塞米不相容 注意：可能对新生儿有负性肌力作用
依诺昔酮	同氨力农	同氨力农	初始剂量：0.5mg/kg，短期静脉输液至少 10min 以上 维持剂量：2.5 ～ 10μg/(kg•min)，静脉注射	同氨力农	不要溶解在葡萄糖溶液中；与其他溶液不相容
米力农	同氨力农	同氨力农	初始剂量：50μg/kg 短期静脉输液15min以上(必要时给予一定剂量，并降低静脉输液速度，以防低血压，也可能不需要基础量) 维持剂量：0.25 ～ 1μg/(kg•min) 静脉输入	心律失常、低血压、低钾血症和血小板减少	
血管升压素	对除颤无效的心搏骤停、心室颤动或无脉搏性心动过速；对容量或儿茶酚胺无反应的血管麻痹性休克；糖尿病尿崩症、胃肠道大出血	与 AVPR1 受体结合，激活磷脂酶 C，增加细胞内钙浓度。收缩血管，也可能增加儿茶酚胺的敏感性	心搏骤停、心室颤动、无脉性心动过速：0.4U/kg 静脉注射，如果无效，可用肾上腺素等其他药物 血管麻痹性休克：0.000 2 ～ 0.003U/ (kg•min)	高血压、心动过缓、心律失常、血栓形成、心绞痛、心搏骤停、支气管痉挛、头晕、头痛、癫痫发作、水中毒和低钠血症	儿童复苏时较少使用

续表

药物	适应证	作用机制	用法	不良反应	注意事项
左西孟旦	失代偿或急性心力衰竭，也可用于围术期	钙增敏剂，一种新的钙离子增敏剂，与肌钙蛋白C结合，增强心肌收缩力，不增加细胞内钙浓度	初始剂量 12μg/kg 持续 1h 以上 维持剂量：0.1～0.2μg/(kg·min)（通常超过24h）	低血压症状（罕见）、心悸、潮热、头痛、头晕和呕吐	可与其他强心药配合使用，不影响心肌舒张功能
氯化钙	低钙血症症状、高镁血症、高钾血症、钙拮抗剂中毒、手足抽搐、与上述电解质失衡有关的心搏骤停、由于钙离子浓度低导致的心肌收缩力降低（特别是心脏手术后）	对于神经、肌肉和骨骼系统的功能及动作电位来说是必不可少的	低钙血症症状：10～20mg/kg 缓慢静脉注射；心搏骤停、机电分离和钙拮抗剂中毒：20mg/kg 缓慢静脉注射，必要时在 10min 后重复 高钾血症：25mg/kg 缓慢静脉注射	窦性心动过缓、血管扩张、低血压、心律失常、呼吸困难、头晕、低钾血症、低镁血症和低磷血症	同时使用洋地黄需提高警惕，需要进行血流动力学监测
血管扩张药					
卡托普利	高血压、慢性心力衰竭和后负荷降低	ACEI 阻断血管紧张素 I 向血管紧张素 II 的转化，血管紧张素 II 是一种有效的血管收缩剂	早产新生儿：初始剂量以 0.01mg/kg 口服 2～3 次/天为试验剂量，然后根据药效调整剂量 新生儿：初始试验剂量 0.05～0.1mg/kg，口服 2～3 次/天，然后增加至最大剂量 0.5mg/kg，1～4 次/天。 大龄儿童：初始试验剂量 0.15～0.5mg/kg 口服，根据效果，增加到 2.5～6mg/(kg·d)，分 2～4 次口服	低血压、心动过速、干咳、气道阻塞、胆汁淤积、肾潴留参数增加、蛋白尿、高钾血症（特别是同时使用螺内酯）、中性粒细胞减少，粒细胞缺乏症及血管水肿	第一次给药 1～3h 后监测血压 按个体调整剂量。选择达到预期效果的最低剂量，特别是在肾功能受损、利尿药治疗、液体限制，以及严重心力衰竭或动脉阻塞（主动脉缩窄、主动脉瓣狭窄）的患儿

药物	适应证	作用机制	用法	不良反应	注意事项
依那普利	高血压、慢性心力衰竭、后负荷降低	ACEI	新生儿：初始试验剂量0.1mg/kg，口服1次/天，根据效果每3～5天调整一次剂量和频率（最多2次/天） 大龄儿童：初始试验剂量0.05～01mg/kg，口服1～2次/天，按效果递增，1～2次，每次0.5mg/（kg·d），连续2周	类似卡托普利	类似卡托普利
赖诺普利	高血压、慢性心力衰竭、降低后负荷	ACEI	6岁以下儿童：无数据 6岁以上儿童：初始试验剂量0.07mg/kg，口服1次/天（最大5mg），每周增加1～2次，直至达到预期效果[没有剂量超过0.61mg/（kg·d）或超过40mg/d的用药经验]	类似卡托普利	类似卡托普利
氯沙坦	动脉高血压；对肾损害和高血压有用	血管紧张素Ⅱ拮抗剂	6岁以下儿童：无数据 6～16岁儿童：1×0.7mg/kg，最大50mg/d	低血压、心动过速、体位性低血压、低血糖、低钾血症、贫血和发热	不用于妊娠或哺乳期
硝苯地平	动脉高血压、肥厚型心肌病	钙拮抗剂	新生儿和婴儿：无数据。 大龄儿童：高血压危象：0.25～0.5mg/kg，每4～6h口服或舌下含服一次（最大剂量10mg）。 肥厚型心肌病：0.6～0.9mg/（kg·d），分3～4次口服。 高血压长期治疗：初始剂量0.25～0.5mg/（kg·d），分1～2次口服，根据疗效增加至最大3mg/（kg·d）	低血压、心动过速、潮红、头痛、呼吸窘迫、恶心、肝酶升高、胆汁淤积、关节炎、血小板减少、白细胞减少、贫血和皮炎	警惕心力衰竭或主动脉瓣狭窄

药物	适应证	作用机制	用法	不良反应	注意事项
氨氯地平	动脉高血压（肺高压）	钙拮抗剂	初始剂量 0.05 ～ 0.13mg/(kg·d)，根据药效每 5 ～ 7 天增加 25% ～ 50% 剂量超过 5mg/d 的儿童没有用药经验	潮红、心悸、水肿、低血压、胸痛、血管炎、头痛、头晕、腹痛、肝酶升高、血小板减少和白细胞减少	
硝酸甘油	高血压危象，改善心脏手术后冠状动脉血流和心肌灌注	产生 NO，改善冠状动脉灌注和心肌耗氧量	持续静脉输液：初始剂量 0.25 ～ 0.5μg/(kg·min)，每 3 ～ 5min 增加 0.5 ～ 1mg/(kg·min)，直到达到预期效果，最大剂量通常为 5mg/(kg·min)	低血压、反射性心动过速、潮红、头痛（常见）和恶心	注意低血容量 静脉注射的溶液与其他药物不相容，会在塑料上留下沉淀物，因此需使用玻璃瓶而不是 PVC 管注入
硝普钠	高血压的治疗，ICU 患儿降低后负荷	产生 NO，舒张血管（对动脉的作用强于静脉）	持续静脉输液：初始剂量 0.5 ～ 1μg/(kg·min)，视效果逐渐增加至最大 5μg/(kg·min)	低血压、反射性心动过速、心悸、中枢神经系统症状和恶心	最有效的抗高血压药物，需要持续监测血压和心率。起效快，作用时间短。对光敏感（避光静脉输入）。在长期给药或高剂量给药时会产生氰化物（它会阻碍细胞内的气体交换），因此硝普钠应与硫代硫酸钠同时使用（硝普钠剂量的 10 倍），以防氰化物中毒

续表

药物	适应证	作用机制	用法	不良反应	注意事项
酚苄明	动脉高血压（特别是嗜铬细胞瘤）、心脏手术后(如Norwood手术)降低后负荷和扩张血管	长效不可逆 α_1 和 α_2 受体阻滞作用体循环（和肺循环)血管扩张(化学交感神经切除术)	口服：0.2～1mg/kg，1次/（12～24）小时 静脉：1mg/kg 持续2h，然后每6～12h增加0.5mg/kg持续1h 可增加到1～2mg/kg，1～2次/天	心动过速、心律失常、低血压、恶心、瞳孔缩小、疲劳和鼻塞	如果过量，及时补充容量，必要时使用去甲肾上腺素（或者加压素）。禁用肾上腺素（如果存在 α 受体阻滞剂，则通过 β 受体兴奋导致血管舒张）
酚妥拉明	动脉高血压（特别是嗜铬细胞瘤）、心脏手术后降低后负荷和扩张血管	长效可逆 α_1 和 α_2 受体阻滞作用；全身血管舒张	0.02～0.11mg/kg 静脉注射 10～30min，然后 5～50μg/（kg·min）持续静脉注射	类似于酚苄明	同酚苄明
前列腺素 E_1（前列地尔）	维持动脉导管依赖性灌注患儿的动脉导管通畅	直接作用于血管平滑肌细胞特别是动脉导管的血管，使血管扩张	持续静脉输入：初始剂量0.05～0.1μg/（kg·min），然后逐渐减少，以最低有效剂量继续静脉输入	呼吸暂停、潮红、心动过缓、低血压、发热、水肿、低钙血症、低钾血症、高钾血症、低血糖；血小板功能紊乱，长期使用后骨皮质增生	
肼屈嗪	动脉高血压	外周血管扩张药	口服：0.75～1mg/（kg·d），分2～4次服用（最大剂量25mg），婴儿在3～4周增加至最大剂量5mg/（kg·d）；较大儿童增加到最大剂量7.5mg/（kg·d）（最大200mg/d） 静脉注射：每4～6h 0.1～0.2mg/kg	长期使用后出现低血压、心动过速、心悸、丘疹样症状	

药物	适应证	作用机制	用法	不良反应	注意事项
利尿药					
呋塞米	减少心力衰竭、肾脏或肝脏疾病或高血压导致的水肿	髓袢利尿药	早产/新生儿： ● 口服：1～4mg/kg，1～2次/天 ● 静脉：0.25～2mg/kg 1～2次/天 较大儿童： ● 口服：1～6mg（kg·d），分2～4次服用 ● 静脉注射：0.25～2mg/kg，2～4次/天 ● 持续静脉输液：0.05～0.1～0.4mg/（kg·h）持续输入	低钾血症、低钠血症、高钙尿、肾钙质沉着、高尿酸血症、耳毒性（与氨基糖苷或依他尼酸合用会加重）、低氯性碱中毒、粒细胞缺乏、血小板减少、糖耐量下降、氮质血症、早产儿动脉导管闭合延迟	监测血清电解质、肾功能和血压
依他尼酸	同呋塞米	髓袢利尿药	口服：每24～48h 1mg/kg[最大3mg/（kg·d）] 静脉注射：每8～12h 0.5～1mg/kg	与呋塞米类似	无其他利尿作用
氢氯噻嗪	减少心力衰竭、支气管肺发育不良、肾病综合征和高血压导致的水肿	噻嗪类利尿药抑制远端肾小管前段NaCl的转运	6个月以下：2～4mg/（kg·d），分1～2次口服（最大37.5mg/d） 超过6个月：2mg/（kg·d），分1～2次口服（最大剂量200mg/d）	低钾血症、低钠血症、低氯性碱中毒、高尿酸血症、高血糖、氮质血症、胆汁淤积、白细胞减少和血小板减少	
螺内酯	减轻充血性心力衰竭、肝衰竭、肾病综合征、高血压、低钾血症和原发性醛固酮增多症导致的水肿	保钾利尿作用，醛固酮拮抗剂	1～4mg/（kg·d），分1～2次口服（原发性醛固酮增多症加量）	高钾血症（特别是与血管紧张素转换酶抑制药联用）、低钠血症、男性乳房发育、闭经和粒细胞缺乏症	与髓袢或噻嗪类利尿药联用更有效

续表

药物	适应证	作用机制	用法	不良反应	注意事项
甘露醇	治疗肾衰竭的少尿或无尿，降低脑水肿患儿的颅内压	渗透性利尿药	试验剂量：0.2g/kg（最大剂量12.5g）持续3～5min；目标是在1～3h利尿至少1ml/(kg·h)，否则停止。初始剂量：0.5～1g/kg，20%溶液静脉滴注20min以上 维持剂量：每4～6h静脉注射0.25～0.5mg/kg	容量负荷过大、充血性心力衰竭、肺水肿、、电解质失衡和高渗透压	第一个试验剂量；如果利尿不增加，可能会造成细胞内溶液转移至细胞外。监测利尿情况、出入平衡、血清电解质、肾功能、血浆和尿渗透压（颅内压治疗时，血浆渗透压目标是310～320mOsm/kg）

用于充血性心力衰竭的β受体阻滞药
- 从低剂量开始，在仔细观察不良反应的情况下缓慢增加药物剂量
- 血流动力学不稳定的患儿不要使用β受体阻滞药
- β受体阻滞药仅作为现有药物的补充，包括ACEI、利尿药或者地高辛
- 尽量使用已在心力衰竭研究中验证过的β受体阻滞药（如卡维地洛、美托洛尔）
- 长期治疗后不要突然停止β受体阻滞药
- 在心力衰竭中，将静脉治疗改为口服治疗时，不要将β受体阻滞药与儿茶酚胺或磷酸二酯酶抑制药联用

药物	适应证	作用机制	用法	不良反应	注意事项
美托洛尔	心力衰竭的补充治疗	心脏选择性β受体阻滞药	初始剂量0.1～0.2mg/kg口服，2次/天 逐渐增加到0.25～1mg/kg口服，2次/天	心力衰竭恶化、心动过缓、房室传导阻滞、雷诺症状、支气管痉挛、银屑病样症状、低血糖、高三酰甘油血症和疲劳	新生儿用法不详
卡维地洛	心力衰竭的补充治疗	非选择性β和α₁受体阻滞药（附带血管扩张作用）	初始剂量0.03～0.08mg/kg口服，2次/天（最大剂量每次3.125mg），每2～3周逐渐增加至0.3～0.95mg/kg口服，2次/日（最大剂量每次25mg）	与美托洛尔相同	3.5岁以下，可能需要更高的剂量（该年龄组卡维地洛清除率增加），新生儿组数据不详

续表

药物	适应证	作用机制	用法	不良反应	注意事项
普萘洛尔	心力衰竭的补充治疗	非选择性β受体阻滞药	初始剂量 0.5mg/kg 口服，2 次 / 天 每 2～4 周增加 0.25mg/kg 口服，直至最大剂量 1.5mg/kg，2 次 / 天	与美托洛尔相同	
抗血栓药					
阿替普酶（重组组织型纤维蛋白溶酶原激活药）	急性肺栓塞、体循环血栓形成、急性心肌梗死、急性缺血性脑血管意外、中心静脉导管（CVC）血栓栓塞	纤溶酶原激活剂，促进与主要纤维蛋白结合的纤溶酶原转化为纤溶酶（局部纤溶）	体循环血栓形成：初始剂量 0.5mg/kg 持续 30min，维持剂量 0.1～0.2mg/（kg·h） CVC 堵塞： 体重 <10 kg：0.5mg，>10 kg：将 1mg 阿替普酶用 0.9% NaCl 稀释，缓慢注入导管内，静置 1～2 h，然后抽出药液（不要注入患儿体内），并冲洗导管	出血、血压下降、发热、恶心、心律失常	禁忌证：活动性出血、脑肿瘤、主动脉夹层、动静脉畸形、动脉瘤、出血倾向及溶栓时严重高血压 溶栓期间维持纤维蛋白原浓度超过 100mg/dl 监测出血体征和纤维蛋白原浓度 血浆半衰期缩短（约 6min） 溶栓后肝素化
乙酰水杨酸	预防血栓（如血管内支架置入、主 - 肺动脉吻合术、上腔静脉 - 肺动脉吻合术后或 Fontan 术后），川崎综合征	前列腺素合成抑制药；对血小板聚集的不可逆抑制作用	血小板聚集抑制：3～10mg/（kg·d）口服（最大 325mg） 主 - 肺动脉分流术、血管内支架置入：1～5mg/（kg·d）口服 Fontan 术后：5mg/（kg·d）口服 川崎综合征（见第 16 章，五）	出血倾向、白细胞减少、血小板减少、肝毒性、耳鸣、荨麻疹和瑞氏综合征	

续表

药物	适应证	作用机制	用法	不良反应	注意事项
肝素	血栓栓塞症的防治	激活抗凝血酶Ⅲ	体循环肝素化（目标PTT 60～80s）：静脉注射100IU/kg，维持剂量400IU/（kg·d）	出血、血小板减少（肝素诱导的血小板减少）、长期大剂量治疗后骨质疏松以及过敏反应	在抗凝血酶Ⅲ缺乏症中需减少肝素的使用（早产儿和新生儿的抗凝血酶Ⅲ水平较低） 开始治疗和调整剂量后，每4h监测PTT一次 解毒剂：鱼精蛋白Ⅱ型肝素诱导性血小板减少症：肝素化治疗5～20d（如果再次暴露，可能会立即出现）血小板下降到100/nl以下，且有血栓栓塞的风险；怀疑后立即停用肝素，继续改用重组水蛭素毒素或阿加托班抗凝
依诺肝素	血栓栓塞症的防治	低分子肝素（抑制Xa和Ⅱa因子）	小于2个月的婴儿： ● 预防：0.75mg/kg，2次/日皮下注射。 ● 治疗：1.5mg/kg，2次/日皮下注射。 2个月以上的儿童： ● 预防：0.5mg/kg，2次/日皮下注射。 ● 治疗：1mg/kg，2次/日皮下注射	类似于肝素	给药4h后监测和测定抗Xa因子水平；目标水平： ● 预防：0.2～0.4 U/ml ● 治疗：0.5～1 U/ml

药物	适应证	作用机制	用法	不良反应	注意事项
鱼精蛋白	肝素拮抗剂（如体外循环术后）	与肝素结合形成一个失活的复合物	1mg（=100 IU）鱼精蛋白拮抗约 100 IU 肝素（最大剂量 50mg）	心动过缓、血压下降、急性肺高压、假性过敏反应、使用 8 ～ 18h 后再出血风险	约 5min 后开始起效
氨甲环酸	心脏手术后出血	抗纤维蛋白溶解酶，竞争性抑制纤溶酶原激活	10 ～ 15mg/kg，3 次/日静脉注射	快速静脉注射可导致血压快速下降、血栓栓塞和恶心	肾衰竭者剂量减少
华法林	血栓栓塞症的防治（如房颤、人工心脏瓣膜、上腔静脉 - 肺动脉吻合术后、Fontan 术后、静脉血栓形成及凝血障碍）	抑制维生素 K 依赖性凝血因子（Ⅱ、Ⅶ、Ⅸ、Ⅹ）及蛋白 C 和 S	INR 达到 2 ～ 3 的方案：初始剂量 0.2mg/kg 口服（Fontan 患儿或伴肝脏疾病者 0.1mg/kg），在第 2 ～ 4 天调整剂量： ● INR 1.1 ～ 1.3：维持初始剂量 ● INR 1.4 ～ 3：初始剂量的一半 ● INR 3.1 ～ 3.5：初始剂量的 1/4 ● INR>3.5：暂停至 INR<3.5，继续服用最后剂量的一半 治疗期间调整剂量如下： ● INR 1.1 ～ 1.4：增加约 20% 剂量 ● INR 1.5 ～ 1.9：增加约 10% 剂量 ● INR 2 ～ 3：不改变剂量 ● INR 3.1 ～ 3.5：减少约 10% 的剂量 ● INR > 3.5：暂停，如果 INR < 3.5，则继续减少 20% 的剂量	出血倾向、皮肤坏死、发热和脱发	监测 INR；拮抗剂：维生素 K 和新鲜冷冻血浆（特别是在人工心脏瓣膜置换的患儿中，给药应非常谨慎，以防药物副作用）。在 INR 不足的情况下，可能与肝素联合治疗，直到 INR 达标

药物	适应证	作用机制	用法	不良反应	注意事项
镇痛、镇静					
丙泊酚	诱导和维持麻醉、镇静	与氨基丁酸（GABA）配合，催眠，无镇痛作用	麻醉诱导： ● 6岁以下：2.5～3.5mg/kg静脉注射 ● 6岁：1.5～2.5mg/kg静脉注射 维持麻醉： ● 初始剂量之后继续静脉注射12～18mg/(kg·h) ● 然后在30min内将剂量减少到7.5～9mg/(kg·h) ● 镇静作用：(0.3～)1.5～6mg/(kg·h) 连续静脉注射（根据疗效和联用的镇痛药/镇静药来调整药量）	呼吸抑制、呼吸暂停、低血压（外周阻力降低，负性肌力）、注射痛（水包油乳剂）、组胺释放、兴奋（肌阵挛，很少发作）、QT延长、心律失常（特别是心动过缓）、长期使用会出现极少见的丙泊酚静脉输入综合征（严重代谢性酸中毒、横纹肌溶解症、肾衰竭、心律失常及心脏和循环衰竭）	停药后迅速苏醒长期使用时监测pH、乳酸和CK（丙泊酚静脉输入综合征）。注射疼痛可以通过额外注射阿片类药物、氯胺酮或利多卡因来减轻疼痛 有0.5%、1%和2%不同浓度的溶液
依托咪酯	麻醉诱导、镇静（已不再使用）	催眠，无镇痛作用	0.15～0.3mg/kg静脉注射	心血管作用小，呼吸抑制、注射疼痛、肌阵挛和恶心/呕吐	起效时间约5min 警告：一次使用即有可能造成肾上腺功能不全
氯胺酮	深意识镇静，哮喘危象；所有心肺不稳定或心脏衰竭患儿的首选药物	"分离麻醉"（患儿可睁眼但无意识、无疼痛感和记忆缺失），支气管扩张	0.5～5mg/kg静脉注射持续镇静：5～20μg/(kg·min)持续静脉输入肌内注射：5～10mg/kg口服：5～15mg/kg	拟交感神经作用（心率和血压升高）、呼吸抑制、噩梦（<10%）、恢复期幻觉（因此与苯二氮䓬类药物合用）、多涎、鼻咽间隙防御反射增强（警惕喉部痉挛）及眼压升高	氯胺酮是一种外消旋化合物，S(+)异构体（艾司氯胺酮）具有较高的镇痛和麻醉作用，且恢复期短。血流动力学不稳定的患儿只需给予氯胺酮剂量的70%（拟交感神经效应）

药物	适应证	作用机制	用法	不良反应	注意事项
吗啡	剧痛	阿片类药物	每 3 ～ 6h 0.01 ～ 0.1mg/kg，静脉注射 / 肌内注射 / 皮下注射	呼吸抑制、瞳孔缩小、恶心、呕吐、耐药性、肌肉僵硬（胸壁僵硬）、中枢交感神经抑制作用(心率、血压、心输出量和耗氧量稍有下降)	
芬太尼	剧痛	阿片类药物；比吗啡镇痛效果更明显	静脉注射 / 肌内注射：1 ～ 4g/kg，必要时每 30 ～ 60min 重复一次 连续静脉输入：2 ～ 4μg/(kg · h) [机械通气时：5 ～ 10μg/ (kg · h)]	与吗啡相似，严重的呼吸抑制	
吡硝胺	剧痛	阿片类药物，镇痛作用略低于吗啡，持续时间较长	每 4 ～ 8h 0.05 ～ 0.1mg/kg，静脉注射 / 肌内注射 / 皮下注射	类似吗啡	
哌替啶	剧痛	阿片类药物，镇痛作用不如吗啡	静脉注射：每 3 ～ 6h 0.5 ～ 1mg/kg。 肌内注射：0.5 ～ 2mg/kg。 口服：0.6 ～ 1.2mg/kg	类似吗啡；瞳孔缩小	常用于术后"颤抖"
曲马多	剧痛	阿片类药物，镇痛作用不如吗啡	1mg/kg 静脉注射，口服每 2 ～ 4 ～ 6h 一次	与吗啡相似，很少有呼吸抑制和心血管作用，常有恶心、呕吐	可 口 服，不 受德国麻醉品法（BtMVV）限制
纳洛酮	阿片类药物过量	阿片拮抗药	0.01mg/kg，静脉注射 / 肌内注射 / 皮下注射，如果没有效果，每 2 ～ 3min 重复一次	心动过速、心律失常、出汗、震颤和脑惊厥	可气管内给药；为此需用 0.9% NaCl 稀释纳洛酮。气管内给药的剂量是静脉注射剂量的 2 ～ 10 倍

续表

药物	适应证	作用机制	用法	不良反应	注意事项
对乙酰氨基酚	轻度至中度疼痛、退热	非甾体抗炎药（NSAID）、前列腺素合成抑制药	静脉注射/口服：每4～6h 10～15mg/kg 直肠给药：每6h 20～30mg/kg	肝毒性、肾毒性、葡萄糖-6-磷酸脱氢酶缺乏性溶血，少见胃肠道反应	没有抑制血小板凝集的作用
布洛芬	轻度至中度疼痛、退热	非甾体抗炎药（NSAID）、前列腺素合成抑制药	口服：每3～8h 4～10mg/kg	胃肠道反应、头晕和耳鸣	促 PDA 闭合的剂量见第15章，十五
安乃近	中、重度疼痛、退热	非甾体抗炎药（NSAID）、前列腺素合成抑制药	口服/直肠给药：每6h 15mg/kg IBV（短期静脉输入）：每4h 10～15mg/kg	粒细胞缺乏、白细胞减少、过敏反应、低血压（特别是静脉注射过快）和葡萄糖-6-磷酸脱氢酶缺乏性溶血	同时还有解痉作用
咪唑安定	镇静、抗焦虑和惊厥	短效苯二氮䓬	镇静：静脉/肌内注射0.1～0.2mg/kg；滴鼻0.2～0.4mg/kg； 麻醉前给药：0.5mg/kg 口服	呼吸抑制、肌张力减退、反常兴奋、血压下降	
水合氯醛	镇静，惊厥	镇静、抗惊厥药	新生儿： ● 口服/直肠给药，25mg/kg，起镇静作用。（有蓄积性，重复给药需慎重） 较大的儿童： ● 镇静药/抗焦虑药：25～50mg/（kg·d），分3～4次给药，口服/直肠给药 ● 无痛操作前的镇静：50～100mg/kg 口服，30～100mg/kg 直肠给药；必要时30min 后重复给药（婴儿最大剂量120mg/kg 或1g，年龄较大儿童最大剂量2g）		

（岳明叶　译）

第 32 章　常用表格

一、M 型超声心动图正常值

不同体重（表 32.1）和体表面积（表 32.2）的 M 型超声心动图正常值见下表 – 2SD，中间行是平均值，第一行指 – 2SD，第 3 行指 +2SD。

表 32.1　不同体重的 M 型超声心动图正常值（Kampmann 等 2000 年）

体重 (kg)	RVAWd (mm)	RVDd (mm)	IVSd (mm)	IVSs (mm)	LVEDd (mm)	LVEDs (mm)	LVPWd (mm)	LVPWs (mm)	PAD (mm)	AoD (mm)	LAD (mm)
2.0	1.3	4.0	2.1	2.4	15.0	9.7	1.9	2.8	6.2	6.9	8.3
	2.4	8.4	3.5	4.4	17.1	11.0	2.7	4.5	9.3	8.2	11.5
	3.5	12.8	4.7	6.4	19.2	12.3	3.5	6.2	12.4	9.5	14.7
2.5	1.4	4.0	2.1	2.4	15.0	9.2	2.2	2.9	6.8	7.4	8.5
	2.5	8.4	3.5	5.0	18.1	11.7	3.2	5.0	11.0	8.8	12.1
	3.6	12.8	4.7	7.6	21.1	14.2	4.2	7.1	15.2	10.2	15.6
3.0	1.4	4.1	2.3	2.5	15.1	9.2	2.4	3.1	7.0	7.5	9.4
	2.5	8.5	3.6	5.1	18.2	11.7	3.5	5.1	11.0	9.1	12.6
	3.6	12.9	4.9	7.7	21.3	14.2	4.6	7.1	15.0	10.7	15.8
3.5	1.5	4.1	2.3	2.5	15.4	9.5	2.5	3.3.	8.0	7.5	10.2
	2.6	8.6	3.7	5.3	18.8	11.9	3.6	5.4	11.2	9.3	13.2
	3.7	13.1	5.1	8.1	22.2	14.3	4.7	7.5	14.4	11.1	16.2
4.0	1.5	4.1	2.4	2.6	16.5	10.2	2.6	3.5	9.3	7.6	10.5
	2.6	8.6	3.8	5.4	19.9	12.7	3.7	5.7	12.5	9.6	13.7
	3.7	13.1	5.2	8.2	23.3	15.2	4.8	7.9	15.7	11.6	16.9

AoD. 主动脉直径；IVSd. 室间隔舒张末期；IVSs. 室间隔收缩期末；LAD. 左心房内径；LVEDd. 左心室舒张末期内径；LVEDs. 左心室收缩末期内径；LVPWd. 左心室后壁舒张末期；LVPWs. 左心室后壁收缩末期；PAD. 肺动脉直径；RVAWd. 右心室前壁舒张末期；RVDd. 右心室舒张末期内径

表 32.2　基于体表面积的 M 型超声心动图正常值（Kampmann 等 .2000 年）

BSA (m²)	RVAWd (mm)	RVDd (mm)	IVSd (mm)	IVSs (mm)	LVEDd (mm)	LVEDs (mm)	LVPWd (mm)	LVPWs (mm)	PAD (mm)	AoD (mm)	LAD (mm)
0.25	1.4	4.2	2.4	2.5	16.4	10.2	2.6	3.7	9.6	8.0	10.5
	2.6	8.7	3.8	5.2	20.0	13.2	3.6	5.7	12.8	10.4	14.0
	3.8	13.2	5.2	7.9	23.6	16.2	4.6	7.7	16.0	12.8	17.5

续表

BSA (m²)	RVAWd (mm)	RVDd (mm)	IVSd (mm)	IVSs (mm)	LVEDd (mm)	LVEDs (mm)	LVPWd (mm)	LVPWs (mm)	PAD (mm)	AoD (mm)	LAD (mm)
0.275	1.4	4.2	2.4	2.6	17.0	10.4	2.7	3.9	9.6	8.6	11.5
	2.6	8.7	3.8	5.4	21.2	13.6	3.8	5.9	13.6	11.1	15.1
	3.8	13.2	5.2	8.2	25.4	16.8	4.9	7.9	17.6	13.6	18.7
0.30	1.6	4.2	2.5	3.0	18.0	10.8	2.8	4.2	10.3	9.0	11.5
	2.7	8.7	3.9	5.8	22.9	14.8	4.1	6.3	14.5	11.3	15.3
	3.8	13.2	5.3	8.6	25.8	18.8	5.4	8.4	18.7	13.6	19.1
0.35	1.6	4.3	2.5	3.0	19.0	10.8	2.8	4.4	11.0	10.0	12.0
	2.7	8.8	3.9	5.8	23.6	14.8	4.1	6.6	15.0	12.0	16.3
	3.8	13.3	5.3	8.6	27.2	18.8	5.4	8.8	19.0	14.0	20.6
0.40	1.6	4.4.	2.6	3.2	21.0	12.0	2.9	4.5	11.5	10.9	13.0
	2.7	8.9	4.1	6.2	26.0	16.1	4.2	6.8	15.4	12.9	16.8
	3.8	13.4	5.6	9.2	31.0	20.1	5.5	9.1	19.3	14.9	20.6
0.45	1.65	4.5	2.6	3.3	22.0	13.0	3.1	5.0	12.8	11.9	13.8
	2.75	9.0	4.2	6.3	27.1	17.0	4.6	7.3	17.2	14.1	17.8
	3.85	13.5	5.8	9.3	32.1	21.0	6.1	9.6	21.6	16.3	21.8
0.50	1.65	4.8	2.7	3.5	23.4	14.0	3.1	5.2	13.6	12.2	14.5
	2.75	9.3	4.3	6.6	29.0	18.0	4.6	7.5	18.3	14.9	18.7
	3.85	13.8	5.9	9.7	34.6	22.0	6.1	9.8	23.0	17.7	22.9
0.55	1.65	5.0	3.1	3.7	25.6	15.0	3.3	5.7	14.6	12.6	15.3
	2.75	9.5	4.6	6.8	31.0	19.3	4.8	8.0	19.6	15.2	19.7
	3.85	14.0	6.1	9.9	36.4	23.6	6.3	10.3	24.6	17.8	24.1
0.60	1.7	5.2	3.3	3.8	26.0	15.4	3.3	5.7	15.3	12.8	16.1
	2.8	9.6	4.8	6.9	31.6	19.9	4.8	8.0	20.3	15.6	20.1
	3.9	14.0	6.3	10.0	37.2	24.4	6.3	10.3	25.3	18.4	24.1
0.65	1.7	5.5	3.3	3.8	27.2	15.7	3.4	5.8	15.4	13.2	16.1
	2.8	9.9	4.8	6.9	33.2	20.4	4.9	8.2	20.4	16.2	20.8
	3.9	14.3	6.3	10.0	39.2	25.1	6.4	10.6	25.4	19.2	25.5
0.70	1.7	5.7	3.5	4.2	27.4	16.1	3.5	6.1	15.8	13.5	16.2
	2.8	10.1	5.0	7.2	33.9	21.3	5.2	8.7	20.8	16.9	21.2
	3.9	14.5	6.5	10.2	40.4	26.5	6.9	11.3	25.8	20.3	26.2
0.80	1.7	5.8	3.6	4.4	29.6	17.7	3.6	6.2	15.8	14.5	16.5
	2.8	10.5	5.2	7.5	35.8	22.7	5.7	9.1	20.8	17.9	22.5
	3.9	15.2	6.8	10.6	42.0	27.7	7.8	12.0	25.8	21.3	28.5

续表

BSA (m²)	RVAWd (mm)	RVDd (mm)	IVSd (mm)	IVSs (mm)	LVEDd (mm)	LVEDs (mm)	LVPWd (mm)	LVPWs (mm)	PAD (mm)	AoD (mm)	LAD (mm)
0.90	1.7	6.4	3.8	4.9	31.0	18.0	3.7	6.8	16.7	15.1	17.0
	2.8	11.0	5.6	8.3	37.1	23.6	5.9	9.55	22.5	18.7	23.2
	3.9	15.6	7.4	11.7	43.2	29.2	8.1	12.2	28.3	22.3	29.4
1.00	1.7	6.4	4.0	5.1	31.7	18.6	3.7	6.8	17.8	16.3	19.2
	2.8	11.2	5.8	8.4	38.5	24.4	5.9	9.5	24	19.9	25
	3.9	16.0	7.6	11.7	45.3	30.2	8.1	12.2	30.2	23.5	30.8
1.10	1.8	7.4	4.3	5.4	32.5	19.6	3.9	7.0	17.8	17.5	19.5
	2.9	11.8	6.2	9.0	39.4	25.2	6.3	10.3	24	20.9	25.2
	4.0	16.2	8.1	12.6	46.3	30.8	8.7	13.6	30.2	24.3	30.9
1.20	1.8	7.6	4.7	5.4	35.5	21.5	4.0	7.6	18.3	17.5	20.9
	2.9	12.4	6.5	9.0	41.7	27.1	6.6	10.7	24.3	21.0	26.0
	4.0	17.2	8.3	12.6	47.9	32.7	9.2	13.8	30.3	24.5	31.1
1.30	1.9	8.5	4.8	5.4	35.8	21.5	4.3	8.1	18.8	17.5	21.7
	3.0	13.5	6.6	9.0	42.4	27.1	6.9	11.0	24.6	21.7	27.3
	4.1	18.5	8.4	12.6	49.0	32.7	9.5	13.9	30.4	25.9	32.9
1.40	1.9	9.0	4.9	5.8	37.3	22.0	4.3	8.5	21.4	17.9	22.8
	3.0	14.0	6.7	9.2	43.3	27.6	6.9	11.5	26.8	22.7	28.2
	4.1	19.0	8.5	12.6	49.3	33.2	9.5	14.5	32.2	27.5	33.6
1.50	1.9	10.0	5.2	5.8	39.0	22.5	4.9	8.5	21.8	18.2	23.7
	3.1	15.6	7.4	9.5	45.4	28.6	7.7	12.0	27.4	23.6	29.9
	4.3	21.2	9.6	13.2	51.8	34.7	10.5	15.5	33.0	29.0	36.1
1.75	1.9	10.3	5.6	5.8	36.8	23.4	5.1	9.5	22.5	18.2	23.8
	3.1	16.5	8.0	9.8	46.8	29.8	8.1	12.8	28.5	24.4	30.4
	4.3	22.7	10.4	13.8	54.8	36.2	11.1	16.1	34.5	30.6	37.0
2.00	1.9	11.5	6.8	6.5	45.4	25.6	5.1	9.6	23.5	23	23.7
	3.1	17.5	9.3	10.3	53.4	34.4	8.1	14.2	29.5	27.4	32.5
	4.3	23.5	11.8	14.1	61.4	43.2	11.1	18.8	35.5	31.8	41.3

二、二维超声心动图中主动脉根部直径

表 32.3 是二维超声心动图中基于体表面积的主动脉根部直径一览表，括号中为 95% 置信区间。

主动脉窦 / 主动脉瓣环的比率为 1.37（1.18 ～ 1.56）。

降主动脉 / 主动脉瓣环的比率为 1.16（0.97 ～ 1.35）。

表32.3 二维超声心动图中主动脉根部直径（Sheil ML 等.1995 年）

身高(cm)	50	60	70	80	90	100	110	120	130	140	150	160	170	180	190
主动脉瓣环 (mm)	7 (4 ~10)	8 (5.5 ~11.5)	9.5 (6.5 ~13)	10.5 (7 ~13.5)	12 (8.5 ~14.5)	13 (9.5 ~16)	14 (11 ~17)	15 (12 ~18)	16.5 (13.5 ~19)	17 (14 ~20)	18.5 (15.5 ~21.5)	19 (16.5 ~23)	20.5 (17.5 ~24)	21.5 (18.5 ~24.5)	23 (19.5 ~25.5)
主动脉窦 (mm)	9 (5 ~13.5)	11 (7 ~15)	13 (8 ~17)	14 (10 ~18.5)	15.5 (12 ~20)	17.5 (13.5 ~22)	19 (15 ~23.5)	20.5 (16.5 ~25)	22.5 (18 ~26.5)	24 (20 ~27.5)	26 (21.5 ~29.5)	27.5 (23 ~31.5)	29 (25 ~33)	30 (26 ~34.5)	32 (28 ~36)
升主动脉 (mm)	7.5 (3 ~11.5)	9 (5 ~12.5)	10.5 (6.5 ~14)	12 (8 ~15.5)	13.5 (9.5 ~17)	15 (11 ~18.5)	16.5 (12.5 ~20)	18 (14 ~21.5)	19 (15 ~22.5)	20.5 (17 ~24)	21.5 (18 ~25.5)	23 (19.5 ~27)	24 (21 ~28)	26 (22 ~30)	27.5 (23.5 ~32)

三、二尖瓣和三尖瓣瓣环直径

表32.4是二维超声心动图中二尖瓣和三尖瓣瓣环直径的一览表。括号中为95%置信区间。

表32.4 二维超声心动图中二尖瓣和三尖瓣瓣环直径（King DH 等.1985 年）

BSA (m²)	0.2	0.25	0.3	0.4	0.5	0.6	0.7	0.8	0.9	1.0	1.2	1.4
体重 (kg)	2	3	4	7	10	13	16	19	23	28	37	46
二尖瓣（胸骨旁长轴）	10 (7 ~13)	12 (9 ~15)	13 (10 ~16)	16 (13 ~19)	18 (15 ~21)	19 (16 ~23)	21 (18 ~24)	22 (18 ~26)	23 (19 ~26)	24 (20 ~27)	25 (22 ~28)	26 (23 ~30)
二尖瓣（心尖或肋骨下四腔心切面）	12 (7 ~17)	15 (10 ~20)	17 (12 ~22)	20 (16 ~25)	23 (18 ~28)	25 (20 ~31)	27 (22 ~32)	29 (23 ~35)	31 (25 ~36)	32 (26 ~37)	35 (28 ~40)	36 (31 ~42)
三尖瓣（心尖或肋骨下四腔心切面）	12 (8 ~17)	15 (10 ~19)	17 (12 ~22)	21 (16 ~26)	23 (18 ~29)	26 (20 ~31)	27 (22 ~33)	29 (33 ~36)	31 (24 ~37)	32 (25 ~38)	34 (25 ~42)	36 (28 ~44)

四、儿童和青少年的正常心电图参数

见表 32.5。

表 32.5　儿童和青少年的正常心电图参数（Davignon A 等 .1979–1980 年）

年龄	0～3d	3～30d	1～6个月	6～12个月	1～3岁	3～5岁	5～8岁	8～12岁	12～16岁
心率（次/分）	90～160	90～180	105～185	110～170	90～150	70～140	65～135	60～130	60～120
V_2 导联中的 PQ 间期（ms）	80～160	70～140	70～160	70～160	80～150	80～160	90～160	90～170	90～180
V_5 导联中的 QRS 时长（ms）	25～75	25～80	25～80	25～75	30～75	30～75	30～80	30～85	35～90
QRS 轴	60°～195°	65°～185°	10°～120°	10°～100°	10°～100°	10°～105°	10°～135°	10°～120°	10°～130°
V_1 导联中的 QRS									
Q（mV）	0	0		0	0	0	0	0	0
R（mV）	0.5～2.6	0.3～2.3	0.3～2.0	0.2～2.0	0.2～1.8	0.1～1.8	0.1～1.5	0.1～1.2	0.1～1.0
S（mV）	0～2.3	0～1.5	0～1.5	0～1.8	0.1～2.1	0.2～2.1	0.3～2.4	0.3～2.5	0.3～2.2
V_6 导联中的 QRS									
Q（mV）	0～0.2	0～0.3	0～0.25	0～0.3	0～0.3	0.02～0.35	0.02～0.45	0.01～0.3	0～0.3
R（mV）	0～1.1	0.1～1.3	0.5～2.2	0.5～2.3	0.6～2.3	0.8～2.5	0.8～2.6	0.9～2.5	0.7～2.4
S（mV）	0～1.0	0～1.0	0～1.0	0～0.8	0～0.6	0～0.5	0～0.4	0～0.4	0～0.4

五、校正的 QT 间期正常值

见表 32.6。

$$(QTc) = \frac{QT\ 间期}{\sqrt{R - R\ 间期}}$$

QT 间期频率校正使用 Bazett 公式：

表 32.6　频率校正后的 QT 间期正常值（QTc）

	正常值（s）	临界性 QTc 间期延长（s）	QTc 间期延长（s）
15 岁以下的儿童和青少年	< 0.44	0.44 ～ 0.46	> 0.46
男性	< 0.43	0.43 ～ 0.45	> 0.45
女性	< 0.45	0.45 ～ 0.46	> 0.46

六、各种运动项目的强度

见表 32.7。

表 32.7　各种运动项目的强度（Mitchell JH 等 .2005 年）

	低运动强度	中运动强度	高运动强度
低强度	台球 高尔夫 保龄球	跳舞 乒乓球 网球（双打） 排球 徒步	羽毛球 曲棍球 * 慢跑 跑步（远距离） 壁球 * 越野滑雪（经典风格） 网球（单打） 竞走
中等强度	摩托车 */** 马术 */** 步枪 航行 ** 潜水 */**	登山 击剑 花样滑冰 * 田径赛（跳跃）* 花样游泳 ** 跆拳道	有氧运动 篮球 * 冰球 * 足球 * 手球 * 直线滑冰 */** 全速短跑 自行车比赛 */** 越野滑雪 游泳 **
高强度	体操 */** 举重 * 武术 * 攀岩运动 */** 野外项目（投掷） 风帆冲浪 */**	下坡滑雪 */** 滑雪板 */** 柔道 * 空手道 * 力量训练、健美 * 摔跤 *	拳击 * 速滑 划独木舟 ** 山地自行车 */** 划船 **

* 受伤风险增加（与药物抗凝的患儿相关）
** 增加晕厥的风险

（曾　珠　译）

参考文献

[1] Allen HD, et al. Moss and Adams' heart disease in infants, children, and adolescents including the fetus and young adult. Philadelphia:Lippincott Williams & Wilkins; 2008.

[2] Apitz J. Pädiatrische Kardiologie. Darmstadt: Steinkopff; 2002.

[3] Borth-Bruns T, Eichler A. Pädiatrische Kardiologie. Berlin, Heidelberg:Springer; 2004.

[4] Chang AC, et al. Pediatric cardiac intensive care. Philadelphia: Lippincott Williams & Wilkins; 1998.

[5] Claussen CD, et al. Pareto-Reihe Radiologie Herz. Stuttgart: Thieme; 2007.

[6] Cloherty JP, Eichenwald EC, Stark AR. Manual of neonatal care. Philadelphia: Lippincott Williams & Wilkins; 2008.

[7] Deutsche Gesellschaft für pädiatrische Infektiologie (DGPI). DGPI Handbuch. Stuttgart: Thieme; 2009.

[8] Driscoll DJ. Fundamentals of Pediatric Cardiology. Philadelphia: Lippincott Williams & Wilkins; 2006.

[9] Everett AD, Lim DS. Illustrated field guide to congenital heart disease and repair. 2nd ed. Charlottesville: Scientific software solutions; 2005.

[10] Fröhlig G, et al. Herzschrittmacher-und Defibrillator-Therapie. Stuttgart: Thieme; 2006.

[11] Gatzoulis MA, et al. Adult congenital heart disease: a practical guide. Oxford: Blackwell; 2005.

[12] Goldberg SJ, et al. Doppler Echocardiography. Philadelphia: Lea & Febiger; 1985.

[13] Gupta R. Step-by-step fetal echocardiography. New York: McGraw-Hill; 2008.

[14] Gutheil. Herz-Kreislauf-Erkrankungen im Kindes- und Jugendalter. Stuttgart: Thieme; 1990.

[15] Gutheil H. EKG im Kindes- und Jugendalter. Stuttgart: Thieme; 1998.

[16] Hamm CW. Willems P. Checkliste EKG. Stuttgart: Thieme; 2007.

[17] Hansmann G. Neugeborenen-Notfälle. Stuttgart: Thieme; 2004.

[18] Hausdorf G, Keck EW. Pädiatrische Kardiologie. Munich, Jena: Urban & Fischer; 2002.

[19] Hausdorf G. Intensivbehandlung angeborener Herzfehler. Darmstadt: Steinkopff; 2000.

[20] Helfaer MA, Nichols DG. Roger's handbook of pediatric intensive care. Philadelphia: Lippincott Williams & Wilkins; 2009.

[21] Hombach V, Grebe O, Botnar RM. Kardiovaskuläre Magnetresonanz-tomographie. Stuttgart: Schattauer; 2005.

[22] Keane JF, Lock JE, Fyler DC. Nadas' pediatric cardiology. Philadelphia:Saunders Elsevier; 2006.

[23] Kerbl R, et al. Checkliste Pädiatrie. Stuttgart: Thieme; 2007.

[24] Kretz FJ, Becke K. Anästhesie und Intensivmedizin bei Kindern. Stuttgart: Thieme; 2007.

[25] Lederhuber HC. Basics Kardiologie. Munich: Urban & Fischer; 2005.

[26] Mewis C, Riessen R, Spyridopoulos I. Kardiologie compact. Stuttgart:Thieme; 2006.

[27] Munoz R, et al, Eds. Handbook of pediatric cardiovascular drugs. London: Springer; 2008.

[28] Obladen M, Maier RF. Neugeborenenintensivmedizin. Heidelberg:Springer; 2006.

[29] Park MK. Pediatric cardiology for practitioners. Philadelphia: Mosby Elsevier; 2008.

[30] Reinhard D. Therapie der Krankheiten im Kindes- und Jugendalter. Berlin, Heidelberg, New York: Springer; 2004.

[31] Reynolds T. The pediatric echocardiographer's pocket reference. Phoenix: Arizona Heart Institute; 2002.

[32] Roos R, Proquitté H, Genzel-Boroviczény O. Checkliste Neonatologie. Stuttgart: Thieme; 2008.

[33] Rühle KH. Praxisleitfaden der Spiroergometrie. Stuttgart, Berlin, Cologne: Kohlhammer; 2001.

[34] Schmaltz AA. Leitlinien zur Diagnostik und Therapie in der Pädiatrischen Kardiologie. Munich, Jena: Elsevier, Urban & Fischer; 2007.

[35] Schmaltz AA, Singer H. Herzoperierte Kinder und Jugendliche. Stutt-gart: WVG; 1994.

[36] Schmid C, Asfour B. Leitfaden Kinderherzchirurgie. Darmstadt: Steinkopff; 2009.

[37] Schumacher G, Hess J, Bühlmeyer K. Klinische Kinderkar-

[38] Schuster HP, Trappe HJ. EKG-Kurs für Isabel. Stuttgart: Enke; 1997.

[39] Stierle U, Niederstadt C. Klinikleitfaden Kardiologie. Munich, Jena:Urban & Fischer Verlag; 2003.

[40] Striebel HW. Operative Intensivmedizin. Stuttgart: Schattauer; 2008.

[41] Taketomo CK, Hodding JH, Kraus DM. Pediatric dosage handbook international. Hudson Lexi-Comp;2006.

[42] Walsh EP, Saul JP, Triedman JK. Cardiac arrhythmias in children and young adults with congenital heart disease. Philadelphia: Lippincott Williams & Wilkins; 2001.

[43] Wilkenshoff U, Kruck I. Handbuch der Echokardiographie. Stuttgart: Thieme; 2008 1.2 Overview Articles.

[44] Alsoufi B, Bennetts J, Verma S, Caldarone CA. New developments in the treatment of hypoplastic left heart syndrome. Pediatrics 2007; 119: 109-117.

[45] Arslan-Kirchner M, von Kodolitsch Y, Schmidtke J. Genetische Diagnostik beim Marfan-Syndrom und verwandten Erkrankungen. Dtsch Arztebl 2008; 105: 483-491.

[46] Baddour LM, Wilson WR, Bayer AS et al; Committee on Rheumatic Fever, Endocarditis, and Kawasaki Disease; Council on Cardiovascular Disease in the Young; Councils on Clinical Cardiology, Stroke, and Cardiovascular Surgery and Anesthesia; American Heart Association; Infectious Diseases Society of America. Infective endocarditis: diagnosis, antimicrobial therapy, and management of complications: astatement for healthcare professionals from the Committee on Rheumatic Fever, Endocarditis, and Kawasaki Disease, Council on Cardiovascular Disease in the Young, and the Councils on Clinical Cardiology, Stroke, and Cardiovascular Surgery and Anesthesia, American Heart Association: endorsed by the Infectious Diseases Society of America. Circulation 2005; 111: e394-e434.

[47] Bald M. Arterielle Hypertonie. Pädiatrie up2date 2007; 3: 209-228.

[48] Bauer J et al. Herztransplantation bei Neugeborenen und Säuglingen.Dtsch Arztebl 1997; 94: A-3178- A-3182.

[49] Bauer J et al. Morbidität nach Herztransplantation. Monatsschr Kinderheilkd 2007; 155: 1040-1047.

[50] Bauersfeld U, Pfammatter JP, Jaeggi E. Treatment of supraventricular tachycardias in the new millennium—drugs or radiofrequency catheter ablation? Eur J Pediatr 2001; 160: 1-9.

[51] Billingham ME, Cary NR, Hammond ME et al; The Interna-tional Society for Heart Transplantation. A working formulation for the standardization of nomenclature in the diagnosis of heart and lung rejection: Heart Rejection Study Group. J Heart Transplant 1990; 9: 587-593.

[52] Brickner ME, Hillis LD, Lange RA. Congenital heart disease in adults. First of two parts. N Engl J Med 2000; 342: 256-263.

[53] Brickner ME, Hillis LD, Lange RA. Congenital heart disease in adults. Second of two parts. N Engl J Med 2000; 342: 334-342.

[54] Brignole M, Alboni P, Benditt DG et al; Task Force on Syncope, European Society of Cardiology. Guidelines on management (diagnosis and treatment) of syncope-update 2004. Executive Summary. Eur Heart J 2004; 25: 2054-2072.

[55] Brugada R, Hong K, Cordeiro JM, Dumaine R. Short QT syndrome. CMAJ 2005; 173: 1349-1354.

[56] Buchhorn R. Medikamentöse Therapie der Herzinsuffizienz bei Kindern mit angeborenen Herzfehlern. Dtsch Arztebl 2002; 39: 2555-2559.

[57] Burns JC, Glodé MP. Kawasaki syndrome. Lancet 2004; 364: 533-544.

[58] Cachat F, Di Paolo ER, Sekarski N. Behandlung der arteriellen Hypertonie im Kindesalter: Aktuelle Empfehlungen. Paediatrica 2004; 15:35-43.

[59] Chaoui R, Heling K, Mielke G, Hofbeck M, Gembruch U. Qualitätsan-forderungen der DEGUM zur Durchführung der fetalen Echokardiog-rafie. Ultraschall Med 2008; 29: 197-200.

[60] Davignon A, Rautaharju P, Barselle E et al. Normal ECG standards for infants and children. Pediatr Cardiol 1979-80; 1: 123-134.

[61] Dalla Pozza R. Synkope im Kindes- und Jugendalter.

Monatsschr Kinderheilkd 2006; 154: 583-593.

[62] Dannecker G., Kawasaki-Syndrom DG. Monatsschr Kinderheilkd 2006; 154: 872-879.

[63] Derrick G, Cullen S. Transposition of the great arteries. Curr Treat Options Cardiovasc Med 2000; 2: 499-506.

[64] Dubowy KO, Baden W, Camphausen C et al. Vorschlag für ein einheitliches spiroergometrisches Laufbandprotokoll der Deutschen Gesellschaft für pädiatrische Kardiologie (P50). Z Kardiol 2002; 91: 767.

[65] Ehl P. DiGeorge-Syndrom. Allergologie 2004; 11: 473-476.

[66] Ewert P. Interventioneller Verschluss von Vorhofseptumdefekten (ASD) und persistierender Foramen ovale (PFO). Der Kardiologe 2008; 2: 39-48.

[67] Fuchs AT et al. Kreislaufunterstützungssysteme bei Kindern und Jugendlichen. Monatsschr Kinderheilkd 2003; 151: 669-682.

[68] Gabriel H. Sport bei Patienten mit angeborenen Herzfehlern. Journal für Kardiologie 2005; 12: 170-173.

[69] Golka T et al. "Noncompaction" des Kammermyokards (spongiöses Myokard). Monatsschr Kinderheilkd 1999; 147: 42-44.

[70] Haas NA et al. Nierenarterienstenose im Kindesalter. Monatsschr Kinderheilkd 2004; 152: 62-71.

[71] Haas NA, Plumpton K, Justo R, Jalali H, Pohlner P. Postoperative junctional ectopic tachycardia (JET). Z Kardiol 2004; 93: 371-380.

[72] Hager A, Hess J. Lebensqualität nach Operation angeborener Herzfehler. Monatsschr Kinderheilkd 2006; 154: 639-643.

[73] Hager A. Impfkalender für Patienten mit angeborenem Herzfehler. Monatsschr Kinderheilkd 2006; 154: 263-266.

[74] Hirth A, Reybrouck T, Bjarnason-Wehrens B, Lawrenz W, Hoffmann A. Recommendations for participation in competitive and leisure sports in patients with congenital heart disease: a consensus document. Eur J Cardiovasc Prev Rehabil 2006; 13: 293-299.

[75] Hofbeck M, Apitz C. Herzgeräusche. Pädiatric update 2007; 2: 105-123.

[76] Humpl T. Myokarditis im Kindesalter. Pädiat Prax 2009/2010; 74: 431-439.

[77] Kampmann C, Wiethoff CM, Wenzel A et al. Normal values of M mode echocardiographic measurements of more than 2000 healthy infants and children in central Europe. Heart 2000; 83: 667-672.

[78] Kaulitz R, Ziemer G, Hofbeck M. [Atrial isomerism and visceral heter-otaxy] Herz 2004; 29: 686-694.

[79] Kay JD, Colan SD, Graham TP, Jr. Congestive heart failure in pediatric patients. Am Heart J 2001; 142: 923-928.

[80] Keane MG, Pyeritz RE. Medical management of Marfan syndrome. Circulation 2008; 117: 2802-2813.

[81] Khalid O, Luxenberg DM, Sable C et al. Aortic stenosis: the spectrum of practice. Pediatr Cardiol 2006; 27: 661-669.

[82] Kosch A, von Kries R, Nowak-Göttl U. Thrombosen im Kindesalter. Monatsschr Kinderheilkd 2000; 148: 387-397.

[83] Lai WW, Geva T, Shirali GS et al; Task Force of the Pediatric Council of the American Society of Echocardiography; Pediatric Council of the American Society of Echocardiography. Guidelines and standards for performance of a pediatric echocardiogram: a report from the Task Force of the Pediatric Council of the American Society of Echocardiography. J Am Soc Echocardiogr 2006; 19: 1413-1430.

[84] Lawrenz W. Sport und körperliche Aktivität für Kinder mit angeborenen Herzfehlern. Deutsche Zeitschrift für Sportmedizin 2007; 9:334-337.

[85] McLeod KA. Syncope in childhood. Arch Dis Child 2003; 88: 350-353.

[86] Mitchell JH, et al. 36th Bethesda Conference. Task Force 8. Classification of sports. J Am Coll Cardiol 2005; 1364-1367.

[87] Monagle P, Chan A, Massicotte P, Chalmers E, Michelson AD. Antithrombotic therapy in children: the Seventh ACCP Conference on Antithrombotic and Thrombolytic Therapy. Chest 2004; 126 Suppl: 645S-687S.

[88] Müther S, Dähnert I. Das Heterotaxiesyndrom. Z Herz Thorax Gefäßchir 2000; 14: 134-136.

[89] Naber CK et al. S2-Leitlinien zur Diagnostik und Therapie der infektiösen Endokarditis. Chemotherapie Journal 2004; 6: 227-237.

[90] Newburger JW, Takahashi M, Gerber MA et al; Committee on Rheumatic Fever, Endocarditis and Kawasaki Disease; Council on Cardiovascular Disease in the Young; American Heart Association; American Academy of Pediatrics. Diagnosis, treatment, and long-term management of Kawasaki disease: a statement for health professionals from the Committee on Rheumatic Fever, Endocarditis and Kawasaki Disease, Council on Cardiovascular Disease in the Young, American Heart Association. Circulation 2004; 110: 2747-2771.

[91] Nora JJ, Nora AH. The evolution of specific genetic and environmental counseling in congenital heart diseases. Circulation 1978; 57: 205-213.

[92] Olschewski H, Hoeper MM, Borst MM et al. Diagnostik und Therapie der chronischen pulmonalen Hypertonie. Pneumologie 2006; 60:749-771.

[93] Paul T, Bertram H, Kriebel T, Windhagen-Mahnert B, Tebbenjohanns J, Hausdorf G. Supraventrikuläre Tachykardien bei Säuglingen, Kindern und Jugendlichen: Diagnostik— Medikamentöse und interventionelle Therapie. Z Kardiol 2000; 89: 546-558.

[94] Schickendantz S, Sticker EJ, Bjarnason-wehrens B et al. Bewegung, Spiel und Sport mit herzkranken Kindern. Dtsch Arzteblatt 2007;104: A563-A569.

[95] Schmaltz AA. Dilatative Kardiomyopathie im Kindesalter. Monatsschr Kinderheilkd 1997; 145: 218-224.

[96] Schmaltz AA. Dilatative Kardiomyopathie im Kindesalter. Z Kardiol 2001; 90: 263-268.

[97] Schranz D. Pulmonale Hypertonie im Kindesalter. Intensivmedizin update 2 2006; 2: 177-193.

[98] Schwartz PJ, Moss AJ, Vincent GM, Crampton RS. Diagnostic criteria for the long QTsyndrome. An update. Circulation 1993; 88: 782-784.

[99] Sheil ML, Jenkins O, Sholler GF. Echocardiographic assessment of aortic root dimensions in normal children based on measurement of a new ratio of aortic size independent of growth. Am J Cardiol 1995; 75: 711-715.

[100] Simonneau G, Galiè N, Rubin LJ et al. Clinical classification of pulmonary hypertension. J Am Coll Cardiol 2004; 43 Suppl S: 5S-12S.

[101] Soergel M, Kirschstein M, Busch C et al. Oscillometric twenty-four-hour ambulatory blood pressure values in healthy children and adolescents: a multicenter trial including 1141 subjects. J Pediatr 1997;130: 178-184.

[102] Thumfart J, Gellermann J, Querfeld U. Therapie der arteriellen Hypertonie im Kindes- und Jugendalter. Monatsschr Kinderheilkunde 2008; 156: 1121-1131.

[103] Towbin JA, Lowe AM, Colan SD et al. Incidence, causes, and outcomes of dilated cardiomyopathy in children. JAMA 2006; 296: 1867-1876.

[104] Trappe HJ, Schuster HP. Brugada-Syndrom. Intensivmed 2000; 37:680-687.

[105] Von Kodolitsch Y et al. Das Marfan-Syndrom. Pädiat Prax 2009; 73:93-107.

[106] Yetman AT, McCrindle BW. Management of pediatric hypertrophic cardiomyopathy. Curr Opin Cardiol 2005; 20: 80-83.

[107] Zuber M, et al. Mitralklappenprolaps und Mitralklappenprolapssyndrom. Schweiz Med Forum 2006; 6: 664-667.

[108] Blume ED, Altmann K, Mayer JE, Colan SD, Gauvreau K, Geva T. Evolution of risk factors influencing early mortality of the arterial switch operation. J Am Coll Cardiol 1999; 33 (6): 1702-1709.

[109] Goor DA, Lillehhei CW. Congenital malformations of the heart. New York, Grune and Stratton, 1975.

[110] Jaoude S, Leclercq JF, Coumel P. Progressive ECG changes in arrhythmogenic right ventricular disease. Eur Heart J 1996; 17: 1717-1722.

[111] Wernowsky G, Mayer JE, Jonas RA, et al. Factors influencing early and late outcome of arterial switch operation for transposition of the great arteries. J Thorac Cardiovasc Surg 1995; 109: 289-302.

[112] Wilde AAM, Antzelevitch C, Borggrefe M, et al. Diagnostic criteria for the Brugada Syndrome. A consensus report. Eur Heart J 2002; 23:1648-1654.

[113] Sohn DW, Chai IH, Lee DJ, Kim HC, Kim HS, Oh BH, Lee MM, Park YB, Choi YS, Seo JD, Lee YW. Assessment of mitral annulus velocity by Doppler tissue imaging in the evaluation of left ventricular diastolic function. JACC 1997; 30: 474-480.

[114] Ziegler RF. Electrocardiographic studies in normal infants and children. Philadelphia: Charles C. Thomas; 1951.

[115] Cui W, Roberson DA, Zen Z, et al. Systolic and diastolic time intervals measured from Doppler tissue imaging: normal values and Z-score tables, and effects of age, heart rate and body surface area. J Am Soc Echocardiogr 2008; 21: 361-370.

[116] Wasserman K, Hansen JE, Sue DY, et al. Principles of Exercise Testing and Interpretation. 4th ed. Philadelphia, Lippincott Williams & Wilkins, 2005.

[117] Eidem BW, Cetta F, O' Leary PW (Editors). Echocardiography in Pediatric and Adult Congenital Heart Disease. Philadelphia, Lippincott Williams & Wilkins, 2009.

索　引

acquired heart diseases　233

acute rejection reaction　430

aortic stenosis　192

aortopulmonary window　122

atrial septal defects　97

atrioventricular septal defect　107

AV nodal re-entrant tachycardia　296

Bland-White-Garland syndrome　226

coarctation of aorta　196, 201

congenitally corrected TGA　135

Ebstein anomaly　161, 163

interrupted aortic arch　204

mitral insufficiency　215

mitral stenosis　212

mitral valve prolapse　218

patent ductus arteriosus(PDA)　111

pulmonary atresia with intact ventricular septum　159

pulmonary atresia with VSD　155

pulmonary stenosis　186

single ventricle　176

tetralogy of Fallot　150

transposition of great arteries　131

tricuspid atresia　171

truncus arteriosus communis　146

ventricular septal defects　102

hypertrophic cardiomyopathy　263

aortic dissection, acute　81, 359

aortic insufficiency　192

balloon valvuloplasty　367

cardiac catheterization　52

Cardiopulmonary bypass　411

constrictive pericarditis　244-245

coronary artery fistulas　109,220,222

dextrocardia　227,228

dilated cardiomyopathy(DCM)　255

double-outlet right ventricle(DORV)　135

获得性心脏疾病　232

超急性排斥反应　436

主动脉瓣狭窄　193

主肺动脉窗　121

房间隔缺损　91

房室间隔缺损　101

房室结折返性心动过速　298

Bland-White-Garland 综合征　225

主动脉缩窄　196，201

先天性矫正型大动脉转位　131

Ebstein 畸形　159

主动脉弓离断　201

二尖瓣关闭不全　212

二尖瓣狭窄　208

二尖瓣脱垂　215

动脉导管未闭　107

室间隔完整的肺动脉闭锁　155

伴 VSD 的肺动脉闭锁　66

肺动脉瓣狭窄　181

单心室　171

法洛四联症　146

完全性大动脉转位　123

三尖瓣闭锁　163

共同动脉干　141

室间隔缺损　96

肥厚型心肌病　259

急性主动脉夹层　366

主动脉瓣关闭不全　192

球囊瓣膜成形术　371

心导管检查术　53

体外循环　415

缩窄性心包炎　244-245

冠状动脉瘘　221-222

右位心　226

扩张型心肌病　256

右室双出口　135

Eisenmenger reaction(syndrome)　98,101,349,355　　艾森门格综合征　358

endocarditis　236　　心内膜炎　236

Fontan procedure　407　　全腔静脉肺动脉吻合术　412

heart transplantation　417,427　　心脏移植　432

heart-lung transplantation　354,357,431　　心肺移植　357，361，437

hypertrophic obstructive cardiomyopathy(HOCM)　258　　梗阻性肥厚型心肌病　259

hypoplastic left heart syndrome(HLHS)　176　　左心发育不良综合征　176

Kawasaki syndrome　249　　川崎病　249

major aortopulmonary collateral arteries(MAPCAs)　152-154　　主 - 肺动脉侧支　152

Marfan syndrome　194,359　　马方综合征　362

partial anomalous pulmonary venous connection(PAPVC)　113　　部分性肺静脉异位连接　113

patent foramen ovale(PFO)　92-93　　卵圆孔未闭　91

pericardial drainage　245　　心包引流　246

pericardial effusion　242,243,244,253　　心包积液　242

pericardial tamponade　242,244　　心脏压塞　244

pericardiectomy　245　　心包切除术　246

pericarditis　242　　心包炎　242

postpericardiotomy syndrome　408　　心包切开术后综合征　412

pulmonary atresia　36,37,151-152　　肺动脉闭锁　155

pulmonary atresia with intact ventricular septum　156　　室间隔完整的肺动脉闭锁　155

pulmonary atresia with ventricular septal defect　151　　肺动脉闭锁伴室间隔缺损　151

pulmonary hypertension　349　　肺高压　352

pulmonary hypertensive crisis　405　　肺高压危象　408-409

pulmonary stenosis　181　　肺动脉狭窄　181

pulmonary valve stenosis　181,182,184　　肺动脉瓣狭窄　181

restrictive cardiomyopathy(RCM)　264　　限制型心肌病　264

right ventricular outflow tract obstruction　108　　右心室流出道梗阻　147-148

total anomalous pulmonary venous connection(TATVC)　116　　完全性肺静脉异位连接　116

transposition of great arteries(TGA)(dextro-;d-TGA)　124,419　　完全性大动脉转位　123

transposition of great arteries(TGA),congenitally corrected (cc-TGA)　131　　先天性矫正型大动脉转位　130

tricuspid atresia　163　　三尖瓣闭锁　163

ventricular assist devices　416　　心室辅助装置　420